Gastric Cancer In The Precision Medicine Era

Diagnosis and Therapy

胃癌——精准医疗时代

主　　编　Vincenzo Canzonieri
　　　　　Antonio Giordano

主　　译　王鑫鑫　陈　凛　唐　云

副 主 译　王子恺　袁　静　邓　薇
　　　　　闫　炎　韩　春　郭　欣

译　　者（以姓氏笔画为序）
　　　　　马中华　王林茹　许发美　李颖林
　　　　　张文胜　张娜娜　翟育豪

学术秘书　李　硕

中原出版传媒集团
中原传媒股份公司

河南科学技术出版社

·郑州·

内容提要

本书围绕"精准医疗"的新概念，对胃癌进行了系统而全面的总结，包括胃癌发生发展机制，内镜、病理、实验室检查特征，局部进展期及晚期胃癌的化学治疗、免疫治疗、靶向治疗等综合治疗方法，手术治疗的策略等。本书可作为临床参考及辅导用书，亦可作为科研读物，兼顾基础和前沿，适合各阶段的临床医师和科研人员及医学生阅读参考。

图书在版编目（CIP）数据

胃癌：精准医疗时代 / (意) 文森佐·坎佐涅里 (Vincenzo Canzonieri)，(意) 安东尼奥·佐丹奴 (Antonio Giordano) 主编; 王鑫鑫，陈凛，唐云主译. —郑州: 河南科学技术出版社，2022.5

ISBN 978-7-5725-0783-0

Ⅰ.①胃… Ⅱ.①文…②安…③王…④陈…⑤唐… Ⅲ.①胃癌—诊疗 Ⅳ.①R735.2

中国版本图书馆 CIP 数据核字（2022）第 053317 号

First published in English under the title
Gastric Cancer In The Precision Medicine Era: Diagnosis and Therapy
edited by Vincenzo Canzonieri and Antonio Giordano
Copyright © Springer Nature Switzerland AG, 2019
This edition has been translated and published under licence from
Springer Nature Switzerland AG.
Springer Nature Switzerland AG. 授权河南科学技术出版社
独家发行本书中文简体字版本。
版权所有，翻印必究

备案号：豫著许可备字 -2021-A-0156

出版发行： 河南科学技术出版社
　　　　　北京名医世纪文化传媒有限公司
　　　　　地址：北京市丰台区万丰路 316 号万开基地 B 座 1-115 室　　　邮编：100161
　　　　　电话：010-63863168　63863186
策划编辑： 梁紫岩　张利峰
文字编辑： 杨永岐
责任审读： 周晓洲
责任校对： 张　娟
封面设计： 吴朝洪
版式设计： 吴朝洪
责任印制： 程晋荣
印　　刷： 河南瑞之光印刷股份有限公司
经　　销： 全国新华书店、医学书店、网店
开　　本： 787mm×1092mm　1/16　　**印张：** 14.5　　**字数：** 310 千字
版　　次： 2022 年 5 月第 1 版　　2022 年 5 月第 1 次印刷
定　　价： 168.00 元

如发现印、装质量问题，影响阅读，请与出版社联系并调换

主译简介

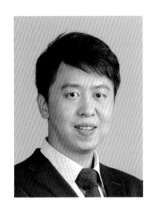 **王鑫鑫** 解放军总医院普通外科医学部胃部外科副主任，副主任医师、副教授，硕士研究生导师，医学博士，留美博士后。北京市科技新星，解放军总医院十杰青年，享受军队优秀专业技术人员岗位津贴。长期从事胃肠道肿瘤的外科治疗与基础研究工作。承担国家自然科学基金等各类课题多项。主编专著4部，发表论文80余篇。担任中国抗癌协会胃癌专委会委员，全军结直肠病专业委员会委员等职务。

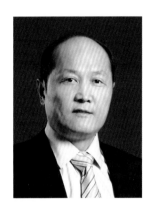 **陈　凛** 解放军总医院普通外科医学部主任、全军普通外科研究所所长，主任医师、教授、博士生导师。中保委和军保委保健会诊专家组专家，中央保健工作先进个人，享受国务院政府特殊津贴。长期从事普通外科领域临床及研究工作，承担多项重大科研课题并多次获奖。以通讯作者发表SCI论文95篇，发明专利10项，主编专著8部，多种期刊编委。任中华医学会外科学分会常务委员、中国医师协会外科医师分会上消化道外科医师委员会主任委员等职。

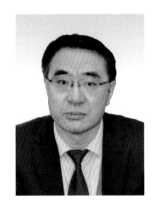 **唐　云** 解放军总医院普通外科医学部胃部外科主任，主任医师、教授。擅长胃癌腹腔镜微创手术，胃癌围术期综合治疗及快速康复，以及复杂危重腹部疾病的诊断和治疗。担任中央军委保健委员会特邀会诊专家、中国医师协会外科分会肠瘘专业委员会副主任委员、北京医学会肠外肠内营养专业委员会候任主任委员、中国研究型医院学会肠外肠内营养专业委员会副主任委员、中华医学会肠外肠内营养分会老年营养学组委员等职。学术成果多次获奖。

中文版前言

　　胃癌是一种常见的恶性肿瘤，其发病存在地区差异，在世界范围内，以东亚地区发病最多。我国胃癌发病率为消化道恶性肿瘤之首、所有恶性肿瘤的第三位。由于胃癌早期症状缺乏特异性，内镜等检查方法的常规普及仍有不足，目前我国胃癌患者仍以进展期胃癌为主，治疗与预后亦不尽如人意。因此，在人类和胃癌的斗争中，我们需要更高水平的胃癌防治和诊疗策略，以期扭转目前的劣势，给千千万万的胃癌患者带去希望。长期以来，随着临床和基础研究的不断深入，人们对胃癌逐渐有了更为全面的认识，也形成了较为成熟的诊疗模式。但是，即使在拥有化学治疗、放射治疗、免疫治疗、靶向治疗等多种辅助治疗手段的前提下，对于进展期胃癌，特别是晚期胃癌的治疗仍然十分棘手。个体患者存在治疗效果欠佳、生活质量差、易复发和转移等问题，患者整体的生存期提高缓慢，药物的发展相较于其他癌肿亦有所落后。这说明，胃癌的异质性强，更为精准和个体化的治疗亟待建立。

　　在现代科技与生物医学迅猛发展的推动下，疾病的诊疗理念发生着巨大的改变。从个体化治疗、精准医疗概念的提出，到2015年美国精准医疗计划的启动，使得这一概念更为人们所熟知，掀起了全球精准医疗发展的热潮。所谓精准医疗，强调的是基于临床表现、病理特点、分子生物学特征等，为患者个体选择精确而适宜的诊疗方法，从而使每个患者最大获益。在胃癌领域，精准医疗的探索持续热度不减，对治疗靶点、耐药机制、疗效评价等方面的研究也让人们看到了其广阔的前景。然而，相较于其他癌种，胃癌精准医疗的发展仍较为滞后，真正可用于临床实践的成熟策略并不多。胃癌精准医疗的发展和进步仍然需要我们付出持续的努力。

　　在这样的背景下，我们希望提供给胃癌临床实践一种参考和一种启发：既能够对胃癌进行简明而全面的总结，夯实传统和基础，解决实际问题；又能够联系胃癌诊疗各领域的最新前沿，开阔视野，引发更新而更富有意义的探究。因此，我们有幸选择并翻译了这部由 Vincenzo Canzonieri 和 Antonio Giordano 所著的《胃癌——精准医疗时代》。本书紧紧围绕"精准医疗"这一概念，在阐述基础理论的同时，融入了近年来胃癌诊疗各领域的最新研究进展，既是一本较为完整的教材，又是一篇高质量的综述，清晰地梳理了包括胃肿瘤的发生发展过程、胃癌的临床特点与病理特征、胃癌的生物标志物、胃癌的综合治疗，以及分子分型与靶向治疗、非编码 RNA 的应用、胃癌的免疫调节、胃癌的纳米医学等内容，适合各阶段临床医师、科研工作者及医学生阅读使用。

因原著内容全面广泛，为确保质量，翻译团队由来自多所顶尖三级医院和高等院校的普通外科、肿瘤内科、病理科、放疗科等各相关专业的专家组成，按各自擅长的领域完成译稿。团队在翻译过程中付出了艰苦的努力，只为最终诚挚地为读者提供一部准确、翔实的译著。由于时间比较紧张，书中可能存在谬误或错漏，敬请各位读者原谅，并不吝批评指正。我们更加希望以此书为桥梁，和全国各位优秀的同仁相互交流，互相学习，共同进步。

在生物医药行业月异日新的今天，胃癌的诊疗也进入了新的时代。作为医疗行业的工作者，我们在感谢这个时代带给医疗工作者的机遇和带给胃癌患者的福音时，也应该清醒地认识到我们正面临着新的局限和新的挑战。在应用发展较为成熟的诊疗方法时，我们应该进一步探索更加联合、整体、规范、个体化的思路和可能。同时，我们不应满足于现状，要努力迎接挑战，抓紧时间开拓在精准医疗时代胃癌诊疗的新天新地。昨日成果已成文字，希望此书能为今日之实践和明日之创新提供帮助，这便是我们的初心所在。

道阻且长，未来可期！

解放军总医院胃部外科　副主任
2021 年 8 月于北京

原著前言

　　胃癌是一类严重的侵袭性疾病，目前已对全球人群健康产生了令人生畏的影响。尽管在过去几十年中胃癌发病率明显下降，但胃癌仍然是世界上最常见的癌症之一。近年来，针对胃癌发病机制的研究取得了重大进展，特别是幽门螺杆菌感染在胃癌发生中的重要性及其相关炎症反应方面。不仅如此，对进展期肿瘤的治疗，除手术之外，辅助治疗也已被证明可以获益；同样，对于早期及进展期胃癌，施行合适的治疗方法，可以获得疗效的最大化。

　　本书旨在对胃癌各方面进行总体概述。

　　第一部分旨在阐明肿瘤发生的主要观点，如幽门螺杆菌感染相关性炎症的意义，以及目前已知的遗传学及表观遗传学机制。

　　第二部分包括病理和临床特点，并包含关于胃癌的最新组织学和血清学生物标志物的研究。

　　第三、四、五部分旨在描述胃癌"'最先进的'多模式治疗方法"，即标准和新颖的手术治疗、常规和创新的化学和放射治疗及现代靶向治疗。新的分子分型可以对诊断和预后进行更好的预测，同时联合免疫疗法和新的分子学方法（如非编码 RNA 和纳米粒子）可以对未来胃癌的治疗提供帮助。

Vincenzo Canzonieri

Antonio Giordano

（译者：邓　薇　翟育豪）

原著者名单

Lara Alessandrini Pathology Department, IRCCS, CRO Aviano, National Cancer Institute, Aviano, PN, Italy

Department of Medicine (DIMED), Surgical Pathology & Cytopathology Unit, University Hospital of Padova, Padova, Italy

Danilo Antona Surgical Oncology Department, IRCCS, CRO Aviano, National Cancer Institute, Aviano, PN, Italy

Claudio Belluco Surgical Oncology Department, IRCCS, CRO Aviano, National Cancer Institute, Aviano, PN, Italy

Massimiliano Berretta Medical Oncology Department, IRCCS, CRO Aviano, National Cancer Institute, Aviano, PN, Italy

Giulio Bertola Surgical Oncology Department, IRCCS, CRO Aviano, National Cancer Institute, Aviano, PN, Italy

Angela Buonadonna Medical Oncology Department, IRCCS, CRO Aviano, National Cancer Institute, Aviano, Italy

Isabella Caligiuri Pathology Unit, Department of Translational Research, IRCCS, CRO Aviano, National Cancer Institute, Aviano, PN, Italy

Renato Cannizzaro Oncological Gastroenterology Department, IRCCS, CRO Aviano, National Cancer Institute, Aviano, Italy

Vincenzo Canzonieri Pathology Department, IRCCS, CRO Aviano, National Cancer Institute, Aviano, Italy

Department of Medical, Surgical and Health Sciences, University of Trieste, Trieste, TS, Italy

CRO Biobank, IRCCS, CRO Aviano, National Cancer Institute, Aviano, PN, Italy

Department of Biology, Temple University, Philadelphia, PA, USA

Mariateresa Casarotto Immunopathology and Cancer Biomarkers, IRCCS, CRO Aviano, National Cancer Institute, Aviano, PN, Italy

Silvia Cervo Immunopathology and Cancer Biomarkers, IRCCS, CRO Aviano, National Cancer Institute, Aviano, PN, Italy

CRO-Biobank, IRCCS, CRO Aviano, National Cancer Institute, Aviano, PN, Italy

Antonino De Paoli Radiation Oncology Department, IRCCS, CRO Aviano, National Cancer Institute, Aviano, PN, Italy

Paolo De Paoli IRCCS, CRO Aviano, National Cancer Institute, Aviano, PN, Italy

Valli De Re Immunopathology and Biomarker Unit/Bio-proteomics Facility, Department of Research and Advanced Tumor Diagnostics, IRCCS, CRO Aviano, National Cancer Institute, Aviano, PN, Italy

Riccardo Dolcetti Immunopathology and Biomarker Unit/Bio-proteomics Facility, Department of Research and Advanced Tumor Diagnostics, Aviano, PN, Italy

Translational Research Institute, University of Queensland Diamantina Institute, Brisbane, QLD, Australia

Maguie El Boustani Pathology Unit, Department of Translational Research, IRCCS, CRO Aviano, National Cancer Institute, Aviano, PN, Italy

Valentina Fanotto Medical Oncology, IRCCS, CRO Aviano, National Cancer Institute, Aviano, PN, Italy

Department of Clinical Oncology, IRCCS, CRO Aviano, National Cancer Institute, Aviano, PN, Italy

Department of Medicine (DAME), University of Udine, Udine, UD, Italy

Mara Fornasarig Oncological Gastroenterology Department, IRCCS, CRO Aviano, National Cancer Institute, Aviano, PN, Italy

Antonio Giordano Sbarro Institute for Cancer Research and Molecular Medicine, Department of Biology, Temple University, Philadelphia, PA, USA

Department of Medicine, Surgery and Neuroscience, Anatomic Pathology Section, University of Siena, Siena, Italy

Michela Guardascione Medical Oncology Department, IRCCS, CRO Aviano, National Cancer Institute, Aviano, PN, Italy

Roberto Innocente Radiation Oncology Department, IRCCS, CRO Aviano, National Cancer Institute, Aviano, PN, Italy

Fabrizio Italia Oncopath Lab, Floridia, SR, Italy

Andrea Lauretta Surgical Oncology Department, IRCCS, CRO Aviano, National Cancer Institute, Aviano, PN, Italy

Raffaella Magris Oncological Gastroenterology Department, IRCCS, CRO Aviano, National Cancer Institute, Aviano, PN, Italy

Stefania Maiero Oncological Gastroenterology Department, IRCCS, CRO Aviano, National Cancer Institute, Aviano, PN, Italy

Melissa Manchi Pathology Department, IRCCS, CRO Aviano, National Cancer Institute, Aviano, PN, Italy

Gian Maria Miolo Medical Oncology Department, IRCCS, CRO Aviano, National Cancer Institute, Aviano, PN, Italy

Nayla Mouawad Pathology Unit, Department of Translational Research, IRCCS, CRO Aviano, National Cancer Institute, Aviano, PN, Italy

Federico Navarria Radiation Oncology Department, IRCCS, CRO Aviano, National Cancer Institute, Aviano, PN, Italy

Matteo Olivieri Surgical Oncology Department, IRCCS, CRO Aviano, National Cancer Institute, Aviano, PN, Italy

Elisa Palazzari Radiation Oncology Department, IRCCS, CRO Aviano, National Cancer Institute, Aviano, PN, Italy

Tiziana Perin Pathology Department, IRCCS, CRO Aviano, National Cancer Institute, Aviano, PN, Italy

CRO Biobank, IRCCS, CRO Aviano, National Cancer Institute, Aviano, PN, Italy

Chiara Pratesi Immunopathology and Cancer Biomarkers, IRCCS, CRO Aviano, National Cancer Institute, Aviano, PN, Italy

Fabio Puglisi Department of Clinical Oncology, IRCCS, CRO Aviano, National Cancer Institute, Aviano, PN, Italy

Department of Medicine (DAME), University of Udine, Udine, UD, Italy

Federica Rao Pathology Department, IRCCS, CRO Aviano, National Cancer Institute, Aviano, PN, Italy

Clara Rizzardi Department of Medical, Surgical and Health Sciences, University of Trieste, Trieste, Italy

Flavio Rizzolio Pathology Department, IRCCS, CRO Aviano, National Cancer Institute, Aviano, PN, Italy

Department of Molecular Sciences and Nanosystems, Ca' Foscari University, Venice-Mestre, VE, Italy

Department of Biology, Temple University, Philadelphia, PA, USA

Rossella Rotondo Pathology Department, IRCCS, CRO Aviano, National Cancer Institute, Aviano, PN, Italy

Paola Spessotto Molecular Oncology Unit, IRCCS, CRO Aviano, National Cancer Institute, Aviano, PN, Italy

Agostino Steffan Immunopathology and Cancer Biomarkers, IRCCS, CRO Aviano, National Cancer Institute, Aviano, PN, Italy

CRO-Biobank, IRCCS, CRO Aviano, National Cancer Institute, Aviano, PN, Italy

Fabrizio Zanconati Department of Medical, Surgical and Health Sciences, University of Trieste, Trieste, Italy

Stefania Zanussi Immunopathology and Cancer Biomarkers, IRCCS, CRO Aviano, National Cancer Institute, Aviano, PN, Italy

目 录

引 言

90%~95% 的胃癌为胃肿瘤腺癌。胃癌的发生起源于胃黏膜细胞，也即胃壁的最内层。其他组织类型的胃肿瘤包括淋巴瘤、胃肠道间质瘤（GIST）、类癌和其他罕见肿瘤。

在世界范围内，胃腺癌是第四大最常见的癌症类型，也是导致癌症相关死亡的第二大常见原因，这在一定程度上与胃癌的症状出现较晚、疾病分期较晚有关。在过去的几十年里，由于营养的改善、食物保存的变革、卫生标准的提高、更好的预防措施、更早的诊断和治疗及幽门螺杆菌的根除，胃癌的发病率正逐步下降。

胃癌的发病率因地域而异：50% 以上的胃癌新发病例发生在发展中国家；高危地区包括东欧、东亚、中美洲和南美洲等；低风险地区为北非和东非、南亚、北美、新西兰和澳大利亚等。

像其他类型的恶性肿瘤一样，胃癌也是由基因改变和环境因素共同作用的结果。预防是避免胃癌的最好方法，包括抗幽门螺杆菌治疗、健康饮食、化学预防和癌症早期筛查等措施。幽门螺杆菌的感染被认为是胃癌发生的重要原因之一，特别是远端胃癌。持久的细菌感染会引起炎症（慢性萎缩性胃炎）和胃黏膜的癌前病变。大量食用烟熏食品、咸鱼和咸肉、腌制蔬菜和酗酒的人患胃癌的风险明显增加；富含新鲜水果和蔬菜的健康饮食习惯可以降低患胃癌的风险。此外，许多研究已经证实，吸烟会增加患胃癌的风险，特别是邻近食管的胃上部癌的风险。研究显示，吸烟者患胃癌的概率约是不吸烟者的 2 倍。

只有很小部分胃癌是由遗传性弥散性胃癌综合征或林奇综合征的遗传性癌症综合征引起的。

从病理角度看，胃癌主要有两种病理分型，即肠型和弥散型。肠型胃癌可以认是从慢性胃炎到萎缩性胃炎再到肠上皮化生及异性增生过程的最终结局。肠型胃癌经常与环境因素如幽门螺杆菌感染、饮食、生活方式相关，更常见于老年人；弥散型胃癌更常与遗传因素相关，在女性及 50 岁以下的人群中更为常见。此外，弥散型胃癌通常预后不良，因为患者诊断时通常已处于进展期。

根据肿瘤的部位和侵犯程度，手术是所有 T1b 至 T4 期胃癌唯一可能的治疗方法。对于可切除的肿瘤，推荐扩大淋巴结清扫的标准治疗。内镜黏膜下切除术是早期胃癌的优选治疗方式。此外，已经证实术后化疗、放化疗和围术期化疗对病理分期 T>2 伴或不伴淋巴结转移的患者带来生存获益。化疗应包含 5-氟尿嘧啶和顺铂或其类似物，如卡培他滨和奥沙利铂。最后，对于部分转移性胃癌患者，给予顺铂及 5- 氟尿嘧啶或卡培他滨等广泛使用的药物进行化疗，优于仅行最佳支持治疗。对于 HER2 阳性或高表达的患者，推荐一线化疗药物联合抗 HER2 药物曲妥珠单抗。对于 HER2 阴性的患者，两种或 3 种化疗药物联合用药，包括伊立替康、多西他赛、奥沙利铂或 5-FU 前体药物等，是有效的治疗方案。此外，与仅使用化疗药相比，添加二线抗 VEGFR-2 药物莫雷芦单抗可以提高患者的总生存率和无进展生存率。以下部分将从胃癌相关的不同方面进行阐述，如肿瘤发生机制，临床病理特征，新的分子分型，胃癌的多模式治疗，从手术策略到化疗和放疗，再到最新的精准医学和新的治疗方法，包括使用非编码 RNA、免疫疗法和纳米技术。

Vincenzo Canzonieri

Antonio Giordano

（译者：王鑫鑫）

参考文献

[1] Sitarz R, Skierucha M, Mielko J, Offerhaus GJ, Maciejewski R, Polkowski WP. Gastric cancer: epidemiology, prevention, classification, and treatment. Cancer Manag Res. 2018;10:239–48. https://doi.org/10.2147/CMAR.S149619.

[2] Jemal A, Bray F, Center MM, Ferlay J, Ward E, Forman D. Global cancer statistics. CA Cancer J Clin. 2011;61(2):69–90. https://doi.org/10.3322/caac.20107. Epub 2011 Feb 4.

[3] The American Cancer Society medical and editorial content team, Last Revised: December 14, 2017. Available on: https://www.cancer.org/cancer/stomach-cancer/causes-risks-prevention/risk-factors.html#written_by.

[4] Karimi P, Islami F, Kamangar F. Gastric cancer: descriptive epidemiology, risk factors, screening, and prevention. Cancer Epidemiol Biomark Prev. 2014;23(5):700–13. https://doi.org/10.1158/1055-9965.EPI-13-1057.

[5] Carcas LP. Gastric cancer review. J Carcinog. 2014;13:14. https://doi. org/10.4103/1477-3163.146506.

[6] Orditura M, Galizia G, Sforza V, Gambardella V, Fabozzi A, Laterza MM, Andreozzi F, Ventriglia J, Savastano B, Mabilia A, Lieto E, Ciardiello F, De Vita F. Treatment of gastric cancer. World J Gastroenterol. 2014;20(7):1635–49. https://doi.org/10.3748/wjg.v20.i7.1635.

第一部分

胃癌的发生发展

第 1 章　胃癌的发生：炎症和幽门螺杆菌的作用

原著者：Stefania Zanussi, Mariateresa Casarotto,
Chiara Pratesi, and Paolo De Paoli

译　者：王鑫鑫　李　硕

概述

伴随分子和细胞技术的巨大进步，历经数十年的深入研究，炎症成为癌症的标志之一。Virchow 和 Coley 的开创性研究被广泛认可，其观点也在肿瘤治疗的转变中被进一步探讨。炎症是外源或内源性因子感染或组织损伤后发生的一种协调性反应，涉及先天性和适应性免疫系统相关细胞及可溶性因子。巨噬细胞、嗜中性粒细胞、嗜酸性粒细胞、肥大细胞、树突状细胞（dendritic cells, DCs）和自然杀伤（natural killer, NK）细胞参与抗原非依赖性的一线免疫反应过程，以维持组织微环境稳态。这些细胞通过感测在微生物感染过程中存在的病原相关分子模式，以及在细胞损伤或死亡期间释放的宿主细胞成分所引发的危险相关分子模式来启动炎症反应。在炎症的早期，组织抗原被专门的抗原呈递细胞加工并转运到淋巴器官，从而激活和扩展 B 淋巴细胞和 T 淋巴细胞特异性免疫反应。在这种情况下，细胞内调节通路被激活，并最终导致了活性氧（reactive oxygen species, ROS）和活性氮（reactive nitrogen species, RNS）、扩散性生长因子、炎性细胞因子和基质重塑酶的分泌。

这些成分介导了其他白细胞的动员和浸润过程，并放大炎症反应，直至损伤或感染消除。免疫反应的致癌性很大程度上取决于上皮、间质和血管微环境的生理状态，以及参与其中的部分免疫细胞，即取决于自噬 / 死亡、分化、增殖和血管生成等过程中的信号转导及信号通路间的交互作用。炎症的持续时间是影响免疫反应结果的另一个关键因素。这与宿主免疫遗传易感性和（或）持续的化学、物理或生物刺激密切相关。对于胃黏膜而言，潜在可致癌微生物（如爱泼斯坦 - 巴尔病毒和幽门螺杆菌）的持续感染会引发局部炎症，并且可能在免疫清除机制消失后引起慢性炎症。在特异性或非特异性病毒和细菌毒力因子及免疫缺陷的共同作用下，微生物与胃上皮细胞之间会发生异常的相互作用。这种情况可以驱动癌前病变的发生，免疫反应伴随着上皮细胞新的经典遗传和表观遗传修饰的积累，促进了癌灶的形成。

幽门螺杆菌和炎症

幽门螺杆菌是一种革兰阴性、螺旋形、微需氧细菌，可定植在人的胃中。从生物学和进化的角度来看，幽门螺杆菌已经与人类共同进化了至少 50 000 年，在人与人之间传播并成为一种共生菌。细菌效应子与宿主反应之间的平衡使其得以持久存在，但也带来了胃肿瘤的风险。1994 年，幽门螺杆菌被国际癌症研究机构工作组归类为Ⅰ类致癌物，原因是幽门螺杆菌增加了患胃癌（特别是非贲门部胃癌）和黏膜相关的淋巴样组织（mucosa-associated lymphoid tissue, MALT）淋巴瘤的风险。此后，尽管胃癌的病因受多种因素影响，但是人们认为幽门螺杆菌感染是主要原因。幽门螺杆菌表现出其致病潜能的首要机制之一与炎症相关，即自身反应性免疫球蛋白的产生。其可能导致补体依赖性细胞裂解和小的免疫复合物形成，从而促进局部损伤。另外，自身抗体亦可通过幽门螺杆菌的脂多糖（lipopolysaccharide, LPS）结构对宿主抗原表位的模拟而形成。这些发现有助于评估定植于胃中的各种微生物的结构成分的炎症相关致癌性。

未分化癌和分化癌（分别称为弥散型和肠型腺癌）均与幽门螺杆菌相关。然而，只有肠型腺癌的发病机制似乎与慢性炎症显著相关，其将正常胃黏膜的异常分化导向癌前病变。Correa对此过程以级联模型进行了假设，即由非萎缩性胃炎发展为无肠上皮化生的多灶性萎缩性胃炎、肠上皮化生、异型增生、最后发展为癌症。所有这些病变都发生在炎症和扩散因子的综合背景下。尽管各国幽门螺杆菌感染的发生率不同，但据估计，有1%~3%的感染者会发展为非贲门部胃癌和淋巴瘤。事实上，除了吸烟、饮食和共生微生物等环境因素外，感染的临床结局还取决于幽门螺杆菌的毒力因子、在胃壁内的高表型异质性和高基因异质性，以及宿主的遗传易感性和免疫状态等。

每一宿主都不会被单一类型的幽门螺杆菌所定植，而是被和准株相似的许多在遗传上密切相关的微生物所定植，这些微生物会影响宿主细胞的生长和死亡相关的信号通路。从生态学和目的论的观点来看，虽然细胞的氧化应激是由幽门螺杆菌毒力因子直接引起，由炎症反应间接引起，但这种多样性也是由细菌产生的，以试图在微环境中持续存在。

促炎性细胞因子，如肿瘤坏死因子（tumor necrosis factor, TNF）-α，白介素（interleukin, IL）1-β和IL-8等维持炎症状态，而抗炎性细胞因子，如IL-10，则趋向于抵抗炎症反应。它们由免疫系统的多种成分及存在于基质微环境中的细胞（如成纤维细胞、上皮细胞和内皮细胞）释放。它们可以对多种细胞表现出多效性，包括免疫细胞和上皮细胞。由于增加细胞因子水平的基因型变化与患胃癌的风险增加有关，因此，人们认为细胞因子总体上会增强而不是减弱细菌的致病性。然而，很重要一点是，微环境的细胞组成可能会对癌症风险产生较大的影响；不同的CD4[+] T细胞亚群可以分泌不同的细胞因子和趋化因子，进而可以启动不同的信号转导途径，激活不同的转录因子，从而导致促炎反应或抗炎反应。

幽门螺杆菌特异性因素影响炎症和肿瘤发生

在幽门螺杆菌感染中的许多毒力因子已被发现。经深入研究发现，其中一部分特异性地与感染后的炎症反应相关。并且，它们在炎症相关的致瘤过程中起协同作用。在与定植、持续存在、诱导氧化应激等方面相关的毒力因素中，最广为人知的包括幽门螺杆菌嗜中性粒细胞激活蛋白（H. pylori neutrophil-activating protein, HP-NAP）、γ-谷氨酰转肽酶（γ-glutamyl-transpeptidase, GGT）、细胞毒素相关基因致病岛（cytotoxin-associated gene pathogenicity island, CagPAI）和空泡细胞毒素A（vacuolating cytotoxin A, VacA）。

GGT和HP-NAP为组成型表达，并且在各株幽门螺杆菌株之间几乎没有遗传变异，这可能表明其具有结构性功能或缺乏免疫选择多样性，另一方面，VacA和CagPAI具有可塑性，对通过基因调节其毒力具有较高的适应性。下文概述了这些不同毒力因子的作用特点和作用方式。

HP-NAP

HP-NAP 可能已经发展成为一种促炎分子，可使人类嗜中性粒细胞持续产生活性氧中间产物，促进营养物质的释放，从而可以加速幽门螺杆菌的生长。据报道，HP-NAP 在引发炎症时既可以与其他细菌和宿主来源的相关因子共同作用，也可单独作用。HP-NAP 代表了引发炎症过程的关键因素，这一模型被多项研究结果所支持。在感染的胃黏膜中，HP-NAP 可能在细胞裂解后释放，在穿过上皮内层后激活上皮下的肥大细胞和巨噬细胞。因此，这些先天免疫成分释放生化递质，尤其是多效细胞因子 TNF-α。一般来说，已证实 TNF-α 介导的黏附分子 V-CAM 和 I-CAM 在内皮细胞表面表达上调，以及使用动物模型进行的体外和体内实验结果表明，可溶性因子通过血管内皮吸引和刺激多形核细胞（polymorphonucleates, PMN）和淋巴单核细胞的黏附和外渗。PMN 和单核细胞通过 HP-NAP 诱导的细胞质内 Ca^{2+} 的增加和蛋白磷酸化来产生和分泌活性氧自由基，从而导致烟酰胺腺嘌呤二核苷酸磷酸（nicotinamide adenine dinucleotide phosphate, NADPH）氧化酶在膜上组装。而且，PMN 和单核细胞被激活后，会分泌放大炎症状态的细胞因子和趋化因子。其中，IL-12 和 IL-23 有助于单核细胞分化为成熟的树突状表型，也可通过 1 型辅助 T 细胞（T-helpertype 1, Th1）产生干扰素 -γ（interferon-γ, IFN-γ）、TNF-β、IL-12、IL-18、IL-17 和 TNF-α 促进 T 淋巴细胞反应。临床前研究表明，HP-NAP 可抑制 Th0 细胞向 Th2 细胞分化。

GGT

GGT 是一种与所有野生型幽门螺杆菌菌株相关的毒力因子。然而，在处于不同疾病状态的患者中，自其体内分离出的菌株在 GGT 表达上存在差异。GGT 与上皮产生 ROS 有关，也与 DNA 和膜脂的氧化有关。这一氧化过程消耗人体主要的抗氧化剂谷胱甘肽（glutathione, GSH），而 GSH 本身也由 GGT 分解代谢。除了由 ROS 化合物引起的促凋亡和坏死作用，以及可能由其他毒力因子（如 VacA）维持的 GGT 之外，GGT 还可以通过激活 p38 丝裂原活化蛋白激酶（mitogen-activated protein kinases, MAPK）通路，蛋白激酶 B（protein kinase B, AKT）通路和核因子活化 B 细胞 κ 轻链增强子（nuclear factor κ -light-chain-enhancer of activated B cell, NF-κB）通路来激活抗凋亡活性。随后，产生的诱导型一氧化氮合酶（inducible nitric oxide synthase,iNOS）、IL-8、前列腺素合酶环氧化酶 2（cyclooxygenase-2, COX-2），以及 DNA 损伤增强了炎症反应并诱导上皮细胞的增殖。另外，GGT 通过破坏 Ras 信号通路来诱导细胞周期停滞，从而抑制 T 细胞增殖。体外和体内研究表明，GGT 可促进 DC 的致耐受作用，并将 T 细胞向具有免疫抑制效应的调节性表型调控。在免疫抑制作用下，淋巴细胞活化受到阻碍，有利于幽门螺杆菌逃逸和持续感染。

CagPAI 和 VacA

CagPAI 是长约 40 000 bp 的序列，其中包含毒力决定簇和几种蛋白质的编码区，这些蛋白质参与了一种特化的类似注射器结构的组成，称为Ⅳ型分泌系统。通过这种结构，幽门螺杆菌能够将与炎症和肿瘤发生相关的细菌成分注射到细胞中，如细胞毒素相关基因 A（cytotoxin-associated gene A, CagA）、肽聚糖和甲基转移酶等。CagPAI 基因编码的蛋白通过维持正常胃黏膜稳态所必需的宿主信号传导途径诱导炎症。CagA 进入上皮细胞后，通过与细胞内受体的直接相互作用，以磷酸化依赖或非磷酸化依赖的方式起作用。磷酸化依赖的作用中，CagA 蛋白 C 端的特定氨基酸序列（Glu-Pro-Ile-Tyr-Ala，EPIYA）被Src和Abl家族激酶的成员磷酸化，进而使CagA与含SH2结构域的蛋白质（如蛋白酪氨酸磷酸酶SHP2）结合，导致其活化并随后通过调节细胞外调节蛋白激酶（extracellular signal-regulated kinases，ERK）-MAPK途径，导致有丝分裂和细胞迁移。非磷酸化依赖的作用中，CagA发生转位但未被磷酸化，并且它决定了β-链蛋白（β-catenin）的异常激活、顶端连接复合体的破坏和细胞极性的丧失。此外，非磷酸化的CagA靶向黏附、酶和转导相关的一系列分子，从而表现出促有丝分裂和促炎作用。CagA还与肿瘤抑制蛋白相互作用，如Runt相关转录因子3（Runt-related transcription factor，RUNX3）和p53蛋白（protein 53），引起蛋白酶降解。有研究报道，转位的CagA通过依赖于氧化应激的自噬过程分解，因此存在时间较短，除非其进入CD44v9⁺胃癌干细胞样细胞，因其谷胱甘肽含量高而表现出氧化应激抗性。CD44归巢受体的表达可在慢性炎症时被诱导，参与上调GSH的合成，促进了幽门螺杆菌感染患者胃部癌前病变的进展，并与胃癌的复发呈正相关。综上所述，由于ROS引起变化的积累，和通过对抗ROS达到的细胞存活，对于感染的胃黏膜中癌细胞的产生可能起着相当重要的作用。

由CagPAI编码的Ⅳ型分泌系统还可以将肽聚糖递送到宿主细胞中，并被含核苷酸结合寡聚化域蛋白1（ucleotide-binding oligomerization domain-containing protein 1，NOD1）识别。而后，NF-κB、p38和ERK信号通路的激活诱导了促炎性细胞因子巨噬细胞炎性蛋白（macrophage inflammatory protein，MIP）-2、β-防御素和IL-8的产生。另外，NOD1和翻译后修饰的肽聚糖之间相互作用，调节了Ⅰ型干扰素的产生，这些干扰素与DC的激活和T细胞的细胞毒效应有关。

CagA和其他来自幽门螺杆菌的分子不仅可以进入胃上皮细胞中，而且可以进入B细胞和DC中，进而通过减少促炎性细胞因子（如IL-12p40）的分泌和增加抑炎性细胞因子（如IL-10）的表达来抑制宿主的免疫反应。这种机制显示出由相同的毒力因子所产生的促炎和抗炎作用的存在，其依赖于细胞代谢状态和微环境的组成。

VacA是一种孔形成蛋白，由幽门螺杆菌通过Ⅴ型分泌系统分泌。它与其他毒力因子协同作用，对上皮细胞和免疫细胞具有多种效应。VacA可通过胞吞作用进入宿主细胞中；尔后在不同的细胞功能区隔中积累，诱导细胞凋亡。同时，它促进细菌定植，破坏上皮细胞紧密连接，并允许幽门螺杆菌及相关分子进入固有层。此过程与CagA协同，CagA能够结合和抑制一种称为PAR1b的蛋白，是建立和维持细胞极性所必需的蛋白质。一旦进入胃黏膜的最内层，触发炎症反应，VacA就会接触到被募集到感染部位的粒细胞和T细胞。在此过程中，VacA能够通过产生氧化应激和IL-8分泌来诱导Ca²⁺的流入，后可能通过NF-κB的活化，进而引起炎症。另一方面，它调节炎症反应，抑制T淋巴细胞的增殖和功能。一些体外和体内实验证实，VacA与GGT可以协同，对幽门螺杆菌在鼠DC中的耐受起关键作用，以维持细菌的持续存在。

幽门螺杆菌影响炎症的早期阶段

一些证据表明，幽门螺杆菌参与了癌变的第一阶段，而上皮细胞的长期而持久的分子改变（最初由幽门螺杆菌感染引起）促进了组织损伤的进展。导致胃黏膜癌变的炎症反应关键的初始步骤之一——氧化和亚硝化应激过程，在根除幽门螺杆菌后可以逆转。此外，前瞻性研究表明，通过抗生素根除幽门螺杆菌可降低癌前病变的发生率，并且有助于逆转萎缩性胃炎，但对肠上皮化生无效。然而，根除幽门螺杆菌并不能降低患有更高级别的化生或增生性黏膜病变的患者发生胃癌的风险。

炎症和幽门螺杆菌介导的氧化应激和亚硝化应激

RNS 主要由中性粒细胞和巨噬细胞产生，但也由胃上皮细胞通过一氧化氮合酶（nitric oxide synthase, NOS）尤其是 iNOS 的作用产生。一氧化氮（NO）可存在较长时间，可以扩散到细胞外基质中，并进入被幽门螺杆菌感染的上皮细胞及所在胃小凹内周围细胞的细胞核中。ROS（如超氧化物 O_2^-）在这一生化过程中具有活性。活性 ROS 的来源是上皮细胞本身，因为嗜中性粒细胞和巨噬细胞产生的 ROS 的寿命不足以扩散通过细胞外基质并穿透上皮细胞膜。在这里，NO 和 O_2^- 反应形成过氧亚硝酸盐（ONOO⁻），其通过鸟嘌呤硝化导致 DNA 损伤，最后导致突变、DNA 修复酶损伤和基因组不稳定性。目前，已有研究表明，氧化应激可引起脂质和蛋白质的表达发生变化。另外，NO 的产生可促进细胞内致癌信号通路中关键蛋白的编码或非编码序列超甲基化［如 p53、细胞周期蛋白依赖性激酶抑制剂（cyclin-dependent kinase inhibitors 2A/2B, CDKN2A/CDKN2B）］、上皮钙黏蛋白 -1（cadherin, CDH-1）、错配修复蛋白 MLH1（mutL homolog 1）等，从而对转录的调控产生干扰。值得注意的是，在癌变过程中，过客基因，即与胃癌的发生没有直接因果关系的基因，甚至会因异常甲基化而沉默。这些结果表明，甲基化是使肿瘤抑制基因失活的主要机制，而并非突变引起的基因沉默，说明胃癌是一种表观遗传疾病。

幽门螺杆菌可直接或间接诱导已分化的胃细胞和胃干细胞中 ROS 的积累。由于其免疫原性较差，LPS 促使慢性感染的发展，并且激活上皮 Toll 样受体（Toll-like receptor, TLR）4 信号通路，促进上皮细胞 ROS 的产生。此外，特别是高毒力的 CagA 阳性的幽门螺杆菌菌株可通过诱导宿主细胞中的 NADPH 氧化酶或亚精胺氧化酶的活性引起促氧化剂的活化。幽门螺杆菌感染导致炎症细胞释放 TNF-α，TNF-α 与黏膜细胞表面相应的受体结合，间接介导 ROS 的产生。具有Ⅳ型分泌系统的幽门螺杆菌可直接诱导表观遗传修饰。通过这种结构，幽门螺杆菌编码的特异性甲基转移酶可以被分泌到宿主细胞中。但是，在基于沙鼠的致癌模型中的研究表明，幽门螺杆菌诱导的炎症起主要作用，而并非幽门螺杆菌特异性毒力因子对 DNA 甲基化调节的直接作用。幽门螺杆菌感染的免疫病理作用导致并与之协同的 iNOS、IL1-β、TNF-α 和 CXCL2 转录的增加，与胃黏膜 DNA 甲基化水平一致。在动物模型中进行的进一步实验表明，作为主要组分，浸润的黏膜中的单核细胞参与了幽门螺杆菌诱导的甲基化过程，靶细胞中异常基因甲基化的特异性取决于它们的基因组结构，以及甲基化已被激活的细胞中既有的表观遗传元素。

炎症和幽门螺杆菌介导的 DNA 修复机制的改变

幽门螺杆菌可能会影响活化诱导的胞苷脱氨酶（activation-induced cytidine deaminase, AID），这是一种诱导酶，负责对基因组进行编辑，如通过体细胞超突变和类开关重组，在激活的 B 淋巴细胞免疫球蛋白基因的可变区内产生基因组多样性。AID 在正常胃黏膜中不表达，但是一部分的幽门螺杆菌感染的胃上皮组织和胃癌组织中过表达，特别是在单核细胞浸润和肠上皮化生的情况下。最重要的是，根除幽门螺杆菌后，AID 的表达有所下降，这表明 AID 的表达与细菌的存在具有因果关系。分离出的 CagPAI 阳性的幽门螺杆菌能够刺激上皮细胞系中产生异常的 AID 表达，从而导致染色体畸变及 p53、CDKN2A/CDKN2B 等肿瘤抑制基因中的点突变。此外，促炎细胞因子，如 TNF-α，也通过细胞内 NF-κB 通路的激活间接增加 AID 的表达。

基于感染的胃上皮细胞的体外实验表明，参与碱基切除修复（base excision repair，BER）过程、去除错误的单个碱基残基的蛋白，其表达可由幽门螺杆菌介导而下调。此外，在幽门螺杆菌感染的胃上皮细胞、小鼠模型及患有慢性胃炎的幽门螺杆菌阳性的患者中，DNA 碱基错配修复相关的蛋白表达也被下调。

已有研究证实，在胃细胞系和胃原代上皮细胞中，幽门螺杆菌感染会促使参与双链 DNA 断裂（double-strand DNA break，DSB）修复途径的几种成分表达下调，如果它们无法恢复，则会产生致癌性病变。有研究报道，对染色体末端产生影响的 DNA 损伤会导致端粒缩短和染色体不稳定。即使确切机制尚未阐明，但离体研究和体外研究均证实，幽门螺杆菌感染与宿主 - 病原体间接触引起 DNA 修复过程的改变有关，长期感染可能导致未修复的 DNA 断裂的存在。在胃上皮细胞系中进行的全基因组筛选表明，DSB 的诱导产生与通过 IV 型分泌系统导入的 XPF/XPG 核酸内切酶，以及 NF-κB 的通路的激活有关。

走向细胞自噬或死亡

幽门螺杆菌诱导的炎症激活氧化应激后，胃上皮细胞和免疫细胞产生分子损伤，激活由含半胱氨酸的天冬氨酸蛋白水解酶（caspase）介导的细胞自噬或凋亡过程，并在感染初期加快细胞更新。自噬是一种内在的细胞保护机制，通过自食和循环利用细胞成分而进行。因此，自噬可以通过保留正常细胞和抑制炎症来抑制肿瘤的发生。然而，它也可以通过促进炎性细胞的生长、提供足够的氧气和营养，以促进具有癌变倾向的受损细胞增殖。因此，引起突变的 DNA 损伤的积累、甲基化的改变和 DNA 修复机制的阻滞，

可能导致了被感染细胞，以及邻近细胞存活和增殖的增加，从而增加了恶变可能。因与自噬小体形成相关，VacA 在自噬过程中尤为重要。自噬小体是一种双层膜结构，包裹来自细胞内及病原体受损的细胞器和蛋白，其中 VacA 本身和 CagA 的活性受到调节。随着慢性感染的发生和发展，DNA 损伤可能会引起自噬相关蛋白（如癌蛋白 p62/SQSTM1）的异常，这些蛋白在胃部病灶中过表达，并通过 NF-κB 信号通路促使肿瘤发生。

体外研究表明，自噬和凋亡是两种可能相互交联的分子机制，并可能以自主或协作方式决定细胞的命运。这两种途径的选择似乎取决于细胞表面受体的状态，如 TRAIL 或 CD95 的存在，也取决于作为自噬和细胞凋亡的核心调节分子 Bcl-2，还取决于细胞内信号传导。导致死亡和自噬的细胞内关键成分之一是炎性小体，它是一种含有 caspase 的胞质多蛋白寡聚体，其组成取决于激活炎性小体形成的物质。炎性小体在肿瘤发生中具有两种相反的作用：一方面，其可通过细胞凋亡消除癌前细胞，从而在抗肿瘤炎症反应中发挥作用；另一方面，其可刺激癌前细胞和基质产生营养因子，从而具有促肿瘤作用。抗肿瘤和促肿瘤的特性在很大程度上取决于细胞、组织和器官的类型。比如，一些由 CagA 阳性幽门螺杆菌引起的 DNA 损伤的细胞不太可能发生凋亡，因此它们具有发生恶变的高风险。上述发现显示出，不同幽门螺杆菌菌株具有差异表达的毒力决定簇，宿主与幽门螺杆菌之间的相互作用是复杂的，并且可能对疾病的进展有较大的影响。

幽门螺杆菌引起的癌前病变的发展：与持续引起免疫耐受之间的联系

除了幽门螺杆菌感染早期和炎症早期所涉及的生化、遗传和分子机制外，细胞因子和可溶性因子还深刻地影响幽门螺杆菌与胃

微环境之间的关系、保持着细菌的持续存在，以及维持因炎症而改变并且向癌前病变转化的细胞的存活。源自受损细胞的促炎因子（如 IL-1β）和活化 T 淋巴细胞的促炎因子（如 IFN-γ、IL-4、IL-10 和 IL-12）触发了髓样抑制性细胞的免疫抑制机制。此外，在炎症存在的微环境中，募集的 CD4+ T 细胞分泌多效性趋化因子和细胞因子，通过多种途径（如上皮细胞向间充质细胞的转变或胃癌干细胞的进展）深刻影响着感染和癌变的最终临床结局。

幽门螺杆菌免疫逃逸的机制

尽管幽门螺杆菌感染激活了强烈的免疫反应，但感染仍可持续数年甚至终身。幽门螺杆菌通过产生酶氧化酶和超氧化物过氧化氢酶来抵抗氧化应激，从而在胃黏膜中长期持续存在，并进一步增强氧化暴发。高毒力水平和携带具有活性的毒力决定簇的菌株似乎造成了胃癌发展的高风险。然而，幽门螺杆菌可通过基因重组获得具有不同毒力的细菌菌株，作为存活和在感染部位持续存在的策略。实际上，由上皮细胞和基质细胞中的炎症引起的 DNA 损伤不仅影响宿主的遗传信息，而且还影响幽门螺杆菌的基因。同源重组可作为 DNA 断裂的修复途径，促使幽门螺杆菌发生抗原变异。例如，编码翻译后修饰相关酶（例如 α-岩藻糖基转移酶或肽聚糖脱乙酰基酶）的基因发生重排，可使其活性随细菌细胞壁抗原特异性的变化而变化。

一些分子生物学研究发现了不同性状的幽门螺杆菌之间的功能关系。特别是 CagPAI 的组成会极大地影响细菌的运动性、在不同微环境下的存活能力、促炎性细胞因子的产生，以及对抗菌药物的敏感性。有研究报道，感染的一个幽门螺杆菌菌株可以包括具有不同比例、不同 CagPAI 基因型的亚型，这种现象与宿主对所感染的细菌产生的适应性变化相一致。实际上，已有研究描述了幽门螺杆菌菌株及其亚型的基因组谱和蛋白表达谱，显示出了其与不同病理状况相关的趋势。与非萎缩性胃炎或十二指肠溃疡相比，化生和萎缩性胃炎个体中更常检测到 CagPAI 基因的缺失。这些机制导致细菌毒力减弱，有利于细菌的定植和持久存在，也改变了细菌的相互作用能力，有利于逃避免疫监视。

影响幽门螺杆菌感染临床结局的髓样和淋巴样细胞及可溶性因子

细菌的 LPS、鞭毛蛋白、毒素和细胞产物与膜受体（如 TLR）或胞质成分（如炎性小体）之间的相互作用可促进健康和受损细胞分泌炎性细胞因子。膜受体的一个典型的例子是 TLR4。它在免疫细胞、上皮细胞和基质细胞中表达，可以激活 MyD88 依赖性信号途径，启动相关细胞因子的转录，包括炎性细胞因子和趋化因子（TNF、IL-1β、IL-18），免疫抑制性细胞因子（IL-10）和转化生长因子（transforming growth factor，TGF）-β，以及促血管生成因子[血管内皮生长因子（vascular endothelial growth factor，VEGF），表皮生长因子（epidermal growth factor，EGF）]。此外，肿瘤细胞中也检测到了 TLR4 的存在，它能够激活丝裂原活化蛋白激酶（MAPK）和 NF-κB，提示其具有抑制凋亡和促进增殖的直接作用。炎症小体主要在巨噬细胞中表达，可以促进细胞因子和趋化因子的产生，尤其是 IL-18 和 IL-1β。由 CagPAI 编码的Ⅳ型分泌系统、LPS、VacA 及细菌脲酶 B 亚基似乎在炎性小体的激活中起作用。最近相关研究表明，幽门螺杆菌诱导的炎性小体激活及随后的 IL-18 和 IL-1β 分泌需要 TLR-2、Nod 样受体家族含 pyrin 结构域蛋白 3（Nod-like receptor family pyrin domain-containing 3，NLRP3）和 caspase-1 之间的协同作用。

IL-18 是一种多效性趋化因子，在 IL-12 的协同作用下，其直接激活 CD8+ 细胞毒性

T 淋巴细胞和 CD4⁺ 幼稚 T 细胞，使其具有分泌 Th1 和 IFN-γ 的表型。除了这种抗炎、保护黏膜完整性及抗癌作用外，IL-18 还具有促癌作用。这种作用似乎与 PD-1 依赖性机制所导致的 NK 细胞功能受损有关，这一点已在体外和鼠模型中得到证实。但是临床中，IL-18 在胃癌中的作用尚不清楚。骨髓来源的抑制性细胞（myeloid-derived suppressor cells，MDSCs）向胃的动员过程指导 IL-1β 的过表达，其通过胃黏膜微环境的免疫耐受作用而参与胃癌的发病过程。MDSCs 是具有代表性的免疫抑制细胞之一，具有促进 T 细胞凋亡和抑制 T 细胞反应的能力，最终使感染达成免疫逃避，引起病理变化。癌症患者的 MDSC 水平显著升高，并与癌症的临床分期和不良预后相关，所以 MDSCs、巨噬细胞、中性粒细胞和 DC 被认为是潜在的可提示预后的生物标志物。此外，MDSC 产生的 IL-1β 可能诱导 CD4⁺ T 细胞分泌 IL-17。

Th17 细胞

Th17 和 Th1 是幽门螺杆菌感染炎症阶段的主要细胞亚群，与 Th1 相比，Th17 在感染的更早期阶段应答。特别的是，CagA 阳性菌株刺激 DC 分泌 IL-1β 和 IL-23。经抗原呈递，DC 激活未成熟的 CD4⁺ T 细胞向 Th17 表型分化。在细胞内水平，该过程由信号转导因子［如信号转导与转录激活因子 -3（Signal Transducer and Activator of Transcription-3, STAT-3）］及转录因子视黄酸受体相关孤儿受体（retinoic acid receptor-Related Orphan Receptors，ROR）γt 和 α 所控制。由 DC 分泌的 TGF-β、BAFF 和 IL-6 可能是 Th17 分化的其他重要因素。它们通过 STAT-3 和 NF-κB 通路起作用。TGF-β 可诱导幼稚 T 细胞中 RORγt 和叉头框蛋白 P3（forkhead box，FoxP3）的表达。FoxP3 是一种转录因子，能够通过物理作用抑制 RORγt 的激活，并能够促使幼稚 T 细胞向具有免疫抑制作用的调节性 T 细胞（T regulatory，Treg）分化。IL-6 通过激活 STAT-3 通路和下调 FoxP3 表达影响幼稚 T 细胞向 Th17 和 Treg 的分化，最终使这两个亚群的比例失衡，从而更倾向于分化为 Th17。IL-6 在幽门螺杆菌感染及衰老的情况下均处于高表达状态。这种细胞因子与维持低水平的全身性和局部慢性炎症有关，可能导致免疫系统功能失衡，从而导致免疫耐受和细胞衰老，增加发病风险。

Th17 细胞亚群能够释放多种趋化因子和细胞因子，包括 IL-17A、IL-17F、IL-21、IL-22、IL-23、IL-26、TNF-α、CCL20 和 GM-CSF，这些因子并非所有都是 Th17 所特有的，可刺激上皮细胞和成纤维细胞分泌促炎的可溶性因子，从而进一步激活微环境中巨噬细胞、活化的单核细胞、T 细胞和 DC 的浸润。Th17 细胞在组织重塑中具有重要作用，但亦与具有恶性或恶变前特征的细胞的重新定位相关，其可刺激上皮细胞产生破坏微环境结构的基质金属蛋白酶（matrix metalloproteinases，MMP）。尽管 IL-17 因免疫抑制酶 [如吲哚胺 2,3- 双加氧酶(indoleamine 2,3-dioxygenase, IDO）] 的作用或 Th17 表面共刺激受体的表达降低而下调，但在细菌消失后，由于胃黏膜中 IL-1β 水平仍然较高，该 T 细胞亚群的活性仍可持续存在。

Th1 细胞

Th1 细胞主要参与细胞内病原体的防御过程，以及免疫球蛋白向具有激活补体特性的同种型转换过程。在胃黏膜上定植的幽门螺杆菌似乎与 Th1 细胞成正比，因为 Th1 不足与细菌密度的增加有关。幽门螺杆菌的外膜蛋白诱导 NK 细胞和 DC 活化和成熟，并主要产生 IL-12，IL-18 和 IFN-γ。DC、NK 细胞及其可溶性递质协同作用，在原始 CD4⁺ T 细胞中，在 T 细胞受体（T cell receptor, TCR）介导的信号转导的影响下，诱导表达于 T 细胞中的 T-box 转录因子（T-bet）的表达，促使原始 CD4+ T 细胞分化为 Th1 细胞，其至少分泌 IL-2 和 IFN-γ。因此，通过自分泌机制，IFN-γ 增强了由 NK 细胞引起的 Th1 细胞的极化，而 IL-2 刺激了靶细胞从 G0 期到 G1 期的进程，从而启动了活化的 T 细胞、B 细胞和 NK 细胞的克隆扩增过程。而且，Th1 的细胞因子引起巨噬细胞进一步募集至感染部位，Th1 过度活化，并增强炎症反应，最终导致细菌密度降低。

在感染的早期阶段，在幽门螺杆菌感染的胃黏膜中，T 淋巴细胞不能分泌 Th2 细胞因子。来自嗜碱性粒细胞和肥大细胞的 IL-4 刺激了带有 TCR 的原始 T 细胞中 Th2 细胞特异性主转录因子 GATA 结合蛋白 3（GATA-binding protein-3, GATA-3）的表达。GATA-3 与 T-bet 相互拮抗，并且两种转录因子均参与 Th1 效应有害作用的减弱过程，从而维持健康的稳态。此外，幽门螺杆菌通过 HP-NAP 和其他毒力决定因子，在抑制 Th2 分化途径、促进中性粒细胞和单核细胞分泌 IL-12 和 IL-23 发挥核心作用，IL-12 和 IL-23 可分别促进 Th1 和 Th17 的极化。但是，一些幽门螺杆菌毒力因子和炎症环境的成分可能会产生负反馈，从而下调 Th1 细胞的效应。比如说，细菌分子（如 GGT 或 LPS 上的 Lewis 抗原）可以激活致耐受性 DC 亚群，但不能促进 Th1 的分化和反应。另外，IDO、高水平的 COX-2 和前列腺素 2（prostaglandin-2, PGE-2）可以调节 Th1/Th2 间的平衡，从而有利于 Th2 细胞的效应。

Th2 细胞

Th2 细胞因子包括 IL-4、IL-5 和 IL-13，它们参与旁分泌和自分泌的自我激活和自我维持途径。这些细胞亚群对于幽门螺杆菌特异性 IgG、IgM 和 IgA 的产生很重要，从而针对细菌形成由抗体介导的系统和局部的保护。尤其是 IgA 与抑制细菌在黏膜定植有关。Th1 针对细菌的免疫应答比 Th2 更为有效，但

是，当 Th1 表达下调时，Th2 和 Th17 似乎占主导地位，并且显示出偏向 Th2 应答的不平衡。存在癌前病变的患者和胃癌患者会表现出 Th2 效应占优的特征。GATA-3 具有下调抑癌基因的能力，这也是 Th2 与不良预后之间相关联的原因之一。

调节性 T 细胞（T regulatory, Treg）

Treg 亚群与 MDSC 一起在幽门螺杆菌的免疫逃逸中起关键作用，因为它们可以通过细胞间的接触，以及限制炎症反应的 TGF-β、IL-10、IL-35 的产生来抑制 DC 和效应 T 细胞的作用。Treg 细胞可维持自身耐受，防止生理状况下自身免疫的发生。目前已经发现的有两种 Treg，它们具有不同的发育过程，但存有一些共同特征，分别为天然型 Treg（the natural Tregs, nTreg）和诱导型 Treg（the induced Tregs, iTreg）。尽管 nTreg 在胸腺中产生自淋巴样前体细胞，但在 TGF-β 和 IL-2 存在的情况下，驻留在外周淋巴器官中并受抗原刺激的幼稚 CD4+ T 细胞可以分化为 iTreg。通常，两种 Treg 都由转录因子 FoxP3 的胞内表达来界定。

幽门螺杆菌组分 LPS 或 HP-NAP 触发 TLR-2 信号通路是 Treg 激活并抑制 Th1 的重要机制。Treg 诱导产生的具有免疫耐受性的微环境，使得幽门螺杆菌存活并持续存在，从而预后较差。胃黏膜内 Tregs 水平的增加似乎与感染部位上皮细胞的程序性死亡配体 1（programmed death-ligand 1, PD-L1）表达的增加有关。PD-L1 与 CD4+ T 淋巴细胞表面的抑制性受体（如 PD-1 或 B7.1）的结合会传递抑制性信号，从而降低效应子的功能。因此，在发生感染和癌变时形成了免疫无反应状态，其有利于细菌和恶变细胞的免疫逃逸。有研究观察到，幽门螺杆菌诱导产生的 DC 刺激 Treg 的增殖，DC 自身分泌的幽门螺杆菌依赖的 IL-1β 又降低了 Treg 的抑

制作用，这表明机体在尝试维持或恢复具有效应子属性的炎症环境。向免疫无反应性或免疫反应性的转变，取决于向 Tregs 或 Th17 分化相关的信号通路之间的平衡。尤其是，IL-6 的存在与否、初始 CD4[+] T 细胞中 IL-6/STAT-3 轴的激活与否、FoxP3 表达的促进或抑制，决定了 T 细胞分化为抑制性 T 细胞或反应性 T 细胞。

除了上述的免疫系统基本成分及其在癌前病变形成过程中的作用外，其他细胞亚群（如 Th9 和 Th22 细胞）也相互关联，并参与了感染和癌变的进展或消退进程，亦有报道对其进行了综述。此外，与构成黏膜环境并与细菌相互作用的免疫和调节元件有关的宿主遗传因素，可能极大影响了幽门螺杆菌感染的结局。

影响炎症的宿主因素及其临床结局

对调节炎症反应的细胞内和细胞外受体、酶、细胞因子和趋化因子的表达水平或质量产生影响的功能多态性与胃癌风险增加相关。这种关联的临床意义取决于种族，是流行病学研究中一个重要的混杂因素。有趣的是，人们发现某些单核苷酸多态性（single nucleotide substitutions, SNP）的存在与高比例的高毒性幽门螺杆菌菌株相关，表明宿主对微生物的亚型施加了选择性压力。这种潜在的协同作用可能导致癌前病变的进展或消退。个体遗传易感性可加剧或减弱幽门螺杆菌感染造成的影响，这一过程可能涉及细菌与宿主之间相互作用的多个环节（表 1.1）。

宿主 DNA 修复酶基因中的 SNP 会加剧

表 1.1 幽门螺杆菌感染过程中参与宿主反应调节的一些遗传多态性

宿主基因	多态位点	相关临床情况	种族	参考文献
黏膜浸润和损伤				
PTPN11	rs2301756 A>G	Hp 相关萎缩性胃炎	日本，巴西	[162, 163]
	rs2301756 A>G	GC	日本	[164]
	rs12229892	GC 和（或）AG	中国	[165]
CDH1	rs16260（−160 C>A）	GC	高加索	[166−172]
DNA 修复				
PARP-1	rs1136410 T>C	贲门腺癌	中国	[173]
	rs1136410 T>C	高比例的高毒力菌株	巴西	[161]
DNMT	rs1550117 AA	GC	中国	[174]
免疫逃逸和减弱				
TLR1	rs4833095	胃十二指肠疾病（含 GC）	马来西亚	[175]
TLR4	rs4986790	Hp 感染，AG，GC	意大利，高加索	[176, 177]
	rs4986791	Hp 感染，AG，GC	意大利	[176, 178]
	rs4986790, −1	消化系统癌症	高加索	[179]
	rs11536889 G>C	Hp+ 患者黏膜萎缩性改变	日本	[180]
TLR2	−196 to −174 del	GC；IGC，DGC	巴西，日本	[181, 182]
	−196 to −174 ins	萎缩性改变，IM	日本	[183]
TLR5	rs5744174 C	GC	中国	[184]

表 1.1（续）

宿主基因	多态位点	相关临床情况	种族	参考文献
TLR10	rs10004195	胃十二指肠疾病（含 GC）	马来西亚	[175]
NOD1	rs2075820 AA	DU，萎缩性改变，IM，Hp 根治失败	匈牙利，土耳其	[185, 186]
	rs2075820 AA	DGC	中国	[187]
	rs2075820 AA	胃炎，IL-8，COX-2mRNA↑	韩国	[188]
	rs2709800 GT	胃部病变；IM	中国	[189, 190]
	rs7789045 TT	GC	中国	[187]
NOD2	rs718226 G	不典型增生	中国	[189]
	rs2111235 C	Hp+ 患者疾病进展风险↑	高加索	[191]
	rs7205423 G	Hp+ 患者疾病进展风险↑	中国	[187]
	rs7205423 GC	GC	中国	[187]
	rs2066842（c.802CC>T）	GC	德国，波兰	[192, 193]
	rs2066844 T	GC	意大利	[194]
	rs2066844 和 rs2066845	自噬及向 MHC Ⅱ 呈递↓	不明	[195]
	rs2066847	单核细胞清除细菌↓	意大利	[196]
IL-1β	31C>T	GC，仅 Hp+ 患者	中国	[197]
	511C/T	GC	混血，高加索	[19, 20, 198]
IL1-RN	IL1-RN*2 VNTR	GC	非亚洲人种，高加索	[20, 199]
IL8	251 A/T	GC	中国，亚洲	[200, 201]
IL10	1082 A/G	GC	亚洲，中国台湾	[199, 200, 202]
	819 C/T	GC	中国台湾	[202]
TNF-α	308 G/A	GC	高加索	[203]
	238 G/A	GC	亚洲	[204]

　　PTPN11. 蛋白酪氨酸磷酸酶非受体 11 型；DNMT. 脱氧核糖核酸；Hp. 幽门螺杆菌；GC. 胃癌；AG. 萎缩性胃炎；PARP-1. 聚 ADP 核糖聚合酶 1；TLR. Toll 样受体；IGC. 肠型胃癌；DGC. 弥散型胃癌；IM. 肠上皮化生；NOD. 核苷酸结合寡聚结构域蛋白；DU. 十二指肠溃疡；IL. 白介素；COX-2. 环氧化酶 2；MHC Ⅱ. 主要组织相容性复合体 Ⅱ；VNTR. 可变数目串联重复；TNF-α. 肿瘤坏死因子 α

氧化应激后 DNA 损伤的积累，可能会导致细胞凋亡与细胞增殖的失衡。聚 ADP 核糖聚合酶 1（poly-ADP-ribose polymerase 1，PARP-1）是 BER 系统的组分之一，在某些研究中，其多态性与胃癌有关。然而，有研究报道，较差的预后与这种突变的酶之间无关，而其他研究发现，只有基因和幽门螺杆菌联合协同作用才显示出其与胃癌的显著相关性。

　　在感染细胞的转化中起关键作用的细胞内受体之一是含 src 同源区 2 蛋白酪氨酸磷酸酶 2（tyrosine phosphatase Src homology region 2 domain-containing phosphatase-2，SHP-2），该酶首先被磷酸化的 CagA 截获，可诱导细胞发生形态和生理改变。SHP-2 由

PTPN11 基因编码，该基因的多态性与患有幽门螺杆菌感染的中国人群中萎缩性胃炎的风险增加有关。这种影响可能是由于 CagA-SHP-2 复合物介导的信号转导强度不同所致。尽管针对数百种可能与 CagA 相互作用的 SNP 的相关研究已经确定了胃癌的新易感基因位点，但这些研究的统计效能不足，无法评估所选 SNP 与胃癌风险之间的确切关系，而仅提供了 CagA 行使其功能的机制的相关线索。

在多项与 TLR 相关的多态性研究中，*TLR4* 基因中的两个 SNP 与白种人的慢性感染、萎缩性胃炎和胃癌易感性相关；此外，有研究还发现了配体与受体的结合位点的改变和得到证实的 LPS 反应性降低。

除 TLRs 外，NLRs 对于识别幽门螺杆菌也很重要。NOD1 和 NOD2 的多态性是许多研究中最具特征的。总体而言，研究发现功能性 SNP 减少了 NOD1-/NOD2- 介导的针对幽门螺杆菌的免疫反应，有助于细菌存活和持续存在，随后的其他炎症反应的过度激活可能导致炎症相关的癌变。

正如前述，IL-1β 是重要的促炎细胞因子和较强的胃酸分泌抑制药，因此 IL-1β 诱导萎缩性病变的进展。据报道，*IL1B* 启动子区域的多态性，以及与 IL-1 受体拮抗剂（IL-1 receptor antagonist, IL1-RN）有关的多态性可调节 IL-1β 的水平和作用，并与胃癌风险的增加相关。这种相关性已在白种人受试者中进行的 Meta 分析被部分证实，但是由于不同等位基因频率的受试者分组不同或所分析的遗传模型不同，结果也略有出入。一项纳入 36 项研究的 Meta 分析评估了 TNFA 对胃炎和胃癌的遗传易感性的影响，结果表明，TNFA-308G>A 多态位点是不同种族人群患胃癌的危险因素，在白种人中显著相关，但在东亚人或其他种族中未发现显著的关联。一项 Meta 分析纳入了 203 项研究，这些研究评估了胃癌与 95 种基因中 225 种多态位点之

间的关联。结果显示，在亚洲人和白种人中，一些基因多态位点显示出不显著的关联。然而，这项研究通过基因簇证实了两个与胃癌风险显著相关的多态性，并且也能够具体区分两个不同的种族。

针对遗传因素与幽门螺杆菌相关的胃癌之间关联的研究，其结果可能存在偏倚，不仅与分析对象的选择有关，而且与人群样本量有关。另外，还与多个变量之间相互影响有关。这些变量可能会对此分析系统产生影响，并且不可能都是合适的或有价值的。另外，还与统计方法在这种复杂情况下应用的内在局限性有关。然而，如果针对特定的患者人群，这些研究结果可能会有助于病情监控个体化。

结论

胃癌的发生是一个多因素过程，涉及胃微环境、炎症和定植微生物之间的复杂相互作用，其中幽门螺杆菌是研究最多和最为熟知的致癌因素。因其遗传和表型异质性，幽门螺杆菌在肿瘤形成过程中引发了多种固有免疫反应和适应性免疫反应。CagA⁺ 的菌株可增加胃癌的患病风险，并且在幽门螺杆菌感染的个体中引起炎性细胞因子水平的升高。通过这些媒介，多种免疫细胞被激活，协同调节致癌和抑癌通路的活性。抑癌基因的甲基化会增加患胃腺癌的风险。自噬和凋亡过程可能会在细胞生长和分化中发生。新技术的发展使得更多相关因子被发现，这些因子可在胃酸缺乏时和萎缩性病变中促进癌前病变的发生发展。但是，还需要进行功能和机制的相关研究，以阐明它们在推动炎症的演变中表现出的特定活性，以及它们与胃癌发病机制的关系。对癌症相关炎症调节机制的了解可有助于发现和研究新的生物标志物，这些新的生物标志物能够区分癌前病变和恶性肿瘤，从而指导预防、治疗方案选择，以及预后评价等临床实践。

参考文献

[1] Reese DM. Fundamentals-Rudolf Virchow and modern medicine. West J Med. 1998;169(2): 105–8.

[2] Orange M, Reuter U, Hobohm U. Coley's lessons remembered: augmenting mistletoe therapy. Integr Cancer Ther. 2016;15(4):502–11.

[3] Hanahan D, Weinberg RA. Hallmarks of cancer: the next generation. Cell. 2011;144(5):646–74.

[4] Blaser MJ, Atherton JC. Helicobacter pylori persistence: biology and disease. J Clin Invest. 2004;113(3):321–33.

[5] Atherton JC, Blaser MJ. Coadaptation of Helicobacter pylori and humans: ancient history, modern implications. J Clin Invest. 2009;119(9):2475–87.

[6] International Agency for Research on Cancer. IARC monographs on the evaluation of carcinogenic risks to humans. Schistosomes, liver flukes and helicobacter pylori, vol. 61. Lyon: International Agency for Research on Cancer; 1994. p. 177.

[7] Parkin DM. The global health burden of infection-associated cancers in the year 2002. Int J Cancer. 2006;118(12):3030–44.

[8] Chmiela M, Wadstrom T, Folkesson H, et al. Anti-Lewis X antibody and Lewis X-anti-Lewis X immune complexes in Helicobacter pylori infection. Immunol Lett. 1998;61(2–3):119–25.

[9] Chmiela M, Gonciarz W. Molecular mimicry in Helicobacter pylori infections. World J Gastroenterol. 2017;23(22):3964–77.

[10] Correa P, Piazuelo MB. The gastric precancerous cascade. J Dig Dis. 2012;13(1):2–9.

[11] Burucoa C, Axon A. Epidemiology of Helicobacter pylori infection. Helicobacter. 2017;22 Suppl 1:1–5.

[12] Peek RM Jr, Blaser MJ. Helicobacter pylori and gastrointestinal tract adenocarcinomas. Nat Rev Cancer. 2002;2(1):28–37.

[13] Wroblewski LE, Peek RM Jr, Wilson KT. Helicobacter pylori and gastric cancer: factors that modulate disease risk. Clin Microbiol Rev. 2010;23:713–39.

[14] Suerbaum S, Josenhans C. Helicobacter pylori evolution and phenotypic diversification in a changing host. Nat Rev Microbiol. 2007;5:441–52.

[15] Atherton JC. The pathogenesis of Helicobacter pylori-induced gastro-duodenal diseases. Annu Rev Pathol. 2006;1:63–96.

[16] Saberi S, Douraghi M, Azadmanesh K, et al. A potential association between Helicobacter pylori CagA EPIYA and multimerization motifs with cytokeratin 18 cleavage rate during early apoptosis. Helicobacter. 2012;17(5):350–7.

[17] Greenfield LK, Jones NL. Modulation of autophagy by Helicobacter pylori and its role in gastric carcinogenesis. Trends Microbiol. 2013;21(11):602–12.

[18] El-Omar EM, Rabkin CS, Gammon MD, et al. Increased risk of noncardia gastric cancer associated with proinflammatory cytokine gene polymorphisms. Gastroenterology. 2003;124(5):1193–201.

[19] El-Omar EM, Carrington M, Chow WH, et al. Interleukin-1 polymorphisms associated with increased risk of gastric cancer. Nature. 2000;404(6776):398–402. Erratum in: Nature 2001 Jul 5;412(6842):99.

[20] Machado JC, Pharoah P, Sousa S, et al. Interleukin 1B and interleukin 1RN polymorphisms are associated with increased risk of gastric carcinoma. Gastroenterology. 2001;121(4):823–9.

[21] Lee WP, Tai DI, Lan KH, et al. The -251T allele of the interleukin-8 promoter is associated with increased risk of gastric carcinoma featuring diffusetype histopathology in Chinese population. Clin Cancer Res. 2005;11(18):6431–41.

[22] Taguchi A, Ohmiya N, Shirai K, et al. Interleukin-8 promoter polymorphism increases the risk of atrophic gastritis and gastric cancer in Japan. Cancer Epidemiol Biomark Prev. 2005;14(11 Pt 1): 2487–93.

[23] De Bernard M, D'Elios MM. The immune modulating activity of the Helicobacter pylori HP-NAP: friend or foe? Toxicon. 2010;56(7):1186–92.

[24] Palframan SL, Kwok T, Gabriel K. Vacuolating cytotoxin A (VacA), a key toxin for Helicobacter pylori pathogenesis. Front Cell Infect Microbiol. 2012;2:92.

[25] Barrozo RM, Cooke CL, Hansen LM, et al. Functional plasticity in the type IV secretion system of Helicobacter pylori. PLoS Pathogens. 2013;9(2):e1003189.

[26] Figura N, Marano L, Moretti E, et al. Helicobacter pylori infection and gastric carcinoma: not all the strains and patients are alike. World J Gastrointest Oncol. 2016;8(1):40–54.

[27] Wang CA, Liu YC, Du SY, et al. Helicobacter pylori neutrophil-activating protein promotes myeloperoxidase release from human neutrophils. Biochem Biophys Res Commun. 2008;377(1):52–6.

[28] Petersson C, Forsberg M, Aspholm M, et al. Helicobacter pylori SabA adhesin evokes a strong inflammatory response in human neutrophils which is down-regulated by the neutrophil-activating protein. Med Microbiol Immunol. 2006;195(4):195–206.

[29] Montemurro P, Nishioka H, Dundon WG, et al. The neutrophil-activating protein (HP-NAP) of Helicobacter pylori is a potent stimulant of mast cells. Eur J Immunol. 2002;32(3):671–6.

[30] Brisslert M, Enarsson K, Lundin S, et al. Helicobacter pylori induce neutrophil transendothelial migration: role of the bacterial HP-NAP. FEMS Microbiol Lett. 2005;249(1):95–103.

[31] Polenghi A, Bossi F, Fischetti F, et al. The neutrophilactivating protein of Helicobacter pylori crosses endothelia to promote neutrophil adhesion in vivo. J Immunol. 2007;178(3):1312–20.

[32] Amedei A, Cappon A, Codolo G, et al. The neutrophil-activating protein of Helicobacter pylori promotes Th1 immune responses. J Clin Invest. 2006;116(4):1092–101.

[33] Ricci V, Giannouli M, Romano M, et al. Helicobacter pylori gamma-glutamyl transpeptidase and its pathogenic role. World J Gastroenterol. 2014;20(3):630–8.

[34] Schmees C, Prinz C, Treptau T, et al. Inhibition of T-cell proliferation by Helicobacter pylori gamma-glutamyl transpeptidase. Gastroenterology. 2007;132(5):1820–33.

[35] Oertli M, Noben M, Engler DB, et al. Helicobacter pylori γ-glutamyl transpeptidase and vacuolating

cytotoxin promote gastric persistence and immune tolerance. Proc Natl Acad Sci U S A. 2013;110(8):3047–52.

[36] Backert S, Tegtmeyer N, Fischer W. Composition, structure and function of the Helicobacter pylori cag pathogenicity island encoded type IV secretion system. Future Microbiol. 2015;10(6):955–65.

[37] Hatakeyama M. Helicobacter pylori CagA and gastric cancer: a paradigm for hit-and-run carcinogenesis. Cell Host Microbe. 2014;15(3):306–16.

[38] Churin Y, Al-Ghoul L, Kepp O, et al. Helicobacter pylori CagA protein targets the c-Met receptor and enhances the motogenic response. J Cell Biol. 2003;161(2):249–55.

[39] Mimuro H, Suzuki T, Tanaka J, et al. Grb2 is a key mediator of helicobacter pylori CagA protein activities. Mol Cell. 2002;10(4):745–55.

[40] Murata-Kamiya N, Kurashima Y, Teishikata Y, et al. Helicobacter pylori CagA interacts with E-cadherin and deregulates the beta-catenin signal that promotes intestinal transdifferentiation in gastric epithelial cells. Oncogene. 2007;26(32):4617–26.

[41] Saadat I, Higashi H, Obuse C, et al. Helicobacter pylori CagA targets PAR1/MARK kinase to disrupt epithelial cell polarity. Nature. 2007;447(7142):330–3.

[42] Tsugawa H, Suzuki H, Saya H, et al. Reactive oxygen species-induced autophagic degradation of Helicobacter pylori CagA is specifically suppressed in cancer stem-like cells. Cell Host Microbe. 2012;12(6):764–77.

[43] Ishimoto T, Oshima H, Oshima M, et al. CD44+ slowcycling tumor cell expansion is triggered by cooperative actions of Wnt and prostaglandin E2 in gastric tumorigenesis. Cancer Sci. 2010;101(3):673–8.

[44] Garay J, Piazuelo MB, Majumdar S, et al. The homing receptor CD44 is involved in the progression of precancerous gastric lesions in patients infected with Helicobacter pylori and in development of mucous metaplasia in mice. Cancer Lett. 2016;371(1):90–8.

[45] Hirata K, Suzuki H, Imaeda H, et al. CD44 variant 9 expression in primary early gastric cancer as a predictive marker for recurrence. Br J Cancer. 2013;109(2):379–86.

[46] Wakamatsu Y, Sakamoto N, Oo HZ, et al. Expression of cancer stem cell markers ALDH1, CD44 and CD133 in primary tumor and lymph node metastasis of gastric cancer. Pathol Int. 2012;62(2):112–9.

[47] Watanabe T, Asano N, Fichtner-Feigl S, et al. NOD1 contributes to mouse host defense against Helicobacter pylori via induction of type I IFN and activation of the ISGF3 signaling pathway. J Clin Invest. 2010;120(5):1645–62.

[48] Wang G, Lo LF, Forsberg LS, et al. Helicobacter pylori peptidoglycan modifications confer lysozyme resistance and contribute to survival in the host. MBio. 2012;3(6):e00409–12.

[49] Wang G, Maier SE, Lo LF, et al. Peptidoglycan deacetylation in Helicobacter pylori contributes to bacterial survival by mitigating host immune responses. Infect Immun. 2010;78(11):4660–6.

[50] Kalali B, Mejías-Luque R, Javaheri A, et al. H. pylori virulence factors: influence on immune system and pathology. Mediators Inflamm. 2014;2014:426309.

[51] Kim JM, Kim JS, Lee JY, et al. Vacuolating cytotoxin in Helicobacter pylori water-soluble proteins upregulates chemokine expression in human eosinophils via Ca2+ influx, mitochondrial reactive oxygen intermediates, and NF-kappaB activation. Infect Immun. 2007;75(7):3373–81.

[52] Takeshima E, Tomimori K, Takamatsu R, et al. Helicobacter pylori VacA activates NF-κB in T cells via the classical but not alternative pathway. Helicobacter. 2009;14(4):271–9.

[53] Muller A, Oertli M, Arnold IC. H. pylori exploits and manipulates innate and adaptive immune cell signaling pathways to establish persistent infection. Cell Commun Signal. 2011;9(1):25.

[54] Rizzuti D, Ang M, Sokollik C, et al. Helicobacter pylori inhibits dendritic cell maturation via interleukin-10-mediated activation of the signal transducer and activator of transcription 3 pathway. J Innate Immun. 2015;7(2):199–211.

[55] Shimizu T, Chiba T, Marusawa H. Helicobacter pylorimediated genetic instability and gastric carcinogenesis. Curr Top Microbiol Immunol. 2017;400:305–23.

[56] Ushijima T, Hattori N. Molecular pathways: involvement of Helicobacter pylori-triggered inflammation in the formation of an epigenetic field defect, and its usefulness as cancer risk and exposure markers. Clin Cancer Res. 2012;18(4):923–9.

[57] Pignatelli B, Bancel B, Plummer M, et al. Helicobacter pylori eradication attenuates oxidative stress in human gastric mucosa. Am J Gastroenterol. 2001;96(6):1758–66.

[58] Mera R, Fontham ET, Bravo LE, et al. Long term follow up of patients treated for Helicobacter pylori infection. Gut. 2005;54(11):1536–40.

[59] Massarrat S, Haj-Sheykholeslami A, Mohamadkhani A, et al. Precancerous conditions after H. pylori eradication: a randomized double blind study in first degree relatives of gastric cancer patients. Arch Iran Med. 2012;15(11):664–9.

[60] Chen HN, Wang Z, Li X, Zhou ZG. Helicobacter pylori eradication cannot reduce the risk of gastric cancer in patients with intestinal metaplasia and dysplasia: evidence from a meta-analysis. Gastric Cancer. 2016;19(1):166–75.

[61] Koeppel M, Garcia-Alcalde F, Glowinski F, et al. Helicobacter pylori infection causes characteristic DNA damage patterns in human cells. Cell Rep. 2015;11(11):1703–13.

[62] Lee WP, Hou MC, Lan KH, et al. Helicobacter pylori-induced chronic inflammation causes telomere shortening of gastric mucosa by promoting PARP-1-mediated non-homologous end joining of DNA. Arch Biochem Biophys. 2016;606:90–8.

[63] Kawanishi S, Ohnishi S, Ma N, et al. Crosstalk between DNA damage and inflammation in the multiple steps of carcinogenesis. Int J Mol Sci. 2017;18(8):E1808.

[64] Baek HY, Lim JW, Kim H, et al. Oxidative-stress-related proteome changes in Helicobacter pylori-infected human gastric mucosa. Biochem J. 2004;379(Pt 2):291–9.

[65] Huang FY, Chan AO, Rashid A, et al. Helicobacter

pylori induces promoter methylation of E-cadherin via interleukin-1β activation of nitric oxide production in gastric cancer cells. Cancer. 2012;118(20):4969–80.

[66] Hanada K, Uchida T, Tsukamoto Y, et al. Helicobacter pylori infection introduces DNA double-strand breaks in host cells. Infect Immun. 2014;82(10):4182–9.

[67] Shimizu T, Marusawa H, Matsumoto Y, et al. Accumulation of somatic mutations in TP53 in gastric epithelium with Helicobacter pylori infection. Gastroenterology. 2014;147(2):407–17.e3.

[68] Grivennikov SI, Greten FR, Karin M. Immunity, inflammation, and cancer. Cell. 2010;140(6):883–99.

[69] Yuan X, Zhou Y, Wang W, et al. Activation of TLR4 signaling promotes gastric cancer progression by inducing mitochondrial ROS production. Cell Death Dis. 2013;4:e794.

[70] Cha B, Lim JW, Kim KH, et al. HSP90beta interacts with Rac1 to activate NADPH oxidase in Helicobacter pylori-infected gastric epithelial cells. Int J Biochem Cell Biol. 2010;42(9):1455–61.

[71] Handa O, Naito Y, Yoshikawa T. CagA protein of Helicobacter pylori: a hijacker of gastric epithelial cell signaling. Biochem Pharmacol. 2007;73(11):1697–702.

[72] Chaturvedi R, Asim M, Romero-Gallo J, et al. Spermine oxidase mediates the gastric cancer risk associated with Helicobacter pylori CagA. Gastroenterology. 2011;141(5):1696–708. e1–2.

[73] Vitkute J, Stankevicius K, Tamulaitiene G, et al. Specificities of eleven different DNA methyltransferases of Helicobacter pylori strain 26695. J Bacteriol. 2001;183(2):443–50.

[74] Niwa T, Tsukamoto T, Toyoda T, et al. Inflammatory processes triggered by Helicobacter pylori infection cause aberrant DNA methylation in gastric epithelial cells. Cancer Res. 2010;70(4):1430–40.

[75] Maeda M, Moro H, Ushijima T. Mechanisms for the induction of gastric cancer by Helicobacter pylori infection: aberrant DNA methylation pathway. Gastric Cancer. 2017;20(Suppl 1):8–15.

[76] Matsumoto Y, Marusawa H, Kinoshita K, et al. Helicobacter pylori infection triggers aberrant expression of activation-induced cytidine deaminase in gastric epithelium. Nat Med. 2007;13(4):470–6.

[77] Nagata N, Akiyama J, Marusawa H, et al. Enhanced expression of activation-induced cytidine deaminase in human gastric mucosa infected by Helicobacter pylori and its decrease following eradication. J Gastroenterol. 2014;49(3):427–35.

[78] Matsumoto Y, Marusawa H, Kinoshita K, et al. Upregulation of activation-induced cytidine deaminase causes genetic aberrations at the CDKN2b-CDKN2a in gastric cancer. Gastroenterology. 2010;139(6):1984–94.

[79] Machado AM, Figueiredo C, Touati E, et al. Helicobacter pylori infection induces genetic instability of nuclear and mitochondrial DNA in gastric cells. Clin Cancer Res. 2009;15(9):2995–3002.

[80] Kim JJ, Tao H, Carloni E, et al. Helicobacter pylori impairs DNA mismatch repair in gastric epithelial cells. Gastroenterology. 2002;123(2):542–53.

[81] Park DI, Park SH, Kim SH, et al. Effect of Helicobacter pylori infection on the expression of DNA mismatch repair protein. Helicobacter. 2005;10(3):179–84.

[82] Toller IM, Neelsen KJ, Steger M, et al. Carcinogenic bacterial pathogen Helicobacter pylori triggers DNA double-strand breaks and a DNA damage response in its host cells. Proc Natl Acad Sci U S A. 2011;108(36):14944–9.

[83] Hartung ML, Gruber DC, Koch KN, et al. H. pylori-induced DNA Strand breaks are introduced by nucleotide excision repair endonucleases and promote NF-κB target gene expression. Cell Rep. 2015;13(1):70–9.

[84] Terebiznik MR, Raju D, Vázquez CL, et al. Effect of Helicobacter pylori's vacuolating cytotoxin on the autophagy pathway in gastric epithelial cells. Autophagy. 2009;5(3):370–9.

[85] Wang YH, Wu JJ, Lei HY. The autophagic induction in Helicobacter pylori-infected macrophage. Exp Biol Med (Maywood). 2009;234(2):171–80.

[86] Yang X, Yu DD, Yan F, et al. The role of autophagy induced by tumor microenvironment in different cells and stages of cancer. Cell Biosci. 2015;5:14.

[87] Polk DB, Peek RM Jr. Helicobacter pylori: gastric cancer and beyond. Nat Rev Cancer. 2010;10(6):403–14.

[88] Raju D, Jones NL. Methods to monitor autophagy in H. pylori vacuolating cytotoxin A (VacA)-treated cells. Autophagy. 2010;6(1):138–43.

[89] Mathew R, Karp CM, Beaudoin B, et al. Autophagy suppresses tumorigenesis through elimination of p62. Cell. 2009;137(6):1062–75.

[90] Mohamed A, Ayman A, Deniece J, et al. P62/biquitin IHC expression correlated with clinicopathologic parameters and outcome in gastrointestinal carcinomas. Front Oncol. 2015;5:70.

[91] Gump JM, Thorburn A. Autophagy and apoptosis: what is the connection? Trends Cell Biol. 2011;21(7):387–92.

[92] Eisenberg-Lerner A, Bialik S, Simon HU, et al. Life and death partners: apoptosis, autophagy and the crosstalk between them. Cell Death Differ. 2009;16(7):966–75.

[93] Xu MY, Lee DH, Joo EJ, et al. Akebia saponin PA induces autophagic and apoptotic cell death in AGS human gastric cancer cells. Food Chem Toxicol. 2013;59:703–8. https://doi.org/10.1016/j.fct.2013.06.059. Epub 2013 Jul 9.

[94] Lim SC, Han SI. Ursodeoxycholic acid effectively kills drug-resistant gastric cancer cells through induction of autophagic death. Oncol Rep. 2015;34(3):1261–8.

[95] Mukhopadhyay S, Panda PK, Sinha N, et al. Autophagy and apoptosis: where do they meet? Apoptosis. 2014;19(4):555–66.

[96] Karki R, Man SM, Kanneganti TD. Inflammasomes and Cancer. Cancer Immunol Res. 2017;5(2):94–9.

[97] Jorgensen I, Rayamajhi M, Miao EA. Programmed cell death as a defence against infection. Nat Rev Immunol. 2017;17(3):151–64.

[98] Gabrilovich DI, Ostrand-Rosenberg S, Bronte V. Coordinated regulation of myeloid cells by tumours. Nat Rev Immunol. 2012;12(4):253–68.

[99] O'Keeffe J, Moran AP. Conventional, regulatory, and unconventional T cells in the immunologic response to Helicobacter pylori. Helicobacter. 2008;13(1):1–19.

[100] Choi YJ, Kim N, Chang H, et al. Helicobacter pylori-induced epithelial-mesenchymal transition, a potential role of gastric cancer initiation and an emergence of stem cells. Carcinogenesis. 2015;36(5):553–63.

[101] Mesali H, Ajami A, Hussein-Nattaj H, et al. Regulatory T cells and myeloid-derived suppressor cells in patients with peptic ulcer and gastric cancer. Iran J Immunol. 2016;13(3):167–77.

[102] Bockerstett KA, DiPaolo RJ. Regulation of gastric carcinogenesis by inflammatory cytokines. Cell Mol Gastroenterol Hepatol. 2017;4(1):47–53.

[103] Jafarzadeh A, Larussa T, Nemati M, et al. T cell subsets play an important role in the determination of the clinical outcome of Helicobacter pylori infection. Microb Pathog. 2018. pii: S0882–4010(16)30548–4.

[104] González CA, Figueiredo C, Lic CB, et al. Helicobacter pylori cagA and vacA genotypes as predictors of progression of gastric preneoplastic lesions: a long-term follow-up in a high-risk area in Spain. Am J Gastroenterol. 2011;106(5):867–74.

[105] Hanada K, Yamaoka Y. Genetic battle between Helicobacter pylori and humans. The mechanism underlying homologous recombination in bacteria, which can infect human cells. Microbes Infect. 2014;16(10):833–9.

[106] Rubin EJ, Trent MS. Colonize, evade, flourish: how glyco-conjugates promote virulence of Helicobacter pylori. Gut Microbes. 2013;4(6):439–53.

[107] Ferreira JA, Magalhães A, Gomes J, et al. Protein glycosylation in gastric and colorectal cancers: toward cancer detection and targeted therapeutics. Cancer Lett. 2017;387:32–45.

[108] Karita M, Blaser MJ. Acid-tolerance response in Helicobacter pylori and differences between cagA+ and cagA- strains. J Infect Dis. 1998;178:213–9.

[109] Suerbaum S, Michetti P. Helicobacter pylori infection. N Engl J Med. 2002;347:1175–86.

[110] Figura N, Trabalzini L, Mini R, et al. Inactivation of Helicobacter pylori cagA gene affects motility. Helicobacter. 2004;9:185–93.

[111] Basaglia G, Sperandio P, Tomasini ML, et al. Analysis of antimicrobial susceptibility and virulence factors in Helicobacter pylori clinical isolates. J Chemother. 2004;16(5):504–6.

[112] De Paoli P, Tomasini ML, Basaglia G. The predictive value of Helicobacter pylori in-vitro metronidazole resistance. Clin Microbiol Infect. 2004;10(12):1105–6.

[113] Tomasini ML, Zanussi S, Sozzi M, et al. Heterogeneity of cag genotypes in Helicobacter pylori isolates from human biopsy specimens. J Clin Microbiol. 2003;41(3):976–80.

[114] Sozzi M, Crosatti M, Kim SK, et al. Heterogeneity of Helicobacter pylori cag genotypes in experimentally infected mice. FEMS Microbiol Lett. 2001;203(1):109–14.

[115] Figura N, Valassina M, Moretti E, et al. Histological variety of gastric carcinoma and Helicobacter pylori cagA and vacA polymorphism. Eur J Gastroenterol Hepatol. 2015;27(9):1017–21.

[116] Repetto O, Zanussi S, Casarotto M, et al. Differential proteomics of Helicobacter pylori associated with autoimmune atrophic gastritis. Mol Med. 2014;20:57–71.

[117] Bernardini G, Figura N, Ponzetto A, et al. Application of proteomics to the study of Helicobacter pylori and implications for the clinic. Expert Rev Proteomics. 2017;14(6):477–90.

[118] Sozzi M, Valentini M, Figura N, et al. Atrophic gastritis and intestinal metaplasia in Helicobacter pylori infection: the role of CagA status. Am J Gastroenterol. 1998;93(3):375–9.

[119] Sozzi M, Tomasini ML, Vindigni C, et al. Heterogeneity of cag genotypes and clinical outcome of Helicobacter pylori infection. J Lab Clin Med. 2005;146(5):262–70.

[120] Korneev KV, Atretkhany KN, Drutskaya MS, et al. TLR-signaling and proinflammatory cytokines as drivers of tumorigenesis. Cytokine. 2017;89: 127–35.

[121] Pachathundikandi SK, Müller A, Backert S. Inflammasome activation by Helicobacter pylori and its implications for persistence and immunity. Curr Top Microbiol Immunol. 2016;397:117–31.

[122] Kohyama M, Saijyo K, Hayasida M, et al. Direct activation of human CD8+ cytotoxic T lymphocytes by interleukin-18. Jpn J Cancer Res. 1998;89(10):1041–6.

[123] Palma G, Barbieri A, Bimonte S, et al. Interleukin 18: friend or foe in cancer. Biochim Biophys Acta. 2013;1836(2):296–303.

[124] Terme M, Ullrich E, Aymeric L, et al. IL-18 induces PD-1-dependent immunosuppression in cancer. Cancer Res. 2011;71(16):5393–9.

[125] Yao J, Li ZH, Li YX, et al. Association between the −607 C > a polymorphism in interleukin-18 gene promoter with gastrointestinal cancer risk: a meta-analysis. Genet Mol Res. 2015;14(4):16880–7.

[126] Tu S, Bhagat G, Cui G, et al. Overexpression of interleukin-1beta induces gastric inflammation and cancer and mobilizes myeloid-derived suppressor cells in mice. Cancer Cell. 2008;14(5):408–19.

[127] Chen J, Ye Y, Liu P, et al. Suppression of T cells by myeloid-derived suppressor cells in cancer. Hum Immunol. 2017;78(2):113–9.

[128] Diaz-Montero CM, Salem ML, Nishimura MI, et al. Increased circulating myeloid-derived suppressor cells correlate with clinical cancer stage, metastatic tumor burden, and doxorubicin-cyclophosphamide chemotherapy. Cancer Immunol Immunother. 2009;58(1):49–59.

[129] Mantovani A. The growing diversity and spectrum of action of myeloid-derived suppressor cells. Eur J Immunol. 2010;40(12):3317–20.

[130] Parker KH, Beury DW, Ostrand-Rosenberg S. Myeloid-derived suppressor cells: critical cells driving immune suppression in the tumor microenvironment. Adv Cancer Res. 2015;128:95–139.

[131] Chang WJ, Du Y, Zhao X, et al. Inflammation-related factors predicting prognosis of gastric cancer. World J Gastroenterol. 2014;20(16):4586–96.

[132] Shoji H, Tada K, Kitano S, et al. The peripheral immune status of granulocytic myeloid-derived suppressor cells correlates the survival in advanced gastric cancer patients receiving cisplatin-based che-

motherapy. Oncotarget. 2017;8(56):95083–94.

[133] Ricci V, Romano M, Boquet P. Molecular cross-talk between Helicobacter pylori and human gastric mucosa. World J Gastroenterol. 2011;17(11):1383–99.

[134] Zhuang Y, Shi Y, Liu XF, et al. Helicobacter pylori infected macrophages induce Th17 cell differentiation. Immunobiology. 2011;216(1–2):200–7.

[135] Ichiyama K, Yoshida H, Wakabayashi Y, et al. Foxp3 inhibits RORgammat-mediated IL-17A mRNA transcription through direct interaction with RORgammat. J Biol Chem. 2008;283(25):17003–8. https://doi.org/10.1074/jbc.M801286200. Epub 2008 Apr 23.

[136] Caruso C, Lio D, Cavallone L, et al. Aging, longevity, inflammation, and cancer. Ann N Y Acad Sci. 2004;1028:1–13.

[137] Zanussi S, Serraino D, Dolcetti R, et al. Cancer, aging and immune reconstitution. Anti Cancer Agents Med Chem. 2013;13(9):1310–24.

[138] Serelli-Lee V, Ling KL, Ho C, et al. Persistent Helicobacter pylori specific Th17 responses in patients with past H. pylori infection are associated with elevated gastric mucosal IL-1beta. PLoS One. 2012;7(6):e39199.

[139] Akhiani AA, Pappo J, Kabok Z, et al. Protection against Helicobacter pylori infection following immunization is IL-12-dependent and mediated by Th1 cells. J Immunol. 2002;169(12):6977–84.

[140] Jager A, Kuchroo VK. Effector and regulatory T-cell subsets in autoimmunity and tissue inflammation. Scand J Immunol. 2010;72(3):173–84.

[141] Zhang Y, Zhang Y, Gu W, et al. TH1/TH2 cell differentiation and molecular signals. Adv Exp Med Biol. 2014;841:15–44.

[142] Kabisch R, Semper RP, Wustner S, et al. Helicobacter pylori gamma-glutamyltranspeptidase induces tolerogenic human dendritic cells by activation of glutamate receptors. J Immunol. 2016;196(10):4246–52.

[143] Bergman MP, Engering A, Smits HH, et al. Helicobacter pylori modulates the T helper cell 1/T helper cell 2 balance through phase-variable interaction between lipopolysaccharide and DC-SIGN. J Exp Med. 2004;200(8):979–90.

[144] Larussa T, Leone I, Suraci E, et al. Enhanced expression of indoleamine 2, 3-dioxygenase in Helicobacter pylori-infected human gastric mucosa modulates Th1/Th2 pathway and interleukin 17 production. Helicobacter. 2015;20(1):41–8.

[145] Pellicanò A, Imeneo M, Leone I, et al. Enhanced activation of Cyclooxygenase-2 downregulates Th1 signaling pathway in Helicobacter pyloriinfected human gastric mucosa. Helicobacter. 2007;12(3):193–9.

[146] Toller IM, Hitzler I, Sayi A, et al. Prostaglandin E2 prevents Helicobacter-induced gastric preneoplasia and facilitates persistent infection in a mouse model. Gastroenterology. 2010;138(4):1455–67.

[147] Forchielli ML, Walker WA. The role of gutassociated lymphoid tissues and mucosal defence. Br J Nutr. 2005;93(Suppl 1):S41–8.

[148] Taylor JM, Ziman ME, Canfield DR, et al. Effects of a Th1-versus a Th2-biased immune response in protection against Helicobacter pylori challenge in mice. Microb Pathog. 2008;44(1):20–7.

[149] Marotti B, Rocco A, De Colibus P, et al. Interleukin-13 mucosal production in Helicobacter pylori-related gastric diseases. Dig Liver Dis. 2008;40(4):240–7.

[150] Yang P, Qiu G, Wang S, et al. The mutations of Th1 cell-specific T-box transcription factor may be associated with a predominant Th2 phenotype in gastric cancers. Int J Immunogenet. 2010;37(2):111–5.

[151] Liu X, Cao K, Xu C, et al. GATA-3 augmentation down-regulates Connexin43 in Helicobacter Pylori associated gastric carcinogenesis. Cancer Biol Ther. 2015;16(6):987–96.

[152] Sun X, Zhang M, El-Zataari M, et al. TLR2 mediates Helicobacter pylori-induced tolerogenic immune response in mice. PLoS One. 2013;8(9):e74595.

[153] Nemati M, Larussa T, Khorramdelazad H, et al. Toll-like receptor 2: an important immunomodulatory molecule during Helicobacter pylori infection. Life Sci. 2017;178:17–29.

[154] Das S, Suarez G, Beswick EJ, et al. Expression of B7-H1 on gastric epithelial cells: its potential role in regulating T cells during Helicobacter pylori infection. J Immunol. 2006;176(5):3000–9.

[155] Mitchell P, Afzali B, Fazekasova H, et al. Helicobacter pylori induces in-vivo expansion of human regulatory T cells through stimulating interleukin-1β production by dendritic cells. Clin Exp Immunol. 2012;70(3):300–9.

[156] Zhang C, Zhang X. Chen XH. Inhibition of the interleukin-6 signaling pathway: a strategy to induce immune tolerance. Clin. Rev. Allerg Immunol. 2014;47(2):163–73.

[157] Zheng SG. Regulatory T cells vs Th17: differentiation of Th17 versus Treg, are they mutually exclusive? Afr J Clin Exp Immunol. 2013;2(1):94–106.

[158] Hamajima N, Naito M, Kondo T, et al. Genetic factors involved in the development of Helicobacter pylori-related gastric cancer. Cancer Sci. 2006;97(11):1129–38.

[159] Li M, Wang Y, Gu Y. Quantitative assessment of the influence of tumor necrosis factor alpha polymorphism with gastritis and gastric cancer risk. Tumour Biol. 2014;35(2):1495–502.

[160] Loh M, Koh KX, Yeo BH, et al. Meta-analysis of genetic polymorphisms and gastric cancer risk: variability in associations according to race. Eur J Cancer. 2009;45(14):2562–8.

[161] Silva-Fernandes IJ, da Silva TA, Agnez-Lima LF, et al. Helicobacter pylori genotype and polymorphisms in DNA repair enzymes: where do they correlate in gastric cancer? J Surg Oncol. 2012;106(4):448–55.

[162] Goto Y, Ando T, Yamamoto K, et al. Association between serum pepsinogens and polymorphismof PTPN11 encoding SHP-2 among Helicobacter pylori seropositive Japanese. Int J Cancer. 2006;118(1):203–8.

[163] Kawai S, Goto Y, Ito LS, et al. Significant association between PTPN11 polymorphism and gastric atrophy among Japanese Brazilians. Gastric Cancer. 2006;9(4):277–83.

[164] Hishida A, Matsuo K, Goto Y, et al. Associations

of a PTPN11 G/A polymorphism at intron 3 with Helicobactor pylori seropositivity, gastric atrophy and gastric cancer in Japanese. BMC Gastroenterol. 2009;9:51.

[165] He C, Tu H, Sun L, et al. Helicobacter pylorirelated host gene polymorphisms associated with susceptibility of gastric carcinogenesis: a two-stage case-control study in Chinese. Carcinogenesis. 2013;34(7):1450–7.

[166] Wang GY, Lu CQ, Zhang RM, et al. The E-cadherin gene polymorphism 160C->A and cancer risk: a HuGE review and meta-analysis of 26 case-control studies. Am J Epidemiol. 2008;167(1):7–14.

[167] Gao L, Nieters A, Brenner H. Meta-analysis: tumour invasion-related genetic polymorphisms and gastric cancer susceptibility. Aliment Pharmacol Ther. 2008;28(5):565–73.

[168] Wang Q, Gu D, Wang M, et al. The E-cadherin (CDH1) -160C>A polymorphism associated with gastric cancer among Asians but not Europeans. DNA Cell Biol. 2011;30(6):395–400.

[169] Chen B, Zhou Y, Yang P, et al. CDH1 -160C>A gene polymorphism is an ethnicity-dependent risk factor for gastric cancer. Cytokine. 2011;55(2):266–73.

[170] Cui Y, Xue H, Lin B, et al. A meta-analysis of CDH1 C-160A genetic polymorphism and gastric cancer risk. DNA Cell Biol. 2011;30(11):937–45.

[171] Li YL, Tian Z, Zhang JB, et al. CDH1 promoter polymorphism and stomach cancer susceptibility. Mol Biol Rep. 2012;39(2):1283–6.

[172] Wang L, Wang G, Lu C, et al. Contribution of the -160C/A polymorphism in the E-cadherin promoter to cancer risk: a meta-analysis of 47 case-control studies. PLoS One. 2012;7(7):e40219.

[173] Miao X, Zhang X, Zhang L, et al. Adenosine diphosphate ribosyl transferase and x-ray repair cross-complementing 1 polymorphisms in gastric cardia cancer. Gastroenterology. 2006;131(2):420–7.

[174] Fan H, Liu D, Qiu X, et al. A functional polymorphism in the DNA methyltransferase-3A promoter modifies the susceptibility in gastric cancer but not in esophageal carcinoma. BMC Med. 2010;8:12.

[175] Ravishankar Ram M, Goh KL, Leow AH, et al. Polymorphisms at locus 4p14 of toll-like receptors TLR-1 and TLR-10 confer susceptibility to gastric carcinoma in Helicobacter pylori infection. PLoS One. 2015;10(11):e0141865.

[176] Rigoli L, Di Bella C, Fedele F, et al. TLR4 and NOD2/CARD15 genetic polymorphisms and their possible role in gastric carcinogenesis. Anticancer Res. 2010;30(2):513–7.

[177] Hold GL, Rabkin CS, Chow WH, et al. A functional polymorphism of toll-like receptor 4 gene increases risk of gastric carcinoma and its precursors. Gastroenterology. 2007;132(3):905–12.

[178] Santini D, Angeletti S, Ruzzo A, et al. Toll-like receptor 4 Asp299Gly and Thr399Ile polymorphisms in gastric cancer of intestinal and diffuse histotypes. Clin Exp Immunol. 2008;154(3):360–4.

[179] Jing JJ, Li M, Yuan Y. Toll-like receptor 4 Asp299Gly and Thr399Ile polymorphisms in cancer: a meta-analysis. Gene. 2012;499(2):237–42.

[180] Hishida A, Matsuo K, Goto Y, et al. Toll-like receptor 4 +3725 G/C polymorphism, Helicobacter pylori seropositivity, and the risk of gastric atrophy and gastric cancer in Japanese. Helicobacter. 2009;14(1):47–53.

[181] De Oliveira JG, Silva AE. Polymorphisms of the TLR2 and TLR4 genes are associated with risk of gastric cancer in a Brazilian population. World J Gastroenterol. 2012;18(11):1235–42.

[182] Tahara T, Arisawa T, Wang F, et al. Toll-like receptor 2–196 to 174del polymorphism influences the susceptibility of Japanese people to gastric cancer. Cancer Sci. 2007;98(11):1790–4.

[183] Tahara T, Arisawa T, Wang F, et al. Toll-like receptor 2 (TLR) -196 to 174del polymorphism in gastro-duodenal diseases in Japanese population. Dig Dis Sci. 2008;53(4):919–24.

[184] Zeng HM, Pan KF, Zhang Y, et al. Genetic variants of toll-like receptor 2 and 5, helicobacter pylori infection, and risk of gastric cancer and its precursors in a chinese population. Cancer Epidemiol Biomark Prev. 2011;20(12):2594–602.

[185] Hofner P, Gyulai Z, Kiss ZF, et al. Genetic polymorphisms of NOD1 and IL-8, but not polymorphisms of TLR4 genes, are associated with Helicobacter pylori-induced duodenal ulcer and gastritis. Helicobacter. 2007;12(2):124–31.

[186] Kara B, Akkiz H, Doran F, et al. The significance of E266K polymorphism in the NOD1 gene on Helicobacter pylori infection: an effective force on pathogenesis? Clin Exp Med. 2010;10(2):107–12.

[187] Wang P, Zhang L, Jiang JM, et al. Association of NOD1 and NOD2 genes polymorphisms with Helicobacter pylori related gastric cancer in a Chinese population. World J Gastroenterol. 2012;18(17):2112–20.

[188] Kim EJ, Lee JR, Chung WC, et al. Association between genetic polymorphisms of NOD 1 and Helicobacter pylori-induced gastric mucosal inflammation in healthy Korean population. Helicobacter. 2013;18(2):143–50.

[189] Li ZX, Wang YM, Tang FB, et al. NOD1 and NOD2 genetic variants in association with risk of gastric Cancer and its precursors in a Chinese population. PLoS One. 2015;10(5):e0124949.

[190] Castaño-Rodríguez N, Kaakoush NO, Goh KL, et al. The NOD-like receptor signalling pathway in Helicobacter pylori infection and related gastric can-cer: a case-control study and gene expression analyses. PLoS One. 2014;9(6):e98899.

[191] Companioni O, Bonet C, Muñoz X, et al. Polymorphisms of Helicobacter pylori signaling pathway genes and gastric cancerrisk in the European Prospective Investigation into CancerEurgast cohort. Int J Cancer. 2014;134(1):92–101.

[192] Wex T, Ebert MP, Kropf S, et al. Gene polymorphisms of the NOD-2/CARD-15 gene and the risk of gastric cancer in Germany. Anticancer Res. 2008;28(2A):757–62.

[193] Hnatyszyn A, Szalata M, Stanczyk J, et al. Association of c.802C>T polymorphism of NOD2/ CARD15 gene with the chronic gastritis and predisposition to

cancer in H. pylori infected patients. Exp Mol Pathol. 2010;88(3):388–93.

[194] Angeletti S, Galluzzo S, Santini D, et al. NOD2/CARD15 polymorphisms impair innate immunity and increase susceptibility to gastric cancer in an Italian population. Hum Immunol. 2009;70(9):729–32.

[195] Cooney R, Baker J, Brain O, et al. NOD2 stimulation induces autophagy in dendritic cells influencing bacterial handling and antigen presentation. Nat Med. 2010;16(1):90–7.

[196] Salucci V, Rimoldi M, Penati C, et al. Monocytederived dendritic cells from Crohn patients show differential NOD2/CARD15-dependent immune responses to bacteria. Inflamm Bowel Dis. 2008;14(6):812–8.

[197] Ying HY, Yu BW, Yang Z, et al. Interleukin-1B 31 C>T polymorphism combined with Helicobacter pylori-modified gastric cancer susceptibility: evidence from 37 studies. J Cell Mol Med. 2016;20(3):526–36.

[198] Park MJ, Hyun MH, Yang JP, et al. Effects of the interleukin-1β-511 C/T gene polymorphism on the risk of gastric cancer in the context of the relationship between race and H. pylori infection: a meta-analysis of 20,000 subjects. Mol Biol Rep. 2015;42(1):119–34.

[199] Persson C, Canedo P, Machado JC, et al. Polymorphisms in inflammatory response genes and their association with gastric cancer: a HuGE systematic review and meta-analyses. Am J Epidemiol. 2011;173(3):259–70.

[200] Lu W, Pan K, Zhang L, et al. Genetic polymorphisms of interleukin (IL)-1B, IL-1RN, IL-8, IL-10 and tumor necrosis factor {alpha} and risk of gastric cancer in a Chinese population. Carcinogenesis. 2005;26(3):631–6.

[201] Cheng D, Hao Y, Zhou W, et al. Positive association between Interleukin-8 -251A > T polymorphism and susceptibility to gastric carcinogenesis: a metaanalysis. Cancer Cell Int. 2013;13(1):100.

[202] Wu MS, Wu CY, Chen CJ, et al. Interleukin-10 genotypes associate with the risk of gastric carcinoma in Taiwanese Chinese. Int J Cancer. 2003;104(5):617–23.

[203] Yang JP, Hyun MH, Yoon JM, et al. Association between TNF-α-308 G/A gene polymorphism and

gastric cancer risk: a systematic review and meta-analysis. Cytokine. 2014;70(2):104–14.

[204] Yu JY, Li L, Ma H, et al. Tumor necrosis factor-α 238 G/A polymorphism and gastric cancer risk: a meta-analysis. Tumour Biol. 2013;34(6):3859–63.

[205] Qin Q, Lu J, Zhu H, et al. PARP-1 Val762Ala polymorphism and risk of cancer: a meta-analysis based on 39 case-control studies. PLoS One. 2014;9(5):e98022.

[206] Zhang WH, Wang XL, Zhou J, et al. Association of interleukin-1B (IL-1B) gene polymorphisms with risk of gastric cancer in Chinese population. Cytokine. 2005;30(6):378–81.

[207] Yang JJ, Cho LY, Ma SH, et al. Oncogenic CagA promotes gastric cancer risk via activating ERK signaling pathways: a nested case-control study. PLoS One. 2011;6(6):e21155.

[208] Yang JJ, Cho LY, Ko KP, et al. Genetic susceptibility on CagA-interacting molecules and geneenvironment interaction with phytoestrogens: a putative risk factor for gastric cancer. PLoS One. 2012;7(2):e31020.

[209] Arbour NC, Lorenz E, Schutte BC, et al. TLR4 mutations are associated with endotoxin hyporesponsiveness in humans. Nat Genet. 2000;25(2):187–91.

[210] Rallabhandi P, Bell J, Boukhvalova MS, et al. Analysis of TLR4 polymorphic variants: new insights into TLR4/MD-2/CD14 stoichiometry, structure, and signaling. J Immunol. 2006;177(1):322–32.

[211] Mommersteeg MC, Yu J, Peppelenbosch MP, et al. Genetic host factors in Helicobacter pylori-induced carcinogenesis: emerging new paradigms. Biochim Biophys Acta. 2018;1869(1):42–52.

[212] Camargo MC, Mera R, Correa P, et al. Interleukin-1B and interleukin-1 receptor antagonist gene polymorphisms and gastric cancer: a meta-analysis. Cancer Epidemiol Biomark Prev. 2006;15:1674–87.

[213] Kamangar F, Cheng C, Abnet CC, et al. Interleukin-1B polymorphisms and gastric cancer risk—a meta-analysis. Cancer Epidemiol Biomark Prev. 2006;15:1920–8.

[214] Camargo MC, Mera R, Correa P, et al. IL1B polymorphisms and gastric cancer risk. Cancer Epidemiol Biomark Prev. 2007;16(3):635; author reply 635–6.

第 2 章　胃癌遗传及表观遗传机制

原著者：Valli De Re and Riccardo Dolcetti
译　者：王子恺　张娜娜

概述

　　胃癌（Gastric cancer, GC）是第五大常见癌症，也是第三大癌症相关死亡的病因，是一种复杂的异质性疾病。除了肿瘤淋巴结转移（Tumor Node Metastasis, TNM）分期以外，还有两种基于组织学特征的分类方式也被临床所认可：一种为 Lauren 标准，肠型腺癌和弥散型腺癌为其主要的组织学亚型；另一种为 WHO 分类标准，将胃癌分为管状腺癌、乳头状腺癌、黏液腺癌及寡黏性癌，后者又包括印戒细胞癌及非典型组织变异型癌。所有的分类学标准均是为了更好地去理解胃癌的生物学特性，但由于胃癌的高度异质性，目前仍缺乏亚型特异性的治疗方案。目前，通过研究胃癌的遗传学及其综合特性对胃癌的发病机制进一步探索证实了其高度的异质性，提出了胃癌的分子 / 遗传学分类，鉴定出了新的潜在治疗靶标，为个体化的预后和治疗打下了基础。

病因学分类

　　胃癌发病位置及组织学的变化提示了胃癌的个体异质性可能由病因学的差异引起。过去 20 年来，远端原发性肠型胃癌（主要为胃窦和幽门区癌）发生率明显下降，而近端弥散型胃癌（主要为贲门、胃底和胃体区癌）逐年增加，特别是在西方国家和亚洲（尤其是中国、日本和韩国）（图 2.1）。

　　不同胃亚区胃癌的发生率也随地区、种族及社会经济状态的不同而不同。远端胃癌主要发生在韩国，其次是蒙古、日本和哥伦比亚及一些经济发展水平较低的国家，而近端胃癌则主要发生在发达国家、白种人群体及更高的社会经济水平人群中。远端胃癌发生的主要危险因素包括幽门螺杆菌感染和饮食因素，而胃食管反流病和肥胖则在近端胃癌的发生发展过程中扮演着重要的角色。患有免疫缺陷病（如获得性免疫缺陷综合征、移植后免疫缺陷）人群患胃癌的风险也增加。遗传因素在胃癌的发生发展中也起着很大的作用，因为只有一小部分幽门螺杆菌感染者发生胃癌，约有 10% 的胃癌发生在存在特定基因变异的家族性胃癌群体里。

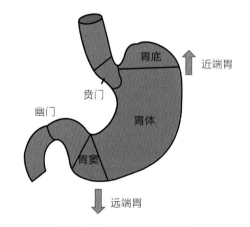

图 2.1　胃癌的解剖学定位

过去数年里，近端弥散型胃癌发生率增加，远端胃癌，特别是以肠型为主的胃癌发生率下降。

遗传易感性

首个被发现与遗传性弥散性胃癌（Hereditary diffuse gastric cancer, HDGC）相关的基因是位于 16q22.1 染色体上的 *CDH1* 基因，其可编码上皮黏附蛋白（Epithelial cadherin protein, E-cad）（图 2.2）。*CDH1* 是黏附蛋白家族的典型基因，E-cad 是钙离子依赖的细胞-细胞间黏附糖蛋白，由 5 个重复细胞外黏附蛋白、1 个跨膜域和含高度保守的 p120-catenin（catenin-δ1）及 β-catenin 结合区的细胞质域构成（图 2.3）。E-cad 可

通过促进组织修复，防止自噬等复杂的机制来抑制肿瘤发生及转移弥散。此外，E-cad 的胞外域可调节细菌结合于机体细胞，胞内域是细菌内化必需的构成成分。肿瘤的发病机制被认为与生物物理黏附过程、基于胞内信号的机械转导及 β-catenin 和上皮生长因子受体（Epidermal growth factor receptor, EGFR）的抑制相关。EGFR 属于酪氨酸激酶受体家族，此受体家族还包括 erbB2/HER-2, erbB3/HER-3 和 erbB4/HER-4。这些受体位于细胞质膜内，结构相似，由一个胞外配体结合域，1 个短链疏水跨膜区和 1 个细胞内酪氨酸激酶域构成（图 2.3）。恶性肿瘤细胞

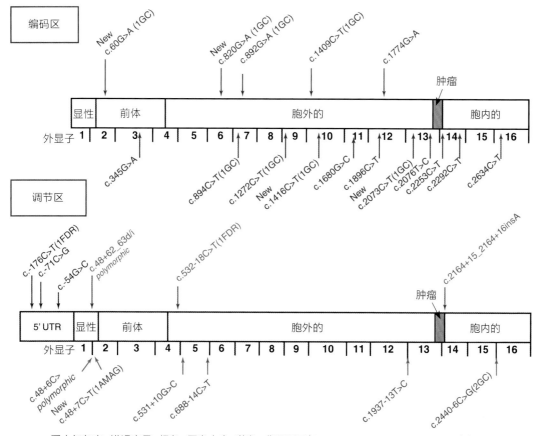

图中红色字：错误变异；绿色：同义突变；蓝色：非翻译区（Untranslated Regions, UTR）变异；灰色：内含子变异；橙色：连接位点变异；（　）只发生在特定疾病中的变异。

图 2.2　有代表性的可遗传的 *CDH1* 基因及在胃癌患者中发现的其变异

图中展示了 *CDH1* 基因存在的大量变异，包括新发现的，其变异可发生在整个基因序列中，对基因表达产生影响。变异对患者的临床状态产生不同程度的影响，但只有一小部分可引起胃癌。

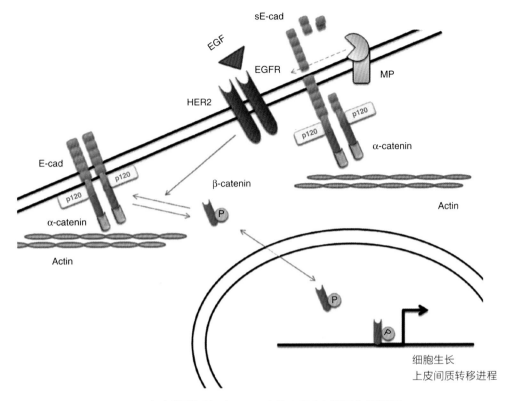

图 2.3　上皮黏附蛋白（E-cad）和 HER2 相互作用图示

成熟的 E-cad 包含 3 个不同的域：高度保守的细胞质域、一个跨膜域、一个细胞外域。E-cad 的细胞质尾由两个区域构成：Catenin 结合域和 Juxta 膜域，β-catenin 与 E-cad 的 Catenin 结合域结合后形成 β-catenin-E-cad 复合体，通过 α-catenin 联系并调节 E-cad 与肌动蛋白细胞骨架的相互作用。p120-catenin 结合于 Juxta 膜域，在细胞表面使得 E-cad 的表达维持平衡。上皮生长因子（Epidermal growth factor, EGF）与其受体 EGFR 结合后激活 HER2 受体，可诱导 β-catenin 磷酸化，从复合体中解离，导致 E-cad 调节的细胞黏附功能下降，促进了上皮间质转移（epithelial-mesenchymal transition, EMT），同时 β-catenin 易位入核，调节基因转录，促进细胞生长及 EMT。金属蛋白酶（Metalloproteinases, MP）通过清除 E-cad 引起可溶解性 E-cad（Soluble E-cad, sE-cad）产量增加。HER2 磷酸激酶促进了 β-catenin-E-cad 复合体解离，引起胃癌发生及转移。sE-cad 作为一种旁分泌/自分泌信号分子，一方面可削弱黏附连接，使细胞聚集能力下降；另一方面，其分泌入血可调节多种引起胃癌的信号路。

用多种方式抑制了 CDH1 的功能。以弥散型胃癌为例，CDH1 基因变异引起 E-cad 被编码为截短蛋白或被错误编码。存在 CDH1 基因变异的患者表现为常染色体显性遗传，发病年龄提前（在 14~69 岁波动，常在 40 岁之前发病），多为原发性低分化弥散型胃癌，可渗透入胃壁内使胃壁坚硬失去弹性。弥散型胃癌又被称为印戒细胞癌，其增生、侵袭、转移能力均增强。据估计，80 岁以上男性及女性胃癌发病风险可达 80%，80 岁以上女性还有 39%~52% 的风险发生小叶乳腺癌。CDH1 基因变异体也在胃癌、非家族性小叶乳腺癌被发现报道。此外，CDH1 基因变异也与结直肠癌、甲状腺癌和卵巢癌相关。

HDGC 综合征由国际胃癌联合会（International Gastric Cancer Linkage Consortium, IGCLC）提出，诊断依据为一个家庭中有 2 个及以上一级或二级亲属诊断为遗传性弥散性胃癌其中至少有一个也在 50 岁之前发病或者一个家庭中有 3 个及以上一级或二级亲属中诊断为遗传性弥散性胃癌，不论其始发胃癌年龄为多少岁。表 2.1 列出了依据 IGCLC 的疑似家族性 HDGC 的遗传筛查的临床诊断标准（2010 年更新版本）。表 2.2 报告了家族

表 2.1 疑似 HDGC 的遗传筛查标准；符合一条即可

一个家庭中有 2 个胃癌患者，其中一个在 50 岁以前被诊断为弥散性胃癌
不论发病年龄如何，一个家庭中有 3 个弥散性胃癌患者
一个家庭中存在 40 岁之前发生弥散性胃癌的患者
个人或家族有弥散性胃癌及小叶乳腺癌病，其中一项在 50 岁之前被诊断得出

表 2.2 家族性聚集性胃癌和早发型胃癌

遗传性弥散性胃癌（HDGC）：家族性聚集性胃癌符合表 2.1 中提及的 IGCLC 诊断标准
家族性弥散性胃癌（FDGC）：存在家族聚集性胃癌和弥散性胃癌的可索引案例，但不符合 HDGC 诊断标准
家族性肠胃癌（FIGC）：存在家族聚集性胃癌和肠胃癌的可索引案例，但未发现易诱发胃癌的基因遗传变异
早发型胃癌：于 50 岁之前发生胃癌但无胃癌家族史

性聚集性胃癌和早发型胃癌的差异。

30%~40% 的 HDGCs 存在 *CDH1* 等位基因的缺陷，但在其他家庭里，此种易感性的关键因子仍未被发现，尽管发现大多数病例的肿瘤组织中存在 E-cad 蛋白的低表达。其他比较有趣的发现是，在某些非 *CDH1* 变异的 HDGC 患者中发现了编码 *CTNNA1* 基因的变异体，发现此基因变异编码截短 α-catenin 蛋白、有丝分裂原激活蛋白激酶 3K6（Mitogen-activated protein kinase, MAP 3K6）、胰岛素抵抗受体（Insulin resistance receptor, INSR）、FBXO24 和 DOT1L。因为 α-catenin、MAP 3K6 和 INSR 在 E-cad 复合体中发挥作用，因此这些基因的变异的发现很有趣，但其在胃癌易感性上所起的作用目前仍不清楚，需要更多报道来进一步证实。

过去 20 年的重要观察结果发现，有助于识别那些存在基因变异易于发生胃癌的个体，包括胃癌基因外显率。尽管这些人在整体胃癌患者仅占了很少一部分，但发现其易感基因对于识别胃癌的典型特征、阐明胃癌的发病机制至关重要。存在不完全胃癌基因表达的综合征包括胃腺瘤、胃近端息肉综合征（Proximal polyposis of the stomach syndrome,

GAPPS）、Lynch 综合征（遗传性非息肉性结肠癌，Hereditary nonpolyposis colorectal cancer, HNPCC）、Li-Fraumeni 综合征（LFS）、遗传性乳腺癌和卵巢癌、Peutz-Jeghers 综合征和青少年息肉病。值得注意的是，亚洲人群罹患上述综合征的任一种发生胃癌的风险显著增加，提示遗传和环境因素如幽门螺杆菌或食物消化吸收存在相互作用。

GAPPS 是家族性腺瘤性息肉病（Familial adenomatous polyposis, FAP）的表型变异，因腺瘤性息肉病（Adenomatous polyposis coli, APC）基因的 1B 启动子区变异引起。有趣的是，在经典的 FAP 和 GAPPS 患者家族中存在 *APC* 基因同一区域的大规模缺失，提示 *APC* 基因的启动子区对于胃腺癌的发生至关重要。

Lynch 综合征因错配修复基因 *MLH1*、*MSH2*、*MSH6* 或 *PMS2* 变异或缺失或者邻近 *MSH2* 基因的 *EPCAM* 基因变异或缺失引起，可通过微卫星不稳定（Micro satellite instability, MSI）来诊断。*EPCAM* 基因缺失引起 *MSH2* 基因启动子区甲基化，抑制 *MSH2* 基因表达。Lynch 综合征患者最常见的胃癌类型是胃窦部位的肠型胃癌。存在 MSI

的胃癌患者一般预后较好，在胃癌发生风险较高的意大利佛罗伦萨较常见。

Li-Fraumeni 综合征因肿瘤抑制基因 *P53* 或细胞周期检查点激酶 2（Cell cycle checkpoint kinase2, CHEK2）基因变异引起。肠型胃癌及弥散性胃癌在罹患 LFS 综合征患者中均存在。

遗传性乳腺癌和卵巢癌患者存在 *BRCA1* 和 *BRCA2* 基因变异。*BRCA* 基因起识别 DNA 损伤、DNA 双链修复、检查点控制、转录调节和重塑染色体的作用。尽管 *BRCA* 基因功能具普遍性，其基因变异后靶点主要为乳腺和卵巢。一些观察性研究报道携带在 *BRCA1* 或 *BRCA2* 基因变异的人群除了对乳腺癌和卵巢癌易感外，对胃癌等其他部位的癌症也存在易感性。

Peutz-Jeghers 综合征和青少年息肉病是两种较为罕见的综合征，前者因色 / 苏氨酸激酶基因（Serine/threonine kinase, STK11）变异引起，后者因 *SMAD4* 或 *BMPR1A* 基因变异引起。

表 2.3 简述了易患胃癌综合征的种系遗传变异。

早期诊断癌前病变及胃癌的遗传及表观遗传变化

在大多数情况下，胃癌是癌前病变发展的结果，如化生 - 不典型增生胃癌。通过对几种胃癌和癌前病变的分子遗传谱进行比较，鉴定出促进胃癌发生的基因和机制。然而，由于胃癌的高度异质性，其独特的遗传基因改变目前仍未发现。然而，通过甲基化（特别是 *CDH1*、*runx3*、*MGMT*、*DAPK*、*CDKN2A*、*MLH1* 基因）和乙酰化等表观遗传修饰引起的肿瘤相关基因表达的沉默在癌前病变中被限制，在胃癌的发病机制中起着重要的作用。在这些基因中，*MLH1* 和 *CDKN2A* 在肠不典型增生中的甲基化频率比胃癌中更低，提示这些基因甲基化水平的增加可能是潜在的致病因素。甲基化可通过影响与 DNA、蛋白质和转录因子的相互作用来影响基因表达。错配修复基因 *MLH1* 启动子区的高甲基化目前认为是胃癌 MSI 的主要机制。癌前病变也与 *CDKN2A* 基因的高频高甲基化相关，此基因可编码周期依赖的激酶抑制剂 P16，可通过抑制 G1 至 S 期的进程来延缓细胞周期（图 2.4）。

启动子 CpG 岛的高甲基化与下游基因的沉默相关，表现为幽门螺杆菌阳性或 EB 病毒阳性胃癌患者基因微卫星不稳定。

目前，EB 病毒阳性胃癌患者体内组蛋白修饰异常与相关的 DNA 甲基化间的联系已经被报道。组蛋白是含大量支链氨基酸（特别是赖氨酸和精氨酸）的碱性蛋白，可将 DNA 基因序列排序并组装形成核小体（图 2.5）。

表 2.3　具有胃癌易感性的遗传性综合征

综合征	可遗传变异基因
遗传性弥漫性胃癌（HDGC）	*CDH1*
胃腺癌和胃近端息肉病（GAPPS）	*APC*
Lynch 综合征或遗传性非息肉性结肠癌（HNPCC）	*MLH1*、*MSH2*、*MSH6*、*PMS2*、*EPCAM*
Li-Fraumeni 综合征（LFS）	*P53* 或 *CHEK2*
遗传性乳腺癌和卵巢癌	*BRCA1* 或 *BRCA2*
Peutz-Jeghers 综合征	*STK11*
青少年息肉病	*SMAD4* 或 *BMPR1A*

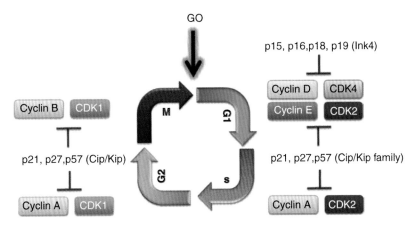

图 2.4　细胞周期循环

　　细胞周期包括 G1、S、G2、M 共 4 期，是依序进行周期性循环的进程。细胞周期蛋白 D1、cdk4 和 P27 结合形成活性三元络合物，INK 抑制或蛋白酶体降解细胞周期蛋白 D1 后此三元络合物即失活。通过中间产物的磷酸化，此络合物促使细胞周期进入 S 期，不同的细胞周期蛋白（Cyclin）及 CDKs（Cyclin dependent kinases，细胞周期依赖性蛋白激酶）的表达相互协调，调节整个细胞周期的进程。

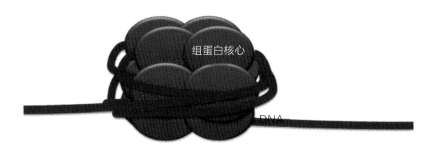

图 2.5　核小体是 DNA 聚合物的基本构成单元

　　由一段 DNA 缠绕 8 个组蛋白构成。组蛋白修饰对核小体结构有直接的影响。组蛋白的翻译后修饰可调节 DNA 模板链的加工进程，包括复制、转录和修复。组蛋白的乙酰化、甲基化、枸橼酸化、磷酸化调节组蛋白 - 组蛋白和组蛋白 -DNA 间的相互作用，可影响染色体结构及功能。

　　核小体是染色质中最主要的蛋白构成成分，将真核基因组组装入细胞核，可保证基因表达的准确性。组蛋白的翻译后修饰包括乙酰化、去乙酰化和甲基化等，可影响基因表达。

　　癌前病变与细胞周期蛋白 -E（Cyclin-E）和细胞周期依赖性蛋白激酶的失调（如 p15、p16、p21、p27）（图 2.4）、RAS-MAPK 信号通路及 HER2 基因扩增的改变有关（图 2.6）。

　　在胃炎和胃癌患者中发现了微小 RNA（Micro RNA, MiRNA）表达异常下调，特别是 let-7 家族成员，在幽门螺杆菌感染期间更

明显，但幽门螺杆菌感染被根治后，其表达可恢复。Let-7 MiRNA 在各种实体肿瘤中表达下调，在识别包括酪氨酸激酶 RAS 和高迁移率族蛋白 A2（The high mobility groupA2, HMGA2）在内的致癌蛋白起着重要的作用，HMGA2 有 DNA 结合域，起转录调节因子的作用，非组蛋白。

　　表 2.4 总结了与胃癌前病变相关的常见分子改变，在胃癌病变中表达更显著，提示此种分子改变与病变恶性化相关。

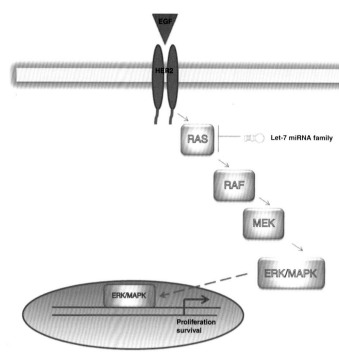

图 2.6 RAS/RAF/MAPK 通路

生长因子如 EGF 结合于酪氨酸激酶受体 HER2 可激活其活性，HER2 被激活后可作为同源或异源二聚体调节多种信号通路，特别是 RAS/RAF/MAPK 通路，其可磷酸化激活（H/N/K）-RAS、（A,B,C）-RAF、MEK1/2（MAP 2K1）和 ERK1/2（MAPK1），ERK 的激活促进了调节细胞增殖的基因转录。

表 2.4 癌前病变中发现的最常见的分子改变

高度甲基化	MLH1、CDKN2A(p16)
乙酰化 / 去乙酰化 / 甲基化	组蛋白修饰
基因失调	细胞周期蛋白 -E 和细胞周期蛋白依赖性激酶（如 p15、p16、p21、p27）、RAS-MAPK 信号通路、HER2 基因扩增
miRNA 失调	Let-7 家族
蛋白失调	酪氨酸激酶 (RAS)/HMGA2

胃癌的分子分型

对 GC 的首个较全面的分子分类于 2014 年由癌症基因组图谱（the Cancer Genome Atlas, TGCA）项目提出。作者提出了基于 4 种亚型的分类法：高微卫星不稳定性（MSI-high）、EB病毒相关[Epstein-Barr virus（EBV)-associated]、染色体不稳定（chromosomal instability, CIN）和遗传稳定（Genomically stable, GS）。各种亚型最明显的特征在表 2.5 中列出。

2015 年，亚洲癌症研究组（the Asian Cancer Research Group, ACRG work）对 GC 的分子学分类进行了进一步阐明，将 GC 也分

为 4 种亚型，其预后逐渐变差：高微卫星不稳定性（MSI-high）、微卫星稳定 /TP53- 阳性（microsatellite stable/TP53-positive, MSS/TP53-positive）、微卫星稳定 /TP53- 阴性（microsatellite stable/TP53-negative, MSS/TP53-negative）和微卫星稳定 / 上皮间质转移（MSS/epithelial-mesenchymal transition, MSS/EMT）。ACRG 强调了 P53 这个肿瘤抑制基因的角色，其可识别 DNA 损伤、促进自噬。所有肿瘤患者中约有 50% 人群存在体细胞 P53 的变异。ACRG 分类法的主要特征也在表 2.5 中列出。

TGCA 和 ACRG 分类法存在部分交叉，

如微卫星不稳定（MSI）和EBV感染，但ACRG在人口统计学、组织亚型分布上不同，其引入了p53变异，将不同的基线分子机制和预后因子考虑在内。此外，MSI在两种分类中均认为预后较好，将TGCA分类应用于ACRG人群中未发现在CIN和GS亚型有明显的预后差异。此外，两种分类法均未将肿瘤微环境、渗透性免疫细胞和肿瘤分期考虑在内。值得注意的是，与国际抗癌协会/美国癌症联合会（Union for International Cancer Control/American Joint Committee on Cancer）提出的TNM分期相比，这两种分类法均未表现出在总生存期（Overall survival, OS）或无进展生存期（Progression-free survival, PFS）方面的差异。因此，在判断GC预后上，此两种分类仍存在较大争议。将TNM分期、组织学、新的分子研究相结合可能为未来指导GC患者治疗提供更可信的分类方案。

目前，应用分子分类方法的潜在优势已经在临床和研究中初步显示出来。应用免疫方法治疗MSI和EBV阳性的胃癌亚型得到了较理想的结果。两种靶向药物——靶向VEGF的雷莫芦单抗和靶向HER2受体的曲妥珠单抗就是比较典型的例子。

目前认为，肿瘤微环境中存在免疫活性细胞成分的肿瘤（包括胃癌在内）预后较好。高突变或错配修复缺失肿瘤在用药物控制免疫反应后应答效应更持续、更好。细胞毒性T细胞相关抗原4（cytotoxic T lymphocyte-associated antigen 4, CTLA-4）抑制剂、程序性细胞死亡蛋白1（Programmed cell death protein 1, PD-1）受体（pembrolizumab，派姆单抗）或PD-L1（avelumab）可恢复T细胞活性，目前开展了多种临床试验。其他针对免疫治疗的药物也正在研发中。值得注意的是，抗PD-1治疗效应预测指标用肿瘤变异载量来评价要优于应用免疫组化方法评估PD-L1。

EBV相关胃癌亚型，主要为MSI基因型也对免疫治疗产生了更好的应答。EBV是一种常见的γ-疱疹病毒，可逃避机体免疫反应形成潜伏性感染（95%）。EBV与单核细胞增多症相关，也与淋巴瘤和上皮恶性肿瘤具相关性，特别是免疫缺陷人群中更典型，其病毒表达模式呈现出各自的特征。初期感染时，EBV以裂解形式感染细胞，然后EBV基因组环状化、被压缩及甲基化进入潜伏状态，只有一小部分病毒基因组表达。几种研究已经证实EBV病毒相关恶性肿瘤细胞存在EBV的潜伏性感染。病毒从潜伏期进入裂解周期，通过特定信号级联反应引起一系列蛋白表达，使得肿瘤细胞对细胞毒性抗病毒药物和靶向包括胃癌在内的EBV相关恶性肿瘤抗肿瘤治疗更敏感。在EBV相关的鼻咽癌和GC中发现了EBV潜伏期裂解抗原（如BARF1抗原）的异常表达，提示其也可作为免疫靶向治疗的潜在靶标。为了鉴定出对免疫治疗反应性更好的胃癌亚型，基于PD-L1表达量、EBV状态、MSI、肿瘤浸润性淋巴细胞（Tumor-infiltrating lymphocytes, TILs）和免疫相关基因表达特征包括干扰素γ的6个基因特征和扩增免疫的18个基因特征，对胃癌进行了进一步的亚分类。这些发现目前需要前瞻性临床试验进一步证实。

VEGF家族由5个配体（VEGF-A、VEGF-B、VEGF-C、VEGF-D和PIGF）和3个酪氨酸激酶受体（VEGF-R1、VEGF-R2和VEGF-R3）构成。VEGF是一种刺激血管生成（从已有的血管结构中形成血管或形成新生血管）、血管扩张和增加血管通透性的信号蛋白，多在低氧情况下由HIF因子释放后诱导产生。VEGF通过结合于酪氨酸激酶受体如HER2受体，刺激其二聚化或后续激活反应来调节细胞反应（图2.7）。

贝伐单抗是首个抗VEGF药物，2004年被批准应用。雷莫芦单抗（AIFA, 2014）是首个被FDA批准用于治疗化疗后的进展期或转移性胃癌的药物。然而，并非所有患者均可从抗VEGF治疗中获益。血清VEGF-A和

神经纤毛蛋白 -1 可以作为贝伐单抗治疗 GC 疗效的潜在生物标志物,雷莫芦单抗疗效的生物标志物目前仍不明确。

HER2 是一种致癌蛋白由染色体 17 上的 *ERBB2* 基因编码,属于 EGF 受体家族,在 7%~34% 的 GC 患者中存在过表达。HER2 缺乏自己的配体结合域,但可与 EGF 家族的其他受体的配体结合形成异源二聚体,稳定配体结合、促进激酶依赖的下游信号通路的激活,如丝裂酶原激活的蛋白激酶和磷脂酰肌醇 -3- 激酶(phosphatidylinositol-3 kinase, PIK3CA)(图 2.6)。HER2 结构改变、下游效应分子失调与其他膜受体的相互作用,可对疗效产生影响。E-cad/β-catenin(图 2.3)、RAS/MAPK(图 2.6)和 PI3K-Akt(图 2.7)信号通路是 HER2 的主要信号通路。PIK3CA 变异和磷酸酶和张力蛋白同源物(phosphate and tensin homolog, PTEN)失活可直接激活 PI3K-Akt 信号通路,不需激活 HER2 信号分子。健康状态下,乳腺、胃肠道、肾和心脏组织中的 HER2 表达受抑。HER2 的主要作用是促进细胞生长、抑制自噬,其过表达可引起细胞过度生长和肿瘤形成。存在 HER2/ERBB2 的过表达的乳腺癌患者预后差、复发和转移风险增加。但 HER2 表达量与 GC 预后间的相关性目前研究结果不一致。选择性抑制 HER2 蛋白的药物对 GC 的生存期延长作用有限,与 HER2 阳性乳腺癌相似,患者表现出了复发难治性和曲妥珠单抗耐药性。新的 HER2 导向治疗如 pan-HER TKIs、MET、mTOR 抑制药和双重 HER2- 阻滞目前正在研究。针对胃癌中起关键作用的基因 /通路(基于 TGCA/ACRG 分类法,表 2.5)的靶向药物目前正在研究中。表 2.6 列出了有前景的靶向性基因病变和信号通路。

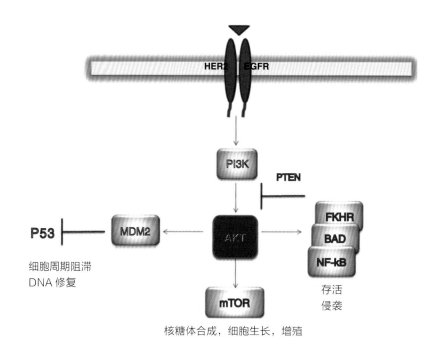

图 2.7 PI3K/Akt 信号通路

HER2 激活引起磷脂酰肌醇 -3- 激酶(phosphatidylinositol-3 kinase, PI3K)激活,磷酸化激活 Akt,Akt 作用于下游分子信号通路,参与多种细胞进程,如通过激活 mTOR 通路引起核糖体合成、细胞增殖、生长;通过抑制 BAD、FKHR,激活 NF-κB 引起存活、侵袭;通过 GSK3β 改善代谢;细胞周期阻滞;通过 MDM2 参与 p53 介导的 DNA 修复调节。

表 2.5　胃癌的分子分型

分类	亚型			
TGCA	MSI（21.7%） 1. 女性多见（56%） 2. 诊断时年龄较大（中位年龄为72岁） 3. 高变异性（CpG岛） 4. MLH1沉默 5. 有丝分裂通路	EBV（8.8%） 1. 男性多见（81%） 2. 胃底、胃体高发（62%） 3. PIK3CA（80%）、ARID1A（55%）、BCOR（23%）变异 4. PD-L1/PD-L2过表达 5. 高甲基化 6. CDKN2A（p16）沉默 7. 免疫细胞信号通路（Kak2、PD-1、PD-L） 8. ARID1A和BCOA变异	CIN（49.8%） 1. 肠型胃癌 2. 胃食管交界易发（65%） 3. TP53变异（71%） 4. 酪氨酸受体激活（RTK）/RAS扩增或激活（EGFR、HER2、HER3、VEGF-A、FGFR2、POCDILG2、PIK3CA、c-met） 5. 细胞周期蛋白基因扩增（CCNE1、CCND1、CDK6） 6. 磷酸化或扩增引起EGFR持续激活	GS（19.7%） 1. 侵袭性、弥散型组织类型（73%） 2. 年龄较小（中位年龄为59岁） 3. CDH1（E-cad）（37%）/RHOA（15%）变异 4. 除RHOA变异外，CLDN18-ARHGAP融合 5. Integrin和syndecan-1信号通路/血管生成
ACRG	高MSI（22.7%） 1. 肠型（60%） 2. 胃窦多见（75%） 3. 高变异性 4. KRAS（23%）、PI3K-PTEN-mTOR（42%）通路、ARID1A（44.2%）和ALK（16.3%）改变	MSS/TP53阳性（26.3%） 1. EBV 2. 完整P53	MSS/TP53阴性（35.7%） 功能P53失活	MSS/EMT（15.3%） 1. 年龄较小 2. 弥散型

预后好　←　预后差

CIN. 染色体不稳定性；EBV.EB 病毒；EMT. 上皮间质转移；GS. 遗传稳定性；MSI. 微卫星不稳定性；MSS. 微卫星稳定性；PD-L. 程序性死亡配体。

表2.6 分子标志物及其靶向药物发展

基因	活性	阳性率	分子改变	治疗药物
HER2	EGFR 家族成员；TYR 激酶受体	GC（7%~34%）肠型（34%）弥散型（6%）胃食管交界（30%）	扩增过表达	曲妥珠单抗；其他的抑制药已经被试验；拉帕替尼，帕妥珠单抗，曲妥珠单抗 emtansine；但临床收效甚微；抗性正在被研究
EGFR	TYR 激酶受体，最常与 HER2 一起构成异源二聚体	GC（24%~27%）肠型（32.7%）EGFR/HER2 共扩增（3.6%）	扩增过表达	西妥昔单抗；帕尼单抗，但结果差强人意，可能缺乏对患者的合适的选择
P53	细胞周期控制、DNA 修复、自噬	GC（75%）肠型（50%）腺瘤和不典型增生也存在	变异 LOH	APR-246 和 COTI-2 对部分肿瘤的治疗进入临床试验
KRAS	RAS GTP 酶、招募胞质蛋白 RAF	GC（5%）肠型（>50%）与 MSI 相关	变异密码子 12~13	目前缺乏支持的靶向治疗方案；其他药物如 MEK（司美替尼）PI3K 或 BCL-XL 抑制药在 KRAS 变异的癌细胞系内得到较理想的结果
BRAF	丝氨酸 / 苏氨酸激酶	GC（2%）	大部分为 V599M 变异	维罗替尼和达拉非尼已被批准用于黑色素瘤治疗
FGFR2	成纤维细胞生长因子受体家族成员	GC（9%）弥散型（>50%）	扩增	靶向此种变异的几种药物和研究正在进行：AZD4547，多韦替尼
MET	TYR 激酶受体，与 HGF（Hepatocyte growth Factor，肝细胞生长因子）相互作用	GC（8%）弥散型（39%）肠型（19%）	扩增过表达与肿瘤分期和临床预后相关	阿那妥单抗和抗 HGF 的瑞洛妥木单抗因初步研究结果为阴性已被停止研究；AMG337 有阳性反应，但因其剂量毒性效应研究被叫停；LY2875358 在其他肿瘤上的研究正在进行
VEGF	血管生成因子	GC（50%）	表达预测生存率	贝伐珠单抗改善了无进展生存期及肿瘤反应，但对整体的生存时间无明显影响；雷莫芦单抗和阿帕替尼在后续治疗中明显延长了生存时间，但其可否作为临床一线用药仍需研究
ATM	丝氨酸 / 苏氨酸激酶；DNA 双链断裂后被招募激活	GC（13%~22%）	表达下调微卫星变异	多聚腺苷二磷酸核糖聚合酶抑制药（奥拉帕尼）

表 2.6（续）

基因	活性	阳性率	分子改变	治疗药物
Neo-antigens	MSI 和 MMR 缺失增加肿瘤新抗原的数目	GC（30%）	错配修复缺失	免疫治疗：派姆单抗（PD-1，pembrolizumab）；欧狄沃（nivolumab）+/– 伊匹单抗（ipilimumab）疫苗防止新抗原产生正在研究
CDH1	肿瘤抑制基因	GC（37% 的 GS 亚型）	变异 高甲基化 表达下调	针对上皮间质转移（EMT）的治疗在研究中：大黄素；抗疟疾药 ARS4；甾体类生物碱环巴胺 /IPI-269609；对 2 型糖尿病的高耐受治疗：二甲双胍；靶向 E-cad 的激素转移性前列腺癌治疗的临床试验正在开展（NCT02913859）
ARID1A	肿瘤抑制基因与染色体重塑相关	GC（8%）GC（20% GS 亚型）可能与 PIK3CA 激活相协同，与 TP53 变异相斥	失活 变异	研究中：EZH2；SWI/SNF 残留活性；PI3K/AKT 信号通路；肿瘤免疫微环境；野生型 p53 维持稳定
RHOA		GC（30% GS）弥散型	CLDN18-ARHGAP26 融合基因或变异	IMAB362 抗体治疗 Claudin18 阳性肿瘤；法舒地尔 Fasudil：治疗其他肿瘤
AURKA	Aurora 家族基因；控制有丝分裂事件；丝氨酸 / 苏氨酸激酶；位于中心体	GC（5%）	扩增 变异	Alisertib：Aurora 激酶抑制剂
PLK1	Polo like kinase（Polo 样激酶；调节有丝分裂	GC（95%）	过表达	Volasertib：PLK 抑制剂
CLDN18	连接蛋白 claudins 家族成员；参与紧密连接构成	GC（48%）肠型（>50%）	下调；与编码 RHOA 抑制剂的基因 ARHGAP26 融合；与 RHOA 基因变异相互排斥	Claudiximab（IMAB362）：Claudin18 的特异性单抗

表 2.6（续）

基因	活性	阳性率	分子改变	治疗药物
MEK	成纤维细胞生长因子受体	GC（4%）	扩增	曲美替尼体外治疗黑素瘤 BRAF+GSK1120212 和 PD0325901
EBV	Epstein-Barr virus（EB 病毒）	GC（8.7%）弥散型（50%）	病毒存在于肿瘤细胞内	免疫治疗（PD-1 或 PD-L1）JAK2［欧狄沃（nivolumab）］、伊匹单抗（ipilimumab）、MPDL3280A, MEDI 4736, AZD1480）

MSI. 微卫星不稳定；GS. 基因组稳定；其他药物靶向 PI3K/Akt 通路（4%~24% 所有胃癌，AZD5363，MK-226，BYL719）；靶向 mTOR 通路（依维莫司 everolimus），ERB3（15%，帕妥珠单抗 pertuzumab，曲妥珠单抗 trastuzumab）

参考文献

[1] Torre LA, Bray F, Siegel RL. Global cancer statistics. CA Cancer J Clin. 2015;65:87–108.

[2] Lauren P. The two histological main types of gastric carcinoma: diffuse and so-called intestinal-type carcinoma. An attempt at a histo-clinical classification. Acta Pathol Microbiol Scand. 1965;64:31–49.

[3] Aaltonen LA, Hamilton SR. World Health Organization. Lyon: IARC Press/Oxford University Press; 2000; Hamilton SR, Aaltonen LA, editors. Pathology and genetics of tumours of the digestive system.

[4] Corso S, Giordano S. How can gastric cancer molecular profiling guide future therapies? Trends Mol Med. 2016;22(7):534–44.

[5] Jemal A, Siegel R, Xu J, et al. Cancer statistics. CA Cancer J Clin. 2010;60:277–300.

[6] He YT, Hou J, Chen ZF. Trends in incidence of esophageal and gastric cardia cancer in high risk areas in China. Eur J Cancer Prev. 2008;17:71–6.

[7] Devesa SS, Blot WJ, Fraumeni JF Jr. Changing patterns in the incidence of esophageal and gastric carcinoma in the United States. Cancer. 1998;83:2049–53.

[8] Maeda H, Okabayashi T, Nishimori I. Clinicopathologic features of adenocarcinoma at the gastric cardia: is it different from distal cancer of the stomach? J Am Coll Surg. 2008;206:306–10.

[9] Bosman FT, Carneiro F, Hruban RH, et al. World Health Organization classification of tumours of the digestive system. Lyon: IARC Press, International Agency for Research on Cancer. 2010.

[10] Marshall BJ, Windsor HM. The relation of Helicobacter pylori to gastric adenocarcinoma and lymphoma: pathophysiology, epidemiology, screening, clinical presentation, treatment, and prevention. Med Clin North Am. 2005;89(2):313–44.

[11] La Vecchia C, Negri E, Franceschi S, Gentile A. Family history and the risk of stomach and colorectal cancer. Cancer. 1992;70:50–5.

[12] Garziera M, Canzonieri V, Cannizzaro R, et al. Identification and characterization of CDH1 germ-line variants in sporadic gastric cancer patients and in individuals at risk of gastric cancer. PLoS One. 2013;8:e77035.

[13] Pinheiro H, Oliveira C, Seruca R, Carneiro F. Hereditary diffuse gastric cancer – pathophysiology and clinical management. Best Pract Res Clin Gastroenterol. 2014;28:1055–68.

[14] van Roy F. Beyond E-cadherin: roles of other cadherin superfamily members in cancer. Nat Rev Cancer. 2014;14:121–34.

[15] Repetto O, De Paoli P, De Re V, Canzonieri V, Cannizzaro R. Levels of soluble E-cadherin in breast, gastric, and colorectal cancers. Biomed Res Int. 2014;2014:408047.

[16] Paredes J, Figueiredo J, Albergaria A, et al. Epithelial E- and P-cadherins: role and clinical significance in cancer. Biochim Biophys Acta. 1826;2012:297–311.

[17] Guilford P, Hopkins J, Harraway J. E-cadherin germline mutations in familial gastric cancer. Nature. 1998;392:402–5.

[18] Fitzgerald RC, Hardwick R, Huntsman D, et al. Hereditary diffuse gastric cancer: updated consensus guidelines for clinical management and directions for future research. J Med Genet. 2010;47:436–44.

[19] Caggiari L, Miolo G, Canzonieri V, et al. A new mutation of the CDH1 gene in a patient with an aggressive signet-ring cell carcinoma of the stomach. Cancer Biol Ther. 2017;13:1–6.

[20] Pinheiro H, Bordeira-Carrico R, Seixas S. Allelespecific CDH1 downregulation and hereditary diffuse gastric cancer. Hum Mol Genet. 2010;19:943–52.

[21] Majewski IJ, Kluijt I, Cats A. An alpha-E-catenin (CTNNA1) mutation in hereditary diffuse gastric cancer. J Pathol. 2013;229:621–9.

[22] Gaston D, Hansford S, Oliveira C, et al. Germline mutations in MAP 3K6 are associated with familial gastric cancer. PLoS Genet. 2014;10:e1004669.

[23] Donner I, Kiviluoto T, Ristimaki A, Aaltonen LA, Vahteristo P. Exome sequencing reveals three novel candidate predisposition genes for diffuse gastric cancer. Fam Cancer. 2015;14:241–6.

[24] Hinck L, Nathke IS, Papkoff J, Nelson WJ. Dynamics of cadherin/catenin complex formation: novel protein interactions and pathways of complex assembly. J Cell Biol. 1994;125:1327–40.

[25] de-Freitas-Junior JC, Carvalho S, Dias AM, et al. Insulin/IGF-I signaling pathways enhances tumor cell invasion through bisecting GlcNAc N-glycans modulation. an interplay with E-cadherin. PLoS One. 2013;8:e81579.

[26] Li J, Woods SL, Healey S, et al. Point mutations in Exon 1B of APC reveal gastric adenocarcinoma and proximal polyposis of the stomach as a familial adenomatous polyposis variant. Am J Hum Genet. 2016;98:830–42.

[27] Aarnio M, Salovaara R, Aaltonen LA, Mecklin JP, Jarvinen HJ. Features of gastric cancer in hereditary non-polyposis colorectal cancer syndrome. Int J Cancer. 1997;74:551–5.

[28] Varley JM, McGown G, Thorncroft M, et al. An extended Li-Fraumeni kindred with gastric carcinoma and a codon 175 mutation in TP53. J Med Genet. 1995;32:942–5.

[29] Friedenson B. BRCA1 and BRCA2 pathways and the risk of cancers other than breast or ovarian. Med Gen Med. 2005;7:60.

[30] Utsunomiya J, Gocho H, Miyanaga T, Hamaguchi E, Kashimure A. Peutz-Jeghers syndrome: its natural course and management. Johns Hopkins Med J. 1975;136:71–82.

[31] Lynch HT, Grady W, Suriano G, Huntsman D. Gastric cancer: new genetic developments. J Surg Oncol. 2005;90:114–33.

[32] D'Errico M, de Rinaldis E, Blasi MF, et al. Genome-wide expression profile of sporadic gastric cancers with microsatellite instability. Eur J Cancer. 2009;45:461–9.

[33] Hong Y, Shi J, Ge Z, Wu H. Associations between mutations of the cell cycle checkpoint kinase 2 gene and gastric carcinogenesis. Mol Med Rep. 2017;16:4287–92.

[34] Hemminki A, Markie D, Tomlinson I, et al. A serine/threonine kinase gene defective in Peutz-Jeghers syndrome. Nature. 1998;391:184–7.

[35] Howe JR, Roth S, Ringold JC, et al. Mutations in the SMAD4/DPC4 gene in juvenile polyposis. Science. 1998;280:1086–8.

[36] Rugge M, Genta RM, Di MF, et al. Gastric cancer as preventable disease. Clin Gastroenterol Hepatol. 2017;15:1833–43.

[37] Padmanabhan N, Ushijima T, Tan P. How to stomach an epigenetic insult: the gastric cancer epigenome. Nat Rev Gastroenterol Hepatol. 2017;14:467–78.

[38] He D, Zhang YW, Zhang NN, et al. Aberrant gene promoter methylation of p16, FHIT, CRBP1, WWOX, and DLC-1 in Epstein-Barr virus-associated gastric carcinomas. Med Oncol. 2015;32:92.

[39] Maekita T, Nakazawa K, Mihara M, et al. High levels of aberrant DNA methylation in Helicobacter pylori-infected gastric mucosae and its possible association with gastric cancer risk. Clin Cancer Res. 2006;12:989–95.

[40] Funata S, Matsusaka K, Yamanaka R, et al. Histone modification alteration coordinated with acquisition of promoter DNA methylation during Epstein-Barr virus infection. Oncotarget. 2017;8:55265–79.

[41] Zabaleta J. MicroRNA: a bridge from H. pylori infection to gastritis and gastric cancer development. Front Genet. 2012;3:294.

[42] Hayashi Y, Tsujii M, Wang J, et al. CagA mediates epigenetic regulation to attenuate let-7 expression in Helicobacter pylori-related carcinogenesis. Gut. 2013;62:1536–46.

[43] Fassan M, Saraggi D, Balsamo L, et al. Let-7c down-regulation in Helicobacter pylori-related gastric carcinogenesis. Oncotarget. 2016;7:4915–24.

[44] Comprehensive molecular characterization of gastric adenocarcinoma. Nature. 2014;513:202–9.

[45] Murphy G, Pfeiffer R, Camargo MC, Rabkin CS. Meta-analysis shows that prevalence of Epstein-Barr virus-positive gastric cancer differs based on sex and anatomic location. Gastroenterology. 2009;137:824–33.

[46] Wong SS, Kim KM, Ting JC, et al. Genomic landscape and genetic heterogeneity in gastric adenocarcinoma revealed by whole-genome sequencing. Nat Commun. 2014;5:5477.

[47] Silva TC, Leal MF, Calcagno DQ, et al. hTERT, MYC and TP53 deregulation in gastric preneoplastic lesions. BMC Gastroenterol. 2012;12:85.

[48] Garattini SK, Basile D, Cattaneo M, et al. Molecular classifications of gastric cancers: novel insights and possible future applications. World J Gastrointest Oncol. 2017;9:194–208.

[49] Edge SB, Compton CC. The American Joint Committee on Cancer: the 7th edition of the AJCC cancer staging manual and the future of TNM. Ann Surg Oncol. 2010;17:1471–4.

[50] Fuchs CS, Tomasek J, Yong CJ, et al. Ramucirumab monotherapy for previously treated advanced gastric or gastro-oesophageal junction adenocarcinoma (REGARD): an international, randomised, multicentre, placebo-controlled, phase 3 trial. Lancet. 2014;383:31–9.

[51] Shitara K, Muro K, Shimada Y, et al. Subgroup analyses of the safety and efficacy of ramucirumab in Japanese and Western patients in RAINBOW: a randomized clinical trial in secondline treatment of gastric cancer. Gastric Cancer. 2016;19:927–38.

[52] Bang YJ, Van CE, Feyereislova A, et al. Trastuzumab in combination with chemotherapy versus chemother-apy alone for treatment of HER2-positive advanced gastric or gastro-oesophageal junction cancer (ToGA): a phase 3, open-label, randomised controlled trial. Lancet. 2010;376:687–97.

[53] Yousefi H, Yuan J, Keshavarz-Fathi M, Murphy JF, Rezaei N. Immunotherapy of cancers comes of age. Expert Rev Clin Immunol. 2017;13:1001–15.

[54] Le DT, Durham JN, Smith KN, et al. Mismatch repair deficiency predicts response of solid tumors to PD-1 blockade. Science. 2017;357:409–13.

[55] Le DT, Uram JN, Wang H, et al. PD-1 blockade in tumors with mismatch-repair deficiency. N Engl J Med. 2015;372:2509–20.

[56] Uyttenhove C, Pilotte L, Theate I, et al. Evidence for a tumoral immune resistance mechanism based on tryptophan degradation by indoleamine 2,3-dioxygenase.

Nat Med. 2003;9:1269–74.

[57] Rosenberg JE, Hoffman-Censits J, Powles T, et al. Atezolizumab in patients with locally advanced and metastatic urothelial carcinoma who have progressed following treatment with platinum-based chemotherapy: a single-arm, multicentre, phase 2 trial. Lancet. 2016;387:1909–20.

[58] Chalmers ZR, Connelly CF, Fabrizio D, et al. Analysis of 100,000 human cancer genomes reveals the landscape of tumor mutational burden. Genome Med. 2017;9(1):34.

[59] Panda A, Mehnert JM, Hirshfield KM, et al. Immune activation and benefit from avelumab in EBV-positive gastric cancer. J Natl Cancer Inst. 2018;110(3):316–20.

[60] Dolcetti R, Gloghini A, De VS, et al. Characteristics of EBV-infected cells in HIV-related lymphadenopathy: implications for the pathogenesis of EBV-associated and EBV-unrelated lymphomas of HIV-seropositive individuals. Int J Cancer. 1995;63:652–9.

[61] De Re V, Boiocchi M, De VS, et al. Subtypes of Epstein-Barr virus in HIV-1-associated and HIV-1-unrelated Hodgkin's disease cases. Int J Cancer. 1993;54:895–8.

[62] Young LS, Rickinson AB. Epstein-Barr virus: 40 years on. Nat Rev Cancer. 2004;4:757–68.

[63] Ali AS, Al-Shraim M, Al-Hakami AM, Jones IM. Epstein-Barr virus: clinical and epidemiological revisits and genetic basis of oncogenesis. Open Virol J. 2015;9:7–28.

[64] Dolcetti R, Zancai P, De Re V, et al. Epstein-Barr virus strains with latent membrane protein-1 deletions: prevalence in the Italian population and high association with human immunodeficiency virusrelated Hodgkin's disease. Blood. 1997;89:1723–31.

[65] Dolcetti R, Quaia M, Gloghini A, et al. Biologically relevant phenotypic changes and enhanced growth properties induced in B lymphocytes by an EBV strain derived from a histologically aggressive Hodgkin's disease. Int J Cancer. 1999;80:240–9.

[66] Cohen JI, Bollard CM, Khanna R, Pittaluga S. Current understanding of the role of Epstein-Barr virus in lymphomagenesis and therapeutic approaches to EBV-associated lymphomas. Leuk Lymphoma. 2008;49:27–34.

[67] Boiocchi M, De Re V, Gloghini A, et al. High incidence of monoclonal EBV episomes in Hodgkin's disease and anaplastic large-cell KI-1-positive lymphomas in HIV-1-positive patients. Int J Cancer. 1993;54:53–9.

[68] Hammerschmidt W. The epigenetic life cycle of Epstein-Barr virus. Curr Top Microbiol Immunol. 2015;390:103–17.

[69] Tempera I, Lieberman PM. Epigenetic regulation of EBV persistence and oncogenesis. Semin Cancer Biol. 2014;26:22–9.

[70] Lieberman PM. Chromatin structure of Epstein-Barr virus latent episomes. Curr Top Microbiol Immunol. 2015;390:71–102.

[71] Boiocchi M, Carbone A, De Re V, Dolcetti R. Is the Epstein-Barr virus involved in Hodgkin's disease? Tumori. 1989;75:345–50.

[72] Grywalska E, Rolinski J. Epstein-Barr virus-associated lymphomas. Semin Oncol. 2015;42:291–303.

[73] He C, Huang X, Su X, et al. The association between circulating tumor cells and Epstein-Barr virus activation in patients with nasopharyngeal carcinoma. Cancer Biol Ther. 2017;18:888–94.

[74] Ersing I, Nobre L, Wang LW, et al. A temporal proteomic map of Epstein-Barr virus lytic replication in B cells. Cell Rep. 2017;19:1479–93.

[75] Chiu YF, Sugden B. Epstein-Barr virus: the path from latent to productive infection. Annu Rev Virol. 2016;3:359–72.

[76] Ghosh SK, Perrine SP, Faller DV. Advances in virus-directed therapeutics against Epstein-Barr virus-associated malignancies. Adv Virol. 2012;2012:509296.

[77] Hui KF, Cheung AK, Choi CK, et al. Inhibition of class I histone deacetylases by romidepsin potently induces Epstein-Barr virus lytic cycle and mediates enhanced cell death with ganciclovir. Int J Cancer. 2016;138:125–36.

[78] Wildeman MA, Novalic Z, Verkuijlen SA, et al. Cytolytic virus activation therapy for Epstein-Barr virus-driven tumors. Clin Cancer Res. 2012;18:5061–70.

[79] Wang M, Wu W, Zhang Y, Yao G, Gu B. Rapamycin enhances lytic replication of Epstein-Barr virus in gastric carcinoma cells by increasing the transcriptional activities of immediate-early lytic promoters. Virus Res. 2017;244:173–80. https://doi.org/10.1016/j.virusres.2017.11.021.

[80] Murata T. Regulation of Epstein-Barr virus reactivation from latency. Microbiol Immunol. 2014;58:307–17.

[81] Wu CC, Fang CY, Hsu HY, et al. EBV reactivation as a target of luteolin to repress NPC tumorigenesis. Oncotarget. 2016;7:18999–9017.

[82] Turrini R, Merlo A, Martorelli D, et al. A BARF1-specific mAb as a new immunotherapeutic tool for the management of EBV-related tumors. Oncoimmunology. 2017;6:e1304338.

[83] Park C, Cho J, Lee J, et al. Host immune response index in gastric cancer identified by comprehensive analyses of tumor immunity. Oncoimmunology. 2017;6:e1356150.

[84] Ayers M, Lunceford J, Nebozhyn M, et al. IFN-gamma-related mRNA profile predicts clinical response to PD-1 blockade. J Clin Invest. 2017;127:2930–40.

[85] Boku N. HER2-positive gastric cancer. Gastric Cancer. 2014;17:1–12.

[86] Sukawa Y, Yamamoto H, Nosho K, et al. HER2 expression and PI3K-Akt pathway alterations in gastric cancer. Digestion. 2014;89:12–7.

[87] Kelly CM, Janjigian YY. The genomics and therapeutics of HER2-positive gastric cancer-from trastuzumab and beyond. J Gastrointest Oncol. 2016;7:750–62.

第二部分

临床和病理特征

第 3 章　胃癌的诊断和监测：内镜特征

原著者：Renato Cannizzaro, Raffaella Magris, Stefania Maiero,
Paola Spessotto, Valli De Re, and Mara Fornasarig

译　者：王子恺　张娜娜

概述

因为症状不典型，早期胃癌表现为腹痛和上腹部饱腹感，进展期胃癌表现为食欲缺乏、体重减轻、恶心、呕吐和贫血等，早期识别和诊断胃癌很困难。出现上述症状并有可能发展为胃癌的患者需要进一步检查。有临床症状或发生胃癌风险的患者可行的检查包括胃镜下活检、超声内镜、计算机断层扫描（Computed Tomography, CT）、磁共振成像（Magnetic Resonance Imaging, MRI）、正电子发射断层扫描（Positron emission tomography, PET）、X 线、腹腔镜检查和其他实验室检查。食管、胃、十二指肠镜检查（Esophagogastroduodenoscopy, EGD）是诊断胃癌的首选检查（图 3.1）。内镜是一种可视

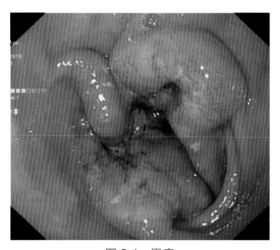

图 3.1　胃癌

化观察食管、胃、小肠上部的检查。患者处于左侧卧位，通常在有意识的镇静状态下进行 EGD 检查，主要使用苯二氮䓬类药物，有时与中枢性镇痛药物联合使用，最近也与异丙酚联合使用，其并发症发生率非常低。检查过程中发现的微小黏膜病变应仔细应用图像增强内镜（Image-enhanced endoscopy, IEE）来进行鉴别诊断。必要时应在内镜下取最适合部位的可保证检出的最小量的黏膜样本进行检查诊断。幽门螺杆菌感染、黏膜萎缩和肠上皮化生是胃癌发生的风险因素。因此，为了识别这些状态下相关的内镜改变，评估胃癌风险因素和有效检测早期胃癌（Early Gastric Cancer, EGC）很重要。胃底腺息肉、集合小静脉的规则排列（Regular arrangement of collecting venules, RAC）、黏液黏附力低是非幽门螺杆菌感染的胃黏膜的表现。胃黏膜萎缩、胃体皱襞增厚弯曲、胃黄色瘤、胃黏膜麇皮样改变（结节性胃炎）提示了现时或既往幽门螺杆菌感染。未分化胃癌经常起源于内镜下萎缩边缘区或中间区（邻近萎缩区边缘），高分化癌经常来源于萎缩区的外部区域。

胃癌的镜下宏观分类目前采用 Borrmann 分类法。Ⅰ 型：息肉样病变；Ⅱ 型：蕈状，溃疡边缘隆起；Ⅲ 型：溃疡边缘和底部向深层和周围浸润；Ⅳ 型：弥散浸润型，壁内病变、界限不清。

EGD 诊断的敏感性和特异性均较高，特别是结合镜下组织活检和病理组织学检查时。更新版 Sydney 体系建议至少取 5 块组织，2 块来源于胃窦，2 块来源于胃体，1 块来源于胃角切迹，可疑部位可行多块活检。胃镜必须在有质量标准的情况下进行，应用着色法（色素内镜 chromoendoscopy，NBI，等）放大胃镜和显微内镜，保证了诊断的精确性。EGD 检查过程中采图的数目没有统一的标准。欧洲胃肠道内镜学会（European Society of Gastrointestinal Endoscopy，ESGE）指南建议观察胃时至少应保留 4 张图，这个数字远远低于在日本做内镜时采的图。然而，考虑到欧洲胃癌发生率较低，这个数量可能是合适的，不会引起临床问题。

下面是对西方国家上消化道内镜（Upper gastrointestinal，UGI）的一些建议。

- 对上消化道癌症的早期诊断进行重点培训。
- 用黏液裂解剂和消泡剂，选择性采用抗蠕动剂来对黏膜进行常规系统清洗。
- 为了保证充分检查，可适当采用镇静药。
- 对上消化道的系统检查所采的图应为常规高分辨率的白光照片，以欧洲胃肠内镜协会 2016 指南为最低标准。
- 整个操作用时最少应持续 8min：4min 胃镜检查，2min 食管检查，发现上消化道早期癌症是检查目的。
- 发现胃癌后，建议应用大活检钳取 6~8 块组织样本；此数量有助于精确评估样本中 HER2 表达量。
- 建议对胃食管交界处肿瘤和选择性胃癌进行进一步的超声内镜分期（B 级）。

色素内镜和放大内镜

放大内镜和色素内镜相结合对于黏膜的观察可以更仔细。为了更好地观察黏膜表面的病变情况，20 年前将活体染料引入消化内镜。目前活体染料可与高分辨率内镜和图像放大工具相结合（变焦内镜检查，zoom endoscopies）。最常用的染色剂是亚甲蓝和比较染色剂胭脂靛蓝。亚甲蓝可被吸水组织吸收如小肠上皮，相反，胭脂靛蓝不可被细胞吸收，但它可精确地描绘病变的边缘和轮廓，有助于检出病变。

放大内镜通过应用电子变焦技术可将图片放大 150 倍，提高对癌前病变和早期癌的检出率（特别是那些不明显的或小的癌变灶）。应用此种技术降低了传统内镜对癌前病变的漏诊率并进行研究，分析隐窝腺孔（腺管开口）的空间分布，癌前病变的组织分型（增生性或腺瘤型）和浸润深度。此外，采用亚甲蓝或胭脂靛蓝的色素内镜可对不典型增生和肠上皮化生进行初步分类。高级不典型增生或癌症与规则的或被破坏的模式相关。

窄带成像（Narrow-band Imaging，NBI）

NBI 是基于 RGB 滤光片的收缩光谱带宽，在序列成像方法中使用，创建视频内镜图像。NBI 系统在内镜基础上过滤掉一定波长的光，只留下蓝光波长通过，使内镜下对组织中血管网的观察更清楚，并可实时拍摄内镜图像（图 3.2）。应用此种方法，内镜专家可评估与肿瘤侵袭程度相关的毛细血管形态。放大胃镜结合此种技术可鉴定出毛细血管和黏膜腺体的形态改变。

其他应用有限的技术包括自体荧光（autofluorescence，AF）、外源性荧光（exogenous fluorescence）或光动力诊断（photodynamic diagnosis，PDD）、反射或光散射光谱学（reflection or light scattering spectroscopy，LSS）、三模态光谱学（trimodal spectroscopy）、Raman 光谱学和光相关断层成像。

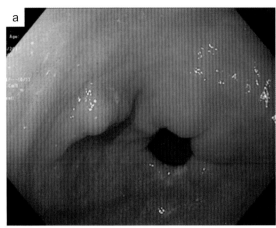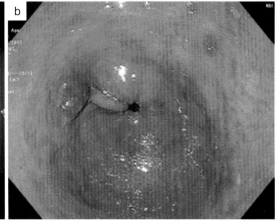

图 3.2　a. 高级别不典型增生的内镜图；b. 高级别不典型增生的 NBI 图

最后，非常重要的一点是内镜下大组织活检的应用，可取 0.5~0.7cm 大小的组织样本，常规活检只可取 0.2~0.3cm，降低了因活检样本不足而漏诊的概率。

激光共聚焦显微内镜（Confocal Laser Endomicroscopy）

激光共聚焦显微内镜（Confocal Laser Endomicroscopy, CLE, CellVision, Mauna Kea Technologies, Paris, France）是一种新技术，在传统内镜检查的过程中施行，可检查组织和黏膜情况，观察组织的微观结构，精确度可达细胞层面，实现对活检部位更精确的定位。观察区域可被放大 1000 倍来同时观察黏膜和腺体、血管及微血管，进一步判断病变是炎性的、癌前病变还是已经发展为癌。

pCLE 的此种特征使其可被用于早期诊断癌症或癌前病变，优化活检及靶向内镜治疗。传统内镜检查过程中引入 CLE 探针，显微内镜成像需借助对比剂荧光素钠的注入。静脉注入 5~10ml（10%）的荧光素钠即可更好的显示细胞、血管和结缔组织。显微内镜采图时，探针末端应在被观察的黏膜或病变区停留，每秒可采 0.8 或 1.6 张图，存储于设备的数据库中。

应用显微内镜最主要的指征是识别黏膜表层细胞形态或血管结构的改变，特别是胃肠道或胆道的癌前病变。

几项临床研究将共聚焦显微内镜与传统组织学检查做比较得出了正常黏膜、伴肠化的慢性胃炎和胃癌的共聚焦显微内镜诊断标准。正常情况下，注入荧光剂后可见胃体内围绕胃小凹的上皮下蜂窝状毛细血管，在胃窦呈螺旋形。早期胃癌或高分化癌前病变上皮下血管明显增生，弯曲扩张排列不规则。低分化肿瘤的血管增生更明显，血管更短且不相连。

一项针对 31 例患者的 35 个病变区域的单中心研究发现，显微内镜的诊断准确性显著高于标准活检的组织学诊断检查（94% vs 86%），活组织来源于整个的内镜下黏膜剥离术（Endoscopic submucosal dissection, ESD）后剥除的全部病变区域。在幽门螺杆菌（Helicobacter pylori, H.pylori）感染相关胃炎，CLE 证实了荧光素在细胞间隙间大量存在，根除幽门螺杆菌后，荧光素恢复至正常状态。然而，已经发生形态学改变如肠化后，即使行幽门螺杆菌根除治疗，荧光素在细胞间隙堆积的情况也持续存在。在此情况下，CLE 提示体内黏膜屏障功能改变可能是促进肿瘤发生的一个潜在因子。目前，对分子成像、特定分子标记也称为分子探针的研究逐渐深入。这些低分子肽对特定结构具亲和力，可与荧光素结合（如上皮生长因子epidermal growth factor receptor – EGFR 的荧光抗体）。

这些抗体有助于开展胃癌的体内研究，在动物模型或人体胃癌组织的体外试验上判断靶向治疗效应，有助于进行类似于曲妥珠单抗的分子靶向药物的研发。

然而，显微内镜观察很耗时，内脏蠕动或呼吸、心搏运动和显著放大的视野均可引起扰动。观察深度仅有 250μm，不可评估肿瘤是否侵袭至黏膜下。

显微内镜应用的一个特殊领域是肿瘤新血管生成。从已存在的血管中形成新生血管（血管形成），在正常情况（生长）或病理状态（肿瘤进展）下均是必不可少的现象。在有血管形成存在的情况下，肿瘤才可生长超过 2mm。短时间内识别肿瘤内形成的新生血管对于制订个体化抗血管生成很重要。

因新生血管在结构、血液流动和渗透性方面有缺陷，荧光素对比剂在识别新生血管方面非常有价值。（图 3.3）。Spessotto 等证实 35 例胃癌患者行内镜和 pCLE 检查，新生血管形成与组织学检查和免疫组化结果相一致。基于血管形状、大小、渗透性和血液流动情况，他们提出了任意血管生成量表，评估肿瘤内血管生成情况，评分从 0 分（正常血管）至 4 分（异常血管）。

研究表明，将血管生成评分应用于显微内镜具有中等程度的一致性，至少可应用于直肠癌患者。对于既定患者，可以快速给出其血管情况信息。可能由于胃癌组织纤维化程度较重，因此血管生成评分在胃癌中的一致性较低，实时精确检测胃癌的血管形成区较难，但线下评估可解决此问题，因为储存图片后可使图片被修正，维持更稳定的状态。无论如何，线下评估比组织病理检查得出结果更快。

超声内镜

超声内镜（Endoscopic ultrasound, EUS）是可以对早期或局灶进展期胃癌行更精确的分期的一种检查手段。耦合剂直接接触胃壁，可用高频超声波来判断肿瘤浸润深度和有无局部淋巴结转移等影响患者生存的因素。超声内镜应用径向或线性用内视镜式超声波探头进行检查，此种内镜将视频 - 内镜与电信号超声处理器相结合产生超声内镜图片，包括了好多方面如多普勒超声、对比超声等。标准超声内镜应用频率在 5~20MHz 的高频超声（图 3.4）。大部分径向超声内镜的图为 360° 的径向图，垂直于仪器的轴心线。线性超声内镜的图平行于管线，提高了超声引导的细针穿刺（EUS-guided fine needle aspiration puncture, EUS-FNA）的安全性和有效性。超声耦合剂的声耦合需要应用液体作为胃壁和耦合剂间的界面，开展超声内镜时通常需在探头顶端放置水球或在胃腔内注水。

超声内镜可提高术前分期的准确性，但

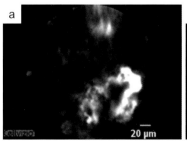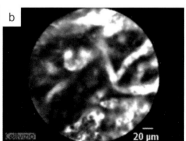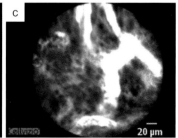

图 3.3　激光共聚焦显微镜下的胃癌血管形成图

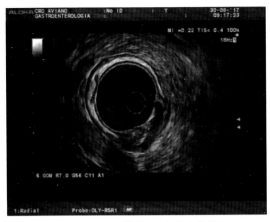

图 3.4　T3N0 期的胃癌超声内镜图

不可用于评估远处淋巴结或肝肺转移。超声内镜也可用于评估近端或远端肿瘤的程度，进行 T 和 N 分期，但在胃窦肿瘤的评估上利用价值不大。

超声内镜检查时需要遵守一些准则：①探头应与被检查区垂直以避免因结构过宽或模糊引起错误诊断或过度分期；②焦距应充分；③超声频率越高，组织结构和病变区域视野越清楚。

胃壁有 5 层结构，2 个内层（回声强和回声弱）代表了表层黏膜和深层黏膜 / 肌层黏膜。第三层（回声强）代表了黏膜下层，第四层（回声弱）是黏膜肌层，第五层（回声强）是浆膜层，鉴别周围组织很困难。对于周围器官、血管和其他结构的定位和其他诊断目的非常重要。

超声内镜在判断肿瘤浸润程度上的准确性为 67%~92%。近期的系统评价和 Meta 分析报道超声内镜在诊断 T1 和 T4 期胃癌的准确性方面高于 TAC 或 MRI，可鉴别出内镜下可切除肿瘤的患者或几乎没有手术机会的患者。

超声内镜下识别恶性肿瘤的标准包括低回声、圆形形状、光滑、明显的边缘、大小 > 1cm。超声内镜下也可能进行活组织或可疑淋巴结的精确的细针穿刺。此外，在需要进行诊断性腹腔镜检查的患者中，超声内镜很有价值。超声内镜下判断为 T1~T2 或 N0 期

的患者发生腹腔转移的风险为 4%，而 T3~T4 或 N+ 期患者腹腔转移的风险则为 25%。提示超声内镜判断为 T2、N0 的患者可避免腹腔镜检查（M1 阴性预测值：96%）；超声内镜在诊断皮革样胃方面也很有作用。

早期胃癌（Early Gastric Cancer, EGC）

内镜下诊断早期胃癌

对 EGC 的内镜下诊断需要精湛的技术和全面的知识，内镜下识别和诊断 EGC 的精确性为 90%~96%。色素内镜和放大胃镜是目前较理想的识别胃癌的成像增强内镜技术。EGC 是指局限于黏膜或黏膜下层的胃癌，无论有无淋巴结转移。为了对 EGC 有较为明确的诊断，对 EGC 特征的理解有更为准确的认识很重要。EGC 可被分为 3 种类型：隆起型、表浅型和凹陷型。表浅型又可进一步分为浅表隆起型、表面平坦型和表浅凹陷型。

传统白光胃镜（white light endoscopy, WLE）很难发现表浅平坦型的 EGC 病变，经常会引起误诊和漏诊。EGC 最常见的镜下改变是红斑和浸润。白光检查的时候，需要注意黏膜颜色的变化（红白相间或颜色消失）、肉眼不可见黏膜下血管、黏膜皱襞减少变薄和自发性出血。

大多数隆起型 EGCs 为分化型，一些表浅隆起型 EGCs 或腺瘤颜色发白，表浅或凹陷型 EGCs 的分化型癌颜色发红，未分化型因血红蛋白含量下降则发白。

色素内镜

有几例报告报道了 EGC 放大后的变化，其特征包括：①沟和嵴排列欠规则；②沟和嵴排列不规则；③肉眼不可见明显结构。不规则的微血管出现及血管直径大小变异是 EGC 的血管变化特征。

当黏膜改变可被观察到时，色素内镜就

是一种较好的辅助诊断工具。在病灶和其周围黏膜上喷洒染料后，EGC 的诊断可通过两部分间的比较得出。不规则排列的血管可将 EGC 和灶性胃炎区分开，其为肿瘤的血管形态。肿瘤和正常黏膜间的分界线可作为内镜下切除时肿瘤边缘判断的依据。

在喷洒染料前对黏膜进行充分的清洗很重要，黏液黏附于胃壁会干扰染料对肿瘤边界的定位。但是，用常规的白光胃镜或色素内镜诊断小于 5mm 或者表浅平坦型的胃癌比较困难。

NBI 成像增强内镜

通过蓝绿光窄谱光使得黏膜表面及血管结构更清楚。NBI 的应用对于识别早期小胃癌和平坦型胃癌很有意义，可观察微小的血管及结构变化。白光还可发现肠上皮化生，多出现在为仅有轻微颜色变化的平坦型黏膜，在放大 NBI 图像上表现为肠化生的上皮表面/嵴（淡蓝）上观察到一条蓝 - 白光线。淡蓝光多为肠化生的黏膜刷状缘的短波长光的反射引起。

超声内镜

EUS 可被用来进行客观诊断，通过此种诊断手段，内镜医师可判断患者可否接受内镜治疗，还可发现直径较小的病变。

内镜下治疗

胃癌治疗中内镜下治疗起了很大的作用，可用来治疗局部的原发性病灶，但若已出现转移，则治疗效应不明显，其适应证为无淋巴结转移的早期胃癌，可被分为 4 类：切除病变、姑息性解除梗阻、止血和其他。两种技术被用来镜下治疗早期胃癌：内镜下黏膜切除术（Endoscopic Mucosal Resection, EMR）和内镜下黏膜剥离术（Endoscopic Submucosal Dissection, ESD）。

内镜下黏膜切除术（EMR）

EMR 是治疗 T1 期胃癌的一种安全、有效、便捷的微创技术。EMR 是高分化隆起型胃癌、不伴溃疡的肠型腺癌、局限于黏膜层、小于 20mm 无血管浸润或淋巴结转移癌的手术替代治疗方案。EMR 在很多方面与传统手术效果一致，可对癌症进行充分的病理分期，且创伤更小，花费更少。EMR 结合病理对肿瘤浸润深度、淋巴结血管侵袭程度和癌症的分化程度的评估，可对肿瘤转移风险进行判断。在病灶的黏膜下注射后，一个特殊的新月形的网被置于胃镜帽顶端的沟槽中。网呈闭合状，通过电切方法来切除黏膜，病变区域被吸引入帽中，帽的大小根据内镜及病灶大小来配置。另一种 EMR 技术是结扎，圈套住肿瘤后应用绳带直接套扎使病变缺血坏死脱落。

内镜黏膜下剥离术（ESD）

ESD 可用于黏膜下直接剥离或切除大面积病变，ESD 有其专用内镜刀，可以通过标准的单孔道胃镜来切除大面积病变。ESD 可切除的淋巴结转移风险较低的病变：非侵袭性的肿瘤或增生不良，不论大小如何；不伴溃疡的黏膜内分化型腺癌（绝对指征：大小 ≤ 2cm，相对指征：大小 >2cm）；伴溃疡的黏膜内分化型腺癌，大小 ≤ 3cm（扩大适应证）；黏膜内未分化型腺癌，大小 ≤ 2cm（扩大适应证）；分化型腺癌伴表浅的黏膜下浸润（sm1 ≤ 500μm），大小 ≤ 3cm（扩大适应证）。ESD 操作过程包括以下 3 步：将液体注入黏膜下层，使其与黏膜层分离；环周切除病灶周围黏膜；对病灶下方的黏膜结缔组织进行黏膜下剥离。

监测

40%~60% 在术后发生了复发，其中有

80% 的复发在两年内。20%~30% 的患者出现残胃部位复发性胃癌，但肝和腹膜作为远距离器官也常见复发。存活一年以上的患者 5 年复发率为 47%，存活 5 年以上的复发率降至 10%。

定期随访有助于症状的观察和治疗、心理支持和对复发的早期监测，但无证据支持其可改善生存期。应根据患者的具体情况和疾病分期制订个性化随访策略。目前为止还缺乏胃癌术后或治疗后的随访情况的随机对照试验研究报道（证据 3 的分级），随访目的是检测早期的可被手术切除的吻合口复发癌、对于营养状态异常（贫血、倾倒综合征）的评估、识别与复发相关的临床特征。

尽管内镜下定期检查随访对患者生存预后有重要意义，但国际指南建议的胃癌患者后续临床随访，仅建议进行血液学指标检测，且缺乏关于患者相关检查和临床症状相关性的建议。除了临床疑似复发外，CT 监测复发的敏感性高于超声（证据 3 的分级）。

建议开展下述的随访计划。

- 术后或治疗后前两年（0~2 年）每 3~4 个月复查一次：检查项目包括体重、血液检验（血红蛋白、铁含量、肾功能、肝功能），临床医师判断必要时行相关仪器检查。
- 术后或治疗后 3~5 年，每 6 个月检查一次，检查项目包括体重、血液检验（血红蛋白、铁含量、肾功能、肝功能），临床医师判断必要时行相关仪器检查。
- EGDs 对于寻找胃大部分切除术的局灶复发或残胃癌有价值，前 5 年应每 2~3 年检查一次，然后每 3~5 年复查一次。

尽管缺乏已发表数据支撑，但专家 5 年随访已被普遍接受，临床监测应每年由住院医师开展（2015 年的 AIOM 指南）。

参考文献

[1] Baiocchi GL, Marrelli D, Verlato G, Morgagni P, Giacopuzzi S, Coniglio A, Marchet A, Rosa F, Capponi MG, Di Leo A, Saragoni L, Ansaloni L, Pacelli F, Nitti D, D'Ugo D, Roviello F, Tiberio GA, Giulini SM, De Manzoni G. Follow-up after gastrectomy for cancer: an appraisal of the Italian research group for gastric cancer. Ann Surg Oncol. 2014;21(6):2005–11.

[2] Bang YJ, Van Cutsem E, Feyereislova A, Chung HC, Shen L, Sawaki A, Lordick F, Ohtsu A, Omuro Y, Satoh T, Aprile G, Kulikov E, Hill J, Lehle M, Rüschoff J, Kang YK, Trial Investigators TGA. Trastuzumab in combination with chemotherapy versus chemotherapy alone for treatment of HER2-positive advanced gas-tric or gastro-oesophageal junction cancer (ToGA): a phase 3, open-label, randomised controlled trial. Lancet. 2010;376(9742):687–97.

[3] Bisschops R, Areia M, Coron E, Dobru D, Kaskas B, Kuvaev R, Pech O, Ragunath K, Weusten B, Familiari P, Domagk D, Valori R, Kaminski MF, Spada C, Bretthauer M, Bennett C, Senore C, Dinis-Ribeiro M, Rutter MD. Performance measures for upper gastrointestinal endoscopy: a European Society of Gastrointestinal Endoscopy (ESGE) Quality Improvement Initiative. Endoscopy. 2016;48(9):843–64.

[4] Boeriu A, Dobru D, Pascarenco O, Stoian M, Mocan S. Magnifying endoscopy and chromoendoscopy in upper gastrointestinal tract – clinical applications, new techniques in gastrointestinal endoscopy, prof. Oliviu Pascu (Ed.), InTech; 2011.

[5] Cannizzaro R, Fornasarig M, Lacchin T. Endoscopic diagnosis and staging of gastric tumors. Suppl Tumori. 2003;2(5):S16–8. Review.

[6] Cannizzaro R, Farinati F, Borzio M. Tumori dell'apparato digerente (esofago, stomaco, colonretto, pancreas, fegato). In: Bazzoli F, Buscarini E, Cannizzaro R, Conte D, De Boni M, Delle Fave G, Farinati F, Ravelli P, Spolaore P, Testoni PA, editors. Libro Bianco Della Gastroenterologia. Roma: Aigo Sied Sige; 2011.

[7] Cannizzaro R, Marone P. Stomach and duodenum. In: De Angelis C, Bocus P, editors. IEC-atlas of endoscopic ultrasound. Turin: Edizioni Minerva Medica; 2012.

[8] Cannizzaro R, Mongiat M, Canzonieri V, Fornasarig M, Maiero S, De Re V, Todaro F, De Paoli P, Spessotto P. Endomicroscopy and cancer: a new approach to the visualization of neoangiogenesis. Gastroenterol Res Pract. 2012;2012:537170.

[9] Gotoda T, Yamamoto H, Soetikno RM. Endoscopic submucosal dissection of early gastric cancer. J Gastroenterol. 2006;41(10):929–42.

[10] Gotoda T. Endoscopic resection of early gastric cancer. Gastric Cancer. 2007;10(1):1–11.

[11] Gotoda T, Uedo N, Yoshinaga S, Tanuma T, Morita Y, Doyama H, Aso A, Hirasawa T, Yano T, Uchita K, Ho SH, Hsieh PH. Basic principles and practice of gas-tric cancer screening using high-definition white-light gastroscopy: eyes can only see what the brain knows. Dig Endosc. 2016;28 Suppl 1:2–15.

[12] Hartgrink HH, Jansen EP, van Grieken NC, van de Velde CJ. Gastric cancer. Lancet. 2009;374(9688):477–90.

[13] Hoetker MS, Kiesslich R, Diken M, Moehler M, Galle PR, Li Y, Goetz M. Molecular in vivo imaging of gastric cancer in a human-murine xenograft model: targeting epidermal growth factor receptor. Gastrointest Endosc. 2012;76(3):612–20.

[14] Kiesslich R, Goetz M, Hoffman A, Galle PR. New imaging techniques and opportunities in endoscopy. Nat Rev Gastroenterol Hepatol. 2011;8(10):547–53.

[15] Kim JH, Jang YJ, Park SS, Park SH, Mok YJ. Benefit of post-operative surveillance for recurrence after curative resection for gastric cancer. J Gastrointest Surg. 2010;14(6):969–76.

[16] Layke JC, Lopez PP. Gastric cancer: diagnosis and treatment options. Am Fam Physician. 2004;69(5):1133–40.

[17] Lee YT, Ng EK, Hung LC, Chung SC, Ching JY, Chan WY, Chu WC, Sung JJ. Accuracy of endoscopic ultrasonography in diagnosing ascites and predicting peritoneal metastases in gastric cancer patients. Gut. 2005;54(11):1541–5.

[18] Li Z, Zuo XL, Li CQ, Zhou CJ, Liu J, Goetz M, Kiesslich R, Wu KC, Fan DM, Li YQ. In vivo molecular imaging of gastric cancer by targeting MG7 antigen with confocal laser endomicroscopy. Endoscopy. 2013;45(2):79–85.

[19] Linee guida AIOM, 2015, downloadable to: http://www.aiom.it/professionisti/documenti-scientifici/linee-guida/stomaco/1,712,1.

[20] Page MR, Shriya P. Gastric cancer: understanding its burden, treatment strategies, and uncertainties in management. AJMC Supplements: The Current and Future Management of Gastric Cancer –Published on: June 29, 2017.

[21] Miquel JM, Abad R, Souto J, Fabra R, Vila M, Bargalló D, Vázquez-Iglesia JL, Varas Lorenzo MJ. EUS-guided mucosectomy for gastrointestinal cancer. Rev Esp Enferm Dig. 2006;98(8):591–6.

[22] Mocellin S, Marchet A, Nitti D. EUS for the staging of gastric cancer: a meta-analysis. Gastrointest Endosc. 2011;73(6):1122–34.

[23] Papanikolaou IS, Triantafyllou M, Triantafyllou K, Rösch T. EUS in the management of gastric cancer. Ann Gastroenterol. 2011;24(1):9–15.

[24] Pimentel-Nunes P, Dinis-Ribeiro M, Ponchon T, Repici A, Vieth M, De Ceglie A, Amato A, Berr F, Bhandari P, Bialek A, Conio M, Haringsma J, Langner C, Meisner S, Messmann H, Morino M, Neuhaus H, Piessevaux H, Rugge M, Saunders BP, Robaszkiewicz M, Seewald S, Kashin S, Dumonceau JM, Hassan C, Deprez PH. Endoscopic submucosal dissection: European Society of Gastrointestinal Endoscopy (ESGE) guideline. Endoscopy. 2015;47(9):829–54.

[25] Power DG, Schattner MA, Gerdes H, Brenner B, Markowitz AJ, Capanu M, Coit DG, Brennan M, Kelsen DP, Shah MA. Endoscopic ultrasound can improve the selection for laparoscopy in patients with localized gastric cancer. J Am Coll Surg. 2009;208(2):173–8.

[26] Puli SR, Batapati Krishna Reddy J, Bechtold ML, Antillon MR, Ibdah JA. How good is endoscopic ultrasound for TNM staging of gastric cancers? A meta-analysis and systematic review. World J Gastroenterol. 2008;14(25):4011–9.

[27] Smyth EC, Verheij M, Allum W, Cunningham D, Cervantes A, Arnold D, ESMO Guidelines Committee. Gastric cancer: ESMO clinical practice guidelines for diagnosis, treatment and follow-up. Ann Oncol. 2016;27(Suppl 5):v38–49.

[28] Spessotto P, Fornasarig M, Pivetta E, Maiero S, Magris R, Mongiat M, Canzonieri V, De Paoli P, De Paoli A, Buonadonna A, Serraino D, Panato C, Belluco C, Cannizzaro R. Probe-based confocal laser endomicroscopy for in vivo evaluation of the tumor vasculature in gastric and rectal carcinomas. Sci Rep. 2017;7(1):9819.

[29] Tada M, Tanaka Y, Matsuo N, Shimamura T, Yamaguchi K. Mucosectomy for gastric cancer: current status in Japan. J Gastroenterol Hepatol. 2000;15(Suppl):D98–102. Review.

[30] Torii A, Sakai M, Kajiyama T, Kishimoto H, Kin G, Inoue K, Koizumi T, Ueda S, Okuma M. Endoscopic aspiration mucosectomy as curative endoscopic surgery; analysis of 24 cases of early gastric cancer. Gastrointest Endosc. 1995;42(5):475–9.

[31] Veitch AM, Uedo N, Yao K, East JE. Optimizing early upper gastrointestinal cancer detection at endoscopy. Nat Rev Gastroenterol Hepatol. 2015;12(11):660–7.

[32] Yada T, Yokoi C, Uemura N. The current state of diagnosis and treatment for early gastric cancer. Diagn Ther Endosc. 2013;2013:241320.

[33] Yasuda K. EUS in the detection of early gastric cancer. Gastrointest Endosc. 2002;56(4 Suppl):S68–75.

[34] Zhu L, Qin J, Wang J, Guo T, Wang Z, Yang J. Early gastric Cancer: current advances of endoscopic diagnosis and treatment. Gastroenterol Res Pract. 2016;2016:9638041.

第 4 章　胃上皮性肿瘤的病理诊断及分类

原著者：Rossella Rotondo, Flavio Rizzolio, Tiziana Perin,
Massimiliano Berretta, Fabrizio Zanconati,
Antonio Giordano, and Vincenzo Canzonieri

译　者：袁　静　许发美

癌前 / 早期癌性病变

上皮内瘤变 / 异型增生

Correa 曾提出一个关于胃癌发生的假说，认为胃癌的发生是由多个步骤构成的一系列事件，称为 Correa 级联序列，其中异型增生或上皮内瘤变是该序列的倒数第二阶段（图 4.1）。在肿瘤病理学中，异型增生是一个术语，字面含义是异常生长。多年来，美国、欧洲和日本的病理学家之间的分歧促使大家制定了多种分类，以期规范胃异型增生及肿瘤的定义。

然而，西方和日本的病理学家在术语上存在的分歧影响了对①炎症相关反应性增生或再生改变的区别；②上皮内癌和侵袭性癌的区别等问题的理解，限制了对胃异型增生 / 上皮内瘤变分级的诊断体系的构建。而胃异型增生 / 上皮内瘤变分级的正确诊断对预测恶变及异时性胃癌的风险又至关重要。

根据协商达成的一致意见，1999 年人们提出了所谓的维也纳分类系统；随后，为了对应内镜技术及病变处理流程，于 2003 年对该分类系统进行更新。最近，世界卫生组织（WHO）重述了"异型增生"和"上皮内瘤变"（IEN）的分类系统，将这些术语作为同义词。分为以下 3 类。

1. **无上皮内瘤变 / 异型增生**　包括良性黏膜病变，炎症，化生或反应性改变。

2. **不确定上皮内瘤变 / 异型增生**　这个术语并不代表最终的诊断，它通常表示一种模棱两可的形态，特别是在有炎症背景的小活检，且不确定病变是否为肿瘤时使用。在活动性胃炎和良性溃疡边缘或术后的胃黏膜中，再生性改变可能会被误诊为上皮内瘤变 / 异型增生。因此，遇到炎症引起的可疑不典型增生时，可以通过深切组织块、再取活检等方法进一步确认。

有时候上皮增生可具有不确定异型增生的特征，即缺乏黏液的不规则管状结构、高核浆比及细胞极性消失。在颈黏液细胞区增殖带附近可见较多核分裂象。腺体通常排列紧密，细胞核大而深染。从腺体的底部到表面呈阶梯式变化。

3. **上皮内瘤变 / 异型增生**　这一类病变属于上皮不典型 / 肿瘤性增生，其特征是细胞和组织结构具有异型性，但缺乏明确的侵袭性生长的证据。它们可以表现为扁平的、息肉状的或轻微凹陷的生长模式。

组织学上，它们可分为以下几种。

• **低级别上皮内瘤变 / 异型增生**　该病变的特点是黏膜结构改变：扭曲的腺管结构，乳头形成，隐窝拉长伴锯齿状或囊状改变。腺体可有不同程度的

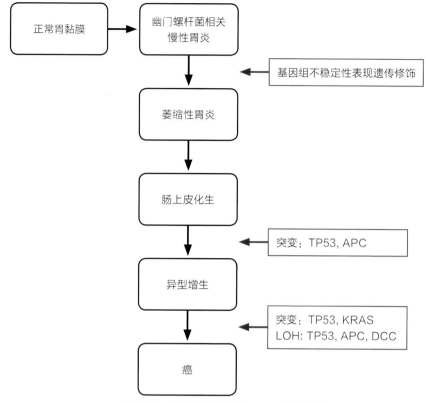

图 4.1 胃癌发生的 Correa 级联序列

黏蛋白缺乏。

细胞核通常在异型增生的腺管表面的增殖区呈假复层排列。

- **高级别上皮内瘤变 / 异型增生** 细胞及组织结构异型性显著增加，形成较多分支管状结构，无间质浸润。缺乏黏蛋白分泌。细胞核通常呈雪茄状，有突出的核仁。上皮全层的细胞增殖活性增加。
- **黏膜内浸润性肿瘤 / 黏膜内癌** 当肿瘤侵犯黏膜固有层时诊断为癌（黏膜内癌）。

为了区分黏膜内癌和上皮内瘤变 / 异型增生，必须观察是否存在促间质反应，以及是否有明显的结构异常，如显著拥挤的腺体、复杂的分支和出芽。黏膜内浸润性癌通常为具有高核浆比的立方形或圆形细胞，核仁突出，细

胞极性消失。

虽然对胃上皮内瘤变 / 异型增生的诊断可能存在不一致性，但该诊断可以为胃肠病学家提供一个有力的工具，以预测这些病变进展到胃癌的风险。据报道，0~23% 低级别异型增生的病例会进展为腺癌，平均间隔时间为 10 个月至 4 年；而高级别异型增生的病例恶性转化率为 60%~85%，平均间隔时间为 4~48 个月。因此，根据低级别 / 高级别异型增生不同的恶性转化率，可以对不同的患者选择适当的治疗及随访监测方案。

良性上皮性肿瘤

良性胃上皮性息肉

胃上皮性息肉是位于黏膜表面之上的病变。最常见的息肉是胃底腺息肉，占所有胃息肉的 77%，其次是增生性息肉和腺瘤。

胃底腺息肉（FGP）分为两种：散发性和综合征相关性。在散发性 FGP 中，异型增生极少进展（<1%），并且没有恶变为胃癌的报道，常见于长期接受质子泵抑制药治疗的患者。FGP 也可以作为家族性腺瘤性息肉病（FAP）综合征的少见表现，见于年轻患者中。与散发性 FGP 相反，高达 48% 的综合征相关性 FGP 会进展为异型增生，但进展为癌的概率极低。

最近，胃腺癌和近端息肉病综合征被确定为一种新的遗传性常染色体显性胃癌综合征。它的特点是有大量 FGP，并具有较高癌变为胃癌的风险。

增生性息肉常与慢性胃炎和幽门螺杆菌感染有关。在 1%~3% 的增生性息肉中可发现异型增生，通常出现在 50 岁以上、病变直径 >20mm 的患者中。需要对大的增生性息肉进行完整切除，并将整个标本进行组织病理学检查，这样即使息肉内存在异型增生或黏膜内癌，也被认为是治愈性切除。

大多数胃肿瘤都是上皮性的，除了传统意义上对良、恶性肿瘤的鉴别，还分为以下两大类：

1. 外分泌，包括腺瘤和腺癌。
2. 内分泌（神经），包括类癌和（神经）内分泌细胞癌。

胃腺瘤

胃腺瘤的特点是伴有低级别或高级别异型增生的隆起性息肉样病变，在西半球占所有胃息肉的 0.5%~3.75%，而在胃癌高发地区则占 9%~20%。

胃腺瘤进展为癌的风险与病变的大小有关，在直径 >2cm 的病变中增加。

组织病理学方面，胃腺瘤可根据结构分为管状、管状绒毛状或绒毛状腺瘤。胃腺瘤也可根据上皮表型分为肠型和胃型。肠型腺瘤（腺瘤样，I 型）比较常见，含有吸收细胞、杯状细胞和 Paneth 细胞。形态学类似于结肠腺瘤，管状腺体排列拥挤，不典型增生的柱状细胞呈假复层排列，具有重叠、铅笔状、深染和（或）多形性细胞核，核仁不明显，黏蛋白缺失并缺乏表面成熟。

胃型腺瘤（小凹型，Ⅱ型）含有立方或矮柱状细胞，有透亮或嗜酸性细胞质和圆形、卵圆形细胞核。

腺瘤样型和小凹型可以用免疫组化区分，前者表达 MUC2、CDX2 和 CD10，而后者表达 MUC5AC，缺乏 CD10 表达，CDX2 低表达。

有趣的是，还有其他类型的腺瘤被报道过。

- 老年患者胃体 / 胃底幽门腺瘤性病变，常与自身免疫性胃炎有关。这些病变的特点是嗜酸性的立方细胞，细胞质呈细颗粒状，细胞核圆形，核分裂活动有限。
- Paneth 细胞腺瘤，一种罕见的亚型，完全由 Paneth 细胞组成。
- 泌酸腺息肉或腺瘤，这可能与先前描述的伴主细胞分化的胃腺癌属于一个谱系。

胃腺瘤的临床和病理特征见表 4.1。

恶性上皮性肿瘤

腺癌

大多数胃恶性肿瘤（95%）起源于腺上皮，被归为腺癌。这组具有异质性的肿瘤可能由于多种环境和遗传因素所致，有多种形态学和分子生物学特征。

流行病学

胃癌是世界上第五大常见的恶性肿瘤、第三大恶性肿瘤死亡原因。这种疾病在晚期之前一直是无症状的，由于日本通常可以早期就发现该疾病，因此只有日本的 5 年生存率相对较好（达到 90%），而欧洲国家的存活率仅有 10%~30%。胃癌发病率表现出明显

表 4.1 按组织学亚型划分的胃腺瘤的临床病理特征

腺瘤型	部位	组织学特征	背景病变	恶性转变
肠型（Ⅰ型）	胃窦	细胞核细长深染，局灶杯状细胞和 Paneth 细胞	胃炎和 IM	高
小凹型（Ⅱ型）	胃体	圆形至卵圆形细胞核，细胞质淡色或透亮，顶端含黏液	FAP	有争议
幽门腺型	胃体	圆形淡色或不典型的细胞核，磨玻璃样细胞质	自身免疫性胃炎和 IM	很高
Paneth 细胞腺癌		Paneth 细胞	胃炎和 IM	有争议
泌酸腺型	胃底 / 贲门	主细胞，颈黏液细胞	有时伴有轻度慢性胃炎	无

摘自参考文献 [39]。

FAP. 家族性腺瘤性息肉病；IM. 肠上皮化生。

的地域差异：从高发病率地区（每 10 万名男性 >60 人），如东亚、东欧和拉丁美洲，到低发病率地区（每 10 万名人口 <15 人），如北美、北欧，以及非洲和东南亚的大多数国家。高风险地区以胃窦和幽门部癌为主，而近端胃和食管胃交界处腺癌则在低风险地区更常见。

然而，在过去几十年中，全世界的胃癌发病率普遍下降，这可能由于卫生标准提高、食品保存条件改善、新鲜水果和蔬菜摄入量增高，以及幽门螺杆菌根除有关。

病因和发病机制

胃癌发生的 Correa 级联序列显示了胃黏膜从正常、炎症、萎缩、肠上皮化生、异型增生到癌变的渐进性变化，其中涉及一系列遗传学改变（见图 4.1）。

已报道了几种癌前状态，包括萎缩性胃炎和由于幽门螺杆菌感染所致的肠上皮化生或自身免疫性胃炎、胃溃疡、胃息肉、胃手术史和 Ménétrier's 病。此外，人们还认识到胃癌与环境因素的关系，如饮食成分和胃内产生致癌物 N- 亚硝基化合物，以及遗传倾向都可能导致胃癌。

慢性胃炎和肠上皮化生

慢性胃炎是肠型胃癌最重要且研究最充分的危险因素。尽管幽门螺杆菌相关性胃炎和自身免疫性胃炎是慢性炎症不同的病因，但它们都会导致萎缩性胃炎，而且已被证明可能会发展为恶性。

为了进行常规的组织病理学评估，提出了悉尼分类系统（后来在休斯敦更新），用来提供慢性胃炎的分级、分布（胃窦、胃体、胃角）及起源的信息。

为了描述慢性胃炎程度，国际胃肠病学家和病理学家小组（Operative Link on Gastritis Assessment，OLGA）开发了一套胃炎分期系统，称为 OLGA 分期系统。该系统将组织学上对萎缩程度的评分与根据悉尼分类系统从胃窦、胃角（解剖意义上小弯侧胃窦与胃体交界处）及胃体多点活检确定的萎缩部位相结合。一项长期随访研究表明，结合 OLGA 分期系统与幽门螺杆菌感染状态可以提示不同的胃癌风险，从而可以为分层管理患者提供相关信息。

肠上皮化生（IM）具有广泛的异质性。已确认了 3 种类型的 IM。

- Ⅰ型（完全型或小肠型）由具有刷状缘的成熟肠上皮细胞，Paneth 细胞和杯状细胞组成，杯状细胞可分泌唾液酸黏蛋白。完全型 IM 表达肠型黏蛋白 MUC2，胃型黏蛋白 MUC1、MUC5AC

和 MUC6 表达水平明显降低。据报道，在 IM 亚型中，Ⅰ型在活检中所占比例最大（73%），最常见于良性病变，在 70% 的胃溃疡和 76% 的慢性胃炎中均可以出现。

- Ⅱ型 IM（不完全型、未成熟型或结肠型）的特点是吸收细胞少或消失，存在各个分化阶段的柱状"中间"型细胞，可分泌中性和酸性唾液酸黏蛋白、杯状细胞分泌唾液酸黏蛋白或偶尔分泌硫酸黏蛋白。与Ⅰ型不同，在不完全型 IM 中，胃型黏蛋白与肠型黏蛋白 MUC2 共表达。这些表达模式说明，不完全型 IM 是胃和肠道上皮细胞表型的混合，反映了其分化异常的性质。

- Ⅲ型 IM，"中间"型细胞分泌的主要是硫酸黏蛋白，而不是Ⅱ型 IM 中的唾液酸黏蛋白。Ⅱ型和Ⅲ型不完全 IM 均表达胃型黏蛋白 MUC1、MUC5AC 和 MUC6。在分子水平上，所有类型的 IM 都表达肠转录因子 CDX2，该转录因子一般在正常肠道中表达。在所有的 IM 活检中，Ⅲ型 IM 仅占 9.8%，但其癌变风险（35%）比一般良性病变（7%）高。

尽管一些研究表明Ⅰ型到Ⅲ型 IM 的癌症发生风险会增加，但目前在常规实践中不推荐对 IM 进行分型，因为没有确凿的证据表明这些亚型与胃癌的发生风险之间存在关联性。

最近，OLGA 系统被修定为 IM（OLGIM），用于评估慢性胃炎的分期。OLGA 系统主要是基于萎缩，而 OLGIM 系统则可以提高病理学家之间的诊断一致性。然而该系统在预测异型增生或癌症发生方面的实用价值有待商榷。目前，关于胃黏膜化生的可逆性尚存争议。尽管一些研究表明根除幽门螺杆菌与 IM 的可逆性有关，但在其他研究中，只有在非萎缩性黏膜的患者根除幽门螺杆菌后，癌症发生风险才会降低。

另一种化生模式是表达解痉多肽化生（spasmolytic polypeptide-expressing metaplasia，SPEM）。这是一种具有胃窦深部腺体形态学特征和表型的黏液细胞化生谱系，它可以高表达三叶草因子（trefoil factor，TFF）2，以及 MUC6。TFF2 是一种小分泌肽成员，在胃肠道黏膜中起到保护和修复的重要作用。

据报道，SPEM 与幽门螺杆菌感染密切相关，有 68% 的感染患者可以检测到 SPEM，在自身免疫性萎缩性胃炎胃体部的壁细胞中也可以观察到它。此外，最近的研究表明，SPEM 与 90% 的胃腺癌有关，提示 SPEM 可能在肿瘤发生过程中发挥作用。

幽门螺杆菌感染与胃癌

幽门螺杆菌是人类最常见的慢性病原体，世界上有 50% 以上的人口被感染。目前，它是世界卫生组织唯一一个被定义为Ⅰ类致癌物的细菌，许多关于幽门螺杆菌感染与胃癌发病风险的流行病学研究证实了这一点。然而，考虑到实际仅有 1%~3% 的感染者发生胃癌，故有学者认为包括宿主在内的其他因素可能也在癌症发展过程中发挥了作用。

基于幽门螺杆菌感染与胃癌之间强烈的相关性，Maastricht Ⅲ指南建议以下情况进行根除感染的治疗：消化性溃疡疾病、黏膜相关淋巴组织淋巴瘤、萎缩性胃炎、胃癌切除术后患者、胃癌患者一级亲属、不明原因缺铁性贫血患者、特发性血小板减少性紫癜患者、需要长期服用非甾体抗炎药物的患者和本人有意愿接受治疗的患者。

饮食

饮食在胃癌发生中起着重要作用，特别是在肠型腺癌及合并幽门螺杆菌感染时。在这方面，高摄入量的新鲜水果和蔬菜，地中海饮食，低钠饮食，盐腌制的食物，红肉及高温烧烤的肉类，乙醇摄入和保持适当的体重可能与降低胃癌的发病风险有关（译者认为此处应该为盐腌制的食物、红肉及高温烧烤的肉类及乙醇摄入与高胃癌的发病风险有关）。如新鲜水果和深绿色、浅绿色及黄色的蔬菜等功能性保健食品富含 β 胡萝卜素、维生素 C 和维生素 E 及叶酸，它们的抗氧化作用可能在胃癌发生过程中起到保护作用。在这些化合物中，β 胡萝卜素似乎是主要保护因素。然而，最近一项随机试验的 Meta 分析比较了补充抗氧化剂组与安慰剂或不干预组的效果，并没有显示出对胃癌发病率的显著影响，但人群的营养基本条件似乎会影响结果。相反，研究发现血浆内较高浓度的类胡萝卜素、α 生育酚和维生素（视黄醇）与降低胃癌发病风险有关。因此，需要进一步验证。

吸烟

多项研究证实，吸烟会增加胃癌的发病风险，包括贲门部和非贲门部胃癌。与不吸烟者相比，男性吸烟者患胃癌的风险增加了 60%，女性吸烟者增加了 20%。此外，与偶尔吸烟者相比，既往吸烟者的发病风险会降低，而吸烟量大的吸烟者（每天 >20 支）患病风险更高。

残胃和癌

残胃癌是指接受消化性溃疡手术至少 5 年以后的残胃所发生的癌。这种胃癌占所有胃癌的 1.1%~7%，男性常见。胃切除术是发生胃癌的一个证据充分的危险因素，即使在最初的手术后很长时间。事实上，与普通人群相比，胃切除术后 15 年发展为胃癌的风险从 4 倍增加到 7 倍。

EB 病毒（EBV）是一种人类疱疹病毒，已被证实在胃癌发生中起致病作用，在残胃中比在完整的胃中更常见，并可能与 p53 蛋白相互作用。相反，幽门螺杆菌感染在残胃癌中不易见到。目前已明确异型增生是残胃癌的前驱病变，因此，推荐内镜下对胃肠造口周围多点活检。

病理学

根据大体特征（Borrmann 分型）或完全

根据肿瘤组织学生长模式（Ming、Carneiro、Goseki 分型），提出了几种胃腺癌分类系统。最常用的两种组织学分类是 Laurén 分型和世界卫生组织（WHO）系统（表 4.2）。最近提出了基于基因表达谱和蛋白质组学的分子分型；但这些分型尚未用于常规工作。

胃腺癌的大体特征

腺癌可发生于所有的胃黏膜。从分类的角度看，区分食管胃结合部癌（OGJ）与其他胃壁发生的癌是很重要的。OGJ 一词对应于食管末端和胃起始部的解剖区域。基于肿瘤中心所在解剖部位，提出了 OGJ 肿瘤的几种分类系统。

根据 WHO 分类（译者注，本书关于 OGJ 腺癌的诊断标准与 2019 年第 5 版 WHO 消化系统肿瘤分类中所提出的标准不同，如需了解详情请参看第 5 版 WHO）。

1. 跨越 OGJ 的腺癌被认为是 OGJ 腺癌，而不考虑剩余大部分肿瘤所在的解剖部位。
2. 完全位于 OGJ 以上的腺癌被认为是食管癌。
3. 完全位于 OGJ 以下的腺癌被认为是胃癌，也被称为"近端胃腺癌"。

表 4.2　Laurén 分型和世界卫生组织胃癌分类系统

Laurén	世界卫生组织（2010）
肠型	乳头状腺癌 管状腺癌 黏液腺癌
弥散型	低黏附性癌（包括印戒细胞癌和其他亚型）
混合型	腺癌和未分化癌
不确定型	腺鳞癌 癌伴淋巴样间质（髓样癌） 肝样腺癌 鳞状细胞癌

摘自参考文献 [39]。

最近，2017 年国际抗癌联盟（UICC）第 8 版 TNM 分期根据肿瘤中心所在部位和累及范围又提出了一些修订。美国癌症联合委员会（AJCC）也对胃或食管 TNM 分期系统关于肿瘤中心所在的解剖位置进行了设定（另见本章"胃癌的分期"一节）。

进展期胃癌具有不同的大体特征。如前所述，Borrmann's 分型最为常用。这种分型将胃癌的大体表现分为 4 种类型见图 4.2。

息肉样和蕈伞样生长的肿瘤通常表现为由易碎、溃烂的肿块，很容易出血；肿瘤呈宽基底样附着于胃壁上，并向胃腔突出生长，隆起边缘锐利。常发生于胃体大弯侧、后壁或胃底（图 4.2a、b）。

溃疡型癌常发生在 OGJ、胃窦或小弯侧。其与良性溃疡的鉴别点：不规则隆起型的边缘，伴周围黏膜不均匀增厚及硬化。此外，恶性溃疡往往大于良性溃疡。然而，许多恶性溃疡缺乏典型的特征；因此，需结合内镜下表现及活检病理综合判断（图 4.2c）。

弥散浸润型腺癌可在黏膜层和黏膜下层横向扩散或浸润胃壁深层（图 4.2d），癌组织引起的广泛的促间质反应会导致胃壁弥散变硬（皮革胃，图 4.3），通常见不到局灶性占位。

除了这些类型外，还有的胃癌可以分泌大量黏液，使肿瘤在肉眼观察时呈现出凝胶状的外观，因此被定义为黏液癌或胶样癌。

显微镜下特点

尽管近端和远端胃腺癌的流行病学存在差异，但它们的显微镜下特点相似。多年来，根据肿瘤组织结构和（或）分化程度提出了几种组织学分类。

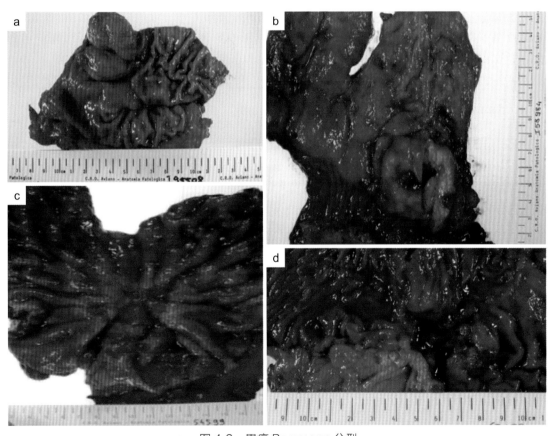

图 4.2　胃癌 Borrmann 分型
a. Ⅰ型，息肉状；b. Ⅱ型，蕈伞型；c. Ⅲ型，溃疡型；d. Ⅳ型，弥散浸润型。

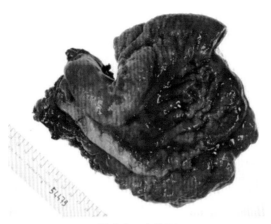

图 4.3 皮革胃

世界卫生组织分类（WHO 分类）

2010 年，WHO 根据其他胃肠道（如小肠、Vater 壶腹和结肠）常见肿瘤的形态学特点修订了胃腺癌的分类。根据组织学形态将胃腺癌分为 5 种主要类型：①乳头状腺癌；②管状腺癌；③黏液腺癌（黏液超过肿瘤的 50%）；④黏附性差的癌（包括印戒细胞癌和其他亚型）；⑤混合性腺癌（见表 4.2）。胃癌的少见亚型包括鳞状细胞癌、腺鳞癌、肝样腺癌、壁细胞癌、Paneth 细胞腺癌、微乳头状腺癌、未分化癌和伴淋巴样间质的癌（髓样癌）。

管状腺癌

大小不一的分支管状腺体及腺泡状结构是管状腺癌主要形态学特征。肿瘤细胞呈柱状、立方状或被腔内黏蛋白压成扁平状。细胞异型程度从低度到高度不等。管状腺癌可能表现出不同形态，从低分化的实性型癌，到富含淋巴样间质的肿瘤（髓样癌）或促纤维组织增生的肿瘤。

乳头状腺癌

乳头状腺癌是一种分化良好的腺癌，有细长的蕨叶状凸起，由圆柱形或立方形细胞排列而成，并可见纤维血管轴心。有一些肿瘤具有管状分化特点，呈管状乳头状。细胞异型性的程度和核分裂指数多少不一。

黏液腺癌

细胞外黏液必须占肿瘤的 50% 以上。肿瘤由分泌黏液的柱状上皮和间质的黏蛋白构成，或肿瘤细胞漂浮在黏液湖中呈条索状或不规则细胞簇状排列。可以出现散在的印戒细胞，但不能占主要成分。

低黏附性癌（包括印戒细胞癌）

超过 50% 的肿瘤由散在的或小簇肿瘤细胞组成，肿瘤细胞胞质内含有较多黏液，将细胞核推挤到细胞边缘，形成典型的球形、胞质透亮的印戒细胞外观。此外还可以表现为以下形态：类似于组织细胞样，细胞核位于细胞中央，核分裂象少见或罕见；或小的、强嗜酸性的细胞伴或不伴黏蛋白分泌；或缺乏黏蛋白的间变性细胞。

这些亚型以不同比例混合。典型的印戒细胞癌表现为肿瘤细胞弥散浸润在促纤维组织增生的间质中。在一些难以诊断的情况下，借助细胞角蛋白免疫组化染色可以帮助明确诊断及肿瘤细胞在胃壁中浸润的范围。

混合性癌

是由管状 / 乳头状肿瘤和黏附性差的癌混合而成。混合性癌已被证实是克隆性的，之所以出现不同形态的成分是由于部分体细胞发生 E-cadherin 基因（CDH1）突变从而产生低黏附性癌。表观遗传改变也被认为与混合性癌的组织发生有关。

Laurén 分型

Laurén 分型通常被流行病学家和临床医师用来评估胃腺癌的自然史，特别是评估发病趋势和病因学方面，但包括 Laurén 分型在内的所有胃腺癌分类在治疗决策方面的意义都有限。

在这个分型系统中，肿瘤被分为两种类型：肠型或弥散型。当肿瘤含有相当比例的肠型和弥散型成分时称为混合型癌。当未分化的肿瘤细胞过多，无法用已有类型分类时，被划分为不确定型。

肠型胃癌

肠型是最常见的亚型，约占所有病例的54%，男性发病率为女性的2倍，且多发生在胃窦。组织病理学方面，它的特点是有明显的腺管结构，可以是高分化到中分化，有时也有低分化的区域（图4.4a）。肠型胃癌通常发生在肠上皮化生的背景上。然而，在细胞水平，尽管它被归为肠型，但这些肿瘤细胞可能表现出典型的胃型、胃肠混合型或裸细胞型的形态学及免疫表型特点。因此，Laurén分型与预后的相关性仍存在争议。

弥散型癌

相比之下，弥散型（32%）的特点是肿瘤细胞黏附性差，弥散浸润胃壁，几乎没有腺管形成（图4.4b）。可能存在少量间质黏蛋白。与肠型相比，弥散型中的促纤维组织增生更明显，而相关炎症反应却不太明显。

该亚型在男性和女性中同样常见，平均患病年龄比肠型患者年轻。一般认为，肠型胃癌主要由环境（外源性）因素引起，而弥散型胃癌由遗传和基因（内源性）因素引起。

虽然肠型和弥散型胃癌在病理上被认为是两个独立的实体，但从临床角度来看，它们的治疗方法是相似的。临床上，二者主要的差异与不同的复发模式有关：混有弥散型成分的肿瘤更容易发生腹膜播散，特别是在胃壁浆膜受累时；而肠型发生肝转移的风险更高。

对比Laurén分型和WHO分类，管状和乳头状腺癌属于肠型胃癌，而印戒细胞癌和其他低黏附性癌对应于弥散型胃癌（见表4.2）。

Goseki 分类

根据细胞内黏蛋白和腺管状分化程度，将胃癌分为4组。

1. Group Ⅰ：腺管分化良好，细胞内黏蛋白少。
2. Group Ⅱ：腺管分化良好，细胞内黏蛋白丰富。
3. Group Ⅲ：腺管分化差，细胞内黏蛋白少。
4. Group Ⅳ：腺管分化差，细胞内黏蛋白丰富。

值得注意的是，这种分类系统具有预测价值。

表型分类的曙光

Carneiro和他的同事在1997年提出了基于4种组织类型的分类。

1. 腺管和单个细胞（大致相当于Laurén分型的肠型和弥散型）。
2. 实性型（由未分化细胞呈片状、小梁或岛状排列构成，没有腺管形成）。
3. 混合型，由腺管和单个细胞成分混合构成。

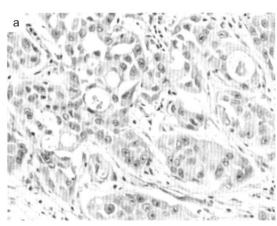
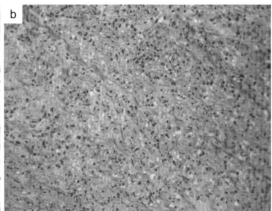

图 4.4　胃腺癌的 Laurén 分型
a. 肠型；b. 弥散型。

这一分类已被证明具有预后意义。

通过使用细胞分化的标志物，可以获得更多关于肿瘤组织发生和分类的信息。具体标志物如下。

- 黏蛋白 MUC5AC 和三叶草肽 TFF1 作为胃表面上皮（小凹上皮细胞）的标志物（图 4.5a）。
- MUC6 和 TFF2 是颈黏液细胞、幽门腺和布氏腺细胞的标志物。
- MUC2、CDX2 和 CD10 为肠型细胞的标志物（图 4.5b）。

因此，可以确定胃癌的 4 种表型。

1. 胃型。
2. 胃肠混合型（可进一步分为以胃为主或肠型为主）。
3. 肠型。
4. 无法分类或裸细胞型（缺乏这些标志物的表达）。

此外，胃蛋白酶原 -1 的染色有助于区分颈黏液 / 假幽门腺型和真正的幽门腺型。

这一分类证明了 Laurén 分型的局限性，因为在"肠"型的肿瘤中，会出现胃型相关标志物阳性的肿瘤细胞。而这些发现对经典的胃癌多步骤发生过程也提出质疑。

虽然目前的组织病理学分类系统影响内镜或手术的选择，但它们仍然不足以指导每位患者的精确治疗。胃癌患者不仅需要新的治疗方法，而且还需要新的胃癌分类系统。

绝大多数的胃癌是腺癌，人们猜想它起源于专门向外分泌细胞系分化的祖细胞。然而，一些报道表明，根据使用的标准或抗体的敏感性不同，应用免疫组化方法检测（神经）内分泌标志物嗜铬素 A（CgA）和（或）突触素（Syn），15%~70% 的普通胃腺癌中有表达。

Jiang 等报道，表达神经内分泌标志物的胃腺癌［超过 20% 的肿瘤细胞表达 CgA 和（或）Syn］及所谓的大细胞神经内分泌癌（LCNEC），与没有神经内分泌分化的腺癌或腺癌伴神经内分泌分化［ACNED，高达 20% 的肿瘤细胞表达 CGA 和（或）Syn］相比，前者的总生存率更低。

Canzonieri 等为了评价神经内分泌分化的诊断和预后判断价值，选取了 103 例胃腺癌，其中伴神经内分泌分化者 71 例，未分化癌 32 例。使用一系列标志物评价外分泌和内分泌表型表达情况，包括胃型标志物（MUC5AC 与 MUC6）和神经内分泌标志物［胃泌素和生长抑素，在 CgA 和（或）Syn 阳性肿瘤中］，以及肠型标志物（MUC2、villin 和 CD10）和神经内分泌标志物［胰高血糖素样肽 -1、GLP-1 和胃抑制多肽，GIP，在 CgA

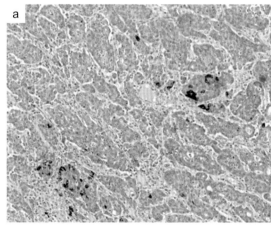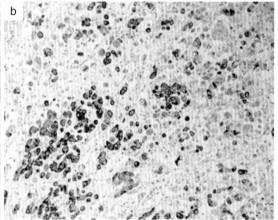

图 4.5　a. 胃型黏蛋白 MUC5AC；b. 肠型黏蛋白 MUC2 在两种不同的胃腺癌中的表达

和（或）Syn 阳性肿瘤中］。

免疫组织化学分析显示 66 例（64%）肿瘤表达神经内分泌标志物，如 CgA 和（或）Syn。14 例患者至少表达 1 个神经内分泌标志物（LCNEC，超过 20% 的肿瘤细胞阳性），其预后比不表达（37 例）或仅 1%~20%（52 例）肿瘤细胞阳性的 ACNED 患者差。与肠型（22例）或胃肠混合型（至少 1 个胃型和 1 个肠型标志物同时阳性，64 例）的病例相比，16 例胃型的胃癌患者具有更差的预后。

在表达 CgA 和（或）Syn 的肿瘤中，与肠型（21 例）和胃肠混合型（5 例）病例相比，胃型（26 例）病例预后更差。

基于以上结果，表明伴有神经内分泌分化，以及单独表达胃型或同时表达神经内分泌及胃型的病例均与不良预后相关，从而可以为患者提供个体化治疗。

少见胃癌亚型

其他几种不常见的胃癌组织学亚型异型增生（5%）不属于上述分类系统的组成部分。

腺鳞癌和鳞状细胞癌

原发性腺鳞癌的诊断标准除了腺体成分外，还必须观察到以角化珠和细胞间桥为特征的肿瘤性鳞状上皮细胞。在超微结构水平上，这些肿瘤细胞表现出典型的鳞状细胞和腺鳞细胞的分化特征，支持该肿瘤起源于多能干细胞的假设。这些肿瘤往往局限于胃窦，并通过淋巴管、血管扩散。但这种亚型在解释特殊发现时可能会引起以下一些问题。

1. 转移通常含有腺体和鳞状细胞两种成分，但有时可能只存在一种成分。
2. 两个成分之间有明显边界的肿瘤可能代表碰撞瘤。
3. 含有不连续的良性鳞状上皮化生的肿瘤称为腺癌伴鳞状分化（腺棘皮癌）。

纯的鳞状细胞癌在胃中很少发生，通常诊断时即为晚期，因此预后很差。纯的胃鳞状细胞癌可能来自腺癌的鳞状化生，或来自异位的鳞状上皮，以及有双向分化的多能干细胞。

肝样腺癌

在少数胃癌中，可以观察到大量的多角形嗜酸性肝细胞样肿瘤细胞。这些肿瘤细胞可产生一定量的甲胎蛋白（AFP），通过原位和血清学可以检测出。肝样腺癌多发生于 50 岁以上的患者，偶见于年轻人。这种癌的特点是巨大的息肉样肿物伴溃疡、坏死和出血。胃窦是最常见的发病部位，其次是胃底，贲门较少见。肿瘤异质性表现为肝样成分与腺癌混合存在，常表现为乳头状，分化较差的区域可见瘤巨细胞和梭形细胞。

由于这些细胞表达典型的肠型标志物，因此认为肝样腺癌的组织发生是肠型。临床证据表明，与典型的胃腺癌相比，该肿瘤具有更广泛的血管侵犯，肝和淋巴结转移发生率更高，预后更差。在分子水平上，通过免疫组织化学和原位杂交方法可以检测到白蛋白、AFP、α1-antichymotripsin 和胆汁的产生。最近，有报道认为 PLUNC（软腭、肺和鼻上皮癌相关蛋白，palate, lung and nasal epithelium carcinoma-associated protein）是肝样腺癌的标志物。

在肝活检中很难区分胃肝样腺癌的肝转移和原发性肝细胞癌（HCC）。采用 Hep-Par-1 免疫组化染色有助于鉴别，即 Hep-Par-1 在大多数 HCC 中呈广泛着色，而在胃肝样腺癌中只是局灶着色。

胃绒毛膜癌

对于胃绒毛膜癌的病理诊断，对细胞滋养细胞和合胞滋养细胞的评估是先决条件，它可以通过免疫组织化学检测人绒毛膜促性腺激素（hCG）阳性细胞和血液中高 hCG 水平来证实。其组织学特征为肿瘤内出血、坏死和血管侵犯。

伴淋巴样间质的癌

在多达 18% 的胃癌中检测到 EB 病毒感染，80% 以上的胃淋巴瘤与 EBV 感染有关。

这些胃癌通常边界清楚，发生在近端胃，包括胃大部切除后的残胃。在组织学上，肿瘤通常由不规则的片状、小梁、不明确的小管或多角形合体样细胞组成，并伴有明显的淋巴细胞浸润。

免疫表型分析表明，浸润的淋巴细胞主要是 CD8 阳性 T 细胞，其次是 B 淋巴细胞、浆细胞、中性粒细胞和嗜酸性粒细胞，巨噬细胞更少见。主要的鉴别诊断是胃淋巴瘤。与典型的胃癌相比，胃淋巴瘤发病年龄稍年轻，以男性多见，且预后更好。

虽然在正常的胃黏膜或肠上皮化生中没有检测到 EBV，但在异型增生中发现 EBV 感染。需要进一步研究 EBV 的作用，明确在胃癌的早期阶段这种病毒是否直接参与致癌过程或者只是继发感染。

胃癌肉瘤

胃癌肉瘤是一种罕见的双相分化的肿瘤，由癌和肉瘤两种成分组成。肉瘤成分可以是平滑肌肉瘤、横纹肌肉瘤和骨肉瘤。在这些肿瘤中，偶有腺鳞成分与神经内分泌细胞混合的报道。胃癌肉瘤通常与预后不良有关。

微乳头状腺癌

比较少见。组织学特点是不规则的小簇肿瘤细胞周围有透亮的裂隙，类似淋巴管或血管内癌栓形态。微乳头状腺癌不同于管状或乳头状癌，组织学上缺乏纤维血管轴心，具有广泛的淋巴管、血管侵犯和高转移潜能。此外，其检出率达 5%~80%，且该肿瘤比其他常见的腺癌预后更差，因此识别出这种成分非常重要。

壁细胞癌

据报道，胃体和胃窦部的巨大占位是这些非常罕见的肿瘤的普遍特征。肿瘤呈实片状生长，并出现小的腺样结构。这些肿瘤细胞与泌酸的壁细胞相似，它们具有嗜酸性颗粒状细胞质，磷钨酸苏木精（PTAH）和 Luxol fast blue 染色呈阳性。此外，免疫组化壁细胞特异性抗体、H^+/K^+ ATP 酶和人乳脂肪球 -2 等抗体表达阳性。超微结构提示存在大量的线粒体和细胞内微管。淋巴结转移不是特别常见，似乎预后好于其他普通型胃腺癌。

胃黏液表皮样癌

非常罕见。组织上可以同时出现黏液上皮成分和表皮样上皮成分。

Paneth 细胞癌

顾名思义，主要肿瘤细胞是 Paneth 细胞，具有嗜酸性颗粒样细胞质，免疫组化表达溶菌酶。必须注意的是，Paneth 细胞可以在典型的胃腺癌中散在分布。

胃恶性横纹肌样瘤

该肿瘤预后差。组织学特点是黏附性差，肿瘤细胞呈圆形或多角形，细胞质嗜酸性或透亮，细胞核大且核仁突出。免疫组化方面，除了表达波形蛋白外，还可以表达细胞角蛋白、上皮膜抗原（EMA）和癌胚抗原（CEA），灶状表达神经元特异性烯醇化酶（NSE）。

未分化癌

该术语用于诊断除少部分表达上皮标志物（如细胞角蛋白）外，不具有其他任何分化的肿瘤。并属于 Laurén 分型的不确定型。

胃癌的分期

早期胃癌

早期胃癌（EGC）的定义是黏膜内或黏膜下癌，与淋巴结是否受累无关。这一名称似乎与癌症的发生阶段有关，但 EGC 一词表明这些肿瘤有可能被治愈。然而，如果不接受治疗，63% 的 EGC 病例在 5 年内可能进展为晚期。虽然 EGC 在西方世界仅占所有胃癌的 15%~21%，但它在日本占胃癌的 50% 以上。这些差异可能与日本实施的内镜筛查方案有关，虽然诊断标准也很重要。具体来说，大多数 EGC 的直径在 20~50mm，多发生于小弯侧和胃角。在侵袭性方面，EGC 可能表现出不同的生物学行为：一部分肿瘤只横向生长，而另一些肿瘤虽然直径很小（3~5mm），却可以侵犯黏膜下层。

根据内镜下表现，日本胃癌协会将 EGC 分为息肉型（Ⅰ型）、隆起型（Ⅱ型），包括Ⅱa（表浅隆起型）、Ⅱb（表浅平坦型）和Ⅱc（表浅凹陷型）和凹陷型（Ⅲ型）。

组织学上，特别是对于微小的 EGC（<20mm），即使在癌症发展过程中发生了组织学改变，也可以观察到明确的腺样分化。此外，可以观察到显微镜下的类型与内镜下表现之间的对应性：超过 50% 的 EGC 组织学为管状腺癌，30% 为乳头状腺癌，分别与日本分类的Ⅰ型和Ⅱ型相对应，印戒细胞癌和低分化癌占 EGC 的 25% 和 15%，通常与Ⅱc 和Ⅲ型对应。

在Ⅱc 型病变（Ⅱ型的一个亚型）中，发生深部、多灶性浸润黏膜下层的风险和淋巴管侵犯的概率更高。

进展期胃癌

2017 年对胃肿瘤的 TNM 分期进行了实质性的修改。

如表 4.3 所述，修改内容包括将 T1 细分为两个部分，以区分肿瘤侵犯至黏膜层还是黏膜下层；将 T2a 改为 T2（固有肌层），T2b 改为 T3（浆膜下层）；然后重新定义肿瘤穿透浆膜或侵入相邻结构，分别为 T4a 和 T4b，而不是 T3 和 T4。关于 OGJ 腺癌的分期，取决于肿瘤中心所在的解剖位置：如果延伸到食管的肿瘤，其中心位于距 OGJ 2cm 以内的范围，则该腺癌按照食管癌的方案分期。或如 UICC 的 TNM 分期所建议的那样，对于胃部的肿瘤，即使已经累及 OGJ，但只要其中心距离 OGJ 超过 2cm，也按照胃癌的方案分期。AJCC 的 TNM 分期基本上符合这些定义，但如果肿瘤不累及 OGJ，即使肿瘤中心在距 OGJ2cm 以内，也按照胃癌的方案分期。

表 4.3 胃肿瘤的 TNM 分期

胃癌	
T- 原发性肿瘤	
TX	原发肿瘤不能评估
T0	没有原发肿瘤的证据
Tis	原位癌
T1	肿瘤侵入黏膜固有层、黏膜肌层或黏膜下层 T1a：肿瘤侵入黏膜固有层或黏膜肌层 T1b：肿瘤侵入黏膜下层
T2	肿瘤侵入固有肌层
T3	肿瘤穿透浆膜下组织，而不侵犯内脏腹膜或邻近结构 [a]
T4	肿瘤穿孔浆膜或邻近结构 T4a：肿瘤穿透浆膜（内脏腹膜）[b] T4b：肿瘤直接侵犯邻近器官或结构 [c]
N- 区域淋巴结 [d]	
NX	区域淋巴结无法评估
N0	无区域淋巴结转移
N1	1~2 个区域淋巴结转移

表 4.3（续）

N2	3~6 个区域淋巴结转移
N3a	7~15 个区域淋巴结转移
N3b	16 个或更多的区域淋巴结转移
	区域淋巴结
	胃周淋巴结
	胃周大弯侧
	胃周小弯侧
	右和左贲门旁（贲门 - 食管）
	幽门上
	幽门下
	第二站淋巴结
	胃左动脉
	腹主动脉
	肝总动脉
	肝十二指肠（沿肝固有动脉，包括门脉）
	脾动脉
	脾门

M- 远处转移

M0	无远处转移
M1[e, f]	远处转移 肝 腹膜 非区域淋巴结 肺，中枢神经系统 - 不常见

临床分期（cTNM）

分期	T	N	M
0 期	Tis	N0	M0
Ⅰ 期	T1	N0	M0
	T2	N0	M0
Ⅱ A 期	T1	N1，N2 或 N3	M0
	T2	N1，N2 或 N3	M0
Ⅱ B 期	T3	N0	M0
	T4a	N0	M0
Ⅲ 期	T3	N1，N2 或 N3	M0
	T4a	N1，N2 或 N3	M0
Ⅳ A 期	T4b	任何 N	M0

表 4.3（续）

ⅣB 期	任何 T	任何 N	M1

病理分期组（pTNM）

分期	T	N	M
0 期	Tis	N0	M0
Ⅰ A 期	T1	N0	M0
Ⅰ B 期	T1	N1	M0
	T2	N0	M0
Ⅱ A 期	T1	N2	M0
	T2	N1	M0
	T3	N0	M0
Ⅱ B 期	T1	N3a	M0
	T2	N2	M0
	T3	N1	M0
	T4a	N0	M0
Ⅲ A 期	T2	N3a	M0
	T3	N2	M0
	T4a	N1	M0
	T4a	N2	M0
	T4b	N0	M0
Ⅲ B 期	T1	N3b	M0
	T2	N3b	M0
	T3	N3a	M0
	T4a	N3a	M0
	T4b	N1	M0
	T4b	N2	M0
Ⅲ C 期	T3	N3b	M0
	T4a	N3b	M0
	T4b	N3a	M0
	T4b	N3b	M0
Ⅳ期	任何 T	任何 N	M1

摘自参考文献 [99]。

[a] 如果肿瘤侵犯大网膜或小网膜、胃结肠或肝胃韧带腹膜不受侵犯被归为 T3。

[b] 穿透腹膜则对应于 T4。

[c] 沿消化道管壁向食管或十二指肠生长不是侵犯邻近器官，不属于 T4b。

[d] 转移性癌沉积于浆膜下脂肪中，无残留淋巴结结构，无血管或神经结构，视为淋巴结沉积。

[e] 直接蔓延到肝、结肠、胰腺、膈肌被归为 T4b，而不是 M1。

[f] 腹水细胞学阳性对应 M1。

转移方式

胃癌可以通过直接蔓延到邻近器官、脉管和（或）腹膜播散转移。

肿瘤的直接蔓延

当浆膜被穿透时，胃癌细胞可扩散到胰腺、肝、脾、横结肠和大网膜。这时通常可以观察到早期的腹膜播散。据报道，OGJ肿瘤近端侵犯食管下端时，远端肿瘤有可能已经在显微镜下延伸到十二指肠。低黏附性癌细胞更易转移到浆膜面，并表现出广泛的胃壁内小脉管侵犯。因此，这些肿瘤通常通过黏膜下或浆膜下途径或黏膜下淋巴管侵入十二指肠。根据大体检查，十二指肠受侵犯的发生频率比预期的要高。因此，需要术中送冷冻进一步监测切缘的状态。

淋巴扩散

肿瘤浸润程度越深，淋巴结转移的发生率就越高，其分布随肿瘤的位置不同而不同，但通常侵犯胃小弯和大弯侧淋巴结。中部的胃癌可转移到胰腺和脾周围淋巴结，而近端胃癌可转移到纵隔淋巴结。

血行播散

即使淋巴结未受累，当胃癌细胞侵入门静脉分支时，也可以通过血流扩散和转移，通常转移至肝，其次是肺、腹膜、肾上腺、皮肤和卵巢。

有时，转移灶的分布取决于胃癌的组织学类型，以腺管形成为主的癌易通过血行转移到肝，而低黏附性癌则更易发生腹膜和骨转移。

腹膜播散

继发性肿瘤沉积常见于网膜、腹膜和肠系膜。继发性卵巢沉积是众所周知的克鲁肯伯格瘤的一种形式，与管状腺癌相比，更常见于弥散性原发性印戒细胞癌。然而，如果在卵巢黏液性肿瘤中存在印戒细胞，需警惕极其罕见的原发性卵巢肿瘤的可能。

在表4.3中公布了胃癌的最新的TNM分期，包括临床和病理分期。临床分期与病理分期不同，因为前者简化了淋巴结状态，仅关注淋巴结是否有转移，因此，预后不良的cT4bNXM0归为Ⅳ期。此外，与上一版相比，由于pT4aN2和pT4bN0现在是ⅢA期，而不是ⅢB期，因此对pTNM分期也进行了相应的修改。

除了临床和病理分期，AJCC还发表了腺癌术前治疗后对于预后有提示意义的分组，定义为ypTNM分期。

预后

尽管发病率和死亡率持续下降，胃癌仍然是世界上主要的致死癌症之一。西方国家的大多数患者被诊断为进展期癌，只有6%~10%的病例属于早期胃癌。因此，在不能进行根治手术的情况下，这些患者的预后很差。诊断滞后可能是由于早期没有明显的症状或缺乏有效的筛查方案。在西方国家，手术后患者的5年生存率约为26%，而在日本，T3期肿瘤的生存率为50%，T2期腺癌的生存率则高达60%~80%。此外，女性和日本种族与较高的生存率和EGC发生率呈正相关。与西方国家相比，日本的准确分期和外科专业技术与提高生存率有关。可切除病例的一个重要特征是完整切除肿瘤，切缘阴性。然而，尽管进行了切除，仍有40%的手术病例出现局部区域复发，60%出现全身复发。

遗传性胃癌综合征

家族聚集性胃癌约占胃癌的10%，1%~3%是由可能增加胃癌发生风险的遗传综合征所致。这些遗传性综合征包括家族性腺瘤性息肉病（FAP）、Lynch综合征、Li-Fraumeni综合征和Peutz-Jeghers综合征。在FAP患者中，患胃癌的风险比一般人群高7倍。在Lynch综合征中，胃癌的发病率高，且比散发性肿瘤发病年龄小，这与DNA错配修复（MMR）基因hMLH1和hMSH2的胚系突变相关。在Li-Fraumeni综合征中，胃癌的发生与TP53突变有关。尽管与遗传综合征相关的胃肠道恶性肿瘤不到 10%，但其中 50% 的病例是胃癌。最近，有文献报道，Peutz-Jeghers 综合征患者 *STK11* 基因的移码突变是导致胃癌侵袭性进展的原因。此外，有报道称，在一个散发性 Peutz-Jeghers 综合征伴发早期胃癌的患者中，检测到 *LKB1* 基因的一个新的胚系突变。

家族性胃癌的标准

家族性胃癌可以根据肿瘤组织病理学划分为发生家族聚集性肿瘤的个体不具有病理特征时被简单地称为家族性胃癌（FGC），而当家族聚集性肿瘤出现一个或多个组织病理学特征时可分为遗传性弥散性胃癌（HDGC）、家族性弥散性胃癌（FDGC）和家族性胃肠癌（FIGC）。

遗传性弥散性胃癌（HDGC）

该疾病是一种常染色体显性遗传综合征，与印戒细胞癌（弥散性胃癌）和乳腺小叶癌的发生有关。Guilford 于 1998 年发现 E-cadherin 基因 CDH1 的胚系突变是 HDGC 的遗传学基础。

国际胃癌联盟（IGCLC）经开会研讨，确定了 HDGC 综合征的家庭符合以下临床标准之一。

1. 在一级或二级亲属中出现 2 例或 3 例以上弥散性胃癌病例，至少 1 例在 50 岁之前确诊。

2. 在一级或二级亲属中出现 3 例或 3 例以上弥散性胃癌病例，可以不考虑确诊年龄。

这些家庭中的女性患乳腺小叶癌的风险较高。

2010 年，国际胃癌联盟更新了遗传检测标准。详见表 4.4。

还提出了另一种以遗传学为基础的命名法，即"HDGC"仅适用于 *CDH1* 基因胚系突变的家庭。

在临床定义的 HDGC 病例中，有 30%~40% 的病例出现 *CDH1* 基因突变，其中大多数是截短突变，少数是错义突变。在没有点突变的情况下，6.5% 的 HDGC 家族出现大的胚系缺失。此外，在 *CDH1* 整个基因中均可发生胚系突变，并且没有发现热点。

在突变携带者中，启动弥散性胃癌的发生需要 CDH1 的二次打击。最常见的是通过启动子高甲基化（表观遗传修饰）发生，而不是通过 CDH1 突变和杂合性缺失（LOH）。

由于 60%~70% 的 HDGC 患者不存在 CDH1 胚系突变，因此人们在努力寻找 HDGC 患者中其他的致病基因。

胃癌的分子生物学

胃癌发生的多步骤过程是遗传学和表观遗传学发生异常的结果，包括①通过两种途径导致的基因组不稳定性：微卫星不稳定性（MSI）和染色体不稳定性；②表观遗传学改变；③抑癌基因的沉默和癌基因的激活。

微卫星不稳定性（MSI）

MSI 是由 DNA 错配修复（MMR）系统缺陷引起的，该系统能够识别和纠正 DNA 复制过程中发生的核苷酸错配。MMR 由 MLH1、PMS2、MLH2 和 MLH6 蛋白质组成。

伴有 MSI 的胃癌往往表现出对 *MLH1* 基因的表观遗传沉默。作为 MMR 的成员，当

表 4.4　疑似 HDGC 家庭遗传筛查的选定标准

在一级或二级亲属中出现 2 例或更多的弥散性胃癌病例，其中至少 1 例在 50 岁以下确诊
在一级或二级亲属中出现 3 例或更多的弥散性胃癌病例，与确诊年龄无关
1 例发生于 40 岁前的弥散性胃癌病例，无家族史
有弥散性胃癌和乳腺小叶癌的个人史或家族史，其中 1 例确诊年龄在 50 岁以下

MLH1 蛋白正常表达时，可以在 DNA 错配修复过程中起到至关重要的作用，并负责修复 DNA 复制过程中发生的错误。此外，MSI 阳性胃癌常与表皮生长因子受体（EGFR）和 PI3K 通路的激活有关。

在癌变的早期阶段，包括慢性胃炎、IM、异型增生和腺瘤，以及 15%~49% 的散发性胃癌中，均可检测到 MSI。在胃癌中，弥散型和肠型的 MSI 检出率分别为 5%~10% 和 15%~40%。

染色体不稳定性

约 80% 的散发性腺瘤表现为染色体不稳定，导致 DNA 拷贝数（非整倍体）改变和染色体的各种变化，如易位、扩增、缺失或杂合性缺失（LOH）。与 MSI 相反，染色体不稳定的机制尚不清楚。非整倍体是有丝分裂分离和中心体异常所致的结果。Aguilera 和 Gomez-Gonzalez 对非整倍体的机制和基因进行了综述。

以染色体不稳定为特征的肿瘤常与 RTK/RAS 通路及 EGFR、HER2、HER3、JAK2、FGFR2、MET、PIK3CA 和 EGFR 的激活、KRAS/NRAS 的扩增有关。

表观遗传学改变

研究表明，表观遗传学改变可以影响癌症相关基因（如 APC、KRAS、TP53、hMLH1、CDKN2A/p16），它甚至比基因突变更常见。CpG 岛是与基因沉默相关的、启动子区发生高甲基化的特定位点。多个基因的 CpG 岛同时甲基化称为 CpG 岛甲基化表型（CIMP）。在从慢性胃炎到癌的发展中，所涉及的多个基因的启动子甲基化频率越来越高。具有多个同时高甲基化位点的肿瘤被称为高 CIMP。高 CIMP 常见于 MSI 阳性胃癌，与 MMR 基因（hMLH1）的高甲基化有关。CIMP 表型被认为是胃癌的早期事件。但 CIMP 也存在于邻近正常组织中，推测与幽门螺杆菌感染有关，提示其参与胃癌发生的可能机制。

此外，最近的研究表明，CIMP 在弥散型胃癌中更常见，肠型胃癌却比较少见。

抑癌基因

在胃癌的发生发展中，已经报道了几种抑癌基因，如弥散型癌中的 CDH1 和 RB1，肠型胃癌中的 APC 和 DCC。APC 基因的体细胞突变存在于 6% 的 IM 和 20%~40% 的胃腺瘤中，因此也被认为可能是胃癌发生的早期事件。

其他基因，如 PTEN 和 TP53，在这两种类型的胃癌中均出现表达下调，尽管 TP53 的改变更常见的肠型胃癌。至少在 30% 的 IM，33%~58% 的胃异型增生和腺瘤中检测到 TP53 改变，提示 TP53 的突变可能是胃癌发生的早期事件。

癌基因

在肠型胃癌中，一些癌基因如 HER2 和 KRAS 会优先发生改变。人酪氨酸激酶受体家族成员 HER2 的扩增和（或）过表达可以在 7%~34% 的胃腺瘤中被检测到。HER2 的过度表达似乎发生在胃癌发生的早期，因为它的表达水平从低级别异型增生到高级别异型增生到腺瘤显著上升。通过免疫组化（IHC）和原位杂交分析，人们对 HER2 在胃癌中的表达越来越感兴趣，因为 ToGA 试验证明，这些肿瘤对曲妥珠单抗治疗有积极的反应。与 HER2 在乳腺癌中的表达相比，HER2 在胃癌中的免疫组化表达更不均质，呈 U 形或侧膜着色，而不是完整的细胞膜着色。

由于 HER2 扩增与胃癌中蛋白质过表达的相关性不如乳腺癌，欧洲药物管理局（EMA）建议首先通过免疫组织化学评估 HER2 蛋白表达，然后在 IHC2 阳性病例中进行荧光原位杂交（FISH）检测。

在超过 50% 的肠型胃癌中检测到 KRAS 突变，而在弥散型癌中则没有。KRAS 突变可以激活 RAS 蛋白的活性，激活下游信号通路，而无须 EGFR 的信号。EGFR 是人类酪氨酸激酶受体家族的另一个成员，在 27% 的胃癌中存在蛋白过表达（免疫组化法），而使用 FISH 进行基因扩增分析时，发现 500 多例胃癌组织中 EGFR 扩增率不足 3%。

弥散型癌中优先发生改变的癌基因与肠型胃癌不同，其中包括 BCL2 和 FGFR2。而癌基因 *CTNB*1（编码 β-catenin）、*MET* 和 *MYC* 在肠癌和弥散性胃癌中均表达下调。此外，报道称参与细胞周期调控的基因，如 *CDKN1B* 和细胞周期蛋白 E，也在胃癌中发生改变。

结论

90%~95% 的胃癌是腺癌，起源于胃黏膜层细胞。其他胃恶性肿瘤的组织学类型为淋巴瘤、胃肠道间质瘤（GIST）、类癌和其他罕见肿瘤。

对胃上皮肿瘤进行精准地分类是了解该肿瘤生物学、为提高早期诊断的可靠性和挖掘更有效的多模式治疗方法的前提。

参考文献

[1] Correa P. A human model of gastric carcinogenesis. Cancer Res. 1988;48(13):3554–60.

[2] Lauwers GY, Srivastava A. Gastric preneoplastic lesions and epithelial dysplasia. Gastroenterol Clin North Am. 2007;36(4):813–29, vi.

[3] Lauwers GY, Carneiro F, Graham DY et al. Gastric carcinoma. In: Bosman FT, Carneiro F, Hruban RH. Theise ND, editors. WHO classification of tumours of the digestive system. 4th ed. Lyon: IARC; 2010. p. 48–58.

[4] Rugge M, et al. Gastric dysplasia: the Padova international classification. Am J Surg Pathol. 2000;24(2):167–76.

[5] Schlemper RJ, et al. The Vienna classification of gastrointestinal epithelial neoplasia. Gut. 2000;47(2):251–5.

[6] Stolte M. The new Vienna classification of epithelial neoplasia of the gastrointestinal tract: advantages and disadvantages. Virchows Arch. 2003;442(2):99–106.

[7] Lansdown M, et al. High grade dysplasia of the gastric mucosa: a marker for gastric carcinoma. Gut. 1990;31(9):977–83.

[8] Di Gregorio C, et al. Gastric dysplasia. A follow-up study. Am J Gastroenterol. 1993;88(10):1714–9.

[9] Rugge M, et al. Gastric epithelial dysplasia: a prospective multicenter follow-up study from the Interdisciplinary Group on Gastric Epithelial Dysplasia. Hum Pathol. 1991;22(10):1002–8.

[10] Saraga EP, Gardiol D, Costa J. Gastric dysplasia. A histological follow-up study. Am J Surg Pathol. 1987;11(10):788–96.

[11] Fertitta AM, et al. Clinical significance of gastric dysplasia: a multicenter follow-up study. Gastrointestinal Endoscopic Pathology Study Group. Endoscopy. 1993;25(4):265–8.

[12] Kokkola A, et al. Risk of gastric carcinoma in patients with mucosal dysplasia associated with atrophic gastritis: a follow up study. J Clin Pathol. 1996;49(12):979–84.

[13] Yamada H, et al. Long-term follow-up study of gastric adenoma/dysplasia. Endoscopy. 2004;36(5):390–6.

[14] Park DY, Lauwers GY. Gastric polyps: classification and management. Arch Pathol Lab Med. 2008;132(4):633–40.

[15] Carmack SW, et al. The current spectrum of gastric polyps: a 1-year national study of over 120,000 patients. Am J Gastroenterol. 2009;104(6):1524–32.

[16] Genta RM, et al. No association between gastric fundic gland polyps and gastrointestinal neoplasia in a study of over 100,000 patients. Clin Gastroenterol Hepatol. 2009;7(8):849–54.

[17] Fossmark R, et al. Serum gastrin and chromogranin A levels in patients with fundic gland polyps caused by long-term proton-pump inhibition. Scand J Gastroenterol. 2008;43(1):20–4.

[18] Ally MR, et al. Chronic proton pump inhibitor therapy associated with increased development of fundic gland polyps. Dig Dis Sci. 2009;54(12):2617–22.

[19] Attard TM, et al. Fundic gland polyposis with high-grade dysplasia in a child with attenuated familial adenomatous polyposis and familial gastric cancer. J Pediatr Gastroenterol Nutr. 2001;32(2):215–8.

[20] Abraham SC, et al. Sporadic fundic gland polyps with epithelial dysplasia : evidence for preferential targeting for mutations in the adenomatous polyposis coli gene. Am J Pathol. 2002;161(5):1735–42.

[21] Worthley DL, et al. Gastric adenocarcinoma and proximal polyposis of the stomach (GAPPS): a new autosomal dominant syndrome. Gut. 2012;61(5): 774–9.

[22] Carmack SW, et al. Management of gastric polyps: a pathology-based guide for gastroenterologists. Nat Rev Gastroenterol Hepatol. 2009;6(6):331–41.

[23] Canzonieri V, et al. Exocrine and endocrine modulation in common gastric carcinoma. Am J Clin Pathol. 2012;137(5):712–21.

[24] Park DY, et al. Adenomatous and foveolar gastric dysplasia: distinct patterns of mucin expression and background intestinal metaplasia. Am J Surg Pathol. 2008;32(4):524–33.

[25] Abraham SC, et al. Gastric adenomas: intestinal-type and gastric-type adenomas differ in the risk of adenocarcinoma and presence of background mucosal pathology. Am J Surg Pathol. 2002;26(10):1276–85.

[26] Jass JR. A classification of gastric dysplasia. Histopathology. 1983;7(2):181–93.

[27] Nogueira AM, et al. Patterns of expression of trefoil peptides and mucins in gastric polyps with and without

malignant transformation. J Pathol. 1999;187(5):541–8.

[28] Park DY, et al. CDX2 expression in the intestinaltype gastric epithelial neoplasia: frequency and significance. Mod Pathol. 2010;23(1):54–61.

[29] Rubio CA. Paneth cell adenoma of the stomach. Am J Surg Pathol. 1989;13(4):325–8.

[30] Lev R, DeNucci TD. Neoplastic Paneth cells in the stomach. Report of two cases and review of the literature. Arch Pathol Lab Med. 1989;113(2):129–33.

[31] Singhi AD, Lazenby AJ, Montgomery EA. Gastric adenocarcinoma with chief cell differentiation: a proposal for reclassification as oxyntic gland polyp/adenoma. Am J Surg Pathol. 2012;36(7):1030–5.

[32] Torre LA, et al. Global cancer incidence and mortality rates and trends – an update. Cancer Epidemiol Biomarkers Prev. 2015;25(1):16–27.

[33] Stock M, Otto F. Gene deregulation in gastric cancer. Gene. 2005;360(1):1–19.

[34] Parkin DM, et al. Global cancer statistics, 2002. CA Cancer J Clin. 2005;55(2):74–108.

[35] Curado MP, et al. Cancer incidence in five continents, vol. 9. Lyon: IARC Press International Agency for Research on Cancer; 2007.

[36] Parkin DM. The global health burden of infection-associated cancers in the year 2002. Int J Cancer. 2006;118(12):3030–44.

[37] Munoz N, Franceschi S. Epidemiology of gastric cancer and perspectives for prevention. Salud Publica Mex. 1997;39(4):318–30.

[38] Correa P. Human gastric carcinogenesis: a multistep and multifactorial process – First American Cancer Society Award Lecture on Cancer Epidemiology and Prevention. Cancer Res. 1992;52(24):6735–40.

[39] Yakirevich E, Resnick MB. Pathology of gastric cancer and its precursor lesions. Gastroenterol Clin North Am. 2013;42(2):261–84.

[40] Siurala M, Varis K, Wiljasalo M. Studies of patients with atrophic gastritis: a 10-15-year follow-up. Scand J Gastroenterol. 1966;1(1):40–8.

[41] Walker IR, et al. Simple atrophic gastritis and gastric carcinoma. Gut. 1971;12(11):906–11.

[42] Dixon MF, et al. Classification and grading of gastritis. The updated Sydney System. International Workshop on the Histopathology of Gastritis, Houston 1994. Am J Surg Pathol. 1996;20(10): 1161–81.

[43] Rugge M, Genta RM. Staging and grading of chronic gastritis. Hum Pathol. 2005;36(3):228–33.

[44] Rugge M, et al. Gastritis OLGA-staging and gastric cancer risk: a twelve-year clinico-pathological follow-up study. Aliment Pharmacol Ther. 2010;31(10): 1104–11.

[45] Jass JR, Filipe MI. The mucin profiles of normal gastric mucosa, intestinal metaplasia and its variants and gastric carcinoma. Histochem J. 1981;13(6):931–9.

[46] Reis CA, et al. Intestinal metaplasia of human stomach displays distinct patterns of mucin (MUC1, MUC2, MUC5AC, and MUC6) expression. Cancer Res. 1999;59(5):1003–7.

[47] Filipe MI, et al. Incomplete sulphomucin-secreting intestinal metaplasia for gastric cancer. Preliminary data from a prospective study from three centres. Gut. 1985;26(12):1319–26.

[48] Jass JR, Filipe MI. Sulphomucins and precancerous lesions of the human stomach. Histopathology. 1980;4(3):271–9.

[49] Barros R, et al. Gastric intestinal metaplasia revisited: function and regulation of CDX2. Trends Mol Med. 2012;18(9):555–63.

[50] Pagnini CA, Bozzola L. Precancerous significance of colonic type intestinal metaplasia. Tumori. 1981;67(2):113–6.

[51] Filipe MI, et al. Intestinal metaplasia types and the risk of gastric cancer: a cohort study in Slovenia. Int J Cancer. 1994;57(3):324–9.

[52] Capelle LG, et al. The staging of gastritis with the OLGA system by using intestinal metaplasia as an accurate alternative for atrophic gastritis. Gastrointest Endosc. 2010;71(7):1150–8.

[53] Correa P, et al. Chemoprevention of gastric dysplasia: randomized trial of antioxidant supplements and anti-helicobacter pylori therapy. J Natl Cancer Inst. 2000;92(23):1881–8.

[54] Ley C, et al. Helicobacter pylori eradication and gastric preneoplastic conditions: a randomized, doubleblind, placebo-controlled trial. Cancer Epidemiol Biomarkers Prev. 2004;13(1):4–10.

[55] Zhou L, et al. A five-year follow-up study on the pathological changes of gastric mucosa after H. pylori eradication. Chin Med J (Engl). 2003;116(1):11–4.

[56] Wong BC, et al. Helicobacter pylori eradication to prevent gastric cancer in a high-risk region of China: a randomized controlled trial. JAMA. 2004;291(2):187–94.

[57] Asfeldt AM, et al. The natural course of Helicobacter pylori infection on endoscopic findings in a population during 17 years of follow-up: the Sorreisa gastrointestinal disorder study. Eur J Epidemiol. 2009;24(10):649–58.

[58] Barros R, et al. Relevance of high virulence Helicobacter pylori strains and futility of CDX2 expression for predicting intestinal metaplasia after eradication of infection. Scand J Gastroenterol. 2010;45(7-8):828–34.

[59] Wong WM, Poulsom R, Wright NA. Trefoil peptides. Gut. 1999;44(6):890–5.

[60] Schmidt PH, et al. Identification of a metaplastic cell lineage associated with human gastric adenocarcinoma. Lab Invest. 1999;79(6):639–46.

[61] Halldorsdottir AM, et al. Spasmolytic polypeptide-expressing metaplasia (SPEM) associated with gastric cancer in Iceland. Dig Dis Sci. 2003;48(3): 431–41.

[62] Yamaguchi H, et al. Identification of spasmolytic polypeptide expressing metaplasia (SPEM) in remnant gastric cancer and surveillance postgastrectomy biopsies. Dig Dis Sci. 2002;47(3):573–8.

[63] Schistosomes, liver flukes and Helicobacter pylori. IARC Working Group on the Evaluation of Carcinogenic Risks to Humans. Lyon, 7-14 June 1994. IARC Monogr Eval Carcinog Risks Hum. 1994;61:1–241.

[64] Fox JG, Wang TC. Inflammation, atrophy, and gastric cancer. J Clin Invest. 2007;117(1):60–9.

[65] Uemura N, et al. Helicobacter pylori infection and the development of gastric cancer. N Engl J Med.

2001;345(11):784–9.

[66] Malfertheiner P, et al. Current concepts in the management of Helicobacter pylori infection: the Maastricht III Consensus Report. Gut. 2007;56(6):772–81.

[67] Ekstrom AM, et al. Dietary antioxidant intake and the risk of cardia cancer and noncardia cancer of the intestinal and diffuse types: a populationbased case-control study in Sweden. Int J Cancer. 2000;87(1):133–40.

[68] Epplein M, et al. Association of Helicobacter pylori infection and diet on the risk of gastric cancer: a case-control study in Hawaii. Cancer Causes Control. 2008;19(8):869–77.

[69] Kono S, Hirohata T. Nutrition and stomach cancer. Cancer Causes Control. 1996;7(1):41–55.

[70] Buckland G, et al. Healthy lifestyle index and risk of gastric adenocarcinoma in the EPIC cohort study. Int J Cancer. 2015;137(3):598–606.

[71] Lin SH, et al. Salt processed food and gastric cancer in a Chinese population. Asian Pac J Cancer Prev. 2014;15(13):5293–8.

[72] Massarrat S, Stolte M. Development of gastric cancer and its prevention. Arch Iran Med. 2014;17(7):514–20.

[73] Nomura AM, et al. Case-control study of diet and other risk factors for gastric cancer in Hawaii (United States). Cancer Causes Control. 2003;14(6):547–58.

[74] Bjelakovic G, et al. Systematic review: primary and secondary prevention of gastrointestinal cancers with antioxidant supplements. Aliment Pharmacol Ther. 2008;28(6):689–703.

[75] Qiao YL, et al. Total and cancer mortality after supplementation with vitamins and minerals: follow-up of the Linxian General Population Nutrition Intervention Trial. J Natl Cancer Inst. 2009;101(7):507–18.

[76] Jenab M, et al. Plasma and dietary carotenoid, retinol and tocopherol levels and the risk of gastric adenocarcinomas in the European prospective investigation into cancer and nutrition. Br J Cancer. 2006;95(3):406–15.

[77] Ladeiras-Lopes R, et al. Smoking and gastric cancer: systematic review and meta-analysis of cohort studies. Cancer Causes Control. 2008;19(7):689–701.

[78] Nishino Y, et al. Tobacco smoking and gastric cancer risk: an evaluation based on a systematic review of epidemiologic evidence among the Japanese population. Jpn J Clin Oncol. 2006;36(12):800–7.

[79] Thorban S, et al. Prognostic factors in gastric stump carcinoma. Ann Surg. 2000;231(2):188–94.

[80] Skierucha M, et al. Molecular alterations in gastric cancer with special reference to the early-onset subtype. World J Gastroenterol. 2016;22(8):2460–74.

[81] Sons HU, Borchard F. Gastric carcinoma after surgical treatment for benign ulcer disease: some pathologic-anatomic aspects. Int Surg. 1987;72(4):222–6.

[82] Sinning C, et al. Gastric stump carcinoma – epidemiology and current concepts in pathogenesis and treatment. Eur J Surg Oncol. 2007;33(2):133–9.

[83] Offerhaus GJ, et al. Mortality caused by stomach cancer after remote partial gastrectomy for benign conditions: 40 years of follow up of an Amsterdam cohort of 2633 postgastrectomy patients. Gut. 1988;29(11):1588–90.

[84] Toftgaard C. Gastric cancer after peptic ulcer surgery. A historic prospective cohort investigation. Ann Surg. 1989;210(2):159–64.

[85] Tersmette AC, et al. Multivariate analysis of the risk of stomach cancer after ulcer surgery in an Amsterdam cohort of postgastrectomy patients. Am J Epidemiol. 1991;134(1):14–21.

[86] Imai S, et al. Gastric carcinoma: monoclonal epithelial malignant cells expressing Epstein-Barr virus latent infection protein. Proc Natl Acad Sci U S A. 1994;91(19):9131–5.

[87] Yamamoto N, et al. Epstein-Barr virus and gastric remnant cancer. Cancer. 1994;74(3):805–9.

[88] van Rees BP, et al. Different pattern of allelic loss in Epstein-Barr virus-positive gastric cancer with emphasis on the p53 tumor suppressor pathway. Am J Pathol. 2002;161(4):1207–13.

[89] Baas IO, et al. Helicobacter pylori and Epstein-Barr virus infection and the p53 tumour suppressor pathway in gastric stump cancer compared with carcinoma in the non-operated stomach. J Clin Pathol. 1998;51(9):662–6.

[90] Offerhaus GJ, et al. The mucosa of the gastric remnant harboring malignancy. Histologic findings in the biopsy specimens of 504 asymptomatic patients 15 to 46 years after partial gastrectomy with emphasis on nonmalignant lesions. Cancer. 1989;64(3):698–703.

[91] Borrmann R. Geshwulste des Magens und Duodenums. In: Henke F, Lubrasch O, editors. Handbuch der Speziellen Pathologischen Anatomie und Histologie. Berlin: Springer; 1926.

[92] Ming SC. Gastric carcinoma. A pathobiological classification. Cancer. 1977;39(6):2475–85.

[93] Carneiro F, Ribeiro MM, Sobrinho-Simoes M. Prognostic factors in gastric carcinoma. Br J Cancer. 1997;76(2):278.

[94] Goseki N, Takizawa T, Koike M. Differences in the mode of the extension of gastric cancer classified by histological type: new histological classification of gastric carcinoma. Gut. 1992;33(5):606–12.

[95] Lauren P. The two histological main types of gastric carcinoma: diffuse and so-called intestinal-type carcinoma. An attempt at a histo-clinical classification. Acta Pathol Microbiol Scand. 1965;64:31–49.

[96] Tay ST, et al. A combined comparative genomic hybridization and expression microarray analysis of gastric cancer reveals novel molecular subtypes. Cancer Res. 2003;63(12):3309–16.

[97] Tan IB, et al. Intrinsic subtypes of gastric cancer, based on gene expression pattern, predict survival and respond differently to chemotherapy. Gastroenterology. 2011;141(2):476–85.

[98] Lee HS, et al. Protein expression profiling and molecular classification of gastric cancer by the tissue array method. Clin Cancer Res. 2007;13(14): 4154–63.

[99] Brierley JD, Gospodarowicz MK, Wittekind C, editors. TNM classification of malignant tumours. 8th ed. Chichester: Wiley-Blackwell; 2017.

[100] Amin MB, et al., editors. AJCC cancer staging manual. 8th ed. New York: Springer International Publishing; 2017.

[101] Eom DW, et al. Gastric micropapillary carcinoma:

a distinct subtype with a significantly worse prognosis in TNM stages I and II. Am J Surg Pathol. 2010;35(1):84–91.

[102] Carvalho B, et al. Mixed gastric carcinomas show similar chromosomal aberrations in both their diffuse and glandular components. Cell Oncol. 2006;28(5-6):283–94.

[103] Zheng HC, et al. Mixed-type gastric carcinomas exhibit more aggressive features and indicate the histogenesis of carcinomas. Virchows Arch. 2008;452(5):525–34.

[104] Machado JC, et al. E-cadherin gene mutations provide a genetic basis for the phenotypic divergence of mixed gastric carcinomas. Lab Invest. 1999;79(4):459–65.

[105] Park SY, et al. Mixed-type gastric cancer and its association with high-frequency CpG island hyper-methylation. Virchows Arch. 2010;456(6):625–33.

[106] Fuchs CS, Mayer RJ. Gastric carcinoma. N Engl J Med. 1995;333(1):32–41.

[107] Berlth F, et al. Pathohistological classification systems in gastric cancer: diagnostic relevance and prognostic value. World J Gastroenterol. 2014;20(19):5679–84.

[108] Cislo M, et al. Distinct molecular subtypes of gastric cancer: from Lauren to molecular pathology. Oncotarget. 2018;9(27):19427–42.

[109] Van Cutsem E, et al. Gastric cancer. Lancet. 2016; 388(10060):2654–64.

[110] Martin IG, et al. Goseki histological grading of gastric cancer is an important predictor of outcome. Gut. 1994;35(6):758–63.

[111] Carneiro F. Classification of gastric carcinomas. Curr Diagn Pathol. 1997;4(1):51–59.

[112] Carneiro F, Seixas M, Sobrinho-Simoes M. New elements for an updated classification of the carcinomas of the stomach. Pathol Res Pract. 1995;191(6):571–84.

[113] Machado JC, et al. pS2 protein expression in gastric carcinoma. An immunohistochemical and immunoradiometric study. Eur J Cancer. 1996;32A(9): 1585–90.

[114] Machado JC, et al. Gastric carcinoma exhibits distinct types of cell differentiation: an immunohistochemical study of trefoil peptides (TFF1 and TFF2) and mucins (MUC1, MUC2, MUC5AC, and MUC6). J Pathol. 2000;190(4):437–43.

[115] Kushima R, et al. Gastric-type well-differentiated adenocarcinoma and pyloric gland adenoma of the stomach. Gastric Cancer. 2006;9(3):177–84.

[116] Kushima R, Hattori T. Histogenesis and characteristics of gastric-type adenocarcinomas in the stomach. J Cancer Res Clin Oncol. 1993;120(1-2):103–11.

[117] Tsukashita S, et al. MUC gene expression and histogenesis of adenocarcinoma of the stomach. Int J Cancer. 2001;94(2):166–70.

[118] Shiroshita H, et al. Re-evaluation of mucin phenotypes of gastric minute well-differentiated-type adenocarcinomas using a series of HGM, MUC5AC, MUC6, M-GGMC, MUC2 and CD10 stains. Pathol Int. 2004;54(5):311–21.

[119] Tatematsu M, Tsukamoto T, Mizoshita T. Role of Helicobacter pylori in gastric carcinogenesis: the origin of gastric cancers and heterotopic proliferative glands in Mongolian gerbils. Helicobacter. 2005;10(2):97–106.

[120] Blumenfeld W, et al. Neuroendocrine differentiation in gastric adenocarcinomas. An immunohistochemical study. Arch Pathol Lab Med. 1996;120(5):478–81.

[121] Park JG, et al. Chromogranin-A expression in gastric and colon cancer tissues. Int J Cancer. 1992;51(2):189–94.

[122] Sentani K, et al. Immunostaining of gastric cancer with neuroendocrine differentiation: Reg IV-positive neuroendocrine cells are associated with gastrin, serotonin, pancreatic polypeptide and somatostatin. Pathol Int. 2010;60(4):291–7.

[123] Waldum HL, et al. Neuroendocrine differentiation in human gastric carcinoma. Cancer. 1998;83(3):435–44.

[124] Yao GY, et al. Neuroendocrine markers in adenocarcinomas: an investigation of 356 cases. World J Gastroenterol. 2003;9(4):858–61.

[125] Jiang SX, et al. Gastric large cell neuroendocrine carcinomas: a distinct clinicopathologic entity. Am J Surg Pathol. 2006;30(8):945–53.

[126] Mori M, Iwashita A, Enjoji M. Adenosquamous carcinoma of the stomach. A clinicopathologic analysis of 28 cases. Cancer. 1986;57(2):333–9.

[127] Mori M, Fukuda T, Enjoji M. Adenosquamous carcinoma of the stomach. Histogenetic and ultrastructural studies. Gastroenterology. 1987;92(4):1078–82.

[128] Boswell JT, Helwig EB. Squamous Cell Carcinoma and Adenoacanthoma of the Stomach. A Clinicopathologic Study. Cancer. 1965;18:181–92.

[129] Bonnheim DC, Sarac OK, Fett W. Primary squamous cell carcinoma of the stomach. Am J Gastroenterol. 1985;80(2):91–4.

[130] Marubashi S, et al. Primary squamous cell carcinoma of the stomach. Gastric Cancer. 1999;2(2):136–41.

[131] Yoshida K, et al. Early gastric cancer of adenosquamous carcinoma type: report of a case and review of literature. Jpn J Clin Oncol. 1996;26(4):252–7.

[132] Ishikura H, et al. Hepatoid adenocarcinomas of the stomach. An analysis of seven cases. Cancer. 1986;58(1):119–26.

[133] Nagai E, et al. Hepatoid adenocarcinoma of the stomach. A clinicopathologic and immunohistochemical analysis. Cancer. 1993;72(6):1827–35.

[134] Chang YC, et al. Clinicopathologic features and long-term results of alpha-fetoprotein-producing gastric cancer. Am J Gastroenterol. 1990;85(11):1480–5.

[135] Akiyama S, et al. Histogenesis of hepatoid adenocarcinoma of the stomach: molecular evidence of identical origin with coexistent tubular adenocarcinoma. Int J Cancer. 2003;106(4):510–5.

[136] Petrella T, et al. Alphafetoprotein-producing gastric adenocarcinoma. Histopathology. 1995;26(2):171–5.

[137] Kumashiro Y, et al. Hepatoid adenocarcinoma of the stomach: histogenesis and progression in association with intestinal phenotype. Hum Pathol. 2007;38(6):857–63.

[138] Ishikura H, et al. Gastrointestinal hepatoid adenocarcinoma: venous permeation and mimicry of hepatocellular carcinoma, a report of four cases. Histopathology. 1997;31(1):47–54.

[139] Liu X, et al. Analysis of clinicopathologic features

and prognostic factors in hepatoid adenocarcinoma of the stomach. Am J Surg Pathol. 2010;34(10):1465–71.

[140] Motoyama T, et al. alpha-Fetoprotein producing gastric carcinomas: a comparative study of three different subtypes. Acta Pathol Jpn. 1993;43(11):654–61.

[141] Inagawa S, et al. Hepatoid adenocarcinoma of the stomach. Gastric Cancer. 2001;4(1):43–52.

[142] Supriatna Y, et al. Evidence for hepatocellular differentiation in alpha-fetoprotein-negative gastric adenocarcinoma with hepatoid morphology: a study with in situ hybridisation for albumin mRNA. Pathology. 2005;37(3):211–5.

[143] Sentani K, et al. Gene expression profiling with microarray and SAGE identifies PLUNC as a marker for hepatoid adenocarcinoma of the stomach. Mod Pathol. 2008;21(4):464–75.

[144] Terracciano LM, et al. Hepatoid adenocarcinoma with liver metastasis mimicking hepatocellular carcinoma: an immunohistochemical and molecular study of eight cases. Am J Surg Pathol. 2003;27(10):1302–12.

[145] Saigo PE, et al. Primary gastric choriocarcinoma. An immunohistological study. Am J Surg Pathol. 1981;5(4):333–42.

[146] Liu AY, et al. Gastric choriocarcinoma shows characteristics of adenocarcinoma and gestational choriocarcinoma: a comparative genomic hybridization and fluorescence in situ hybridization study. Diagn Mol Pathol. 2001;10(3):161–5.

[147] Smith FR, Barkin JS, Hensley G. Choriocarcinoma of the stomach. Am J Gastroenterol. 1980;73(1): 45–8.

[148] Yonezawa S, et al. Immunohistochemical localization of thrombomodulin in chorionic diseases of the uterus and choriocarcinoma of the stomach. A comparative study with the distribution of human chorionic gonadotropin. Cancer. 1988;62(3):569–76.

[149] Krulewski T, Cohen LB. Choriocarcinoma of the stomach: pathogenesis and clinical characteristics. Am J Gastroenterol. 1988;83(10):1172–5.

[150] Young LS, Rickinson AB. Epstein-Barr virus: 40 years on. Nat Rev Cancer. 2004;4(10):757–68.

[151] Murphy G, et al. Meta-analysis shows that prevalence of Epstein-Barr virus-positive gastric cancer differs based on sex and anatomic location. Gastroenterology. 2009;137(3):824–33.

[152] Lee JH, et al. Clinicopathological and molecular characteristics of Epstein-Barr virus-associated gastric carcinoma: a meta-analysis. J Gastroenterol Hepatol. 2009;24(3):354–65.

[153] Willems S, Carneiro F, Geboes K. Gastric carcinoma with osteoclast-like giant cells and lymphoepithelioma-like carcinoma of the stomach: two of a kind? Histopathology. 2005;47(3):331–3.

[154] Minamoto T, et al. Medullary carcinoma with lymphocytic infiltration of the stomach. Clinicopathologic study of 27 cases and immunohistochemical analysis of the subpopulations of infiltrating lymphocytes in the tumor. Cancer. 1990;66(5):945–52.

[155] Watanabe H, Enjoji M, Imai T. Gastric carcinoma with lymphoid stroma. Its morphologic characteristics and prognostic correlations. Cancer. 1976;38(1):232–43.

[156] Wang HH, et al. Lymphoepithelioma-like carcinoma of the stomach: a subset of gastric carcinoma with distinct clinicopathological features and high prevalence of Epstein-Barr virus infection. Hepatogastroenterology. 1999;46(26):1214–9.

[157] Matsunou H, et al. Characteristics of Epstein-Barr virus-associated gastric carcinoma with lymphoid stroma in Japan. Cancer. 1996;77(10):1998–2004.

[158] Truong CD, et al. Characteristics of Epstein-Barr virus-associated gastric cancer: a study of 235 cases at a comprehensive cancer center in U.S.A. J Exp Clin Cancer Res. 2009;28:14.

[159] Fukayama M, Chong JM, Kaizaki Y. Epstein-Barr virus and gastric carcinoma. Gastric Cancer. 1998;1(2):104–14.

[160] Cho KJ, et al. Carcinosarcoma of the stomach. A case report with light microscopic, immunohistochemical, and electron microscopic study. APMIS. 1990;98(11):991–5.

[161] Nakayama Y, et al. Gastric carcinosarcoma (sarcomatoid carcinoma) with rhabdomyoblastic and osteoblastic differentiation. Pathol Int. 1997;47(8): 557–63.

[162] Sato Y, et al. Gastric carcinosarcoma, coexistence of adenosquamous carcinoma and rhabdomyosarcoma: a case report. Histopathology. 2001;39(5): 543–4.

[163] Randjelovic T, et al. Carcinosarcoma of the stomach: a case report and review of the literature. World J Gastroenterol. 2007;13(41):5533–6.

[164] Tsuneyama K, et al. A case report of gastric carcinosarcoma with rhabdomyosarcomatous and neuroendocrinal differentiation. Pathol Res Pract. 1999;195(2):93–7; discussion 98.

[165] Yamazaki K. A gastric carcinosarcoma with neuroendocrine cell differentiation and undifferentiated spindle-shaped sarcoma component possibly progressing from the conventional tubular adenocarcinoma; an immunohistochemical and ultrastructural study. Virchows Arch. 2003;442(1):77–81.

[166] Teramachi K, et al. Carcinosarcoma (pure endocrine cell carcinoma with sarcoma components) of the stomach. Pathol Int. 2003;53(8):552–6.

[167] Kuroda N, et al. Gastric carcinosarcoma with neuroendocrine differentiation as the carcinoma component and leiomyosarcomatous and myofibroblastic differentiation as the sarcomatous component. APMIS. 2006;114(3):234–8.

[168] Ikeda Y, et al. Gastric carcinosarcoma presenting as a huge epigastric mass. Gastric Cancer. 2007;10(1):63–8.

[169] Roh JH, et al. Micropapillary carcinoma of stomach: a clinicopathologic and immunohistochemical study of 11 cases. Am J Surg Pathol. 2010;34(8):1139–46.

[170] Capella C, et al. Gastric parietal cell carcinoma – a newly recognized entity: light microscopic and ultrastructural features. Histopathology. 1984;8(5): 813–24.

[171] Byrne D, Holley MP, Cuschieri A. Parietal cell carcinoma of the stomach: association with long-term survival after curative resection. Br J Cancer. 1988;58(1):85–7.

[172] Yang GY, et al. Parietal cell carcinoma of gastric cardia: immunophenotype and ultrastructure.

Ultrastruct Pathol. 2003;27(2):87–94.

[173] Hayashi I, et al. Mucoepidermoid carcinoma of the stomach. J Surg Oncol. 1987;34(2):94–9.

[174] Kazzaz BA, Eulderink F. Paneth cell-rich carcinoma of the stomach. Histopathology. 1989;15(3):303–5.

[175] Ooi A, et al. Predominant Paneth cell differentiation in an intestinal type gastric cancer. Pathol Res Pract. 1991;187(2-3):220–5.

[176] Caruso RA, Famulari C. Neoplastic Paneth cells in adenocarcinoma of the stomach: a case report. Hepatogastroenterology. 1992;39(3):264–6.

[177] Ueyama T, et al. Vimentin-positive gastric carcinomas with rhabdoid features. A clinicopathologic and immunohistochemical study. Am J Surg Pathol. 1993;17(8):813–9.

[178] Pinto JA, et al. Well differentiated gastric adenocarcinoma with rhabdoid areas: a case report with immunohistochemical analysis. Pathol Res Pract. 1997;193(11-12):801–5; discussion 806–8.

[179] Rivera-Hueto F, et al. Early gastric stump carcinoma with rhabdoid features. Case report. Pathol Res Pract. 1999;195(12):841–6.

[180] Murakami T. Pathomorphological diagnosis. In: Murakami T, editor. Early gastric cancer. Tokyo: University of Tokyo; 1971.

[181] Tsukuma H, Mishima T, Oshima A. Prospective study of "early" gastric cancer. Int J Cancer. 1983;31(4):421–6.

[182] Everett SM, Axon AT. Early gastric cancer in Europe. Gut. 1997;41(2):142–50.

[183] Noguchi Y, et al. Is gastric carcinoma different between Japan and the United States? Cancer. 2000;89(11):2237–46.

[184] Gotoda T. Endoscopic resection of early gastric cancer. Gastric Cancer. 2007;10(1):1–11.

[185] Ming SC. Malignant epithelial tumours of the stomach. In: Ming SC, Goldman H, editors. Pathology of gastrointestinal tract. Baltimore: Williams & Wilkins; 1998.

[186] Oohara T, et al. Minute gastric cancers less than 5 mm in diameter. Cancer. 1982;50(4):801–10.

[187] Kodama Y, et al. Growth patterns and prognosis in early gastric carcinoma. Superficially spreading and penetrating growth types. Cancer. 1983;51(2):320–6.

[188] Xuan ZX, et al. Time trends of early gastric carcinoma. A clinicopathologic analysis of 2846 cases. Cancer. 1993;72(10):2889–94.

[189] Zinninger MM, Collins WT. Extension of carcinoma of the stomach into the duodenum and esophagus. Ann Surg. 1949;130(3):557–66.

[190] Fernet P, Azar HA, Stout AP. Intramural (tubal) spread of linitis plastica along the alimentary tract. Gastroenterology. 1965;48:419–24.

[191] Maruyama K, et al. Lymph node metastases of gastric cancer. General pattern in 1931 patients. Ann Surg. 1989;210(5):596–602.

[192] Duarte I, Llanos O. Patterns of metastases in intestinal and diffuse types of carcinoma of the stomach. Hum Pathol. 1981;12(3):237–42.

[193] Marano L, et al. Surgical management of advanced gastric cancer: An evolving issue. Eur J Surg Oncol. 2016;42(1):18–27.

[194] Ishigami S, et al. Clinical merit of subdividing gastric cancer according to invasion of the muscularis propria. Hepatogastroenterology. 2004;51(57):869–71.

[195] Yoshikawa K, Maruyama K. Characteristics of gastric cancer invading to the proper muscle layer – with special reference to mortality and cause of death. Jpn J Clin Oncol. 1985;15(3):499–503.

[196] Hundahl SA, Phillips JL, Menck HR. The National Cancer Data Base Report on poor survival of U.S. gastric carcinoma patients treated with gastrectomy: Fifth Edition American Joint Committee on Cancer staging, proximal disease, and the "different disease" hypothesis. Cancer. 2000;88(4):921–32.

[197] Reid-Lombardo KM, et al. Treatment of gastric adenocarcinoma may differ among hospital types in the United States, a report from theNational Cancer Data Base. J Gastrointest Surg. 2007;11(4):410–9; discussion 419–20.

[198] Siewert JR, et al. Relevant prognostic factors in gastric cancer: ten-year results of the German Gastric Cancer Study. Ann Surg. 1998;228(4):449–61.

[199] Wanebo HJ, et al. Cancer of the stomach. A patient care study by the American College of Surgeons. Ann Surg. 1993;218(5):583–92.

[200] Karpeh MS, et al. Lymph node staging in gastric cancer: is location more important than Number? An analysis of 1,038 patients. Ann Surg. 2000;232(3):362–71.

[201] Landry J, et al. Patterns of failure following curative resection of gastric carcinoma. Int J Radiat Oncol Biol Phys. 1990;19(6):1357–62.

[202] Carneiro F. Hereditary gastric cancer. Pathologe. 2012;33 Suppl 2(2012):231–4.

[203] Vasen HF, et al. MSH2 mutation carriers are at higher risk of cancer than MLH1 mutation carriers: a study of hereditary nonpolyposis colorectal cancer families. J Clin Oncol. 2001;19(20):4074–80.

[204] Capelle LG, et al. Risk and epidemiological time trends of gastric cancer in Lynch syndrome carriers in the Netherlands. Gastroenterology. 2010;138(2):487–92.

[205] Lynch HT, et al. Review of the Lynch syndrome: history, molecular genetics, screening, differential diagnosis, and medicolegal ramifications. Clin Genet. 2009;76(1):1–18.

[206] Jagelman DG, DeCosse JJ, Bussey HJ. Upper gastrointestinal cancer in familial adenomatous polyposis. Lancet. 1988;1(8595):1149–51.

[207] Aarnio M, et al. Features of gastric cancer in hereditary non-polyposis colorectal cancer syndrome. Int J Cancer. 1997;74(5):551–5.

[208] Varley JM, et al. An extended Li-Fraumeni kindred with gastric carcinoma and a codon 175 mutation in TP53. J Med Genet. 1995;32(12):942–5.

[209] Shinmura K, et al. A novel STK11 germline mutation in two siblings with Peutz-Jeghers syndrome complicated by primary gastric cancer. Clin Genet. 2005;67(1):81–6.

[210] Takahashi M, et al. A novel germline mutation of the LKB1 gene in a patient with Peutz-Jeghers syndrome with early-onset gastric cancer. J Gastroenterol. 2004;39(12):1210–4.

[211] Guilford P, et al. E-cadherin germline mutations in familial gastric cancer. Nature. 1998;392(6674):402–5.

[212] Caldas C, et al. Familial gastric cancer: overview and guidelines for management. J Med Genet. 1999;36(12):873–80.

[213] Keller G, et al. Diffuse type gastric and lobular breast carcinoma in a familial gastric cancer patient with an E-cadherin germline mutation. Am J Pathol. 1999;155(2):337–42.

[214] Brooks-Wilson AR, et al. Germline E-cadherin mutations in hereditary diffuse gastric cancer: assessment of 42 new families and review of genetic screening criteria. J Med Genet. 2004;41(7):508–17.

[215] Suriano G, et al. Characterization of a recurrent germ line mutation of the E-cadherin gene: implications for genetic testing and clinical management. Clin Cancer Res. 2005;11(15):5401–9.

[216] Kaurah P, et al. Founder and recurrent CDH1 mutations in families with hereditary diffuse gastric cancer. JAMA. 2007;297(21):2360–72.

[217] Schrader KA, et al. Hereditary diffuse gastric cancer: association with lobular breast cancer. Fam Cancer. 2008;7(1):73–82.

[218] Guilford PJ, et al. E-cadherin germline mutations define an inherited cancer syndrome dominated by diffuse gastric cancer. Hum Mutat. 1999;14(3):249–55.

[219] Oliveira C, Seruca R, Carneiro F. Hereditary gastric cancer. Best Pract Res Clin Gastroenterol. 2009;23(2):147–57.

[220] Oliveira C, et al. Germline CDH1 deletions in hereditary diffuse gastric cancer families. Hum Mol Genet. 2009;18(9):1545–55.

[221] Blair V, et al. Hereditary diffuse gastric cancer: diagnosis and management. Clin Gastroenterol Hepatol. 2006;4(3):262–75.

[222] Carneiro F, et al. Molecular pathology of familial gastric cancer, with an emphasis on hereditary diffuse gastric cancer. J Clin Pathol. 2008;61(1):25–30.

[223] Grady WM, et al. Methylation of the CDH1 promoter as the second genetic hit in hereditary diffuse gastric cancer. Nat Genet. 2000;26(1):16–7.

[224] Oliveira C, et al. Quantification of epigenetic and genetic 2nd hits in CDH1 during hereditary diffuse gastric cancer syndrome progression. Gastroenterology. 2009;136(7):2137–48.

[225] Barber M, et al. Mechanisms and sequelae of E-cadherin silencing in hereditary diffuse gastric cancer. J Pathol. 2008;216(3):295–306.

[226] Guo J, et al. Genomic landscape of gastric cancer: molecular classification and potential targets. Sci China Life Sci. 2017;60(2):126–37.

[227] Tahara E. Genetic pathways of two types of gastric cancer. IARC Sci Publ. 2004;157:327–49.

[228] Kawauchi S, et al. Genomic instability and DNA ploidy are linked to DNA copy number aberrations of 8p23 and 22q11.23 in gastric cancers. Int J Mol Med. 2010;26(3):333–9.

[229] Aguilera A, Gomez-Gonzalez B. Genome instability: a mechanistic view of its causes and consequences. Nat Rev Genet. 2008;9(3):204–17.

[230] Terada T. An immunohistochemical study of primary signet-ring cell carcinoma of the stomach and colorectum: II. Expression of MUC1, MUC2, MUC5AC, and MUC6 in normal mucosa and in 42 cases. Int J Clin Exp Pathol. 2013;6(4):613–21.

[231] Yoda Y, et al. Integrated analysis of cancerrelated pathways affected by genetic and epigenetic alterations in gastric cancer. Gastric Cancer. 2015;18(1):65–76.

[232] Toyota M, et al. Aberrant methylation in gastric cancer associated with the CpG island methylator phenotype. Cancer Res. 1999;59(21):5438–42.

[233] Enomoto S, et al. Lack of association between CpG island methylator phenotype in human gastric cancers and methylation in their background non-cancerous gastric mucosae. Cancer Sci. 2007;98(12):1853–61.

[234] Fu DG. Epigenetic alterations in gastric cancer (Review). Mol Med Rep. 2015;12(3):3223–30.

[235] Kang GH, et al. Profile of aberrant CpG island methylation along the multistep pathway of gastric carcinogenesis. Lab Invest. 2003;83(5):635–41.

[236] Kang GH, et al. DNA methylation profiles of gastric carcinoma characterized by quantitative DNA methylation analysis. Lab Invest. 2008;88(2):161–70.

[237] Park SY, et al. CpG island hypermethylator phenotype in gastric carcinoma and its clinicopathological features. Virchows Arch. 2010;457(4):415–22.

[238] Becker KF, et al. E-cadherin gene mutations provide clues to diffuse type gastric carcinomas. Cancer Res. 1994;54(14):3845–52.

[239] Jawhari A, et al. Abnormal immunoreactivity of the E-cadherin-catenin complex in gastric carcinoma: relationship with patient survival. Gastroenterology. 1997;112(1):46–54.

[240] Ascano JJ, et al. Inactivation of the E-cadherin gene in sporadic diffuse-type gastric cancer. Mod Pathol. 2001;14(10):942–9.

[241] Machado JC, et al. E-cadherin gene (CDH1) promoter methylation as the second hit in sporadic diffuse gastric carcinoma. Oncogene. 2001;20(12):1525–8.

[242] Chan AO. E-cadherin in gastric cancer. World J Gastroenterol. 2006;12(2):199–203.

[243] Feakins RM, et al. Abnormal expression of pRb, p16, and cyclin D1 in gastric adenocarcinoma and its lymph node metastases: relationship with pathological features and survival. Hum Pathol. 2003;34(12):1276–82.

[244] Nakatsuru S, et al. Somatic mutation of the APC gene in gastric cancer: frequent mutations in very well differentiated adenocarcinoma and signet-ring cell carcinoma. Hum Mol Genet. 1992;1(8):559–63.

[245] Tamura G, et al. Mutations of the APC gene occur during early stages of gastric adenoma development. Cancer Res. 1994;54(5):1149–51.

[246] Seruca R, et al. p53 alterations in gastric carcinoma: a study of 56 primary tumors and 204 nodal metastases. Cancer Genet Cytogenet. 1994;75(1):45–50.

[247] Lee JH, et al. Inverse relationship between APC gene mutation in gastric adenomas and development of adenocarcinoma. Am J Pathol. 2002;161(2):611–8.

[248] Nishizuka S, et al. Loss of heterozygosity during the development and progression of differen-

tiated adenocarcinoma of the stomach. J Pathol. 1998;185(1):38–43.

[249] Uchino S, et al. Frequent loss of heterozygosity at the DCC locus in gastric cancer. Cancer Res. 1992;52(11):3099–102.

[250] Li YL, et al. Loss of heterozygosity on 10q23.3 and mutation of tumor suppressor gene PTEN in gastric cancer and precancerous lesions. World J Gastroenterol. 2005;11(2):285–8.

[251] Kakeji Y, et al. Gastric cancer with p53 overexpression has high potential for metastasising to lymph nodes. Br J Cancer. 1993;67(3):589–93.

[252] Yonemura Y, et al. Correlation of p53 expression and proliferative activity in gastric cancer. Anal Cell Pathol. 1993;5(5):277–88.

[253] Ikeguchi M, et al. Mutated p53 protein expression and proliferative activity in advanced gastric cancer. Hepatogastroenterology. 1999;46(28):2648–53.

[254] Oda N, et al. DNA ploidy pattern and amplification of ERBB and ERBB2 genes in human gastric carcinomas. Virchows Arch B Cell Pathol Incl Mol Pathol. 1990;58(4):273–7.

[255] Varis A, et al. Coamplified and overexpressed genes at ERBB2 locus in gastric cancer. Int J Cancer. 2004;109(4):548–53.

[256] Barros-Silva JD, et al. Association of ERBB2 gene status with histopathological parameters and disease-specific survival in gastric carcinoma patients. Br J Cancer. 2009;100(3):487–93.

[257] Brennetot C, et al. Frequent Ki-ras mutations in gastric tumors of the MSI phenotype. Gastroenterology. 2003;125(4):1282.

[258] Kim IJ, et al. Mutational analysis of BRAF and K-ras in gastric cancers: absence of BRAF mutations in gastric cancers. Hum Genet. 2003;114(1):118–20.

[259] Oliveira C, et al. BRAF mutations characterize colon but not gastric cancer with mismatch repair deficiency. Oncogene. 2003;22(57):9192–6.

[260] Wu M, et al. BRAF/K-ras mutation, microsatellite instability, and promoter hypermethylation of hMLH1/MGMT in human gastric carcinomas. Gastric Cancer. 2004;7(4):246–53.

[261] Fassan M, et al. Early HER2 dysregulation in gastric and oesophageal carcinogenesis. Histopathology. 2012;61(5):769–76.

[262] Bang YJ, et al. Trastuzumab in combination with chemotherapy versus chemotherapy alone for treatment of HER2-positive advanced gastric or gastro-oesophageal junction cancer (ToGA): a phase 3, open-label, randomised controlled trial. Lancet. 2010;376(9742):687–97.

[263] Ruschoff J, et al. HER2 diagnostics in gastric cancer-guideline validation and development of standardized immunohistochemical testing. Virchows Arch.

[264] Albarello L, Pecciarini L, Doglioni C. HER2 testing in gastric cancer. Adv Anat Pathol. 2010;18(1):53–9.

[265] Available at: www.ema.europa.eu/pdfs/human/opinion/Herceptin_82246709en.pdf. (Accessed 9 May 2012), in European Medicines Agency, Opinion 2009.

[266] Kim MA, et al. EGFR in gastric carcinomas: prognostic significance of protein overexpression and high gene copy number. Histopathology. 2008;52(6):738–46.

[267] Ayhan A, et al. Loss of heterozygosity at the bcl-2 gene locus and expression of bcl-2 in human gastric and colorectal carcinomas. Jpn J Cancer Res. 1994;85(6):584–91.

[268] Lee HK, et al. Prognostic significance of Bcl-2 and p53 expression in gastric cancer. Int J Colorectal Dis. 2003;18(6):518–25.

[269] Hattori Y, et al. K-sam, an amplified gene in stomach cancer, is a member of the heparin-binding growth factor receptor genes. Proc Natl Acad Sci U S A. 1990;87(15):5983–7.

[270] Smith MG, et al. Cellular and molecular aspects of gastric cancer. World J Gastroenterol. 2006;12(19):2979–90.

[271] Wang L, et al. Disordered beta-catenin expression and E-cadherin/CDH1 promoter methylation in gastric carcinoma. World J Gastroenterol. 2006;12(26):4228–31.

[272] Kuniyasu H, et al. Frequent amplification of the c-met gene in scirrhous type stomach cancer. Biochem Biophys Res Commun. 1992;189(1):227–32.

[273] Kozma L, et al. C-myc amplification and cluster analysis in human gastric carcinoma. Anticancer Res. 2001;21(1B):707–10.

[274] Calcagno DQ, et al. Interrelationship between chromosome 8 aneuploidy, C-MYC amplification and increased expression in individuals from northern Brazil with gastric adenocarcinoma. World J Gastroenterol. 2006;12(38):6207–11.

[275] Yasui W, et al. Reduced expression of cyclindependent kinase inhibitor p27Kip1 is associated with advanced stage and invasiveness of gastric carcinomas. Jpn J Cancer Res. 1997;88(7):625–9.

[276] Xiangming C, et al. The cooperative role of p27 with cyclin E in the prognosis of advanced gastric carcinoma. Cancer. 2000;89(6):1214–9.

[277] Kim DH, et al. Reduced expression of the cell-cycle inhibitor p27Kip1 is associated with progression and lymph node metastasis of gastric carcinoma. Histopathology. 2000;36(3):245–51.

[278] Akama Y, et al. Frequent amplification of the cyclin E gene in human gastric carcinomas. Jpn J Cancer Res. 1995;86(7):617–21.

第5章 胃癌诊断、预后、预测和治疗的组织生物学标志物

原著者：Vincenzo Canzonieri, Federica Rao, Tiziana Perin, Lara Alessandrini,
Angela Buonadonna, Giulio Bertola, Claudio Belluco,
Renato Cannizzaro, Antonino De Paoli, and Antonio Giordano

译　者：王林茹　袁　静

概述

胃癌是世界上最常见的致命性癌症之一。据世界卫生组织（WHO）统计，每年全世界有723 000人死于胃癌。胃癌是癌症患者的第三大死亡原因，也是世界上第五大常见癌症。

男性的发病率和死亡率均高于女性。

胃癌在世界各地都很常见，包括欧洲、美国、韩国、中国和日本。

有不同的致病因素可增加胃癌风险。它们可以分为遗传因素（如 BRCA1 和 BRCA2 基因突变）和非遗传因素（如年龄、性别、家族史、吸烟、饮酒、肥胖、缺乏运动、压力和感染）。幽门螺杆菌感染在胃癌发病中的相关作用已被确认。

尽管进展期胃癌的诊断和治疗取得了进展，但其预后仍然较差，主要原因是早期诊断困难。诊断为晚期胃癌的患者预后差，死亡率高。因此，早期发现癌症可以降低疾病进展、晚期癌症和死亡的可能性，增加治疗成功的机会。

在本章中，我们将对①胃癌的各种组织学亚型分类及其生物学特征；②通过免疫组化及原位杂交方式进行病情预测；③用新的标准化的组织生物标志物评估胃癌三方面内容展开讨论。

胃癌

前驱病变

胃黏膜肠上皮化生（GIM）

GIM（图5.1）是慢性胃炎、萎缩性胃炎、肠上皮化生、异型增生、腺癌等胃癌层级进展过程中的一种中间型胃黏膜癌前病变。虽然肠上皮化生的患者发生胃癌的风险增加，但绝对风险较低。GIM可分为两种亚型：完全型（Ⅰ型），其形态与正常小肠黏膜相似，有吸收细胞、Paneth细胞和杯状细胞；不完全硫黏蛋白阴性型（Ⅱ型），即杯状细胞散在分布于胃小凹和颈黏液细胞之间；不完全硫黏蛋白阳性型（Ⅲ型），即杯状细胞散在分布于产生硫黏蛋白的柱状细胞之间。Tatematsu

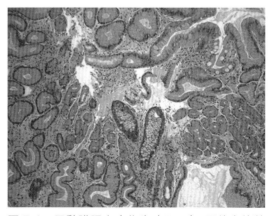

图5.1 胃黏膜肠上皮化生（GIM）。原放大倍数100×

等提出了另一个分类方法，该方案中 IM 可以分为胃和肠上皮混合型（GI 型）和完全性肠型（Ⅰ型），表达不同的组织学标志物，这样也可以证明在干细胞调控下，肠上皮化生从 GI 型到 Ⅰ 型的演进过程。在此背景下，LI 钙黏蛋白［肝 - 肠（LI）钙黏蛋白或 CDH17，见下文］可用于 GIM 的早期鉴别，其敏感性和特异性均高于 villin。然而，肠上皮化生的特定亚群的患者可能有更大的进展为癌的风险。因此，有必要识别新的生物学标志物，以更好地识别高危亚群，并确定胃癌高危患者监测的最佳间隔时间。

胃上皮异型增生（GED）

GED 是指非浸润性肿瘤性增生，被广泛认为是胃腺癌的前驱病变。GED 的发生率随着年龄的增长而增加，50 岁或以上的男性尤其多见。这种趋势可能与萎缩性改变有关，特别是胃黏膜的肠上皮化生，这在年龄大的人群中常见。GED 的发生率存在明显的地域差异，与幽门螺杆菌感染率的地域差异存在相关性。

根据其形态学特征，GED 可分为 3 个亚型：低级别、高级别和不明确的异型增生。似乎 15% 的低级别异型增生可发展为癌，而高级别异型增生有 85% 的进展概率（图 5.2）。

胃腺癌（GAC）

GAC 是所有起源于胃的恶性肿瘤中最常见的组织学类型（约 95%）。它是一种异质性疾病，具有不同的组织学特征（表型）和基因型。

根据 WHO 最新分类（Bosman 等，2010），GAC 可分为 5 种主要类型：乳头状腺癌、管状腺癌、黏液腺癌、低黏附性癌和混合性腺癌。此外，Lauren 分型将胃癌分为 4 种组织学类型：肠型、弥散型、混合型和不确定型，该型具有独特的临床病理学特征。肠型胃癌与幽门螺杆菌感染、高盐饮食、吸烟、肥胖等环境因素的相关性更大，而弥散型胃癌由非黏附性的癌细胞组成，多见于年轻患者，具有明显的遗传特征。据报道，约 10% 的胃癌病例表现出家族聚集性。弥散型 GAC 通常是新发生的，通常与幽门螺杆菌感染无关。

GAC 的少见的遗传形式与多种基因的胚系突变有关，如 CDH1，该基因编码肿瘤抑制因子和细胞黏附蛋白 cadherin 1（也称 E-cadherin）。此外，错配修复基因（如 *MLH1*）或 CTNNA1（编码 catenin α1，一种细胞黏附蛋白）功能受损，以及 BRCA 基因（编

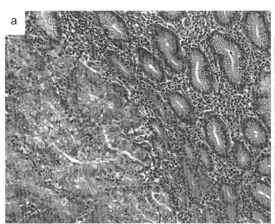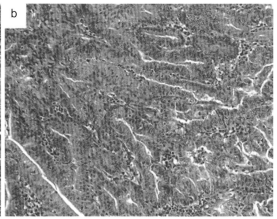

图 5.2　胃上皮异型增生（GED）

a. 由正常组织（右）向高级别异型增生腺体过渡（左）过渡。原放大倍数 200×；b. 高级别异型增生。原放大倍数 200×。

码 DNA 损伤修复蛋白）的失活突变都会增加患癌风险。此外，幽门螺杆菌和 EB 病毒（EBV）感染，以及接触其他致癌物，均有助于 GAC 的进展（图 5.3 和图 5.4）。

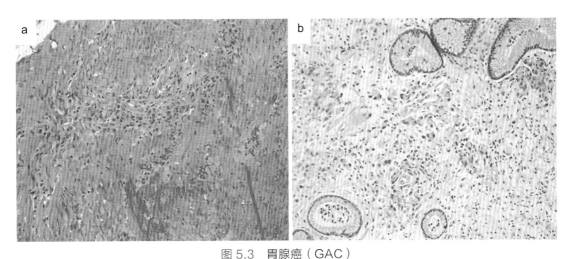

图 5.3　胃腺癌（GAC）

a. 弥散型胃腺癌，浸润肌壁。原放大倍数 200×；b. 肿瘤浸润固有层，原放大倍数 200×。

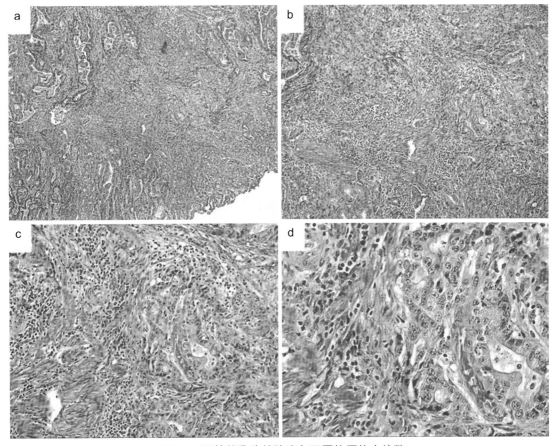

图 5.4　胃管状乳头状腺癌在不同的原放大倍数

a. 50×；b. 100×，c. 200×；d. 400×。

胃癌的组织生物学标志物

不同抗原的探索对于癌症的诊断、预后和预测至关重要。不同亚型的胃癌表现出不同的抗原模式。最近，一些分子被建议用作新的标志物。这些生物学标志物可分为4种类型：诊断型、预后型、预测型和治疗型（图5.5）。值得注意的是，一些生物标志物可能兼具包含诊治在内的多种作用。

诊断性组织生物学标志物

细胞角蛋白

细胞角蛋白（cytokeratins，CKs）是在上皮细胞胞质内细胞骨架中发现的角蛋白。它们是中间丝的重要组成部分，参与细胞核的固定和细胞形态的维持。已知的细胞角蛋白至少有20种，它们在正常和肿瘤组织中的表达可能存在差异。因此，它们是有用的诊断工具。

胃腺癌可表达低分子量和高分子量细胞角蛋白（L-HMWCKs）。

CK7在约80%的胃腺癌中表达，也可在起源于胰胆管和肾集合管的不同的导管上皮细胞癌中表达。另外，约40%的胃腺癌表达CK20，常呈斑片状或弥散性分布。CK20特异性表达于某些类型的癌症，通常与CK7联合使用来鉴别不同类型的肿瘤（图5.6）。然而，人们认为CK7/CK20联合染色模式在原发性胃腺癌与转移性腺癌的鉴别诊断中用处不大（图5.7）。

在胃腺癌中强阳性表达的其他细胞角蛋白有CK18和CK19。有证据表明CK18参与了肿瘤的浸润、增殖和转移。因此，它可以作为胃癌侵袭性的生物学标志物。此外，CK8和细胞角蛋白Cam.5.2在胃腺癌中高表达，而CK17常为阴性表达。

CDX2

CDX2是一种同源盒基因，编码一种肠道特异性转录因子，在整个胃肠道上皮细胞的细胞核中表达。它被认为是不同类型肿瘤的肿瘤抑制基因，包括胃腺癌。CDX2在胃腺癌的表达是可变的（阳性范围为20%~90%），与管状腺癌中的弥散强阳性染色相比，弥散型癌的表达具有异质性。

CK7和CK20或CDX2标志物构成了诊断胃肠道肿瘤和不明来源肿瘤的一个重要组合。然而，在某些情况下，表达模式可能会

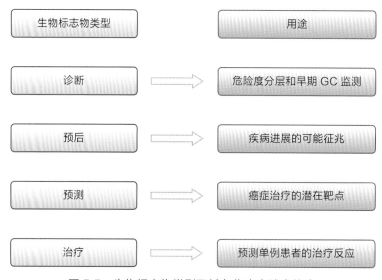

图5.5 生物标志物类型及其在临床实践中的应用

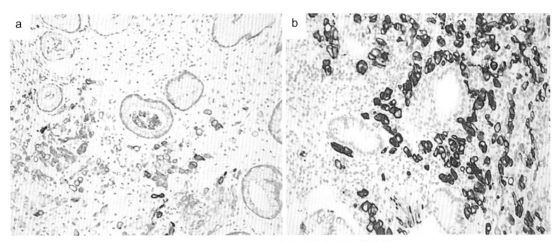

图 5.6　管状乳头状腺癌中的免疫组化表达

a. CK7 在管状乳头状腺癌中的免疫组化表达；b. CK20 在管状乳头状腺癌中的免疫组化表达（原放大倍数 200×）。

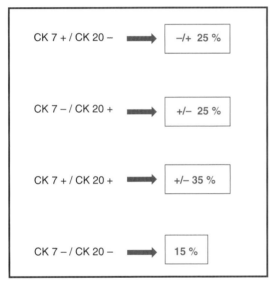

图 5.7　胃腺癌的联合免疫染色模式

它在与其他腺癌的鉴别诊断中没用处。

有所不同，这些标志物的表达或失表达可能不会确立最终的诊断（图 5.8）。

黏蛋白核心多肽（MUC）

MUC 是高分子量糖蛋白，表达于整个胃肠道，具有重要的保护黏膜的作用和功能。它们形成黏蛋白凝胶层，并覆盖黏膜。针对各种黏蛋白（MUC1、MUC2、MUC5AC 和 MUC6）的免疫组化已被用于评估胃癌的黏蛋白表型。MUC1 通常表达于肠上皮细胞和肠道杯状细胞，偶尔表达于一些罕见的病例。MUC2 通常由肠道杯状细胞分泌，约在 50% 的病例中表达。MUC5AC 表达于胃小凹产黏液细胞和肿瘤性杯状细胞，在 38%~70% 的病例中呈阳性。MUC6 由胃窦和胃底腺细胞分泌，在 30%~40% 的病例中呈阳性（图 5.9）。

β-catenin

β-catenin 是 catenin 蛋白家族的 88-kD 成员，是细胞骨架的重要组成部分。它调控基因表达，是 Wnt 信号级联的重要组成部分。Wnt/β-catenin 信号通路的异常激活参与了胃癌的发生发展。β-catenin 在细胞质中的积累导致其异常易位至细胞核，并使基因表达缺陷。因此，它似乎参与了肿瘤的发生、增殖、转移和治疗抵抗（图 5.10）。

嗜铬粒蛋白 A 和突触素

嗜铬粒蛋白 A 和突触素是两种神经内分泌标志物。嗜铬粒蛋白 A 是神经内分泌蛋白的粒蛋白家族成员，它广泛分布在大多数产生多肽的内分泌组织的分泌颗粒中，被认为是非常有用的标志物，用以辅助诊断正常和肿瘤性神经内分泌细胞。同时它也是神经内分泌肿瘤最有价值的标志物，具有很高的特异性，但敏感性比突触素低。突触素是一种完整的膜糖蛋白，最初从牛的神经元突触前

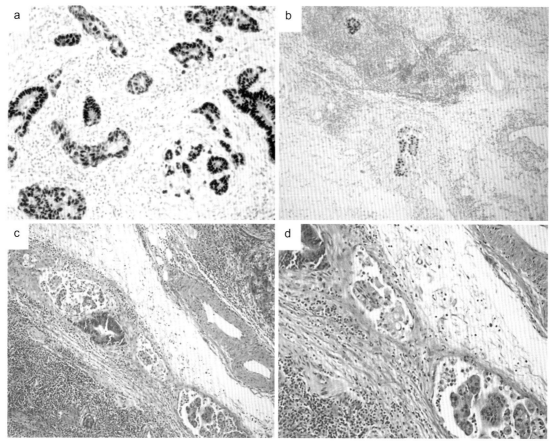

图 5.8 a. CDX2 在胃管状乳头状腺癌中的免疫组化表达，原放大倍数 200×（苏木素复染）；b. CDX2 在伴血管侵犯的胃管状乳头状腺癌中的免疫组化表达，原放大倍数 100×（苏木素复染）；c. 胃管状乳头状腺癌（H&E）的血管侵犯，原放大倍数 100×；d. 同一病例，在更高的放大倍数（H&E），200×

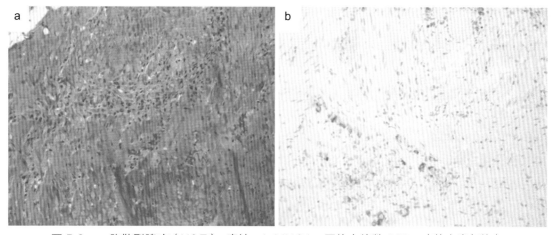

图 5.9 a. 弥散型腺癌（H&E），表达；b.MUC1，原放大倍数 200×（苏木素复染）

囊泡中分离出来，被认为是一个重要的神经内分泌标志物。一小部分的胃腺癌表达神经内分泌标志物，嗜铬粒蛋白和突触素在这些肿瘤中都发挥着重要作用（图 5.11）。

环氧合酶 2（COX2）

环氧合酶 2（cycloxygenase 2, COX2）是一种由 PTGS2 基因编码的酶；在人类中只有一种亚型。它参与花生四烯酸转化为前列腺素 H2 的过程，前列腺素 H2 是前列环素的重要前体。COX-2 在胃癌中的表达上调，其分子机制已有研究。COX-2 可能在促进 GC 细胞增殖的同时抑制细胞凋亡，协助血管生成和淋巴道转移，参与肿瘤侵袭和免疫抑制。不同的研究表明 COX-2 过表达与胃癌患者的临床病理学特征无关，而与肿瘤淋巴结转移的临床分期、浸润深度和转移有关。此外，COX-2 蛋白的表达似乎与肠道组织学亚型、肿瘤大小、近端位置、临床晚期和淋巴结受累有关。因此，COX-2 可能在早期胃癌发生中起作用。幽门螺杆菌感染，肿瘤抑制基因突变，核因子 kappa B 的激活可能导致 COX-2 在胃癌中表达升高。

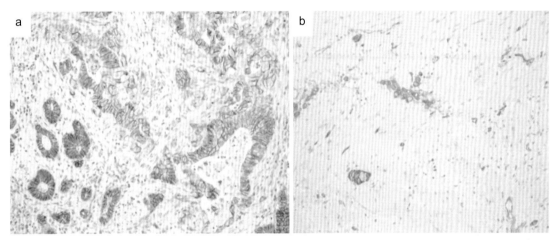

图 5.10　a. β-catenin 在胃管状乳头状腺癌中的免疫组化表达，原放大倍数 200×（苏木素复染）；b. β-catenin 在弥散型胃腺癌中的免疫组化表达，原放大倍数 200×（苏木素复染）

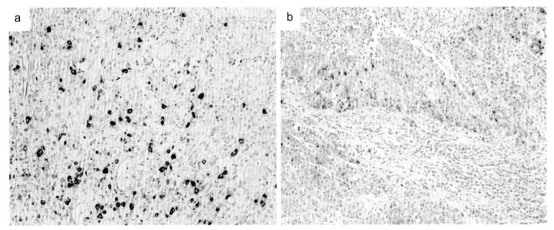

图 5.11　a. 嗜铬粒蛋白 A 在胃管状乳头状腺癌中的免疫组化表达，原放大倍数 200×（苏木素复染）；b. 突触素在胃管状乳头状腺癌中的免疫组化表达，原放大倍数 200×（苏木素复染）

癌胚抗原（CEA）

在成人中，CEA 仅在癌细胞中表达，主要是腺癌，可用于诊断。它是一种与细胞黏附高度相关的糖蛋白。CEA 通常产生于胚胎发育过程中的胃肠道组织，在出生前终止。CEA 已被用来区分胃癌和其他相似类型的癌症。由于存在交叉反应的可能性，会观察到假阳性结果，这种方法通常与其他分析方法联合使用。

DNA 错配修复蛋白 MLH1、MSH2、MSH6 和 PMS2

DNA 错配修复（MMR）基因编码细胞复制过程中，检测和修复 DNA 错配的蛋白。MMR 基因 MSH2、MLH1、MSH6 或 PMS2 的任何一个突变都会增加不同类型胃癌的风险。这些蛋白质具有异二聚体的功能；MLH1 与 PMS2 相关联，MSH2 与 MSH6 相关联（图 5.12）。

预后组织生物学标志物

P53 蛋白

P53 是一种核蛋白，作为一种转录因子，其职责是维持基因组的稳定性。当发生 DNA 损伤时，p53 与 DNA 结合，激活基因转录，使细胞周期停止并导致细胞凋亡。P53 蛋白由位于染色体 17p13.1 上的 TP53 基因编码。它是一种肿瘤抑制基因，该基因在许多恶性肿瘤的发展中失活，包括胃癌。免疫组化检测 p53 在胃癌中的表达率为 13%~54%。

TP53 突变导致细胞核着色，这是由于突

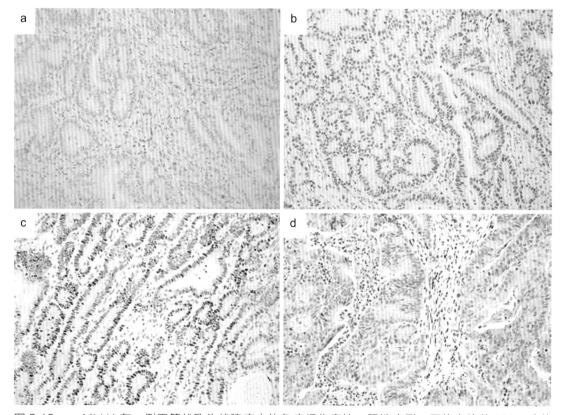

图 5.12　a. MLH1 在一例胃管状乳头状腺癌中的免疫组化表达，阴性病例，原放大倍数 200×（苏木素复染）；b. MSH2 在胃管状乳头状腺癌中的免疫组化表达，原放大倍数 200×（苏木素复染）；c. MSH6 在胃管状乳头状腺癌中的免疫组化表达，原放大倍数 200×（苏木素复染）；d. PMS2 在胃管状乳头状腺癌中的免疫组化表达，阴性病例，原放大倍数 200×（苏木素复染）

变的 P53 蛋白的积累,这一积累能够抵抗降解。没有突变的细胞不会显示 P53 的免疫组化染色,因为在细胞中没有该蛋白的积累。

关于 P53 表达在胃癌预后中的作用已经有很多研究,但仍存在争议。在一些研究中,有学者认为 P53 不表达的患者生存期较长,且 P53 是一种不良预后因子。

其他研究报告 P53 过表达与胃肿瘤的大小相关。

P53 过表达与淋巴结、转移和较短的生存期之间的关系仍然存在争议,因为一些研究已经报道了这一点,但在其他研究中则没有。因此,到目前为止,P53 作为预后标志物的作用需进一步确认(图 5.13)。

癌胚抗原(CEA)

在大多数情况下,CEA 水平在健康个体的血液中较低。血清和组织 CEA 是一种具有代表性的肿瘤标志物,已知其在几乎所有的实体肿瘤(主要是结直肠癌)中都升高,但在胃癌和其他肿瘤组织中也升高。因此,可以认为它是一个不良预后因素。

许多研究表明,术前血清 CEA 水平升高与复发风险增加及不良预后有关,且血清 CEA 水平对预后的影响与肿瘤 - 淋巴结 - 转移分期无关。因此,可以认为它是胃癌预后的标志。但是,CEA 在组织中的表达尚不清楚,仍在研究中。这可能与 CEA 的血清表达有关,而与原发肿瘤的大小和位置无关(图 5.14)。

钙黏蛋白

钙黏蛋白(上皮 - 钙黏蛋白)是由位于16 号染色体上的 *CDH*1 基因编码的跨膜糖蛋白(q22.1)。它在钙介导的黏附、胃上皮细胞的分化,以及阻止肿瘤转化中起着至关重要的作用。据报道,*CHD*1 是胃癌中最重要的抑制基因之一,其失活导致肿瘤细胞增殖、侵袭和转移的增加。不同的机制可导致E-cadherin 表达下调,包括 *CDH*1 基因突变、杂合性(LOH)缺失、通过抑制因子与基因

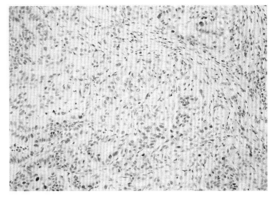

图 5.13　P53 在胃管状乳头状腺癌中的免疫组化表达,原放大倍数 200×(苏木素复染)

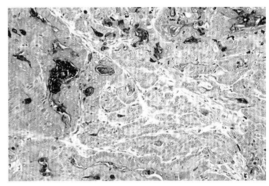

图 5.14　CEA 在胃管状乳头状腺癌中的免疫组化表达,原放大倍数 200×(苏木素复染)

启动子结合或超甲基化导致的基因沉默,以及调控 E-cadherin 表达的 microRNAs。此外,*CDH*1 基因的胚系突变可导致遗传性弥散性胃癌(HDGC)。

不同的改变可能导致不同的临床表现和组织学类型,异常的蛋白表达与肿瘤分级和转移至区域淋巴结之间存在相关性。因此,E-cadherin 可被认为是一种预后生物学标志物,与较差的预后和较低的生存率相关。

E-cadherin 也可认为是一种对特定治疗的敏感性相关的预测生物学标志物。尤其该蛋白表达减少时,传统疗法和靶向疗法的反应性均降低。因此,在诊断时应识别 *CDH*1 突变,这对于预测癌症是否对治疗有反应很重要,可以帮助特定的患者选择更合适的治疗方案(图 5.15)。

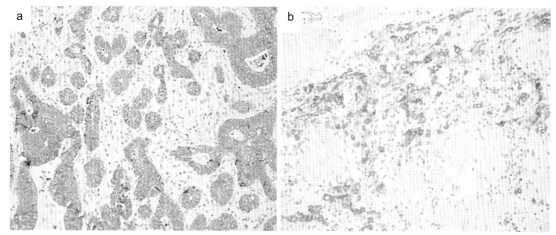

图 5.15 a. E-cadherin 在胃管状乳头状腺癌中的免疫组化表达，原放大倍数 200×（苏木素复染）；b. E-cadherin 在弥散型胃腺癌的免疫组化表达，原放大倍数 200×（苏木素复染）

EGFR

EGFR 属于酪氨酸激酶受体家族。在 27%~44% 的胃癌患者中，EGFR 过表达被普遍报道为不良预后因素。这可能与癌症病史的细微差异、低生存率和高分期相关，但对这种相关性仍有许多疑问。EGFR 似乎没有预测价值。事实上，与化疗相关的抗 EGFR（西妥昔单抗和帕尼单抗）没有显示任何改善临床结局的作用。

FGFR

FGFR/FGF 级联反应是一个复杂的细胞内通路，调控细胞增殖和肿瘤生长、血管生成和扩散。已确定 FGFR 家族的 4 个成员 FGFR1、FGFR2、FGFR3 和 FGFR4。这些受体因其配体、结合亲和力和组织分布而有所不同。

由于基因扩增、易位和突变，*FGFR*s 的基因修饰或过表达与多种类型肿瘤的发生和发展相关，导致激酶活性增强。*FGFR* 基因异常已在包括胃癌在内的多种癌症中被报道。特别是在胃癌中，据报道 *FGFR*2 扩增在 2%~9% 的患者中发生。*FGFR*2 基因扩增被描述为胃癌患者的一个独立的不良预后因子，并与较高的 pT 和 pN、淋巴血管侵犯和远处转移相关。FGFR 也可能是一种很有前途的预测指标；因此，不同的受体抑制分子正在被检测。

MET

MET 是一种酪氨酸激酶受体（RKT），属于肝细胞生长因子受体（HGFRs）家族。它结合 HGF/SF（肝细胞生长因子 / 分散因子），在胚胎发育、伤口愈合和器官再生过程中起核心作用。MET 的自身磷酸化导致一些下游通路（PI3K、Akt 和 RAS-MAPK）激活，使癌细胞存活、增殖、浸润、转移。MET 在约 50% 的进展期胃癌病例中过表达。它可以被认为是一个不良预后因素。事实上，MET 基因过表达与不良预后有关，与 MET 阴性的胃癌相比，MET 基因过表达与更具侵袭性的疾病、更短的 OS 和无病生存相关。此外，MET 可被认为是一种预测性生物学标志物。单克隆抗体利妥木单抗可以阻止 MET 受体与其配体 HGF 的结合；这种靶向治疗、联合化疗，提高了患者的生存期。

VEGF

血管内皮生长因子（VEGF）是驱动肿瘤血管生成的重要因素之一。VEGF 家族由 7 个成员组成：VEGF-A、VEGF-B、VEGF-C、VEGF-D、VEGF-E、VEGF-F 和胎盘生长因子（PlGF）。这些蛋白通过特定的酪氨酸激酶受体（VEGFR1、VEGFR2 和 VEGFR3）发挥作用，这些受体主要在内皮细胞表达。血清和肿瘤中高水平的血管生成因子与胃癌患者的不良预后相关。尤其 VEGF-A，它是研究最广泛的血管生成因子，可能是疾病进展和缓解的一个有用的生物学标志物，但不能用于诊断。

PIK3/mTOR

磷酸肌醇 -3 激酶（PI3K）- 蛋白激酶（PKB/AKT）- 哺乳动物西罗莫司靶点（mTOR）通路是参与抗凋亡和促生存的典型通路，并调节多种正常细胞活性，如细胞增殖、存活和迁移。*PI3KCA* 基因编码 PI3K 的 α p110 催化亚基，该基因突变，导致 PI3K/mTOR 通路的结构性激活。*PIK3CA* 突变与不良预后、生存率降低和淋巴结转移增加相关。因此，可以认为它是一个不良预后因素。

在过去的几年里，靶向治疗已经被检测，用来抑制 PI3K/mTOR 通路，如依维莫司，一种 mTOR 抑制药，似乎有望改善胃癌患者的生存。因此，mTOR 也可以作为一种预测标志物。

微卫星不稳定性（MSI）

微卫星 DNAs 是一种分布广泛、短而重复的 DNA 序列，在人类基因组中随机分布。当错配修复基因（包括 *hMLH*1 和 *hMSH*2）失活时，复制错误（如微卫星区域内碱基的插入或缺失）无法修复。这些现象被称为微卫星不稳定性（MSI）。或者，MSI 也可以由表观遗传启动子甲基化引起。根据突变频率，MSI 分为低水平（MSI-L）、高水平（MSI-H）和微卫星稳定型（MSS）。MSI 已被用于预测多种类型癌症的预后。在胃癌中，MSI 主要与遗传型有关，这因 DNA 复制过程中的突变而产生。胃癌和 MSI-H 患者往往是年龄较大的女性，肿瘤位于远端，具有高分化腺癌类型，肿瘤分期较低。MSI-H 与胃癌预后的关系尚不明确。某些研究支持 MSI-H 与良好预后相关，而其他研究则相反。

PLK1

Polo 样激酶 1（PLK1），也被称为丝氨酸 / 苏氨酸蛋白激酶 13（STPK13），是细胞周期的调节蛋白。它的异常表达是包括胃癌在内的多种肿瘤的转化和进展的驱动因素。

不同的研究表明，高表达 PLK1 的胃癌患者存在较差的生存结局。

PLK1 的高表达通过调节蛋白激酶 B 通路的激活，促进 GC 细胞转移率和上皮 - 间质转化。

因此，深入了解 PLK1 在肿瘤转移和不良预后中的分子机制，可能会发现新的预后模型。PLK1 可能是一种有效的预后标志物，并在未来的临床试验中发挥重要作用。

预测组织生物学标志物

HER2

HER2（由位于 17 号染色体上的原癌基因 ERBB2 编码）是受体酪氨酸激酶（RTK）超家族中人类 EGFR 家族（EGFR 或 HER1、HER2、HER3 和 HER4）的 4 个成员之一。它位于细胞核内，参与调控细胞增殖、分化、运动和凋亡。*ERBB*2 基因的扩增导致 HER2 蛋白的过表达，通过 PI3K-AKT 和 MAPK 通路导致癌细胞存活、生长和增殖。之前在乳腺癌中发现的 HER2 过表达，已经成为胃癌中一个非常重要的预测生物学标志物，它让临床医师识别哪些患者能通过生物治疗使生存期获益。

准确识别能应用 HER2 靶向治疗的患者是优化胃癌和乳腺癌治疗策略的基础步骤。免疫组化检查 HER2 状态推荐用于所有晚期或转移癌的患者。该分析方法规定在膜水平上定义 HER2 的表达，定义为 0（阴性）、1+（阴性）、2+（不确定）或 3+（阳性）（图 5.16 和图 5.17）。

免疫组化 3+ 阳性的肿瘤能够使用特定药物治疗，而不确定的病例（免疫组化 2+）应采用原位杂交（ISH）技术来评估 HER2 扩增状态。虽然荧光原位杂交（fluorescence in situ hybridization，FISH）和银原位杂交（silver in situ hybridization，SISH）都被欧洲药品管理局（European Medicines Agency）批准用于对免疫组化 2+ HER2 样本进行复检，但相比FISH，人们普遍认为在胃癌中 SISH 是一种

更合适的检测方法，因为它使用了亮视野的方法，因此可以在异质性样本中快速检测出HER2 阳性肿瘤灶。

SISH"双色"法是最常用和可取的方法（图 5.18），该方法使用两种荧光染料或两个不同的显色基因，观察在同一 17 号染色体区域（CEP 17 探针）上的相同染色体制备和HER2 基因的拷贝数。

基因扩增的定义，是建立在评价 *HER2* 基因信号和 17 号染色体的着丝粒信号这两者关系的基础上的。定义的标准见图 5.19。

目前，曲妥珠单抗是唯一被允许用于晚期胃癌的靶向治疗药物。其他抗 HER2 药物，如拉帕替尼、帕妥珠单抗和曲妥珠单抗埃坦辛，目前正处于临床试验中。相反，HER2 作为预后生物学标志物的作用仍然被质疑；

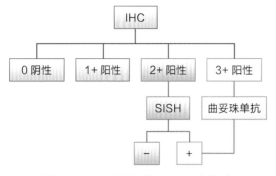

图 5.16　胃癌中评估 HER2 的算法

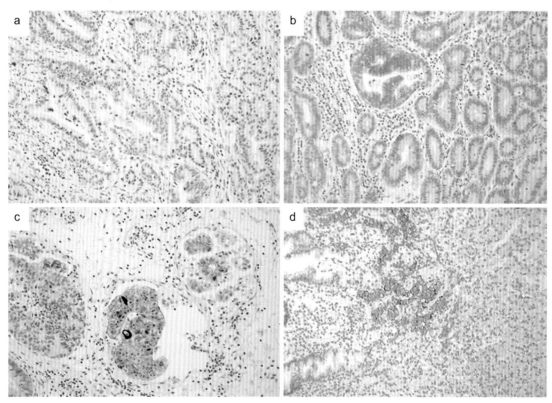

图 5.17　SISH"双色"检测法

a. 胃管状乳头状腺癌中 HER2（评分 1+）的免疫组化表达，原放大倍数 200×（苏木素复染）；b. 胃管状乳头状腺癌中 HER2（评分 2+）的免疫组化表达，原放大倍数 200×（苏木素复染）；c. 胃管状乳头状腺癌的血管侵犯，HER2 的免疫组化表达，原放大倍数 200×（苏木素复染）；d. 胃管状乳头状腺癌中 HER2（评分 3+）的免疫组化表达，原放大倍数 200×（苏木素复染）。

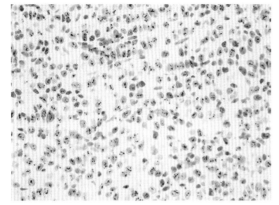

图 5.18 一例胃癌中双色 SISH HER2 扩增，原放大倍数 200×（苏木素复染）

事实上，一些研究显示 HER2 与不良预后和更具侵袭性的疾病有关，而其他研究显示 HER2 阳性和 HER2 阴性癌症之间的预后没有显著差异。一些研究表明 ERBB2 扩增与肿瘤大小、淋巴结转移、局部浸润和肿瘤分期有相关性；而其他研究没有发现这些联系。

PD-1 和 PD-L1

程序性死亡基因 1（PD-1）及其配体程序性死亡配体 1 和 2（PD-L1 和 PD-L2）是一组能抑制癌症中 T 细胞增殖的负性共刺激分子。肿瘤细胞表达 PD-1/PD-L1 通路蛋白，并逃逸 T 细胞的免疫监视和免疫系统对癌症的反应。

PD-1/PD-L1 抑制剂的临床疗效已在多种恶性肿瘤中观察到，如黑素瘤和非小细胞肺癌（NSCLC），甚至可能是一种很有前途的治疗胃癌方法。PD-L1 阳性表达的肿瘤类型与抗 PD-1/PD-L1 治疗的高反应率相关。一种抗 PD-1 的单克隆抗体派姆单抗已在 IB KEYNOTE-012 试验期间显示对晚期胃癌患者有效，该试验是一项多中心、开放性的、Ⅰb 期试验，包括进展期胃癌和其他癌症类型的患者队列。派姆单抗是一种选择性、人源性、高亲和力的 IgG4-κ 单克隆抗体，该设计用于与 PD-1 结合，从而阻断 PD-1 与其配体之间的相互作用。它似乎具有可接受的安全性，并在几种类型的晚期实体肿瘤中显示出良好的抗肿瘤活性。

因此，PD-L1 的过表达可以被认为是靶向治疗应答的预测性生物学标志物。以 PD1/PD-L1 通路为靶点是治疗 GC 的一个很有前途的策略。

GC 与组织生物学标志物的相关性

癌前病变的组织生物学标志物

免疫组织化学和原位杂交可能有助于评估化生和异型增生。大多数 GIM 病例的表浅、深部隐窝细胞显示 CK7 和 CK20 阳性，CDX2 也呈阳性。

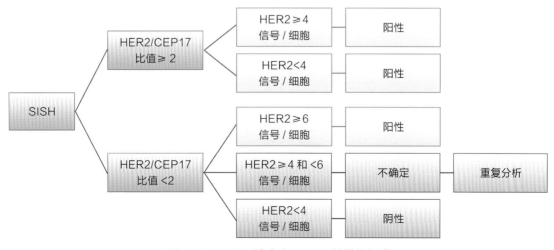

图 5.19 SISH 法定义 HER2 扩增的标准

完全型 GIM 为 MUC1、MUC5AC、MUC6 阴性，而 MUC2 为阳性，不完全型 GIM 普遍为 MUC2 阳性。幽门螺杆菌感染已被发现于超过 80% 的 GIM 患者，然后可用 Das-1 抗体进行鉴定，该抗体可着染胃相关 GIM 中的幽门螺杆菌。有趣的是，肠化生腺体基底部的细胞 LGR5+ 和其他肠道干细胞（ISC）标志物（OLFM4 和 EPHB2）呈阳性。由于 GI-I 转换，这种肠上皮样干细胞表型可定向逆转 IM，并可能阻止其发展为胃癌。然而，GEDs 常呈 p53 和 Ki-67 阳性表达，随异型增生的分级而表达增加。

GA 的组织生物学标志物

GA 中 CK7、CK20、CDX2、MUC2 和 MUC5AC 表达是可变的。

CK7 的表达是确定胃上皮细胞和 GA 的重要标志。约 50% 的 GC 为 CK7 强阳性。然而，约 40% 的 GC 显示 CK20 片状或弥散性表达。这两者或其中之一的阳性 / 阴性似乎具有以下百分比：约 35% 的 GC 为 CK7+ 和 CK20+，25% 为 CK7– 和 CK20+，25% 为 CK7+ 和 CK20–，15% 为 CK7 和 CK20–。

一些研究检测了 GC 中的 CDX2 表达。它的表达在不同类型的 GC 似乎是可变的，且具有异质性。

此外，GC 中不同的黏蛋白有不同的表达水平。GC 可显示 MUC2 和 MUC5AC 表达，但 MUC1 几乎总是阴性。

上皮性 GA 的一些变异型已被描述。例如，最近 Tsukamoto 等描述了一种新的胃腺癌组织学类型，称为胃腺癌伴主细胞分化（GA-CCD）。GA-CCD 的免疫组化显示 MUC6 呈弥散性阳性，MUC5AC 和 MUC2 呈阴性。

如前所述，1/5 的胃癌患者有明确的 HER2 表达，通常具有异质性的染色模式。

低分化腺癌伴显著淋巴浆细胞间质的病例，也可能 EB 病毒（EBV）阳性。上消化道肿瘤，如 Barrett 食管、食管腺癌和胃腺癌，可能显示类似的免疫组化结果。

此外，15%~70% 的普通胃癌表达神经内分泌标志物嗜铬粒蛋白 A 和突触素。

一般来说，内分泌分化可能是重要的病理学分类，也可能与临床相关。在一项特定的研究中，若存在内分泌分化，相比普通肿瘤及 CgA+ 和（或）Syn+ 的肿瘤细胞 cut-off 值在 1%~20% 的肿瘤，CgA+ 和（或）Syn+ 的肿瘤细胞 cut-off 值为 20% 的肿瘤与更高复发率和疾病特异性死亡率显著相关。

表 5.1 列出了胃癌中最有前途的组织生物学标志物。

表 5.1 新的诊断、预后和预测生物学标志物及其靶向药物的开发

生物学标志物特征	诊断价值	预后价值	预测价值
细胞角蛋白（*CK7*；*CK18*）；*CK20*（*CDX2*）：中间丝成分，参与细胞核固定和细胞形态维持	GA 诊断的重要标志物	–	–
黏蛋白（*MUC1*、*MUC2*、*MUC5AC*、*MUC6*）：黏膜保护及功能	已被用于评价胃癌的黏蛋白表型	–	–
β-catenin：细胞骨架成分	GA 诊断的重要标志物	–	–
嗜铬粒蛋白 A：神经内分泌分泌蛋白	神经内分泌癌（NEC）的诊断性标志物	–	–

表 5.1（续）

生物学标志物特征	诊断价值	预后价值	预测价值
突触素：整合膜糖蛋白	神经内分泌癌（NEC）的诊断性标志物	–	–
环氧合酶 2（COX2）：花生四烯酸转化为前列腺素 H2	GC 诊断的有用标志物	–	–
MLHI，MSH2，MSH6 和 PMS2：检测和修复细胞复制过程中可能发生的 DNA 错配	GC 诊断的有用标志物	–	–
P53：转录因子，其功能是维持基因组稳定性	GC 诊断的有用标志物	预后价值存有争议	–
CEA：与细胞黏附高度相关的一组糖蛋白	–	与增加复发风险和不良预后相关	–
E-cadherin：钙介导黏附和细胞分化的作用	–	与不良预后和较低生存率相关	与传统和靶向治疗的反应降低有关
EGFR：酪氨酸激酶受体	–	与轻度向高分期肿瘤分化倾向，以及低生存率有关	–
FGFR：控制细胞增殖和肿瘤生长、血管生成和扩散	–	与胃癌患者不良预后有关	可能有预测价值
MET：在胚胎发育、伤口愈合和器官再生过程中起作用	–	与更具侵袭性的疾病、更短的 OS 和无病生存期相关	预测对利妥木单抗反应性的生物学标志物
VEGF：使肿瘤血管生成的最重要因素	–	与胃癌患者的不良预后有关	–
PIK3/mTOR：参与抗凋亡和促生存	–	与不良预后、低生存率和淋巴结转移增加有关	预测对依维莫司反应性的生物学标志物
微卫星不稳定性（MSI）：在人类基因组中随机分布的短而重复的 DNA 序列	–	可能与分化良好的腺癌有关	–
PLK1：是一个细胞周期的多功能调节蛋白	–	与较差的生存率相关	–
HER2：参与细胞增殖、分化、运动和凋亡	–	预后价值仍有争议	预测曲妥珠单抗反应性的生物学标志物
PD-1/PD-L1：抑制癌症中 T 细胞增殖的负性共刺激分子	–	–	过表达可预测对派姆单抗反应性的生物标志物

胃癌有前景的新生物学标志物

基质金属蛋白酶（MMP）

MMP 属于锌依赖性内源性蛋白酶家族，其功能是降解细胞外基质成分。它们参与了许多生理和病理过程。基质金属蛋白酶在胃癌中表达上调，并与癌症的特定疾病特征有关。不同的研究表明，MMP 和 TIMP，以及相应抑制剂，可作为浸润深度、腹膜播散和转移的标记。不幸的是，目前，MMP 抑制剂并没有显示出显著的临床治疗效益。然而，它们的治疗作用将在未来进一步明确。

MicroRNA

MicroRNAs（miRNA）是由 20~22 个核苷酸组成的非编码 RNA 片段，其功能是结合靶基因的 3'UTR 区域，通过调节转录来调控其表达。MicroRNAs 参与调节细胞的不同过程，如增殖、分化、迁移和浸润。MicroRNAs 似乎在胃癌的癌变过程中起着非常重要的作用；它们可以增加致癌基因的表达或减少肿瘤抑制基因的表达。因此，它们可能有预后意义，并与不良预后相关。

肝细胞核因子 4α（HNF4A）

HNF4A 是一种核转录因子，可结合 DNA 形成同源二聚体。它参与不同的机制，如浸润、转移和上皮 - 间质转化。不同的研究表明，HNF4A 是鉴别原发和转移性胃癌和乳腺癌的一个很好的标志物。

其他研究表明，HNF4α 是作用于肠道上皮的药物的潜在直接或间接靶点，HNF4α 的一种同型异构体似乎与胃癌中 EB 病毒感染相关。

FBXO2

FBXO2 属于 F-box 蛋白家族，是一种胞质蛋白和泛素连接酶 F-box 蛋白，对高甘露糖糖蛋白具有特异性。这些蛋白质根据特异性识别域的存在分为 3 个不同的家族。该家族成员在细胞周期调控中发挥重要作用，在肿瘤发生中发挥关键作用，具有致癌性或抑制肿瘤活性。最近的一项研究提示 FBXO2 在 GC 中具有临床相关性，说明 FBXO2 水平与淋巴结转移呈正相关，提示 FBXO2 高表达在预测胃癌转移发展过程中发挥重要作用。FBXO2 未来可能会在胃癌中发挥作用，提供新的诊断性生物学标志物和治疗靶点。

极光激酶 A（AURKA）

AURKA 是一种由高度保守的丝氨酸 - 苏氨酸激酶组成的蛋白家族，在调节纺锤体装配、中心体功能、细胞骨架和胞质分裂等有丝分裂过程中起着关键作用。在各种恶性肿瘤中，AURKA 参与了细胞周期进程、有丝分裂和一些关键致癌信号通路的调节。多项研究表明，在小鼠和人类的胃癌早期，肿瘤前阶段均观察到 AURKA 的过表达。

其他研究报告表明，AURKA 促进 AKT 促生存信号通路的激活。此外，研究还发现，在胃癌细胞株中，AURKA 可以调节和抑制 GSK3β 激酶活性。AURKA 与 GSK3β 的相互作用导致 β-catenin/TCF 转录复合物的激活，从而导致 mRNA 的增加，不同致癌蛋白如 CCND1、c-MYC、c-MYC 结合蛋白、CLDN1、FGF18 和 VEGF 的表达增加。然而，对其在胃癌预后中的作用知之甚少。

因此，除了有丝分裂外，AURKA 的过表达似乎还介导了多种原致癌基因的功能，从而提示 AURKA 可能是一种潜在的治疗靶点。

钙黏蛋白 -17（CDH17）

CDH17 又称肝肠钙黏蛋白（LI），是 cadherin 细胞黏附分子超家族的一员，但其生物学功能尚不清楚。在小鼠和人类中，CDH17 几乎只表达于胚胎和成人小肠和结肠的上皮细胞中，而在肝和胃中未检测到表达。然而，该蛋白似乎在一些 GC 病例中过表达。Grotzinger 等首次将 CDH17 作为肠上皮化生的标志物进行研究，在这之后，有几项研究评估了 CDH17 在胃癌中的表达。CDH17 在 50%~78% 以肠型为主的 GC 组织中表达，提示 LI-cadherin 可能是肠道表型的标志物。

再生胰岛衍生家庭成员 4（REG4）

REG4 属于Ⅶ组 C 型凝集素家族的小分泌蛋白，其功能可能与生理条件下的增殖和再生有关。

不同的研究报道 REG4 在 GC 组织中（尤其印戒细胞癌）明显过表达，且 REG4 高表达与淋巴结转移呈正相关。

此外，有报道称，REG4 通过激活 EGFR/蛋白激酶 B（AKT）/激活蛋白 1（AP-1）信号通路，诱导一系列抗凋亡基因（Bcl-2、Bcl-x1 和存活素）的表达。

在非肿瘤性胃上皮中，小凹上皮细胞不表达 Reg 4，而肠上皮化生的杯状细胞和肠上皮化生基底部的神经内分泌细胞表达 Reg 4，提示 Reg 4 是肠上皮表型的标志物。

OLFM4

OLFM4 编码嗅质蛋白 4（也被称为 hGC-1 或 GW112），该蛋白最初是从人类原始粒细胞克隆而来。嗅质蛋白 4 在隐窝基底柱状细胞中表达明显，这些细胞是胃黏膜肠上皮化生中的肠干细胞；然而，在非肿瘤性胃上皮中，未检测到该蛋白表达。因此，该蛋白可用于检测肠上皮干细胞。

一些关于高分化腺癌的研究表明，OLFM4 阳性表达的 GC 患者比 OLFM4 阴性的 GC 患者有更高的生存率。嗅质蛋白 4 在胃表型中表达较多，可能在胃表型胃癌中起重要作用。

Reg4 和 OLFM4 都是分泌蛋白，血清 Reg4 和 OLFM4 可作为胃癌的肿瘤标志物。

数据提示，血清 OLFM4 联合 Reg4 可能适合 GC 的筛选。

同源盒 A10（HOXA10）

HOXA10 是同源盒基因家族的一员，在进化上具有较好的保守性，参与多种生物学过程，如调控胚胎形态发生和分化，控制正常的前后轴发育模式。

该基因控制胚胎发育过程中子宫的器官发生和成人子宫内膜分化。HOXA10 的失调控与子宫内膜癌的进展相关，但也促进了其他类型癌症的细胞增殖。人们对 HOXA10 在 GC 中作用的认识仍有争议，但 HOXA10 似乎在肠上皮化生的胃黏膜中表达，可能是肠上皮表型的标志物。此外，HoxA10 阳性表达的患者的预后明显好于 HoxA10 阴性表达的患者。

TSPAN8

TSPAN8 编码四次跨膜蛋白 8，它是四次跨膜蛋白家族中的一员，并参与很多的生物学过程。在人类癌症中，四次跨膜蛋白 8 的过表达已被证明与肝细胞癌、胰腺癌、结肠癌和食管癌有关。也有报道称，经微阵列分析，与正常胃组织相比，GC 组织中 TSPAN8 mRNA 表达上调。有研究报道，TSPAN8 并非特异于胃型或肠型 GC，而在两种 GC 表型中都起着关键作用。

结论

胃癌具有异质性，所以它应该受到重视。尽管这种肿瘤的分子改变已经被研究了很多年，在诊断和预后领域也有许多进展，但是识别新的生物学标志物和加强已知生物学标志物的认知是根本步骤。

随着现代技术的发展，如基因组和外显子测序和 miRNA 微阵列的使用，一些新的生物学标志物已被确定具有诊断、预后和预测价值。

重要的是，在临床应用前，需要进行实验性的尝试来筛选新的血清和组织生物学标志物，到目前为止，未来有望在这个领域获得有前景的结果。

参考文献

[1] Saberi Anvara M, Minuchehra Z, Shahlaeib M, Kheitana S. Gastric cancer biomarkers; A systems biology approach. Biochem Biophys Rep. 2018;13:141–6; 2405–5808/© 2018 Published by Elsevier B.V. https://doi.org/10.1016/j.bbrep.2018.01.001.

[2] Lee J, Kim K-M. Biomarkers for gastric cancer: molecular classification revisited. Precision Future Med. 2017;1(2):59–68. https://doi.org/10.23838/pfm.2017.00079.

[3] Wroblewski LE, Peek RM, Wilson KT. Helicobacter pylori and gastric cancer: factors that modulate disease risk. Clin Microbiol Rev. 2010;23:713–39. https://doi.org/10.1128/CMR.00011-10.

[4] Song X, Xin N, Wang W, Zhao C. Wnt/β-catenin, an oncogenic pathway targeted by H. pylori in gastric carcinogenesis. Oncotarget. 2015;6:35579–88. https://doi.org/10.18632/oncotarget.5758.

[5] Tatematsu M, Tsukamoto T, Inada K. Stem cells and gastric cancer: role of gastric and intestinal mixed intestinal metaplasia. Cancer Sci. 2003;94(2):135–41. https://doi.org/10.1111/j.1349-7006.2003.tb01409.x.

[6] Baek DH, Kim GH, Park DY, Lee BE, Jeon HK, Lim W, Song GA. Gastric epithelial dysplasia: characteristics and long-term follow-up results after endoscopic resection according to morphological categorization. BMC Gastroenterol. 2015;15:17. https://doi.org/10.1186/s12876-015-0249-7.

[7] Bosman FT, Carneiro F, Hruban RH, Theise ND. WHO classification of tumours of the digestive system. 4th ed. Lyon: International Agency for Research on Cancer (IARC); 2010.

[8] Peleteiro B, Lopes C, Figueiredo C, Lunet N. Salt intake and gastric cancer risk according to Helicobacter pylori infection, smoking, tumour site and histological type. Br J Cancer. 2011;104(1):198– 207. https://doi.org/10.1038/sj.bjc.6605993.

[9] Paredes J, Figueiredo J, Albergaria A, et al. Epithelial E- and P-cadherins: role and clinical significance in cancer. Biochim Biophys Acta. 2012;1826(2):297– 311. https://doi.org/10.1016/j.bbcan.2012.05.002.

[10] Ajani JA, Lee J, Sano T, Janjigian YY, Fan D, Song S. Gastric adenocarcinoma. Nat Rev Dis Primers. 2017;3:17036. https://doi.org/10.1038/nrdp.2017.36.

[11] Oyama K, Fushida S, Kinoshita J, Okamoto K, Makino I, Nakamura K, Hayashi H, Inokuchi M, Nakagawara H, Tajima H, Fujita H, Takamura H, Ninomiya I, Kitagawa H, Fujimura T, Ohta T. Serum cytokeratin 18 as a biomarker for gastric cancer. Clin Exp Med. 2013;13:289–95. https://doi.org/10.1007/ s10238-012-0202-9.

[12] Kim MA, Lee HS, Yang HK, Kim WH. Cytokeratin expression profile in gastric carcinomas. Hum Pathol. 2004;35(5):576–81. https://doi.org/10.1016/j. humpath.2003.12.007.

[13] Altree-Tacha D, Tyrrell J, Haas T. CDH17 is a more sensitive marker for gastric adenocarcinoma than CK20 and CDX2. Arch Pathol Lab Med. 2017;141(1): 144– 150. https://doi.org/10.5858/arpa.2015-0404-OAR.

[14] Boltin D, Niv Y. Mucins in gastric cancer – an update. J Gastrointest Dig Syst. 2013;3(123):15519. https:// doi. org/10.4172/2161-069X.1000123.

[15] Chiurillo MA. Role of the Wnt/β-catenin pathway in gastric cancer: an in-depth literature review. World J Exp Med. 2015;5(2):84–102. https://doi.org/10.5493/ wjem.v5.i2.84.

[16] Kim JJ, Kim JY, Hur H, Cho YK, Han S-U. Clinicopathologic significance of gastric adeno-carcinoma with neuroendocrine features. J Gastric Cancer. 2011;11(4):195–9. https://doi.org/10.5230/jgc.2011.11.4.195.

[17] Mao XY, Wang XG, Lv XJ, Xu L, Han CB. COX-2 expression in gastric cancer and its relationship with angiogenesis using tissue microarray. World J Gastroenterol. 2007;13:3466–71. https://doi. org/10.3748/wjg.v13.i25.3466.

[18] Murata H, Kawano S, Tsuji S, Tsuji M, Sawaoka H, Kimura Y, Shiozaki H, Hori M. Cyclooxygenase-2 overexpression enhances lymphatic invasion and metastasis in human gastric carcinoma. Am J Gastroenterol. 1999;94:451–5. https://doi. org/10.1111/ j.1572-0241.1999.876_e.x.

[19] Mrena J, Wiksten JP, Thiel A, Kokkola A, Pohjola L, Lundin J, Nordling S, Ristimäki A, Haglund C. Cyclooxygenase-2 is an independent prognostic factor in gastric cancer and its expression is regulated by the messenger RNA stability factor HuR. Clin Cancer Res. 2005;11:7362–8. https://doi. org/10.1158/1078-0432. ccr-05-0764.

[20] Al-Moundhri MS, Al-Hadabi I, Al-Mawaly K, Kumar S, Al-Lawati FA, Bhatnager G, Kuruvila S, Al-Hamdani A, El-Sayed SM, Al-Bahrani B. Prognostic significance of cyclooxygenase-2, epidermal growth factor receptor 1, and microvascular density in gastric cancer. Med Oncol. 2012;29:1739– 47. https://doi.org/10.1007/ s12032-011-0098-3.

[21] Cheng J, Fan X-M. Role of cyclooxygenase-2 in gastric cancer development and progression. World J Gastroenterol. 2013;19(42):7361–8. https://doi. org/10.3748/wjg.v19.i42.7361.

[22] Dowty JG, Win AK, et al. Cancer risks for MLH1 and MSH2 mutation carriers. Hum Mutat. 2013;34(3):490. https://doi.org/10.1002/humu.22262.doi:10.1002/ humu.22262.

[23] Karim S. Clinicopathological and p53 gene alteration comparison between young and older patients with gastric cancer. Asian Pac J Cancer Prev. 2014;15:1375–9. https://doi.org/10.7314/APJCP.2014.15.3.1375.

[24] Pietrantonio F, De Braud F, Da Prat V, et al. A review on biomarkers for prediction of treatment outcome in gastric cancer. Anticancer Res. 2013;33:1257–66. Available from: http://ar.iiarjournals.org/content/33/4/1257.full.pdf.

[25] Gonçalves AR, Carneiro AJ, Martins I, et al. Prognostic significance of p53 protein expression in early gastric cancer. Pathol Oncol Res. 2011;17:349. https://doi.org/10.1007/s12253-010-9333-z.

[26] Yıldırım M, Kaya V, Demirpence O, Gunduz S, Bozcuk H. Prognostic significance of p53 in gastric cancer: a meta analysis. Asian Pac J Cancer Prev. 2015;16(1):327–32. https://doi.org/10.7314/APJCP.2015.16.1.327.

[27] Lu HZ, Wu JP, Luo W, et al. Correlation between aneuploidy of chromosome 17, over- expression of TP53 and TOP-II alpha and the clinicophatological features and diagnosis of adenocarcinoma. ZhonghuaZhong Liu ZaZhi. 2009;31(10):754–8. https://doi. org/10.3760/cma.j.issn.0253-3766.2009.10.009.

[28] Carlomagno N, Incollingo P, Tammaro V, et al. Diagnostic, predictive, prognostic, and therapeutic molecular biomarkers in third millennium: a breakthrough in gastric cancer. BioMed Res Int. 2017;2017:7869802, 11 pages. https://doi.org/10.1155/2017/7869802.

[29] Sisik A, Kaya M, Bas G, Basak F, Alimoglu O. CEA and CA 19-9 are still valuable markers for the prognosis of colorectal and gastric cancer patients. Asian Pac J Cancer Prev. 2013;14(7):4289–94. https://doi. org/10.7314/APJCP.2013.14.7.4289.

[30] Saito G, Sadahiro S, Okada K, Tanaka A, Suzuki T, Kamijo A. Relation between carcinoembryonic antigen levels in colon cancer tissue and serum carcinoembryonic antigen levels at initial surgery and recurrence. Oncology. 2016;91:85–9. https://doi.org/10.1159/000447062.

[31] Liu X, Chu K-M. E-cadherin and gastric cancer: cause, consequence, and applications. BioMed Res Int. 2014;2014:637308, 9 pages. https://doi.org/10.1155/2014/637308.

[32] Corso G, Carvalho J, Marrelli D, et al. Somatic mutations and deletions of the e-cadherin gene predict poor survival of patients with gastric cancer. J Clin Oncol. 2013;31(7):868–75. https://doi.org/10.1200/JCO.2012.44.4612. Epub 2013 Jan 22.

[33] Fuse N, Kuboki Y, et al. Prognostic impact of HER2, EGFR, and c-MET status on overall survival of advanced gastric cancer patients. Gastric Cancer. 2016;19(1):183–91. https://doi.org/10.1007/s10120-015-0471-6. Epub2015Feb 15.

[34] Kim MA, Lee HS, Lee HE, Jeon YK, Yang HK, Kim WH. EGFR in gastric carcinomas: prognostic significance of protein overexpression and high gene copy number. Histopathology. 2008;52(6):738–46. https://doi.org/10.1111/j.1365-2559.2008.03021.x. Epub 2008 Apr 5.

[35] Yashiro M, Matsuoka T. Fibroblast growth factor receptor signaling as therapeutic targets in gastric cancer. World J Gastroenterol. 2016;22(8):2415–23. https://doi.org/10.3748/wjg.v22.i8.2415.

[36] Hierro C, Alsina M, Sánchez M, Serra V, Rodon J, Tabernero J. Targeting the fibroblast growth factor receptor 2 in gastric cancer: promise or pitfall? Ann Oncol. 2017;28(6):1207–16. https://doi.org/10.1093/annonc/mdx081.

[37] Zhu M, Tang R, Doshi S, et al. Exposure-response analysis of rilotumumab in gastric cancer: the role of tumour MET expression. Br J Cancer. 2015;112(3):429–37. https://doi.org/10.1038/ bjc.2014.649. Epub 2015 Jan 13.

[38] Macedo F, Ladeira K, Longatto-Filho A, Martins SF. Gastric cancer and angiogenesis: is VEGF a useful biomarker to assess progression and remission? J Gastric Cancer. 2017;17(1):1–10. https://doi.org/10.5230/jgc.2017.17.e1.

[39] Ying J, Xu Q, Liu B, Zhang G, Chen L, Pan H. The expression of the PI3K/AKT/mTOR pathway in gastric cancer and its role in gastric cancer prognosis. Onco Targets Ther. 2015;8:2427–33. https://doi.org/10.2147/OTT.S88592. eCollection 2015.

[40] Ohtsu A, Ajani JA, Bai YX, Bang YJ, Chung HC, Pan HM, Sahmoud T, Shen L, Yeh KH, Chin K, Muro K, Kim YH, Ferry D, Tebbutt NC, Al-Batran SE, Smith H, Costantini C, Rizvi S, Lebwohl D, Van Cutsem E. Everolimus for previously treated advanced gastric cancer: results of the randomized, doubleblind, phase III GRANITE-1 study. J ClinOncol. 2013;31(31):3935–43. https://doi.org/10.1200/ JCO.2012.48.3552. Epub 2013 Sep 16.

[41] Zhu L, Li Z, Wang Y, Zhang C, Liu Y, Qu X. Microsatellite instability and survival in gastric cancer: a systematic review and meta-analysis. Mol Clin Oncol. 2015;3(3):699–705. https://doi.org/10.3892/mco.2015.506.

[42] Fang WL, Chang SC, Lan YT, et al. Microsatellite instability is associated with a better prognosis for gastric cancer patients after curative surgery. World J Surg. 2012;36:2131–8. https://doi.org/10.1007/ s00268-012-1652-7.

[43] Otsu H, Iimori M, Ando K, Saeki H, Aishima S, Oda Y, Morita M, Matsuo K, Kitao H, Oki E, Maehara Y. Gastric cancer patients with high PLK1 expression and DNA aneuploidy correlate with poor prognosis. Oncology. 2016;91:31–40. https://doi.org/10.1159/000445952.

[44] Cai XP, Chen LD, Song HB, Zhang CX, Yuan ZW, Xiang ZX. PLK1 promotes epithelial-mesenchymal transition and metastasis of gastric carcinoma cells. Am J Transl Res. 2016;8:4172–83. Available from: https://www.ncbi.nlm.nih.gov/pmc/articles/ PMC5095310/pdf/ajtr0008-4172.pdf.

[45] Rüschoff J, Hanna W, Bilous M, Hofmann M, Osamura RY, Penault-Llorca F, van de Vijver M, Viale G. HER2 testing in gastric cancer: a practical approach. Mod Pathol. 2012;25:637–50. https://doi.org/10.1038/modpathol.2011.198.

[46] Kimura Y, Oki E, Yoshida A, et al. Significance of accurate human epidermal growth factor receptor-2 (HER2) evaluation as a new biomarker in gastric cancer. Anticancer Res. 2014;34(8):4207–12. Available from: http://ar.iiarjournals.org/content/34/8/4207.full.pdf.

[47] Kim MA, Jung EJ, Lee HS, et al. Evaluation of HER-2 gene status in gastric carcinoma using immunohistochemistry, fluorescence in situ hybridization, and real-time quantitative polymerase chain reaction. Hum Pathol. 2007;38(9):1386–93. https://doi.org/10.1016/j.humpath.2007.02.005.

[48] Fife BT, Pauken KE. The role of the PD-1 pathway in autoimmunity and peripheral tolerance. Ann N Y Acad Sci. 2011;1217(1):45–59. https://doi. org/10.1111/ j.1749-6632.2010.05919.x.

[49] Muro K, Chung HC, Shankaran V, Geva R, Catenacci D, Gupta S, Eder JP, Golan T, Le DT, Burtness B, Mc Ree AJ, Lin C-C, Pathiraja K, Lunceford J, Emancipator K, Juco J, Koshiji M, Bang Y-J. Pembrolizumab for patients with PD-L1-positive advanced gastric cancer (KEYNOTE-012): a multicentre, open-label, phase 1b trial. Lancet Oncol. 2016;17:717–26. https://doi. org/10.1016/S1470-2045(16)00175-3.

[50] Patnaik A, Kang SP, Rasco D, et al. Phase I study of pembrolizumab (MK-3475; anti-PD-1 monoclonal antibody) in patients with advanced solid tumors. Clin Cancer Res. 2015;21:4286–93. https://doi. org/10.1158/1078-0432.CCR-14-2607.

[51] Wu Y, Cao D, Qu L, Cao X, Jia Z, Zhao T, Wang Q, Jiang J. PD-1 and PD-L1 co-expression predicts favorable prognosis in gastric cancer. Oncotarget. 2017;8(38):64066–82. https://doi.org/10.18632/ oncotarget.19318.

[52] Shen B, Ormsby AH, Shen C, et al. Cytokeratin expression patterns in noncardia, intestinal metaplasia-associated gastric adenocarcinoma: implication for the evaluation of intestinal metaplasia and tumors at the esophagogastric junction. Cancer. 2002;94:820–31. https://doi.org/10.1002/cncr.10215.

[53] Kim HS, Lee JS, Freund JN, et al. CDX-2 homeobox gene expression in human gastric carcinoma and precursor lesions. J Gastroenterol Hepatol. 2006;21:438–42. https://doi.org/10.1111/j.1440-1746.2005.03933.x.

[54] Wong HH, Chu P. Immunohistochemical features of the gastrointestinal tract tumors. J Gastrointest Oncol. 2012;3(3):262–84. https://doi.org/10.3978/j. issn.2078-6891.2012.019.

[55] Jang BG, Lee BL, Kim WH. Intestinal stem cell markers in the intestinal metaplasia of stomach and Barrett's esophagus. PLoS One. 2015;10(5):e0127300. https:// doi.org/10.1371/journal.pone.0127300.

[56] Flucke U, Steinborn E, Dries V, et al. Immunoreactivity of cytokeratins (CK7, CK20) and mucin peptide core antigens (MUC1, MUC2, MUC5AC) in adenocarcinomas, normal and metaplastic tissues of the distal oesophagus, oesophago-gastric junction and proximal stomach. Histopathology. 2003;43:127–34. https:// doi.org/10.1046/j.1365-2559.2003.01680.x.

[57] Lau SK, Weiss LM, Chu PG. Differential expression of MUC1, MUC2, and MUC5AC in carcinomas of various sites: an immunohistochemical study. Am J Clin Pathol. 2004;122:61–9. https://doi. org/10.1309/9R66-73QE-C06D-86Y4.

[58] Tsukamoto T, Yokoi T, Maruta S, et al. Gastric adenocarcinoma with chief cell differentiation. Pathol Int. 2007;57(8):517–22. https://doi.org/10.1111/j.1440-1827.2007.02134.x.

[59] Singhi AD, Lazenby AJ, Montgomery EA. Gastric adenocarcinoma with chief cell differentiation. A proposal for reclassification as oxyntic gland polyp/adenoma. Am J Surg Pathol. 2012;36(7):1030–5. https:// doi.org/10.1097/PAS.0b013e31825033e7.

[60] Chan K, Brown IS, Kyle T, Lauwers GY, Kumarasinghe MP. Chief cell predominant gastric polyps: a series of 12 cases with literature review. Histopathology. 2016;68(6):825–33. https://doi. org/10.1111/his.12859.

[61] Abrahao-Machado LF, Scapulatempo-Neto C. HER2 testing in gastric cancer: an update. World J Gastroenterol. 2016;22(19):4619–25. https://doi. org/10.3748/wjg.v22.i19.4619.

[62] Vincenzo Canzonieri MD, et al. Exocrine and endocrine modulation in common gastric carcinoma. Am J Clin Pathol. 2012;137:712–21. https://doi. org/10.1309/ AJCPM13KVNCZQBUV.

[63] Sampieri CL, León-Córdoba K, Remes-Troche JM. Matrix metalloproteinases and their tissue inhibitors in gastric cancer as molecular markers. J Cancer Res Ther. 2013;9(3):356–63. https://doi. org/10.4103/0973-1482.119302.

[64] Han T-S, Hur K, Xu G, et al. MicroRNA-29c mediates initiation of gastric carcinogenesis by directly targeting ITGB1. Gut. 2015;64(2):203–14. https:// doi. org/10.1136/gutjnl-2013-306640.

[65] Bult P, Vogelaar IP, Ligtenberg MJL, Hoogerbrugge N, van Krieken JH. HNF4A immunohistochemistry facilitates distinction between primary and metastatic breast and gastric carcinoma. Virchows Arch. 2014;464(6):673–9. https://doi.org/10.1007/ s00428-014-1574-x.

[66] Uozaki H, Barua RR, Minhua S, et al. Transcriptional factor typing with SOX2, HNF4aP1, and CDX2 closely relates to tumor invasion and Epstein-Barr virus status in gastric cancer. Int J Clin Exp Pathol. 2011;4:230–40. Available from: https://www. ncbi.nlm.nih.gov/pmc/articles/PMC3071656/pdf/ ijcep0004-0230.pdf.

[67] Sun X, Wang T, Guan Z-R, Zhang C, Chen Y, Jin J, Hua D. FBXO2, a novel marker for metastasis in human gastric cancer. Biochem Biophys Res Commun. 2018;495:2158–64. https://doi. org/10.1016/j.bbrc.2017.12.097.

[68] Katsha A, Soutto M, Sehdev V, Peng D, Washington MK, Piazuelo MB, et al. Aurora kinase A promotes inflammation and tumorigenesis in mice and human gastric neoplasia. Gastroenterology. 2013;145:1312–22. https://doi.org/10.1053/j. gastro.2013.08.050.

[69] Dar AA, Zaika A, Piazuelo MB, Correa P, Koyama T, Belkhiri A, et al. Frequent overexpression of Aurora kinase A in upper gastrointestinal adenocarcinomas correlates with potent antiapoptotic functions. Cancer. 2008;112:1688–98. https://doi.org/10.1002/ cncr.23371.

[70] Dar AA, Belkhiri A, El-Rifai W. The aurora kinase A regulates GSK-3beta in gastric cancer cells. Oncogene. 2009;28:866–75. https://doi.org/10.1038/ onc.2008.434.

[71] Katsha A, Belkhiri A, Goff L, El-Rifai W. Aurora kinase A in gastrointestinal cancers: time to target. Mol Cancer. 2015;14:106. https://doi.org/10.1186/ s12943-015-0375-4.

[72] Gessner R, Tauber R. Intestinal cell adhesion molecules. Liver-intestine cadherin. Ann N Y Acad Sci. 2000;915:136–43. https://doi.org/10.1111/j.1749-6632.2000.tb05236.x.

[73] Grotzinger C, Kneifel J, Patschan D, Schnoy N, Anagnostopoulos I, et al. LI-cadherin: a marker of gastric metaplasia and neoplasia. Gut. 2001;49:73–81.

[74] Ito R, Oue N, Yoshida K, Kunimitsu K, Nakayama H,

Nakachi K, Yasui W. Clinicopathological significant and prognostic influence of cadherin-17 expression in gastric cancer. J Pathol. 2005;205(5):615–22. https://doi.org/10.1007/s00428-005-0015-2.

[75] Sakamoto N, Oue N, Sentani K, et al. Liver-intestine cadherin induction by epidermal growth factor receptor is associated with intestinal differentiation of gastric cancer. Cancer Sci. 2012;103:1744–50.

[76] Oue N, Sentani K, Sakamoto N, Yasui W. Clinicopathologic and molecular characteristics of gastric cancer showing gastric and intestinal mucin phenotype. Cancer Sci. 2015;106:951–8. https://doi.org/10.1111/cas.12706.

[77] Li FY, Ren XB, Xu EP, Huang Q, Sheng HQ, Lv BJ, Lai MD. RegIV expression showing specificity to gastrointestinal tract and its potential role in diagnosing digestive tract neuroendocrine tumor. J Zhejiang Univ Sci B. 2010;11:258–66. https://doi.org/10.1631/ jzus.B0900383.

[78] Duan Y, Hu L, Liu B, Yu B, Li J, Yan M, Yu Y, Li C, Su L, Zhu Z, Xiang M, Liu B, Yang Q. Tumor suppressor miR-24 restrains gastric cancer progression by downregulating RegIV. Mol Cancer. 2014;13:127–39. https://doi.org/10.1186/1476-4598-13-127.

[79] Bishnupuri KS, Luo Q, Murmu N, Houchen CW, Anant S, Dieckgraefe BK. Reg IV activates the epidermal growth factor receptor/Akt/AP-1 signaling pathway in colon adenocarcinomas. Gastroenterology. 2006;130:137–49. https://doi.org/10.1053/j.gastro.2005.10.001.

[80] Nakata K, Nagai E, Ohuchida K, et al. REG4 is asso-ciated with carcinogenesis in the 'intestinal' pathway of intraductal papillary mucinous neoplasms. Mod Pathol. 2009;22:460–8. https://doi.org/10.1038/modpathol.2008.205.

[81] Oue N, Sentani K, Noguchi T, et al. Serum olfactomedin 4 (GW112, hGC-1) in combination with Reg IV is a highly sensitive biomarker for gastric cancer patients. Int J Cancer. 2009;125:2383–92. https://doi. org/10.1002/ijc.24624.

[82] Seko N, Oue N, Noguchi T, et al. Olfactomedin 4 (GW112, hGC-1) is an independent prognostic marker for survival in patients with colorectal cancer. Exp Ther Med. 2010;1:73–8. https://doi.org/10.3892/etm_00000013.

[83] McGinnis W, Krumlauf R. Homeobox genes and axial patterning. Cell. 1992;68:283–302. https://doi.org/10.1016/0092-8674(92)90471-N.

[84] Yoshida H, et al. Deregulation of HOXA10 homeoglobal gene in endometrial carcinoma: role in epithelial-mesenchymal transition. Cancer Res. 2006;66:889–97. https://doi.org/10.1158/0008-5472.CAN-05-2828.

[85] Sentani K, Oue N, Naito Y, et al. Upregulation of HOXA10 in gastric cancer with the intestinal mucin phenotype: reduction during tumor progression and favorable prognosis. Carcinogenesis. 2012;33(5):1081–8. https://doi.org/10.1093/carcin/ bgs121.

[86] Zöller M. Tetraspanins: push and pull in suppressing and promoting metastasis. Nat Rev Cancer. 2009;9:40–55. https://doi.org/10.1038/nrc2543

第6章　胃癌血清生物标志物

原著者：Agostino Steffan, Silvia Cervo, Valentina Fanotto,
and Fabio Puglisi

译　者：邓　薇　翟育豪

缩略词

AG　萎缩性胃炎

AUC　曲线下面积

CA 19-9　糖类抗原 19-9

CA 72-4　糖类抗原 72-4

CA 125　糖类抗原 125

CEA　癌胚抗原

cfDNA　血液游离 DNA

CI　置信区间

CTCs　循环肿瘤细胞

DSS　疾病特异性存活率

DFS　无病生存期

G-17　胃泌素 -17

GC　胃癌

Hp　幽门螺杆菌

HR　危险比率

IgG　免疫球蛋白

IM　肠化生

NCA　非特异性交叉反应抗原

OR　比值比

OS　整体存活率

PG　胃蛋白酶原

TAG-72　肿瘤相关糖蛋白 72

概述

　　循环肿瘤生物标志物被定义为由肿瘤本身或生物体因肿瘤的存在而产生的物质，可以在血液或其他体液中检测。

　　血清肿瘤标志物是基于血液的生物标志物，其在癌症检测、治愈性手术后的监测、药物反应或耐药性的预测，以及提前监测治疗中具有潜在的用途。

　　不管其应用如何，理想的肿瘤标志物应是单独由癌细胞选择性分泌的生化指标来测量，理论上说，这种测量应该精确，并且适用于肿瘤的诊断；因此，它应该表现出高的阳性和阴性预测值。实际上，常用的肿瘤生物标志物既不特异，也不敏感；此外，我们确定的正常水平常是使用高斯函数来设定的。

　　解释标志物临床价值的另一个复杂因素是可用数据缺乏同质性，这些数据通常来源于低统计功效的回顾性分析。为了规范和提高癌症患者潜在预后因素分析研究中的数据质量，国家癌症研究所 - 欧洲癌症研究和治疗组织癌症诊断工作组于 2005 年提出了具体的方法建议（肿瘤标志物预后研究的报告建议）。虽然，几乎完全缺乏预期前瞻性数据的问题仍然存在；但该建议的提出代表着对许多肿瘤标志物的回顾性分析及所提出的生物学假设的认可。

　　血清中发现的一些肿瘤标志物，如 CEA 和 CA 19-9 可在 30%~40% 的 GC 中升高。

　　除了这些常用的标记外，据报道，在晚期胃癌中，CA 125 和 CA 72-4 升高。2010 年，美国国家临床生物化学学会重申，在诊断阶段不建议常规行生物标志物检测，而在术后随访过程中使用生物标志物可能更有用，并可监测抗肿瘤治疗的反应。根据这些建议，国际指南在胃癌诊断中不接受肿瘤标志物的诊断。

它们在胃癌中的用途可以从以下方面得到体现。

- 监测抗肿瘤治疗的有效性，但影像学评估仍然是金标准；
- 监测期，其作用有争议，因为对复发

的早期检测不一定使患者预后获益。

胃癌中经典肿瘤标志物的主要特征见表6.1。

特定的胃生物标志物，即PGⅠ、PGⅡ、G-17和抗HP抗体，正被用于识别有发生胃癌风险的患者，特别是在提供整个胃黏膜结构和功能综合信息的一组检测（GastroPanel）中联合使用。

表 6.1　胃癌中的经典肿瘤标志物

	化学性质	分子量	半衰期	指标升高的原因		
				肿瘤相关	良性相关	其他
CEA	糖蛋白	200kD	6~8d	结肠直肠癌在所有类型的腺癌中都有可能升高	慢性肝病、肝硬化黄疸肺部良性疾病慢性肾衰竭慢性呼吸道疾病	吸烟酗酒
CA 19-9	糖蛋白（黏蛋白）	210kD（纯化形式）	4~8d	胰、胆管癌其他恶性肿瘤（胃、结肠、卵巢、输卵管、肺、乳腺、膀胱）	急性和慢性胰腺炎胆石症黄疸风湿性和自身免疫性疾病糖尿病肾病慢性肝病肝硬化急性肝炎良性肺病囊性纤维化	
CA 72.4	糖蛋白（黏蛋白）	220~400kD	3~7d	胃癌其他恶性肿瘤：卵巢、结肠	胃肠疾病心脏病胰腺炎肝病良性妇科疾病（尤其是卵巢囊肿）肾衰竭肺炎肺纤维化风湿病家族性地中海热	妊娠布洛芬治疗心包积液类固醇奥美拉唑非甾体抗炎药

表 6.1（续）

	化学性质	分子量	半衰期	指标升高的原因		
				肿瘤相关	良性相关	其他
CA 125	糖蛋白（黏蛋白）	500kD	5~6d	卵巢、输卵管和子宫内膜癌其他恶性肿瘤	子宫内膜异位症 盆腔炎 肝病 黄疸 子宫平滑肌瘤 系统性红斑狼疮 炎症性肠病 浆膜炎 充血性心力衰竭 肺炎 胸膜炎 急性胰腺炎 肝硬化 急性肝炎 自身免疫性疾病 慢性肾衰竭 腹水 腹膜炎	妊娠 月经 近期剖腹 干扰素

CEA

　　CEA 最初于 1965 年从胎儿结肠和结肠癌组织中分离出来；在正常的成人肠道中，它主要定位于上皮细胞面向肠腔的细胞膜上，而在胚胎肠道和结肠肿瘤中则位于上皮细胞的侧膜上。CEA 由一大类相关的细胞表面糖蛋白组成，其主要蛋白质是 CEA 和 NCA。由于 CEA 的结构域、NCA 50 和 IgG 的重链非常相似，因此 CEA 属于 IgG 基因"超家族"。CEA 是分子量为 150~300kDa 的糖蛋白；它是由 641 个氨基酸组成的单个多肽链，含有45%~55% 的糖类。它显示出细胞黏附活性和信号调节特性。

　　CEA 通常在胎儿期存在于血清中，在大多数成人中消失。CEA 在多种癌症中升高，如结肠直肠癌（70%）、肺癌（45%）、胃癌（50%）、乳腺癌（40%）、胰腺癌（55%）、卵巢癌（25%）和子宫癌（40%）。因此 CEA

不具有器官特异性；此外，其升高可能与良性疾病有关，如肝硬化（45%）、肺气肿（30%）、直肠息肉（5%）、良性乳腺疾病（15%）和溃疡性结肠炎（15%）。还有，不产生 CEA 的肿瘤数量较多，因此不建议将其用于筛查。CEA 的半衰期为 6~8d；且有肝代谢。大多数检测使用免疫测定法测定血清 CEA；它们常使用多克隆抗体和单克隆抗体或两种类型的组合。正常数值在不吸烟者中小于 3ng/ml，在吸烟者中小于 5ng/ml。由于测得的 CEA 浓度与方法有关，因此应始终使用相同的方法对数值进行比较；如果方法改变，所有正在接受监测的患者都应同时使用新旧方法进行测试。

　　在 2015 年，一项荟萃分析支持了治疗前血清 CEA 水平升高与胃癌患者总体生存率（OS）[危险比（HR）1.716，95% 置信区间（CI）1.594~1.848]、疾病特异性生存率（DSS）（HR 1.940，95% 置信区间 1.563~2.408）和无病生存率（DFS）（HR 2.275，95% 置信区间 1.836~2.818）等预后不良相关。治疗前血清 CEA 水平的独立预后价值体现在协变量（即年龄、Borrmann 分型、CEA19-9、浸润深度、性别、组织学、肝转移、位置、淋巴结受累、TNM 分期、肿瘤大小、淋巴管浸润和腹膜转移）上并在胃癌患者中体现。术后随访期间的测量对于术前值升高的患者尤为重要，但也不能否认肿瘤标志物检测在术前水平正常的患者中的意义。事实上，90% 以上术前 CEA 水平升高的患者在复发时水平再次升高，而 54.7% 的患者在复发时 CEA 水平首次升高；CEA 指示复发的敏感度为 65.8%。

CEA 的变化模式表明整个治疗过程中血清水平的变化与影像学疗效评估之间的关系，揭示了全身化疗期间肿瘤标志物和影像学疗效评估之间的显著相关性。然而，尽管化疗后血清肿瘤标志物升高是肿瘤进展的常规指标，但在某些情况下，化疗开始后 CEA 水平的初始升高不应成为疾病进展的指标。

CA 19-9

也称为路易斯 A 血型抗原的唾液酸化形式，这种糖类抗原是糖脂，表示为 Le^{xa}。它的表达需要路易斯基因产物，1，4- 岩藻糖基转移酶；因此，Le^{a-b-}（约 5%）基因型患者不表达 CA 19-9。CA 19-9 通常由正常人胰腺导管、胆管上皮细胞及胃、结肠、子宫内膜和唾液上皮产生。这些细胞分泌的 CA 19-9 大部分在血清中代谢，导致健康人血清 CA19-9 浓度非常低。相反，在胰胆癌的情况下，肿瘤的上皮细胞可以产生显著量的 CA 19-9，导致血清 CA 19-9 水平升高。该抗原以黏蛋白的形式存在于血清中，是一种高分子量糖蛋白复合物（200~1000 kDa）。

抗 CA 19-9 的单克隆抗体来源于人结肠癌细胞系 SW-116，并且有多种免疫测定法，它们之间有相当大的差异，所以测定方法不能随意更换。

CA 19-9 参考上限为 37U/ml，这是从正常受试者的第 99 百分位确定的，能够区分胰腺癌和良性胰腺疾病的临界值，临床敏感度为 69%~93%，临床特异性为 76%~99%。然而，该值通常用于诊断胃癌，尚不清楚该临界值是否适合作为预后参考值。胰腺癌（80%）、肝胆管癌（67%）、胃癌（40%~50%）、肝细胞癌（30%~50%）、结直肠癌（30%）、乳腺癌（15%）和膀胱癌患者的 CA19-9 水平大于 37U/ml。然而，10%~20% 的胰腺炎和其他某些良性胃肠疾病患者的血清浓度可以高达 120 υg/ml。

2015 年，一项包括 38 项研究的荟萃分析评估了 CA19-9 与临床病理特征之间的关系，以及 CA19-9 在胃癌中的预后价值。结果显示，不同分期 CA19-9 水平有显著差异（3/4 与 1/2），比值比（OR）3.36；95% 置信区间 2.34~4.84），pT 分类（pT3/T4 vs PT1/T2，OR 2.4095% 置信区间 1.60~3.59），淋巴结状态（阳性与阴性，OR2.91；95% 置信区间 2.21~3.84），远处转移（是与否，OR2.76；95% 置信区间 1.12~6.82），血管侵犯（是和否，OR1.66；95% 置信区间 1.11~2.48）。此外，CA 19-9 与不良 OS 显著相关（HR 1.8395% 置信区间 1.56~2.15），DFS（HR 1.85；95% 置信区间 1.16~2.95），DSS（HR 1.33；95% 置信区间 1.10~1.60）。

与 CEA 相似，术后随访期间测量 CA 19-9 似乎对术前 CA19-9 升高的患者尤为重要；同样，在某些情况下，化疗开始后 CA 19-9 水平的初始升高不应作为疾病进展的指标。

CA 72-4

CA 72-4 最初被称为肿瘤相关糖蛋白 72（TAG-72），是一种发现于肿瘤细胞表面的黏蛋白样糖蛋白，分子量为 200~420 kDa。它是通过使用单克隆抗体 B72.3 来鉴定的，该抗体来源于一例患有肝转移的乳腺癌患者的部分富膜组织。除分泌期子宫内膜和结肠上皮细胞，正常成人组织不表达 CA 72-4；相反，它可以在上皮来源的肿瘤（结直肠癌、胃癌、卵巢癌、胰腺癌、子宫内膜癌和乳腺癌）中表达。在外周血中可以检测 CA 72-4，但已有研究将 CA 72-4 的血清水平与腹腔灌洗液水平进行比较。血清正常值（取决于实验室技术）为 <6.9U/ml，检测限为 0.2U/ml。在胃癌中，该试验的总敏感度估计为 40%，总特异性为 95%。根据 2009 年发表的一篇综述，CA 72-4 被认为是胃癌的主要标志，尽管它也可能与其他癌症（如结直肠癌、胰腺癌和肺癌）有关。CA 72-4 的阳性率高于 CEA 和 CA19-9（分别为 30%、21.1% 和 27.8%）。与其他两种生物标志物相似，晚期胃癌 CA 72-4 阳性率高于早期胃癌。在检测原发肿瘤时，3 种血清生物标志物的阳性率相似；然而，CA 72-4 在淋巴结受累或浆膜浸润的患者中阳性率最高。因此，CA 72-4 可能是检测晚期胃癌最有用的标志物。2012 年，一项中国研究的荟萃分析提出，在中国人群中，CA 72-4 是与胃癌最高度相关的血清肿瘤生物标志物。CA 72-4 升高与肿瘤深度、淋巴结受累、腹膜和远处转移，以及分期有关。在一项纵向研究中，Aloe 等研究表明，复发患者的术前血清 CA 72-4 水平显著升高；此外，术前血清 CA 72-4 阳性水平在预测复发方面具有独立的预后价值。

CA 125

1981 年，巴斯特和他的同事通过开发针对细胞系 OVCA 433 的 OC 125 鼠单克隆抗体来鉴定 CA 125 糖蛋白抗原，该细胞系是从一例浆液性乳头状囊腺癌患者身上提取的。随后，通过使用来源于所鉴定分子的肽核心的部分 cDNA 序列克隆了 CA 125 分子。这种新的黏蛋白分子被命名为 CA 125/MUC16[黏蛋白 16，细胞表面相关（MUC 16）基因]，由 N 端的 156- 氨基酸串联重复区和 C 端的可能跨膜区和酪氨酸磷酸化位点组成。CA 125 的第一次免疫测定使用 OC 125 抗体进行捕获和检测；之后，开发了第二代检测法（CA 125 Ⅱ），结合了 M11 和 OC 125 抗体，它们具有不同的非重叠表位。由于校准、化验设计和试剂特异性的不同，测定 CA 125 浓度可能会有所不同。来自不同方法的值是不可互换的，因此，如果方法有所改变，应该对连续监测的患者进行重新评估。CA125 和 CA125 Ⅱ测定正常值为 35U/ml，其根据健康人群测定结果来确定，可包括 99% 的正常人。与其他免疫测定一样，如果血清中存在异嗜性抗体，尤其是在使用单克隆抗体进行治疗或诊断后，可能会观察到测定干扰。

CA 125 是胎儿发育过程中羊膜和体腔上皮表达的分化抗原。在成人中，它存在于体腔上皮（胸膜、心包和腹膜的间皮细胞）和输卵管、子宫内膜和宫颈上皮中。正常胎儿和成人卵巢的表面上皮不表达决定簇，除了包涵体囊肿、化生区和乳头状凸起。血清 CA 125 水平升高与多种良恶性盆腔肿物有关；事实上，这种标志物在妇科恶性肿瘤中升高，而且在子宫内膜异位症伴子宫内膜瘤、输卵管卵巢炎伴输卵管卵巢脓肿、子宫腺肌病、子宫平滑肌瘤和良性上皮性卵巢肿瘤中都可能增加。此外，在能够损害腹膜、胸膜和心脏浆膜的情况下，在肾衰竭、肝和肺部疾病中，以及在妊娠期间和月经周期中，CA 125 水平均被发现升高。在卵巢或胃源性腹膜癌中也观察到 CA 125 水平升高。血清 CA 125 水平升高与胃癌腹膜转移有关。

胃蛋白酶原Ⅰ和Ⅱ

胃蛋白酶原是消化酶胃蛋白酶的前体。在人类中，有两种同工酶原，PGⅠ和 PGⅡ，具有不同的生化和免疫特性。虽然胃泌素由胃黏膜的泌酸腺合成，特别是由胃体的主细胞和颈黏液细胞合成，但 PGⅡ也在心脏、幽门和十二指肠布鲁纳腺（Brunner gland）细胞中产生。大部分 PG 分泌到胃腔内，但少量（约 1%）可在血液中发现。血液 PG 水平反映了胃黏膜的形态和功能及其他病理状况，如炎症、幽门螺杆菌感染、萎缩性胃炎和肠化生。在临床实践中，PGⅠ水平和 PGⅠ/PGⅡ比值常被用于诊断；正常受试者的比例约为 4:1。受萎缩性胃炎影响的患者患胃癌的风险增加：与胃黏膜正常的受试者相比，萎缩性胃炎患者患胃体部晚期胃癌的风险是正常人的 3 倍，晚期萎缩性胃炎（胃体和胃窦都受到影响）甚至达到 90 倍。血清或血浆 PGⅠ测定可能是检测晚期胃体部 AG 患者的可靠测试。血液中 PGⅠ水平与胃体黏膜中主细胞的数量相关。由于抗原导致主要细胞的损失，它可以被血液 PGⅠ水平的线性下降来揭示。

在慢性萎缩性胃炎的过程中，黏膜萎缩从幽门腺向口侧发展，PGI/PGⅡ比值随着疾病的发展而降低。当萎缩性胃炎在胃体中进展（中度或重度）时，该比率 < 3。当 PGI/PGⅡ比值较低时，发生胃癌的风险增加了 5 倍。

许多研究表明，PG 作为胃癌和胃癌诊断生物标志物的潜在效用（它已作为非侵入性测试纳入日本的癌症筛查计划）。在 2015 年的一项荟萃分析中，包括 31 项研究，涉及 1520 例 GC 患者和 2265 例 AG 患者，结果表明血清前列腺素检测 GC 和 AG 具有中等能力。对 GC 诊断的总敏感度和特异性分别为 0.69（95% 置信区间为 0.60~0.76）和 0.73（95% 置信区间为 0.62~0.82），曲线下面积为 0.76（95% 置信区间为 0.72~0.80）。对 AG 诊断的总敏感度和特异性分别为 0.69（95% 可信区间为 0.55~0.80）和 0.88（95% 可信区间为 0.77~0.94），AUC 为 0.85（95% 置信区间为 0.82~0.88）。必须注意的是，研究之间的异质性非常显著，敏感度在 5.8%~98.6%，特异性在 64.0%~100%。此外，一段时间以来仅用于筛查 GC 风险人群的 PG 试验，对全球 GC 死亡率的影响不大。

胃泌素 -17

胃泌素是一种胃肠激素，可刺激胃酸分泌，促进胃肠上皮细胞生长，并抑制其凋亡。胃泌素基因位于人类染色体 17q21 上，编码 101 个氨基酸的多肽。胃窦中的 G 细胞向循环中释放酸刺激胃泌素的混合物是前胃泌素翻译后成熟过程的结果。健康受试者血液中的主要（80%~90%）胃泌素形式是胃泌素 -17（G-17），它几乎完全由胃窦 G 细胞产生，其次是胃泌素 -34（5%~10%）。空腹血清 G-17 被认为是反映胃黏膜结构和功能状态的无创生物标志物。事实上，G-17 浓度取决于胃内酸度和胃窦 G 细胞的数量，通常在食物刺激后增加。胃泌素的分泌受胃腔 pH 的调节：胃泌素水平随着胃酸的增加而降低，进食后显著增加。在萎缩性胃炎中胃窦黏膜萎缩，因此，G 细胞数量减少，导致分泌到循环中的 G-17 减少。相反，当胃体萎缩时，胃酸减少，然后 G-17 的分泌与其在血液中的浓度一起增加。自 20 世纪 90 年代以来，已经进行了几项将 G-17 作为胃癌筛选生物标志物的研究；但它的临床应用还不清楚，不同胃病的分界点还没有确定。2016 年，两项不同的荟萃分析证明，G-17 能够以 48% 的敏感度和 79% 的特异性检测胃癌，特别是胃窦胃癌，其混合敏感度和混合特异性分别为 53.8% 和 84.1%。

Gastro Panel

胃肿瘤组实验是由芬兰人 Biohit Oyj 在 20 世纪 90 年代末设计的，以满足对无创性检测筛查胃癌风险的日益增长的需求。这个基于酶联免疫吸附试验的小组包括3种黏膜萎缩标志物（胃体的PGⅠ和PGⅡ，胃窦的G-17）和一种幽门螺杆菌IgG抗体测定。使用该组而不是单一生物标志物的附加价值在于，它提供了关于整个胃黏膜的结构和功能的综合信息，而不仅仅局限于胃体或胃窦。

由于胃癌的发展为渐进过程，呈现癌前病变（胃癌、肠化生和异型增生）的受试者有发展成癌的风险。幽门螺杆菌作为萎缩性胃炎的病因，是非贲门癌的一种公认的前体。据估计，分别有高达1.8%、10%和73%的患者受胃癌、肠化生和发育不良的影响，发展为胃癌。因此，确定高危受试者以改善胃癌诊断至关重要。

胃肿瘤组实验的基本原理是基于生物标志物产生的不同部位。

- PGⅠ仅由胃体黏膜分泌；
- PGⅡ也产生于胃窦和十二指肠；
- G-17仅由胃窦黏膜分泌；
- 受萎缩性胃炎影响的患者表现出较低的血PGⅠ或PGⅠ/PGⅡ比值；
- 胃窦萎缩性胃炎的患者表现为低血G-17结合阳性抗幽门螺杆菌抗体。

即使胃肿瘤组实验被设计用于筛查有胃癌风险的患者，而不是用于浸润性胃癌，这已在不同环境中进行了测试，还包括胃癌患者的一级亲属和自身免疫性慢性萎缩性胃炎；此外，胃癌和胃癌前病变的发生显示出显著的地域差异。因此，其在萎缩性胃炎和胃癌诊断中的敏感度和特异性在研究中表现出高度的可变性。此外，来自不同地域的研究对单个生物标志物使用不同的参考值，这代表了一个重要的偏差来源。

2016年，一项涵盖所有先前已发表的胃肿瘤组实验研究的荟萃分析称，胃肿瘤组实验在诊断体部萎缩性胃炎方面表现更好（合并敏感度，70.2%，集合特异性93.9%）高于胃体AG（混合敏感度，53.8%，总特异性84.1%）。最近的一项荟萃分析（2017年）

发现，对于胃体部萎缩性胃炎的诊断结果相似（敏感度，70.4%，特异性98.4%），但对胃窦萎缩性胃炎的诊断表现较高（敏感度，64.5%，特异性95.1%）。总的来说，在任何情况下，胃肿瘤组实验表现为74.7%的敏感度、95%~96%的特异性和91%的阴性预测值。必须注意的是，大多数研究都是在欧洲进行的，因此应该在其他人群中更好地探索测试性能。正如一个国际专家小组所提倡的那样，这些发现将支持使用这种测试来诊断和筛查胃癌，以确定需要进行胃镜检查的受试者。由于其高特异性，该检测代表了一种有效的胃健康检测方法，对胃癌具有较高的纵向阴性预测值。

近期进展和未来展望

在精准医学时代，所谓的液体活检是一种非常有趣的工具，它是对可能含有来自肿瘤物质的任何体液样本的检测。在癌症患者的外周血中，可以从肿瘤中回收完整的循环肿瘤细胞（CTCs）、细胞衍生的囊泡（即外泌体）和无细胞的RNA和DNA（cfDNA）。最广泛接受的假设是，肿瘤细胞通过肿瘤微环境中的凋亡、坏死或细胞分泌在血流中释放DNA。

检测体细胞突变的血液检测特异性高，因为它们寻找的驱动基因突变预计只存在于异常的细胞克隆中。此外，在胃肠癌中，液体活组织检查可能代表一种预后或预测性生物标志物，以及一种用于监测疾病的非侵入性工具，用于评估对系统治疗的反应及监测克隆变化。液体活检的另一个目的是筛查和早期检测。

然而，基于突变的液体活检主要用于晚期癌症患者，因为早期疾病患者的血浆中突变模板分子的浓度通常超过最广泛的技术的检测极限。最近，一种新的多分析物血液测试被开发出来，称为"癌症搜索"；它将 8 种蛋白质生物标志物（CEA、CEA125、CEA19-9、催乳素、肝细胞生长因子、骨桥蛋白、髓过氧化物酶和金属蛋白酶组织抑制剂 1）与遗传生物标志物结合起来，从而在不降低特异性的情况下提高敏感度。对于临床诊断为非转移性胃癌的患者，癌症搜索的敏感度几乎为 70%；此外，在没有关于患者的任何临床信息的情况下，该试验能够在平均 63% 的患者中将阳性试验的来源定位于单个器官。将多种分析物检测与其他非血液筛查检测相结合，可以提供更多的信息，以便更早地检测出恶性肿瘤，这对减少癌症死亡至关重要。

参考文献

[1] McShane LM, et al. Reporting recommendations for tumor marker prognostic studies. J Clin Oncol. 2005;23:9067–72.

[2] Sun Z, Zhang N. Clinical evaluation of CEA, CA19-9, CA72-4 and CA125 in gastric cancer patients with neoadjuvant chemotherapy. World J Surg Oncol. 2014;12:397.

[3] Sturgeon CM, et al. National Academy of Clinical Biochemistry Laboratory Medicine Practice Guidelines for use of tumor markers in liver, bladder, cervical, and gastric cancers. Clin Chem. 2010;56:e1–48.

[4] Smyth EC, et al. Gastric cancer: ESMO Clinical Practice Guidelines for diagnosis, treatment and follow-up. Ann Oncol. 2016;27:v38–49.

[5] Syrjänen K. A panel of serum biomarkers (GastroPanel®) in non-invasive diagnosis of atrophic gastritis. Systematic review and meta-analysis. Anticancer Res. 2016;36:5133–44.

[6] Zagari RM, et al. Systematic review with meta-analysis: diagnostic performance of the combination of pepsinogen, gastrin-17 and anti-Helicobacter pylori antibodies serum assays for the diagnosis of atrophic gastritis. Aliment Pharmacol Ther. 2017;46:657–67.

[7] Gold P, Freedman SO. Specific carcinoembryonic antigens of the human digestive system. J Exp Med. 1965;122:467–81.

[8] Benchimol S, et al. Carcinoembryonic antigen, a human tumor marker, functions as an intercellular adhesion molecule. Cell. 1989;57:327–34.

[9] Hammarström S. The carcinoembryonic antigen (CEA) family: structures, suggested functions and expression in normal and malignant tissues. Semin Cancer Biol. 1999;9:67–81.

[10] Öbrink B. CEA adhesion molecules: multifunctional proteins with signal-regulatory properties. Curr Opin Cell Biol. 1997;9:616–26.

[11] Burtis CA, Ashwood ER, Bruns DE. Tietz textbook of clinical chemistry and molecular diagnostics – E-book. St. Louis: Elsevier Health Sciences; 2012.

[12] Sell S. Serological cancer markers. New York: Springer Science & Business Media; 2012.

[13] Cascinu S, Labianca R. La Medicina Oncologica: Diagnosi, Terapia e gestione clinica. Milano: Edra Masson; 2015.

[14] Deng K, et al. The prognostic significance of pre-treatment serum CEA levels in gastric cancer: a meta-analysis including 14651 patients. PLoS One. 2015;10(4):e0124151.

[15] Shimada H, Noie T, Ohashi M, Oba K, Takahashi Y. Clinical significance of serum tumor markers for gastric cancer: a systematic review of literature by the Task Force of the Japanese Gastric Cancer Association. Gastric Cancer. 2014;17:26–33.

[16] Takahashi Y, et al. The usefulness of CEA and/or CA19-9 in monitoring for recurrence in gastric cancer patients: a prospective clinical study. Gastric Cancer. 2003;6:142–5.

[17] Wang T, et al. Carbohydrate antigen 19-9-positive gastric adenocarcinoma: autopsy findings and review of the literature. Case Rep Gastroenterol. 2017;11:545–53.

[18] Koprowski H, et al. Colorectal carcinoma antigens detected by hybridoma antibodies. Somatic Cell Genet. 1979;5:957–71.

[19] Hotakainen K, Tanner P, Alfthan H, Haglund C, Stenman U-H. Comparison of three immunoassays for CA 19-9. Clin Chim Acta. 2009;400:123–7.

[20] Song Y, et al. Clinicopathologic and prognostic value of serum carbohydrate antigen 19-9 in gastric cancer: a meta-analysis. Dis Markers. 2015;2015:549843. https://doi.org/10.1155/2015/549843.

[21] Fernandes LL, et al. CA72-4 antigen levels in serum and peritoneal washing in gastric cancer: correlation with morphological aspects of neoplasia. Arq Gastroenterol. 2007;44:235–9.

[22] Căinap C, et al. Classic tumor markers in gastric cancer. Current standards and limitations. Clujul Med. 2015;88:111–5.

[23] Emoto S, et al. Clinical significance of CA125 and CA72-4 in gastric cancer with peritoneal dissemination. Gastric Cancer. 2012;15:154–61.

[24] Sharma S. Tumor markers in clinical practice: general principles and guidelines. Indian J Med Paediatr Oncol. 2009;30:1–8.

[25] Chen X-Z, et al. Correlation between serum CA724 and gastric cancer: multiple analyses based on Chinese population. Mol Biol Rep. 2012;39:9031–9.

[26] Abbas M, et al. The relevance of gastric cancer biomarkers in prognosis and pre- and post- chemotherapy in clinical practice. Biomed Pharmacother. 2017;95:1082–90.

[27] Aloe S, et al. Prognostic value of serum and tumor tissue CA 72-4 content in gastric cancer. Int J Biol Markers. 2008;18:21–7.

[28] Bast RC, et al. Reactivity of a monoclonal antibody with human ovarian carcinoma. J Clin Invest. 1981;68:1331–7.

[29] Yin BWT, Lloyd KO. Molecular cloning of the CA125 ovarian cancer antigen: identification as a new mucin, MUC16. J Biol Chem. 2001;276:27371–5.

[30] Sturgeon CM, et al. National Academy of Clinical Biochemistry Laboratory Medicine Practice Guidelines for use of tumor markers in testicular, prostate, colorectal, breast, and ovarian cancers. Clin Chem. 2008;54:e11–79.

[31] Diamandis EP. Tumor markers: physiology, pathobiology, technology, and clinical applications. Washington, DC: American Association for Clinical Chemistry; 2002.

[32] Kabawat SE, et al. Tissue distribution of a coelomic-epithelium-related antigen recognized by the monoclonal antibody OC125. Int J Gynecol Pathol. 1983;2:275–85.

[33] Hwang GI, et al. Predictive value of preoperative serum CEA, CA19-9 and CA125 levels for peritoneal metastasis in patients with gastric carcinoma. Cancer Res Treat. 2004;36:178–81.

[34] Nakata B, et al. Serum CA 125 level as a predictor of peritoneal dissemination in patients with gastric carcinoma. Cancer. 1998;83:2488–92.

[35] Samloff IM. Immunologic studies of human group I pepsinogens. J Immunol. 1971;1950(106):962–8.

[36] Nasrollahzadeh D, et al. Accuracy and cut-off values of pepsinogens I, II and gastrin 17 for diagnosis of gastric fundic atrophy: influence of gastritis. PLoS One. 2011;6:e26957.

[37] Samloff IM, Varis K, Ihamaki T, Siurala M, Rotter JI. Relationships among serum pepsinogen I, serum pepsinogen II, and gastric mucosal histology. A study in relatives of patients with pernicious anemia. Gastroenterology. 1982;83:204–9.

[38] Slpponen P, Kekki M, Haapakoski J, Ihamäki T, Siurala M. Gastric cancer risk in chronic atrophic gastritis: statistical calculations of cross-sectional data. Int J Cancer. 1985;35:173–7.

[39] Dinis-Ribeiro M, et al. Meta-analysis on the validity of pepsinogen test for gastric carcinoma, dysplasia or chronic atrophic gastritis screening. J Med Screen. 2004;11:141–7.

[40] Huang Y, et al. Significance of serum pepsinogens as a biomarker for gastric cancer and atrophic gastritis screening: a systematic review and meta-analysis. PLoS One. 2015;10:e0142080.

[41] Miki K. Gastric cancer screening by combined assay for serum anti-Helicobacter pylori IgG antibody and serum pepsinogen levels – 'ABC method'. Proc Jpn Acad Ser B Phys Biol Sci. 2011;87:405–14.

[42] Lomba-Viana R, et al. Serum pepsinogen test for early detection of gastric cancer in a European Country. Eur J Gastroenterol Hepatol. 2012;24:37–41.

[43] Farias CB, et al. Stimulation of proliferation of U138-MG glioblastoma cells by gastrin-releasing peptide in combination with agents that enhance cAMP signaling. Oncology. 2008;75:27–31.

[44] Sawada M, Dickinson CJ. The G cell. Annu Rev Physiol. 1997;59:273–98.

[45] Dockray GJ, Varro A, Dimaline R, Wang T. The gastrins: their production and biological activities. Annu Rev Physiol. 2001;63:119–39.

[46] The EUROGAST Study Group. An international association between Helicobacter pylori infection and gastric cancer. Lancet. 1993;341:1359–63.

[47] Yamada T. Helicobacter pylori in peptic ulcer disease. JAMA J Am Med Assoc. 1994;272:65.

[48] Hallissey MT, Dunn JA, Fielding JW. Evaluation of pepsinogen A and gastrin-17 as markers of gastric cancer and high-risk pathologic conditions. Scand J Gastroenterol. 1994;29:1129–34.

[49] Sun L, et al. A comprehensive evaluation of fasting serum gastrin-17 as a predictor of diseased stomach in Chinese population. Scand J Gastroenterol. 2014;49:1164–72.

[50] Wang X, et al. The diagnostic value of gastrin-17 detection in atrophic gastritis: a meta-analysis. Medicine (Baltimore). 2016;95:e3599.

[51] Correa P. Chronic gastritis: a clinico-pathological classification. Am J Gastroenterol. 1988;83:504–9.

[52] Correa P. Human gastric carcinogenesis: a multistep and multifactorial process – First American Cancer Society Award Lecture on Cancer Epidemiology and Prevention. Cancer Res. 1992;52:6735–40.

[53] de Vries AC, Haringsma J, Kuipers EJ. The detection surveillance and treatment of premalignant gastric lesions related to Helicobacter pylori infection. Helicobacter. 2007;12(1):1–15.

[54] Agréus L, et al. Rationale in diagnosis and screening of atrophic gastritis with stomach-specific plasma biomarkers. Scand J Gastroenterol. 2012;47:136–47.

[55] De Re V, et al. Pepsinogens to distinguish patients with gastric intestinal metaplasia and Helicobacter pylori infection among populations at risk for gastric cancer. Clin Transl Gastroenterol. 2016;7:e183.

[56] Syrjänen KJ, Sipponen P, Härkönen M, Peetsalu A, Korpela S. Accuracy of the GastroPanel test in the detection of atrophic gastritis. Eur J Gastroenterol Hepatol. 2015;27:102–4.

[57] Kurilovich S, et al. Stomach-specific Biomarkers (GastroPanel) can predict the development of gastric cancer in a Caucasian population: a longitudinal nested case-control study in Siberia. Anticancer Res. 2016;36:247–53.

[58] Perakis S, Speicher MR. Emerging concepts in liquid biopsies. BMC Med. 2017;15(1):75.

[59] Haber DA, Velculescu VE. Blood-based analyses of cancer: circulating tumor cells and circulating tumor DNA. Cancer Discov. 2014;4:650–61.

[60] Bettegowda C, et al. Detection of circulating tumor DNA in early- and late-stage human malignancies. Sci Transl Med. 2014;6:224ra24.

[61] Butler TM, Spellman PT, Gray J. Circulating-tumor DNA as an early detection and diagnostic tool. Curr Opin Genet Dev. 2017;42:14–21.

[62] Nordgård O, Tjensvoll K, Gilje B, Søreide K. Circulating tumour cells and DNA as liquid biopsies in gastrointestinal cancer. Br J Surg. 2018;105:e110–20.

[63] Bardelli A, Pantel K. Liquid Biopsies, What We Do Not Know (Yet). Cancer Cell. 2017;31:172–9.

[64] Cohen JD, et al. Detection and localization of surgically resectable cancers with a multi-analyte blood test. Science. 2018;359(6378):926–30. https://doi.org/10.1126/science.aar3247

第三部分

胃癌的治疗：多模式治疗方法

第 7 章　晚期胃癌治疗中的新药物：靶向治疗和免疫治疗

原著者：Angela Buonadonna, Gian Maria Miolo, Valentina Fanotto, Federico Navarria, Elisa Palazzari, Claudio Belluco, Stefania Maiero, Vincenzo Canzonieri, Giulio Bertola, and Antonino De Paoli

译　者：邓　薇　翟育豪

缩略词

ASCO　美国临床肿瘤学会

ATM　共济失调毛细血管扩张症

BSC　最佳支持护理

CDH-1　E- 钙黏蛋白 -1

CIN　染色体不稳定性

CTLA-4　细胞毒性 T 淋巴细胞相关蛋白 4

EBV　人类疱疹病毒 4 型

EGFR　表皮生长因子受体

EGJ　胃胃食管结合部

ERK　细胞外信号调节激酶

FGFR2　成纤维细胞生长因子受体 2

GATA6　GATA 结合蛋白 6

GC　胃癌

GS　遗传稳定

HER2　人表皮生长因子受体 2

HR　危险比率

JAK2　Janus 激酶 2

KLF5　Kruppel 样因子 5

KRAS　鼠类肉瘤病毒癌基因

MET　间质 - 上皮转化

MS　微卫星不稳定

mTOR　雷帕霉素靶点

OS　总生存期

PARP　聚腺苷二磷酸核糖聚合酶

PD-1　程序性细胞死亡蛋白 1

PD-L1　程序性死亡配体 1

PD-L2　程序性死亡配体 2

PFS　无进展生存期

PIK3CA　磷脂酰肌醇 -45- 二磷酸肌醇 -3- 激酶

RHOA RAS　同源基因家族成员 A

RR　反应率

RTK　受体酪氨酸激酶

TCGA　癌症基因组图谱

T-DM1　恩美曲妥珠单抗

TKI　酪氨酸激酶抑制剂

VEGFR　血管内皮生长因子受体

概述

　　胃癌不仅是第三大癌症致死病因，也是第五大常见的恶性疾病。胃癌的预后很差，尤其是对于转移性胃癌患者，其 5 年总生存率约为 5%。对于这些患者，系统治疗是治疗的主要手段，其目标包括减轻症状和延长生存期。化疗的系统治疗首次显示出优于最佳支持治疗的生存益处。尽管大部分化疗方案对胃癌患者有一定的帮助，如多西紫杉醇、氟嘧啶、伊立替康、顺铂和奥沙利铂，但其对转移性肿瘤的预后不佳，没有人表皮生长因子受体 2（HER2）过表达的患者的中位 OS 约为 11 个月。几十年来，传统的细胞毒性化疗一直是晚期胃癌治疗的支柱，并且仍然是治疗的关键要素。然而，这些治疗对目前的存活结果预期提升都很有限。

对于局部晚期胃癌，西方围术期化疗和东方辅助化疗是标准治疗方案。对于Ⅳ期胃癌，化疗延长了生存期并控制了癌症相关症状。奥沙利铂和顺铂加氟嘧啶（5-氟尿嘧啶、卡培他滨或 S-1）是一线治疗的标准药物。一般来说，添加第三种药物可提高应答率和生存率，但会导致毒性显著增加。因此，患者接受三联化疗应更为谨慎。该类人群对化疗的反应通常持续时间较短，晚期胃癌的平均总生存期（OS）在西方为 8~11 个月，在东亚/日本为 13~17 个月。

在过去的几十年里，我们见证了精确医疗的出现，并在靶向治疗和免疫治疗领域取得了显著的进步。精准医疗包括表征致癌的分子途径，以及干扰关键分子靶点的单克隆抗体和小分子抑制剂的药物开发。

近年来，人们对胃癌的基因改变和分子特征有了更好的理解。这将提供更好的治疗分层和未来药物开发的路线图。胃癌发展中也有许多体细胞遗传改变，其中一些导致化疗耐药性增加，这也值得我们进行探讨。

胃癌的分子特征正在迅速演变。与RTK/RAS 信号有关的基因，特别是 FGFR2、KRAS、ERBB2、EGFR 和 MET，可以在胃癌中扩增。这些扩增经常是相互排斥的，但这并不能一以概之。癌症基因组图谱（TCGA）项目（表 7.1）对 295 例胃腺癌进行了全面的分子评估，并提出了一个分子分类方案，根据该方案将胃癌分为 4 个亚型：EBV 阳性肿瘤、微卫星不稳定肿瘤（MSI）、基因稳定肿瘤（GS）和染色体不稳定肿瘤（CIN）。EBV阳性肿瘤占胃腺癌的 9%，并显示磷脂酰肌醇3-激酶（PIK3CA）突变，HER2、JAK2 和程序性细胞死亡配体 1 和 2 的扩增（PD-L1 和PD-L2）。MSI 亚型占胃癌的 22%，该亚型在妇女和老年人中很普遍。这些肿瘤与 MLH1启动子高甲基化密切相关，并在 PIK3CA、HER3 和 HER2 中显示出高突变率、高水平的微卫星不稳定性和复发性突变。GS 亚型约占胃癌的 20%，其常表现为弥散型腺癌，并且在 RHOA 和 CDH-1 中有频繁的突变。该亚型也常涉及 RHO 家族 GTPase 激活蛋白（CLDN18 和 ARHGAP26）的融合，它们的融合产物影响 RHOA 功能，该功能涉及细胞收缩性和细胞运动性。最后，CIN 亚型占胃腺癌的 50%，肠化组织丰富，并显示频繁的TP53 突变和受体酪氨酸激酶（RTK）/RAS

表 7.1　根据癌症基因组图谱（TCGA）2014 的新的基于分子的胃癌分类

亚型	爱泼斯坦-巴尔病毒（EBV）感染的肿瘤	微卫星不稳定性（MSI）肿瘤	基因稳定（GS）的肿瘤	染色体不稳定的肿瘤（CIN）
典型的分子特征	EBV 阳性 深度超甲基化 CDKN2A 沉默 80% PIK3CA 突变 PD-L1/PD-L2 过表达	DNA 高甲基化 MLH1 基因沉默体细胞突变增加（PIK3CA42% 和 ERBB3 26%）	缺乏非整倍体和突变或高甲基化率的肿瘤体细胞RHOA和CDH-1 突变 CLDN18ARH-GAP6 或 ARHGAP26 融合	显著的非整倍体 TP53 突变 受体酪氨酸激酶重复扩增（HER2 24%）
与解剖学或传统亚型的关联	胃底和胃体	胃底、胃体和胃窦	主要是弥散性亚型	大多数肿瘤位于食管胃交界处

扩增。

另一项研究试图确定胃癌中最普遍的分子变化。研究者确定了 22 个复发的局灶性体细胞拷贝数改变，包括已知的靶基因，如成纤维细胞生长因子受体 2（FGFR2）和 HER2，以及新基因，如 KLF5 和 GATA6。有趣的是，RTK/RAS 扩增频繁发生在约 37% 的胃癌中，KRAS 扩增也频繁发生，并与不良预后相关。未来胃癌试验的设计，特别是分子靶向和免疫治疗，应考虑遗传和免疫差异，因为它们可能影响治疗反应和临床结果。

靶向治疗

系统分析研究的数据揭示了胃癌中大量的分子变化。这种认识的增加极大地促进了药物开发，以设计和临床测试针对在癌症发生中起着至关重要的作用的蛋白质和脂质激酶的选择性抑制药。

抗 HER2 试剂

HER2 是表皮生长因子受体（EGFR）家族的酪氨酸激酶成员。HER2 与许多类型的癌症的发生有关，其过表达可见于多达 30% 的胃癌中，其在组织学和位置特征方面与其他类型存在一些差异。肠型（34%）比弥散型（6%）更常见，食管胃结合部（GEJ）肿瘤（32%）比胃的其他部位（18%）更常见。

曲妥珠单抗是一种抗 HER2 的重组人源化单克隆抗体，是 2010 年第一个被批准用于胃癌的靶向药物。批准的主要依据是基于一项 III 期试验（ToGA），该试验评估了 594 例 HER2 阳性的晚期胃癌或 EGJ 癌患者。曲妥珠单抗（8mg/kg 负荷剂量，然后每 3 周 6mg/kg）作为一线治疗与化疗联合进行研究，化疗包括卡培他滨加顺铂或氟尿嘧啶加顺铂，每 3 周给药 1 次，共 6 个周期。曲妥珠单抗加化疗组的中位生存时间为 13.8 个月，化疗

组的中位生存期为 11.1 个月 [危险比（HR）0.74；95% 置信区间 0.60~0.91；$P = 0.0046$]。试验组的有效率也较高（47% ：35%），中位无进展生存期也较高（6.7 个月 ：5.5 个月；HR 0.71；$P = 0.0002$）。

其他抗 HER2 药物不如曲妥珠单抗疗效显著。III 期 LOGIC 试验评估了 EGFR 和 HER2 的酪氨酸激酶抑制药拉帕替尼作为联合化疗（卡培他滨加奥沙利铂）的一线治疗的疗效。实验组的中位生存期与单纯化疗组的中位生存期无显著差异（12.2 个月 ：10.5 个月；HR 0.91；$P = 0.3492$）（表 7.2）。TYTAN 试验评估了拉帕替尼联合紫杉醇在二线治疗中的作用。与 LOGIC 试验相似，中位 OS 没有显著差异（拉帕替尼和紫杉醇为 11.0 个月，而紫杉醇单药为 8.9 个月；$P = 0.1044$）（表 7.2）。曲妥珠单抗 -emtansine（T-DM1）也未能显示出优于标准化疗的生存优势。III 期 GATSBY 试验研究了 T-DM1 在 HER2 阳性胃癌治疗中的疗效。T-DM1 中位生存期为 7.9 个月，紫杉醇为 8.6 个月（HR 1.15；单侧 $P = 0.86$）（表 7.2）。目前，III 期 JACOB 试验（NCT01774786）正在进行，将评估 pertuzumab 联合曲妥珠单抗、氟嘧啶和顺铂作为 HER2 阳性转移性胃癌的一线治疗的有效性和安全性。

抗血管内皮生长因子受体药物

Ramucirumab，一种结合 VEGFR-2 的重组单克隆抗体，根据两项随机 III 期试验，被批准单独或与紫杉醇联合作为二线治疗。REACH 试验随机选择了 355 例患者，这些患者在一线含铂或含氟嘧啶治疗期间表现出疾病进展，这之后仅接受 Ramucirumab（每 2 周 8mg/kg 静脉注射）或安慰剂治疗。Ramucirumab 组的中位 OS 为 5.2 个月，安慰剂组为 3.8 个月（HR 0.776；$P = 0.047$）。接受 Ramucirumab 治疗的患者中位无进展

表7.2 胃癌靶向治疗——阴性试验

研究	研究分期	治疗等级	实验组	对照组	RR	PFS	OS
LOGIC	3	1	拉帕替尼+卡培他滨和奥沙利铂	卡培他滨+奥沙利铂	53% vs 39%; P=0.0031	6.0个月 vs 5.4个月; P=0.0381	12.2个月 vs 10.5个月; P=0.3492
TYTAN	3	2	拉帕替尼+紫杉醇	紫杉醇	27% vs 9%; P<0.001	5.5个月 vs 4.4个月; P=0.244	12.2个月 vs 10.5个月; P=0.3492
GATSBY	3	2	T-DM1	紫杉烷	20.6% vs 19.6%; P=0.8406	2.7个月 vs 2.9个月; P=0.31	7.9个月 vs 8.6个月; P=0.86
AVAGAST	3	1	贝伐单抗+卡培他滨+顺铂	卡培他滨+顺铂	46.0% vs 37.4%; P=0.0315	6.7个月 vs 5.3个月; P=0.0037	12.1个月 vs 10.1个月; P=0.1002
AVATAR	3	1	贝伐单抗+卡培他滨+顺铂	卡培他滨+顺铂	41% vs 34%; P=0.35	6.3个月 vs 6.0个月; P=0.47	10.5个月 vs 11.4个月; P=0.56
Lee等	2	2	舒尼替尼+多西他赛	多西他赛	41.1% vs 14.3%; P=0.002	3.9个月 vs 2.6个月; P=0.206	8.0个月 vs 6.6个月; P=0.802
EXPAND	3	1	西妥昔单抗+卡培他滨+顺铂	卡培他滨+顺铂	30% vs 29%; P=0.77	4.4个月 vs 5.6个月; P=0.32	9.4个月 vs 10.7个月; P=0.95
REAL3	3	1	Panitumumab+表柔比星、奥沙利铂和卡培他滨	表柔比星+奥沙利铂+卡培他滨	46% vs 42%; P=0.42	6.0个月 vs 7.4个月; P=0.068	8.8个月 vs 11.3个月; P=0.013
GRANITE-1	3	2和3	依维莫司	安慰剂	4.5% vs 2.1%	1.7个月 vs 1.4个月; P<0.001	5.4个月 vs 4.3个月; P=0.124

生存期为 2.1 个月，接受安慰剂治疗的患者中位无进展生存期为 1.3 个月（HR 0.483；$P < 0.0001$）。双臂检验的相对危险度为 3%。RAINBOW 研究比较了对 665 例转移性胃癌或 EGJ 癌患者已行一线铂和氟嘧啶联合治疗后每周紫杉醇（每 28 天周期的第 1、8 和 15 天 80mg/m^2）联用 Ramucirumab（每 2 周 8mg/kg 静脉注射）与安慰剂组的疗效。Ramucirumab 组的中位生存期明显长于安慰剂组（9.6 个月：7.4 个月；HR 0.807；$P = 0.017$），以及中位 PFS（4.4 个月：2.9 个月；HR 0.635；$P < 0.0001$）。Ramucirumab 加紫杉醇组的相对危险度也更高（28%：16%；$P = 0.0001$）。

贝伐单抗是一种结合可溶性血管内皮生长因子并防止结合血管内皮生长因子受体的单克隆抗体，其针对肿瘤的作用尚不确定。AVAGAST 试验研究了贝伐单抗联合卡培他滨加顺铂的一线治疗，每 21 天进行 1 次，最多 6 个周期。此后，卡培他滨加贝伐单抗或安慰剂继续治疗，直至疾病进展。与对照组相比，实验组没有显著的生存益处（中位 OS 为 12.1 个月：10.1 个月，HR 为 0.87；$P = 0.1002$），但中位 PFS（6.7 个月：5.3 个月；HR 0.80；$P = 0.0037$）和总 RR（46.0%：37.4%；$P = 0.0315$）得到显著改善（表 7.2）。AVATAR 试验是一项Ⅲ期研究，类似于仅在中国患者中进行的 AVAGAST 试验。与 AVAGAST 相似，AVATAR 试验显示，与安慰剂加化疗相比，在卡培他滨 - 顺铂化疗中加入贝伐单抗并未改善中位 OS（10.5 个月：11.4 个月，HR 1.11；$P = 0.56$）（表 7.2）。阿帕替尼是一种口服活性血管内皮生长因子受体 -2 抑制剂，在一项中国Ⅲ期试验中进行了评估，该试验将 267 例晚期胃癌或 EGJ 腺癌已经过两种或多种化疗方案进展的患者随机分组。患者每天接受 1 次 850mg 口服阿帕替尼或安慰剂。实验组中位 OS 显著延长（6.5 个月：4.7 个月；HR 0.709；$P = 0.0156$），

中位 PFS 也得到改善（2.6 个月：1.8 个月；HR 0.444；$P < 0.001$）。阿帕替尼在中国被批准用于治疗晚期胃癌，但在美国或欧洲并未得到许可。

舒尼替尼和索拉非尼是酪氨酸激酶抑制药（TKIs），可抑制 VEGFR-1、VEGFR-2 和 VEGFR-3，以及其他酪氨酸激酶活性。舒尼替尼在随机Ⅱ期试验中作为二线疗法与多西他赛联合进行了研究。与多西他赛单独治疗相比，联合治疗的无进展生存没有显著延长（3.9 个月：2.6 个月，HR 0.77；$P = 0.206$）（表 7.2）。索拉非尼在Ⅱ期试验中与多西紫杉醇和顺铂联合作为转移性胃癌或 EGJ 腺癌的一线治疗进行了评估。中位 OS 为 13.6 个月，中位 PFS 为 5.8 个月，相对危险率为 41%。

抗 EGFR 试剂

通过免疫组化或荧光原位杂交，不同研究结果表明，EGFR 过表达发生在 2.3%~40% 的胃癌中，然而，针对 EGFR 的靶向制剂却有令人失望的临床结果。Ⅲ期扩大试验评估了西妥昔单抗（一种抗 EGFR 的嵌合单克隆抗体）在一线化疗（卡培他滨和顺铂）中的应用。化疗加西妥昔单抗组的中位 PFS（主要终点）为 4.4 个月，单纯化疗组为 5.6 个月（HR 1.09；$P = 0.32$）（表 7.2）。类似地，REAL3 试验招募了进行一线化疗（表柔比星、奥沙利铂和卡培他滨）的患者，将其分为有或没有帕尼单抗（一种抗 EGFR 的人单克隆抗体）组。作为主要终点的中位 OS，化疗加帕尼单抗组为 8.8 个月，而单纯化疗组为 11.3 个月（HR 1.37；95%；$P = 0.013$）（表 7.2）。

PI3K/AKT/mTOR 通路抑制药

PI3K/AKT/mTOR 是人类癌症中最常见的激活途径之一，在高达 60% 的胃癌中被激活。依维莫司是西罗莫司（mTOR）抑制剂的一

种靶点，在一项Ⅲ期试验（GRANITE-1）中进行了研究，其中 656 例患者在进展到需进行一或二线全身化疗后被随机分配到依维莫司（每天 10mg）或安慰剂组。中位 OS 没有显著差异（依维莫司组为 5.4 个月，安慰剂组为 4.3 个月，HR 为 0.90；$P = 0.124$），中位 PFS 略有改善（依维莫司组 1.7 个月，安慰剂组 1.4 个月，HR 0.66；$P < 0.001$）（表 7.2）。目前，另一项Ⅲ期试验正在研究依维莫司与紫杉醇联用于二线治疗的可靠性（NCT01248403）。

针对 PI3K/AKT/mTOR 途径的其他几种药物正在研究中。AZD5363 是一种 AKT 抑制药，目前正在两个Ⅱ期试验中与紫杉醇联合作为含有 PIK3CA 突变（NCT02451956）的胃癌患者和生物标志物阴性（PIK3CA/MEK/RAS/TP53/MET）患者的二线治疗。另一项随机Ⅱ期试验针对一线化疗方案（NCT01896531）研究另一种 AKT 抑制药 GDC-0068 与改良 FOLFOX6 的联合疗效。最后，一项 IB 期剂量放大研究正在评估 PI3K 抑制药 BYL719 对携带 PIK3CA 突变或 HER2 扩增的胃癌患者的疗效。

c-MET 抑制药

间充质 - 上皮转换（MET）受体扩增或过度表达发生在 0~23% 的胃癌中。c-MET 抑制药已经在胃癌患者中进行了测试，结果令人失望。两项Ⅲ期试验研究了 rilotumumab（一种抗 c-Met 的单克隆抗体）的安全性和有效性。RILOMET-1 和 RILOMET-2 旨在测试作为一线治疗的 rilotumumab 与化疗联合的。但结果表明，基于 rilotumumab 和化疗组的死亡人数增加，两项试验均于 2014 年 11 月结束。METGastric 是另一项评估一种单价抗 MET 抗体 onartuzumab 的Ⅲ期试验；由于前期的Ⅱ期研究的阴性结果，实验提前停止。对纳入的 592 例患者进行分析，未能显示出

在一线方案中 onartuzumab 与 mFOLFOX6 联用的益处。在Ⅱ期试验中，针对 c-MET 的 Foretinib 和 tivantinib 也未能在胃癌患者中显示出良好的效果。

成纤维细胞生长因子受体阻滞剂

成纤维细胞生长因子受体（FGFR1-FGFR4）是跨膜酪氨酸激酶受体，通过调节血管生成和细胞增殖、迁移和分化在癌症发生中发挥重要作用。FGFR2 扩增存在于 5%~10% 的胃癌中，并且与不良预后相关。

AZD4547 是一种选择性 FGFR1-FGFR3 抑制剂，已在一项随机Ⅱ期试验（SHINE 研究）中作为 FGFR2 多体或基因扩增的 GC 患者的二线治疗与紫杉醇进行了比较。PFS 分析没有显示两组之间有统计学显著差异。多维替尼是一种口服多靶点 TKI 药，针对 FGFR1-FGFR3 靶点。一项相关的Ⅱ期试验，评估多维替尼单药治疗作为一种补救性治疗，主要针对携带 FGFR2 扩增的转移性胃癌患者（NCT01719549）。另一项Ⅰ/Ⅱ期研究是评估多维替尼与多西他赛联合作为二线治疗（NCT01921673）的疗效。

聚腺苷二磷酸核糖聚合酶抑制药

PARP 与共济失调毛细血管扩张蛋白（ATM）一起，在 DNA 损伤反应中起着重要作用。13%~22% 的胃癌患者的肿瘤中存在明显的低 ATM 蛋白表达，并且与对 PARP 抑制的敏感性相关。Olaparib 是一种 PARP 抑制药，在一项随机Ⅱ期试验中进行了研究，在该试验中，olaparib 联合紫杉醇与单独紫杉醇在一线化疗后疾病进展的复发性或转移性胃癌患者群体中进行了比较。在该选择人群中出现了 ATM 低水平或检测不到 ATM 的患者。共有 124 例患者被纳入研究，两组患者的中位 PFS（主要终点）没有显著差异（Olaparib 和

紫杉醇组为 3.91 个月，紫杉醇组为 3.55 个月；$P = 0.131$）。然而，中位 OS 在研究的总体人群中显著改善，（13.1 个月：8.3 个月，HR 0.56；$P = 0.005$），结果在 ATM 水平较低的人群中更加明显（未达到 8.2 个月，HR 0.35；$P = 0.002$）。Ⅲ期试验正在进行，以评估其用于二线治疗（NCT01924533）。

Claudin-18.2

Claudins 构成了一个参与控制细胞紧密连接之间分子流动的蛋白质家族。紧密连接分子 claudin-18（CLDN18.2）的同工型 2 在 GCs 中频繁表达，并参与致癌作用。Claudiximab 是一种抗 CLDN18.2 的嵌合单克隆抗体。FAST 试验是一项Ⅱb 期试验，评估了 claudiximab 在一线方案中与化疗联用的作用。共有 161 例免疫组化 claudin-18.2 阳性的胃癌和 EGJ 肿瘤患者随机接受 EOX 方案（表柔比星 50mg/m^2，奥沙利铂 130mg/m^2，d1，卡培他滨 625mg/m^2，每天 2 次，D1–d21，化疗每 21 天 1 次），分为有或无 claudiximab（负荷剂量 800mg/m^2，然后 600mg/m^2，d1，治疗每 21 天 1 次）。该研究达到了其主要终点，实验组的平均生存期为 7.9 个月，而单纯化疗组为 4.8 个月（HR 0.47；$P = 0.0001$）。Claudiximab 组的中位 OS 也显著更高（13.3 个月：8.4 个月；HR 0.51；$P < 0.001$）。未来Ⅲ期临床试验将评估 Claudiximab 对胃癌患者的作用。

免疫治疗

免疫疗法在肿瘤学中已经成为现实，并在许多癌症类型中取得了突出的结果。肿瘤免疫抑制的机制是复杂的。程序性细胞死亡 1 蛋白（PD-1）及其配体（PD-L1 和 PD-L2）是控制肿瘤逃避免疫监视能力的关键因素。类似地，细胞毒性 T 淋巴细胞相关蛋白 4（CTLA-4）负调节 T 细胞效应物反应，并与肿瘤免疫逃避信号有关。目前，几种针对这一机制的免疫治疗剂正在作为胃癌患者的治疗方法进行研究。

帕博丽珠单抗

帕博丽珠单抗是一种抗 PD-1 单克隆抗体。Ib 期 KENNEN 012 试验评估了 39 例接受帕博丽珠单抗（每 2 周 10mg/kg）治疗的 PD-L1 阳性胃或 EGJ 肿瘤患者。该试验显示了药物毒性可控、疗效显著的特点，22% 的患者表现出了总体应答。KENNEN-059 试验的早期结果在美国临床肿瘤学会（ASCO）2017 年年会上公布。队列 1 包括 259 例患者（无 PD-L1 状态），这些患者既往接受过 ≥ 2 次化疗，每 3 周接受一次帕博丽珠单抗 200mg。整个队列的相对危险度为 11.2%，PD-L1 阳性肿瘤患者的相对危险度为 15.5%。17% 的患者发生了 3~5 级治疗相关不良事件。在队列 2 中，评估了作为一线治疗的帕博丽珠单抗（每 3 周 200mg）加化疗（顺铂 80mg/m^2 + 5-FU 800mg/m^2 或卡培他滨 1000mg/m^2 每 3 周）的安全性和有效性。共有 25 例患者入选，相对危险度为 60%，中位 PFS 为 6.6 个月，中位 OS 为 13.8 个月。该队列中 76% 的患者出现 3~4 级治疗相关不良事件。未来的试验将进一步阐明帕博丽珠单抗在转移性胃癌患者治疗中的作用。正在进行的Ⅲ期 KEYNOTE-061 试验正在评估帕博丽珠单抗与紫杉醇作为二线治疗的疗效（NCT02370498），Ⅲ期 KEYNOTE-062 正在评估帕博丽珠单抗联合顺铂加 5-FU 作为一线治疗的疗效（NCT02494583）。

纳武利尤单抗

纳武利尤单抗是另一种抗 PD-1 单克隆抗体，在胃癌中具有良好的效果。Ⅰ~Ⅱ期

CheckMate 032 研究评估了在胃癌、食管癌或 EGJ 癌患者中纳武利尤单抗联合使用或不使用易普利姆玛的疗效。更新的结果在 2017 年 ASCO 年会上公布。该研究评估了 3 个队列：59 例患者每 2 周接受 3mg/kg 纳武利尤单抗，49 例患者每 3 周接受 1mg/kg 纳武利尤单抗加 3mg/kg 易普利姆玛（N1+I3），52 例患者接受 3mg/kg 纳武利尤单抗加 1mg/kg 易普利姆玛（N3 + I1）。在单用纳武利尤单抗的队列中，相对风险为 12%，中位 OS 为 6.2 个月。

2017 年 ASCO 胃肠癌研讨会上公布了一项 Ⅲ 期试验的结果，该试验对 493 例胃癌和 EGJ 癌患者进行了纳武利尤单抗挽救治疗评估。所有患者都曾两次或两次以上的化疗失败，并被随机分配到每 2 周接受 3 mg/kg 的纳武利尤单抗或安慰剂治疗。纳武利尤单抗组的 OS 为 5.32 个月，而安慰剂组为 4.14 个月（HR 0.63；$P < 0.0001$）。纳武利尤单抗组的相对危险度也明显更好（11.2%∶0；$P < 0.0001$），中位 PFS（1.61 个月∶1.45 个月，HR0.60；$P < 0.0001$）。但纳武利尤单抗组 11.5% 的患者出现 3 级或更高的治疗相关不良事件。

易普利姆玛

易普利姆玛是一种针对 CTLA-4 的单克隆抗体。一项 Ⅱ 期研究评估了作为二线治疗的晚期胃癌或 EGJ 癌患者使用易普利姆玛与 BSC 的安全性和有效性。57 例患者被随机分配到每 3 周服用 4 次 10mg/kg 的易普利姆玛组和 BSC 组。免疫相关的 PFS（主要终点）没有改善（易普利姆玛为 2.92 个月，而 BSC 为 4.90 个月，HR 1.44;$P = 0.09$）。如上所述，CheckMate 032 试验研究了纳武利尤单抗加易普利姆玛的疗效。N1 + I3 组的相对风险为 24%，N3 + I1 组为 8%。N1 + I3 患者的平均 OS 为 6.9 个月，N3 + I1 患者为 4.8 个月。N1 + I3 组的 3~4 级治疗相关不良事件高于单用

纳武利尤单抗和 N3 + I1 组。例如，在 N1 + I3 队列中，14% 的患者出现 3~4 级腹泻，而在另外两个队列中，只有 2% 的患者出现腹泻。Ⅲ 期 CheckMate 649 试验目前正在招募有或无 PD-L1 表达的转移性胃癌或 EGJ 癌患者，以评估纳武利尤单抗加奥沙利铂与氟嘧啶作为一线治疗的疗效（NCT02872116）。

Avelumab

Avelumab 是抗 PD-L1 单克隆抗体。Ib 期 JAVELIN 试验分析了一组胃和 EGJ 肿瘤患者的研究，患者接受 avelumab 作为一线维持或二线治疗。共有 151 例患者接受了 avelumab（每 2 周 10mg/kg 静脉注射）。在 9.0% 的维持组患者和 9.7% 的接受二线治疗的患者中观察到不确切的反应。一线维持组和二线治疗组的疾病控制率分别为 57.3% 和 29.0%，中位 PFS 分别为 12 周和 6 周。9.7% 的患者出现 3 级或更高的治疗相关不良事件。这些结果支持了针对 avelumab 作为一线维持疗法（NCT02625610）和作为转移性胃癌和 EGJ 癌的三线治疗（NCT02625623）的 Ⅲ 期试验的继续进行。

新型细胞毒性药物

纳布 - 紫杉醇（nab-PTX）是一种结合白蛋白的 PTX 纳米粒，不含克列莫佛或乙醇作为用于水溶性差的药物的制剂载体。因此，nab-PTX 具有较小的过敏反应风险，并且可以在短输注时间内给予高剂量。ABSOLUTE 是日本的 Ⅲ 期试验，它显示了每周 1 次的 nab-PTX 治疗相对于可溶性 PTX 治疗作为晚期胃癌的二线化疗在 OS 方面的非劣效性。相比之下，以 OS 为评价标准，每 3 周 1 次的 nab-PTX 对可溶性 PTX 的非劣效性并未通过生活质量评分进行验证。DHP107 是一种新型紫杉醇口服脂质制剂。DREAM 是一项

针对一线治疗失败后的晚期胃癌的随机Ⅲ期研究，旨在比较 DHP107 和紫杉醇联用的疗效。虽然报道了较高的胃肠道毒性，但证实了在 PFS 的非劣效性。在晚期胃癌患者中，S-1 联合亚叶酸钙（TAS-118）与 S-1 联合亚叶酸钙和奥沙利铂（SOL）与 S-1 联合顺铂的随机Ⅱ期试验显示，SOL 组的应答率较高，且生存期较长。目前，比较 TAS-118 加奥沙利铂和 S-1 加顺铂的Ⅲ期 SOLAR 研究正在亚洲国家进行。

TAS-102 是一种新型口服核苷抗肿瘤剂，含有三氟哌啶和盐酸替匹拉西，可防止三氟哌啶的降解。TAS-102 治疗晚期胃癌的Ⅱ期试验结果显示疾病控制率为 65.5%，与此同时，正在进行的全球Ⅲ期试验正在研究 TAS-102 对标准治疗难治的晚期胃癌患者的疗效和安全性。

结论和展望

许多研究分子靶向药物的Ⅲ期试验出现阴性结果，导致胃癌的医学治疗研究停滞多年后，该研究最终出现了一些进展。正如癌症基因组图谱联盟和其他研究所阐述的那样，这一发展与我们对胃癌中遗传改变和分子特征的日益增长的认识有关。然而，一个主要的限制是胃癌所固有的生物异质性，免疫疗法有望向前迈出一大步。抗 PD-1 和抗 PD-L1 剂，单独使用或与抗 CTLA-4 联合，可能会对未来的治疗提供帮助。靶向治疗人群的适当分子分层仍然具有挑战性。在晚期胃癌的二线治疗中，抗血管生成剂，即 VEGFR-2 定向抗体拉米夫定取得的进展并不大。现在，一线治疗的相关研究仍在进行，ramucirumab 在多模式治疗概念中的整合，以及与免疫检查点抑制剂等新型靶向药物的结合仍令人充满期待。其他新兴的治疗选择包括紧密连接蛋白 Claudin-18.2 的靶向治疗，STAT-3 依赖性基因表达作为癌症干细胞相关途径治疗，

以及通过抑制 MMP-9 进行肿瘤基质修饰治疗，也正在如火如荼地进行研究。

参考文献

[1] Torre LA, Bray F, Siegel RL, Ferlay J, Lortet-Tieulent J, Jemal A. Global cancer statistics, 2012. CA Cancer J Clin. 2015;65(2):87–108.

[2] Reim D, Loos M, Vogl F, Novotny A, Schuster T, Langer R, et al. Prognostic implications of the seventh edition of the international union against cancer classification for patients with gastric cancer: the Western experience of patients treated in a single-center European institution. J Clin Oncol. 2013;31(2):263–71.

[3] Wagner AD, Unverzagt S, Grothe W, Kleber G, Grothey A, Haerting J, et al. Chemotherapy for advanced gastric cancer. Cochrane Database Syst Rev. 2010;17(3):CD004064.

[4] Bilici A. Treatment options in patients with metastatic gastric cancer: current status and future perspectives. World J Gastroenterol. 2014;20(14):3905–15.

[5] Smyth EC, Verheij M, Allum W, Cunningham D, Cervantes A, Arnold D, et al. Gastric cancer: ESMO Clinical Practice Guidelines for diagnosis, treatment and follow-up. Ann Oncol. 2016;27(Suppl 5):v38–49.

[6] Frustaci S, Buonadonna A, Turchet E, Corona G, Tabaro G, Miolo G, et al. Phase I trial of docetaxel, oxaliplatin, and capecitabine (DOC) in untreated gastric cancer patients. Int J Clin Oncol. 2013;18(3):510–6.

[7] Mohammad NH, ter Veer E, Ngai L, Mali R, van Oijen MG, van Laarhoven HW. Optimal first-line chemotherapeutic treatment in patients with locally advanced or metastatic esophagogastric carcinoma: triplet versus doublet chemotherapy: a systematic literature review and meta-analysis. Cancer Metastasis Rev. 2015;34:429–41.

[8] Lawrence MS, Stojanov P, Polak P, Kryukov GV, Cibulskis K, Sivachenko A, et al. Mutational heterogeneity in cancer and the search for new cancer-associated genes. Nature. 2013;499:214–8.

[9] Deng N, Goh LK, Wang H, Das K, Tao J, Tan IB, et al. A comprehensive survey of genomic alterations in gastric cancer reveals systematic patterns of molecular exclusivity and co-occurrence among distinct therapeutic targets. Gut. 2012;61:673–84.

[10] Kwak EL, Ahronian LG, Siravegna G, Mussolin B, Godfrey JT, Clark JW, et al. Molecular heterogeneity and receptor coamplification drive resistance to targeted therapy in MET-amplified esophagogastric cancer. Cancer Discov. 2015;5:1271–81.

[11] Bass AJ, Thorsson V, Shmulevich I, Reynolds SM, Miller M, Bernard B, et al. Comprehensive molecular characterization of gastric adenocarcinoma. Nature. 2014;513(7517):202–9.

[12] Farran B, Muller S, Montenegro RC. Gastric cancer management: kinases as a target therapy. Clin Exp Pharmacol Physiol. 2017;44(6):613–22.

[13] Ang YL, Yong WP, Tan P. Translating gastric cancer genomics into targeted therapies. Crit Rev Oncol Hematol. 2016;100:141–6.

[14] Bang YJ, Van Cutsem E, Feyereislova A, Chung HC, Shen L, Sawaki A, et al. Trastuzumab in combination with chemotherapy versus chemotherapy alone for treatment of HER2-positive advanced gastric or gastro-oesophageal junction cancer (ToGA): a phase 3, open-label, randomised controlled trial. Lancet (London, England). 2010;376(9742):687–97.

[15] Hecht JR, Bang Y-J, Qin SK, Chung HC, Xu JM, Park JO, et al. Lapatinib in combination with capecitabine plus oxaliplatin in human epidermal growth factor receptor 2–positive advanced or metastatic gastric, esophageal, or gastroesophageal adenocarcinoma: TRIO-013/LOGiC—a randomized phase III trial. J Clin Oncol. 2016;34(5):443–51.

[16] Satoh T, Xu RH, Chung HC, Sun GP, Doi T, Xu JM, et al. Lapatinib plus paclitaxel versus paclitaxel alone in the second-line treatment of HER2-amplified advanced gastric cancer in Asian populations: TyTAN – a randomized, phase III study. J Clin Oncol. 2014;32(19):2039–49.

[17] Thuss-Patience PC, Shah MA, Ohtsu A, Van Cutsem E, Ajani JA, Castro H, et al. Trastuzumab emtansine versus taxane use for previously treated HER2-positive locally advanced or metastatic gastric or gastrooesophageal junction adenocarcinoma (GATSBY): an international randomised, open-label, adaptive, phase 2/3 study. Lancet Oncol. 2017;18(5):640–53.

[18] Fuchs CS, Tomasek J, Yong CJ, Dumitru F, Passalacqua R, Goswami C, et al. Ramucirumab monotherapy for previously treated advanced gastric or gastro-oesophageal junction adenocarcinoma (REGARD): an international, randomised, multicentre, placebo-controlled, phase 3 trial. Lancet (London, England). 2014;383(9911):31–9.

[19] Wilke H, Muro K, Van Cutsem E, Oh SC, Bodoky G, Shimada Y, et al. Ramucirumab plus paclitaxel versus placebo plus paclitaxel in patients with previously treated advanced gastric or gastro-oesophageal junction adenocarcinoma (RAINBOW): a double-blind, randomised phase 3 trial. Lancet Oncol. 2014;15(11):1224–35.

[20] Ohtsu A, Shah MA, Van Cutsem E, Rha SY, Sawaki A, Park SR, et al. Bevacizumab in combination with chemotherapy as first-line therapy in advanced gastric cancer: a randomized, double-blind, placebo-controlled phase III study. J Clin Oncol. 2011;29(30):3968–76.

[21] Shen L, Li J, Xu J, Pan H, Dai G, Qin S, et al. Bevacizumab plus capecitabine and cisplatin in Chinese patients with inoperable locally advanced or metastatic gastric or gastroesophageal junction cancer: randomized, double-blind, phase III study (AVATAR study). Gastric Cancer. 2015;18(1):168–1676.

[22] Li J, Qin S, Xu J, Xiong J, Wu C, Bai Y, et al. Randomized, double-blind, placebo-controlled phase III trial of apatinib in patients with chemotherapy-refractory advanced or metastatic adenocarcinoma of the stomach or gastroesophageal junction. J Clin Oncol. 2016;34(13):1448–54.

[23] Yi JH, Lee J, Lee J, Park SH, Park JO, Yim DS, et al. Randomised phase II trial of docetaxel and sunitinib in patients with metastatic gastric cancer who were previously treated with fluoropyrimidine and platinum.

Br J Cancer. 2012;106(9):1469–74.

[24] Sun W, Powell M, O'Dwyer PJ, Catalano P, Ansari RH, Benson AB 3rd. Phase II study of sorafenib in combination with docetaxel and cisplatin in the treatment of metastatic or advanced gastric and gastro-esophageal junction adenocarcinoma: ECOG 5203. J Clin Oncol. 2010;28(18):2947–51.

[25] Lordick F, Kang YK, Chung HC, Salman P, Oh SC, Bodoky G, et al. Capecitabine and cisplatin with or without cetuximab for patients with previously untreated advanced gastric cancer (EXPAND): a randomised, open-label phase 3 trial. Lancet Oncol. 2013;14(6):490–9.

[26] Waddell T, Chau I, Cunningham D, Gonzalez D, Okines AF, Okines C, et al. Epirubicin, oxaliplatin, and capecitabine with or without panitumumab for patients with previously untreated advanced oesophagogastric cancer (REAL3): a randomised, open-label phase 3 trial. Lancet Oncol. 2013;14(6):481–9.

[27] Lang SA, Gaumann A, Koehl GE, Seidel U, Bataille F, Klein D, et al. Mammalian target of rapamycin is activated in human gastric cancer and serves as a target for therapy in an experimental model. Int J Cancer. 2007;120(8):1803–10.

[28] Ohtsu A, Ajani JA, Bai YX, Bang YJ, Chung HC, Pan HM, et al. Everolimus for previously treated advanced gastric cancer: results of the randomized, double-blind, phase III GRANITE-1 study. J Clin Oncol. 2013;31(31):3935–43.

[29] Marano L, Chiari R, Fabozzi A, De Vita F, Boccardi V, Roviello G, et al. c-Met targeting in advanced gastric cancer: an open challenge. Cancer Lett. 2015;365(1):30–6.

[30] Su X, Zhan P, Gavine PR, Morgan S, Womack C, Ni X, et al. FGFR2 amplification has prognostic significance in gastric cancer: results from a large international multicentre study. Br J Cancer. 2014;110(4):967–75.

[31] Inokuchi M, Fujimori Y, Otsuki S, Sato Y, Nakagawa M, Kojima K. Therapeutic targeting of fibroblast growth factor receptors in gastric cancer. Gastroenterol Res Pract. 2015;2015:796380.

[32] Jacome AA, Coutinho AK, Lima EM, Andrade AC, Dos Santos JS. Personalized medicine in gastric cancer: where are we and where are we going? World J Gastroenterol. 2016;22:1160–71.

[33] Kubota E, Williamson CT, Ye R, Elegbede A, Peterson L, Lees-Miller SP, et al. Low ATM protein expression and depletion of p53 correlates with olaparib sensitivity in gastric cancer cell lines. Cell Cycle (Georgetown, Tex). 2014;13(13):2129–37.

[34] Kim HS, Kim MA, Hodgson D, Harbron C, Wellings R, O'Connor MJ, et al. Concordance of ATM (ataxia telangiectasia mutated) immunohistochemistry between biopsy or metastatic tumor samples and primary tumors in gastric cancer patients. Pathobiology. 2013;80(3):127–37.

[35] Bang YJ, Im SA, Lee KW, Cho JY, Song EK, Lee KH, et al. Randomized, double-blind phase II trial with prospective classification by ATM protein level to evaluate the efficacy and tolerability of olaparib plus paclitaxel in patients with recurrent or metastatic gastric cancer. J Clin Oncol. 2015;33(33):3858–65.

[36] Iravani O, Tay BW, Chua PJ, Yip GW, Bay BH. Claudins and gastric carcinogenesis. Exp Biol Med (Maywood). 2013;238(4):344–9.

[37] Singh P, Toom S, Huang Y. Anti-claudin 18.2 antibody as new targeted therapy for advanced gastric cancer. J Hematol Oncol. 2017;10(1):105.

[38] Reck M, Rodríguez-Abreu D, Robinson AG, Hui R, Csőszi T, Fülöp A, et al. Pembrolizumab versus chemotherapy for PD-L1–Positive Non–Small-Cell Lung Cancer. N Engl J Med. 2016;375(19):1823–33.

[39] Larkin J, Chiarion-Sileni V, Gonzalez R, Grob JJ, Cowey CL, Lao CD, et al. Combined nivolumab and ipilimumab or monotherapy in untreated melanoma. N Engl J Med. 2015;373(1):23–34.

[40] Motzer RJ, Escudier B, McDermott DF, George S, Hammers HJ, Srinivas S, et al. Nivolumab versus everolimus in advanced renal-cell carcinoma. N Engl J Med. 2015;373(19):1803–13.

[41] Topalian SL, Hodi FS, Brahmer JR, Gettinger SN, Smith DC, McDermott DF, et al. Safety, activity, and immune correlates of anti-PD-1 antibody in cancer. N Engl J Med. 2012;366(26):2443–54.

[42] Walker LS, Sansom DM. The emerging role of CTLA4 as a cell-extrinsic regulator of T cell responses. Nat Rev Immunol. 2011;11(12):852–63.

[43] Muro K, Chung HC, Shankaran V, Geva R, Catenacci D, Gupta S, et al. Pembrolizumab for patients with PD-L1-positive advanced gastric cancer (KEYNOTE-012): a multicentre, open-label, phase 1b trial. Lancet Oncol. 2016;17(6):717–26.

[44] Fuchs CS, Doi T, Jang RWJ, Muro K, Satoh T, Machado M, et al. KEYNOTE-059 cohort 1: efficacy and safety of pembrolizumab (pembro) monotherapy in patients with previously treated advanced gastric cancer. J Clin Oncol. 2017;35(15_suppl):abstr 4003.

[45] Bang YJ, Muro K, Fuchs CS, Golan T, Geva R, Hara H, et al. KEYNOTE-059 cohort 2: safety and efficacy of pembrolizumab (pembro) plus 5-fluorouracil (5-FU) and cisplatin for first-line (1L) treatment of advanced gastric cancer. J Clin Oncol. 2017;35(15_suppl):abstr 4012.

[46] Janjigian YY, Ott PA, Calvo E, Kim JW, Ascierto PA, Sharma P, et al. Nivolumab ± ipilimumab in pts with advanced (adv)/metastatic chemotherapy-refractory (CTx-R) gastric (G), esophageal (E), or gastroesophageal junction (GEJ) cancer: CheckMate 032 study. J Clin Oncol. 2017;35(15_suppl):abstr 4014.

[47] Kang YK, Satoh T, Ryu MH, Chao Y, Kato K, Chung HC, et al. Nivolumab (ONO-4538/BMS-936558) as salvage treatment after second or later-line chemotherapy for advanced gastric or gastro-esophageal junction cancer (AGC): a double-blinded, randomized, phase III trial. J Clin Oncol. 2017;35(suppl 4S):abstract 2.

[48] Bang YJ, Cho JY, Kim YH, Kim JW, Di Bartolomeo M, Ajani JA, et al. Efficacy of sequential ipilimumab monotherapy vs best supportive care for unresectable locally advanced/metastatic gastric or gastroesophageal junction cancer. Clin Cancer Res. 2017;23(19):5671–8.

[49] Chung HC, Arkenau HT, Wyrwicz L, Oh DY, Lee KW, Infante JR, et al. Avelumab (MSB0010718C; anti-PD-L1) in patients with advanced gastric or gastroesophageal junction cancer from JAVELIN solid tumor phase Ib trial: analysis of safety and clinical activity. J Clin Oncol. 2016;34(15_suppl):4009.

[50] Shitara K, Takashima A, Fujitami K, Koeda K, Hara H, Nakayama N, et al. Nab-paclitaxel versus solvent based paclitaxel in patients with previously treated advanced gastric cancer: an open-label, randomised phase III trial (ABSOLUTE Trial). Lancet Gastroenterol. 2017;2(4):277–87.

[51] Kang YK, Ryu MH, Park SH, Kim JG, Kim JW, Cho SH, et al. Efficacy and safety findings from DREAM: a phase III study of DHP107 (oral paclitaxel) versus i.v. paclitaxel in patients with advanced gastric cancer after failure of first-line chemotherapy. Ann Oncol. 2018;29(5):1220–6.

[52] Hironaka S, Sugimoto N, Yamaguchi K, Moriwaki T, Komatsu Y, Nishina T, et al. S-1 plus leucovorin versus S-1 plus leucovorin and oxaliplatin versus S-1 plus cisplatin in patients with advanced gastric cancer: a randomised, multicentre, open label, phase 2 trial. Lancet Oncol. 2016;17:99–108.

[53] Bando H, Doi T, Muro K, Yasui H, Nishina T, Yamaguchi K, et al. A multicenter phase II study of TAS-102 monotherapy in patients with pre-treated advanced gastric cancer (EPOC1201). Eur J Cancer. 2016;62:46–53.

[54] Lordick F, Janjigian YY. Clinical impact of tumour biology in the management of gastroesophageal cancer. Nat Rev Clin Oncol. 2016;13:348–60.

第 8 章 局部进展期胃癌的综合治疗：现有证据和新观点

原著者：Antonino De Paoli, Federico Navarria, Elisa Palazzari,
Matteo Olivieri, Claudio Belluco, Michela Guardascione,
Renato Cannizzaro, Vincenzo Canzonieri, Giulio Bertola,
Roberto Innocente, and Angela Buonadonna

译　者：王鑫鑫

概述

胃癌仍然是一个重大的全球健康问题。尽管在过去几十年里胃癌发病率和死亡率在西方国家有所下降，但胃癌仍然是东亚、东欧和部分南美地区的常见恶性肿瘤，是世界第三大癌症死亡原因。胃癌的流行病学也发生了重大变化。与东方国家相比，近 20 年来，西方国家胃近端和食管远端腺癌的发病率均有所上升，与其诊断、预后和治疗均有关。日本已经建立了大规模筛查项目以早期发现胃癌，而除日本外，大多数患者在诊断时都有进展或无法切除的肿瘤，其中只有不到 50% 的患者能够接受手术治疗。然而，即使可以进行根治性切除术，Ⅱ期和Ⅲ期胃癌的 5 年生存率为 20%~40%，仍然令人失望。在根治性胃癌切除后局部复发是常见的，这在现代外科体系中仍然是一个重大问题；此外，远处转移标志着治疗的失败，也在很大一部分复发患者中发生。扩大的 D2 淋巴结清扫，具有准确的淋巴结分期的优势，并已被证明可以提高肿瘤特异性生存率，但同时也增加手术发病率和死亡率。由于联合脾和胰腺切除术后死亡率增加，部分学者建议保留脾和胰腺的 D2 淋巴结清扫术。最近的一项 Cochrane 系统综述和荟萃分析支持在近端胃癌患者的生存率方面，脾保存相比于脾切除术的非劣效性。

尽管进行了数年的随机临床试验，辅助化疗的结果仍然令人失望。而最近的 Meta 分析生存获益的适应证有待进一步使用现代和更有效的药物组合进行证实。近年来，人们对不同的治疗方法的尝试，包括术后放化疗、围术期放化疗和术前放化疗，显著改变了胃癌的临床实践和临床研究。

本文分析了目前这些不同方法的证据，突出最近报道的临床试验，而这些临床试验着重于治疗方案的选择，以进一步改善目前的治疗策略。

联合治疗模式选择：第一代随机临床试验

辅助放化疗

胃癌术后辅助放化疗曾是带来生存获益的第一选择。INT0116 临床试验表明，与单纯手术相比，在局部进展期（Ⅰb~Ⅳ，M0）胃或食管胃结合部癌（GEJ）患者中，术后辅助放化疗可显著改善无复发生存率和总生存率。术后辅助放化疗方案包括一个周期的 5- 氟尿嘧啶（5-FU）和亚叶酸钙（5d），随后是 45Gy 的放射治疗，并在放射治疗的前

4d 和后 3d 同时使用 5-FU 和亚叶酸钙，随后是 2 个周期的 5-FU/ 亚叶酸钙。放化疗组 3 年生存率为 50%，而单纯手术组为 40%（$P = 0.005$）。在平均随访 10.3 年后，生存获益仍得到维持。尽管 INT0116 研究有这些积极的结果，但由于 D2 淋巴结清扫率低（54% 的患者仅做了 D1 淋巴结清扫），以及组间试验的生存率并不比阴性的欧洲辅助治疗试验好，该研究也饱受诟病。此外，54% 和 31% 的患者分别发生了 3~4 级的血液学毒性反应和胃肠毒性反应，导致治疗依从性有限；只有 64% 的患者能够按计划完成术后辅助放疗。

由于大多数患者手术切除范围有限，有学者认为，术后辅助放化疗实际上是在补偿手术切除范围的不足。术后辅助治疗或许对于扩大的 D2 淋巴结清扫患者并不必要，这种质疑仍需要进一步研究。

围术期化疗

MAGIC 研究是第一个显示围术期化疗改善胃癌和食管胃结合部癌患者生存率的临床试验。MAGIC 研究采用三周期的术前和三周期的术后 ECF 方案化疗（表柔比星、顺铂和 5-FU），与单纯手术组相比，围术期化疗显著提高 R0 手术切除率（79% vs 69%）。围术期化疗显著改善患者 5 年总生存率（36% vs 23%，$P = 0.009$），显著降低肿瘤大小（3cm vs 5cm，$P= 0.001$），显著降低肿瘤 T 分期（T1~T2：52% vs 37%，$P = 0.002$）和 N 分期（N1~N2：84% vs 71%，$P = 0.01$）。值得注意的是，少数食管胃结合部癌患者（11%）似乎从化疗中获益更多，表明该部位肿瘤的化疗敏感度更好。两组患者术后并发症发生率相似（46% vs 45%），术后 30d 内死亡率分别为 5.6% 和 5.9%，这也证实了术前辅助化疗的可行性和安全性。然而，只有 55% 的围术期化疗组患者接受了术后治疗，分析主要原因是早期疾病进展、术后并发症或患者拒绝接受治疗。总体上看，只有 42% 的患者完成了计划的 6 周期围术期化疗计划，这表明患者对治疗的依从性存在问题，这主要与术前化疗后和手术后患者一般情况不佳有关。

随后，法国 FNCLCC/ FFCD 9703 Ⅲ期临床研究证实了上述结果。与其他辅助治疗和围术期临床试验不同的是，该研究中大多数患者为食管胃结合部癌（64%）或食管下段癌（11%）；而只有 24% 的患者是胃癌。患者随机接受 2 个或 3 个周期术前持续输注 5-FU 和顺铂（FP 方案），然后接受手术或单纯进行手术治疗。对于术前化疗敏感或淋巴结阳性的 SD 患者，进行四个周期的术后 FP 辅助化疗。该研究结果显示，围术期化疗显著提高患者 5 年总生存率（38% vs 24%）和 5 年疾病无进展生存率（34% vs 21%）。与 MAGIC 研究结果相似，围术期化疗显著提高 R0 切除率，术前辅助化疗使食管胃结合部肿瘤亚组获益最大，但只有少部分患者能够完成术后治疗部分。

瑞士临床肿瘤研究组织（SAKK）对比了术前与术后辅助化疗的可行性和耐受性。该研究组织报道了一项随机试验的数据，结果证明多西他赛为基础的术前辅助化疗比术后辅助化疗耐受性更好，患者依从性更好，进一步支持了术前化疗的方案。

辅助化疗

日本和韩国的辅助化疗研究显示，对于Ⅱ期和Ⅲ期胃癌患者，术后口服 S1 一年或术后静脉注射奥沙利铂和卡培他滨（XELOX）辅助治疗方案有显著的疗效。而欧洲的临床试验结果目前仍不令人满意。3 个随机对照临床研究旨在评估手术加辅助化疗与单纯手术治疗的差异，结果显示 5 年生存率在 40%~50%，两组间比较均无显著差异。同样，最近报道的 ITACA-S 研究，评估了一种强化辅助方案（序贯进行 FOLFIRI，多西他赛，顺铂化疗），与单药 5-FU 或亚叶酸钙相比，在无病生存和总生存率方面没有显示出任何获益。基于这些结果，5-FU/ 亚叶酸钙被认为是胃癌 D2 根治性手术患者的标准治疗方案。最近的一项基于个体化患者数据的荟萃分析显示，尽管存在地域、人口学及化疗方案的差异，术后辅助化疗仍能给胃癌患者带来明确的获益。

术前放化疗

对于可手术的胃癌，术前放化疗近年来激起人们越来越大的兴趣，具体来说是一种"三步走"策略：诱导化疗，然后进行术前放化疗，18~20 周后进行手术治疗。临床分期方面的最新进展，包括超声内镜检查和腹腔镜探查等，可以用来筛选适合该治疗策略的患者。辅助放化疗在术前进行似乎有更好的耐受性，与术前单独进行化疗类似，术前放化疗能提高手术患者 R0 切率。此外，由于肿瘤仍在原位，相比术后放疗，术前放疗可以更加精准。一些 Ⅱ 期临床研究已经证实该方案的可行性，即先行 2 周期 5-FU/ 顺铂诱导化疗，随后进行 5-FU 联合顺铂或紫杉醇及 45Gy 同步放疗，然后再行胃癌根治性切除术。病理完全缓解率（pCR）在 20%~30%，

R0 切除率为 70%~78% ；荟萃分析显示病理完全缓解率及 R0 切除率是患者生存的独立预后因素，术前辅助放化疗带来更高的 5 年生存率。4 级毒性反应在 21% 的患者中出现。这种方案主要风险在于新辅助治疗期间肿瘤进展可能，导致肿瘤转移或无法切除。现有报道显示，接受新辅助化疗或放化疗的患者疾病进展的发生率为 16%~25%。对于在术前治疗中复发的患者，他们是属于肿瘤高侵袭性亚群，还是属于对治疗无反应的亚群，仍然存在争议。通过疾病的生物学特性可以更好地识别这一高危人群。分子生物学的进展，更有助于准确的判断患者预后并提供个体化的治疗策略。关于第一代联合治疗的随机临床试验总结见表 8.1。

超越 INT0116 和 MAGIC 研究：第二代随机临床试验

INT0116 和 MAGIC 两项临床研究极大地改变了过去 10 年胃癌的临床实践和临床研究。为了回答这些具有里程碑意义的临床试验中出现的问题，学者们提出了新一代胃癌

表 8.1　联合治疗模式：第一代随机临床研究

研究	患者数	治疗	R0	pCR	5 年 OS
INT0116 胃，80% 食管胃结合部，20%	559	术后 FU/LV+RT-FU/LV 对比单纯手术	100%	–	35% vs 27%
MAGIC-B 胃，74% 食管胃结合部，11% 食管，15%	503	围术期 ECX 3+3 对比单纯手术	68% vs 66%	无	36% vs 23%
FFCD/ACCO 胃，25% 食管胃结合部，64% 食管，11%	224	围术期 CF 3+3 对比单纯手术	84% vs 74%	无	38% vs 24%
RTOG 9904 胃，100%	43	术前 FU/LV-DDP ×2+ RT-FU	77%	26%	–

辅助或新辅助 RCT 研究及新的治疗方案，具体报道如下。

D2 淋巴结清扫术后放化疗是否获益？

第一个试图回答 D2 淋巴结清扫术后放化疗是否获益个问题的临床研究是韩国的 ARTIST 三期临床试验，该研究将胃癌根治术后辅助治疗患者分为 2 组，一组仅接受 6 周期卡培他滨 - 顺铂方案辅助化疗，另一组先进行 2 周期卡培他滨 - 顺铂化疗，然后口服卡培他滨并同步放疗，最后再行 2 周期卡培他滨 - 顺铂辅助化疗。最终结果显示，尽管放化组患者的 3 年无病生存率更高（78.2% vs 74.2%，$P = 0.09$），但该研究最终结果仍然是阴性的。此外，对淋巴结阳性患者的亚群进行分析发现，放化疗方案显著改善 3 年 DFS（77.5% vs 72.3%，$P = 0.04$）。这些结果在长达 7 年的随访中得到证实。ARTIST 研究与 INT0116 研究有两个重要区别：第一，ARTIST 研究所有患者均行 D2 清扫，中位淋巴结清扫数目为 40 个；第二，对照组进行行辅助化疗治疗。因此，对这两项研究进行比较是有些困难的。我们可以推测，术后辅助放化疗在 D2 淋巴结清扫术后也有益，但这种益处被术后辅助化疗所掩盖。对于淋巴结阳性的患者，术后辅助放化疗可能优于术后辅助化疗，但这仅仅是基于子集分析，有其相对的局限性。

正在进行的 ARTIST Ⅱ 三臂Ⅲ期临床研究，旨在评估术后放化疗（S1- 奥沙利铂联合 45Gy 放疗和卡培他滨）与术后辅助化疗（S1 或 S1- 奥沙利铂）在淋巴结阳性并接受 D2 淋巴结清扫的胃癌患者中的疗效。

增加更有效的化疗成分是否能提高术后放化疗的疗效？

在 INT0116 试验中，接受术后放化疗的患者的总体生存和无病生存的改善主要原因在于局部控制的改善而非转移发生率的降低。因此，美国癌症和白血病研究小组 B（CALGB）推动了一项新的Ⅲ期临床研究，以检验一种新型且更为有效的化疗方案的效果，即先行一个周期的表柔比星、顺铂和 5-FU（ECF 方案）化疗，然后进行 45Gy 放射治疗同时持续输注 5-FU，最后再行两个周期的 ECF 化疗，将此方案与 INT0116 研究的治疗臂（45Gy 放射治疗并同步的 5-FU/ 亚叶酸钙输注）进行对比。该临床试验的结果最近已公布，结果显示，在术后放化疗方案中增加表柔比星和顺铂在无病生存率和总生存率方面并不优于标准的 5-FU/ 亚叶酸（分别为 37% vs 39% 和 44% vs 44%）。此外，治疗组和任何患者亚组（包括扩大淋巴结清扫组）之间的局部复发或远处转移率均无显著差异（55% 的患者送检淋巴结 >15 个，11% 的患者送检查淋巴结 <7 个）。

尽管与之前的研究相比，手术治疗更加标准化，但该研究结果与前述 ARTIST 研究报道的术后放化疗组生存率大于 70% 有很大差异。另外，由于不同的患者群体、不同的放化疗和化疗方案及手术入路的一些细节差异，将这些研究进行比较仍存在一定的困难。

增加靶向药物或使用新的化疗联合方案是否能提高围术期化疗的疗效？

继 MAGIC 试验之后，也有较为深入的临床研究尝试进一步改进围术期治疗方案。在最近报道的 STO03 Ⅲ期临床试验中，对于可切除性胃腺癌和食管胃结合部腺癌患者，未能证明围术期联合应用贝伐珠单抗与表柔比星、顺铂和卡培他滨（ECX）优于单独应用 ECX。两组患者的无进展生存和总生存相似，病理反应率也相似，ECX 组和 ECX 联合贝伐单抗组的病理完全缓解率分别为 5% 和 7%。

最近，德国 FLOT4 Ⅲ期试验Ⅱ期结果显示，对于可切除的胃腺癌（48%）或食管胃结合部腺癌（52%），（16% vs 6%，$P = 0.015$），术前多西他赛、奥沙利铂和 FU/leucovorin（FLOT）方案相比于 ECF 或 ECX 方案可以提高患者病理完全缓解率（16% vs 6%，$P = 0.015$）。有趣的是，与弥散型胃癌（3%，$P = 0.004$）相比，肠型胃腺癌（16%）的病理完全缓解率更高。我们研究中心正在进行的多西他赛、奥沙利铂和卡培他滨（DOC）方案用于晚期转移性胃癌的 I 期 II 期临床研究也报道了以多西他赛为基础的化疗方案的活性数据。在 FLOT4 试验中，ECF-ECX 方案术后并发症发生率为 40%，FLOT 方案术后并发症发生率为 25%（$P = 0.02$），ECF-ECX 方案术后死亡率为 4%，FLOT 方案术后死亡率为 2%（P 值无统计学意义）。该研究的最后一次更新也证实了 FLOT 方案对 5 年总生存率的显著影响（39% vs 33%，$P = 0.001$）。重要的是，同样在该试验中，ECF-ECX 组只有 50% 的患者和 FLOT 组 61% 的患者进行了术后化疗，进而证实了术前化疗降低患者对术后治疗依从性的问题。

综上所述，围术期化疗用于治疗局部进展期胃腺癌和食管胃结合部腺癌已是一种非常成熟的方法；在 MAGIC 和 FNCLCC-FFCD 试验中，围术期化疗显示可以提高患者生存率。后续的研究也证实了这些结果。虽然在 MAGIC 的 ECX 方案中加入贝伐珠单抗并不能证明比单独使用 ECX 更有优势，但以多西紫杉醇为基础的 3 药方案（FLOT）优于以蒽环类药物为基础的标准方案 ECF-ECX（FOLT4 试验）。因此，FLOT 方案扩大了目前可切除胃腺癌和食管胃结合部腺癌围术期化疗的选择，它可以代表肠型胃癌患者首选方案。术前化疗患者对术后治疗的依从性仍然是一个需要考虑的问题。

增加术后放化疗能否为围术期化疗增加额外的优势？

最近，CRITICS III 期临床试验的结果公布，该研究设计为术前 3 周期表柔比星、顺铂和卡培他滨（ECX）化疗，然后行根治性胃切除术与 D1+ 淋巴结清扫，术后行 3 周期 ECX 化疗或 45Gy 放疗加卡培他滨 - 顺铂同步放化疗。这是过去 10 年中第一个直接比较两种辅助治疗标准治疗策略的临床研究，即 INT0116 试验中研究的术后辅助放化疗和 MAGIC 试验中研究的围术期化疗。该临床试验设计了较为严格的质量控制，结果显示 D1+ 手术切除率达到 86%，R0 切除率达到 81%。此外，该研究还进行了详细的放射治疗质量控制。

对于接受术前化疗和适当手术治疗的患者，术后辅助放化疗相比遇单纯术后辅助化疗并未显示出任何优势。两组在总体生存率上没有差异。两组的治疗耐受性也相似。需要强调的是，该研究中只有 50% 的患者能够按计划完成术后治疗的部分。术后治疗实施的困难，尤其是在行术前放化疗之后，证实了 INT0116 和 MAGIC 研究中报道的术后患者依从性差的问题。因此，更好的优化手术与联合治疗的时机是非常必要的。

在围术期化疗和延迟手术的基础上增加术前放化疗是否有额外的优势？

围术期化疗、术后辅助放化疗和术前放化疗方面的临床试验已经证明了它们的益处，但关于患者的选择和综合治疗的最佳顺序的问题仍然悬而未决。

正在进行的 TOPGEAR 临床试验是一项国际的 III 期临床研究，该研究通过在术前而非术后使用放化疗，从而将放化疗添加到围术期化疗之中。该研究设计将放化疗移至术前进行，同时也使 MAGIC 方案与 INT0116 方案比较成为可能。

单纯围术期化疗组行 3 个周期术前 ECF 辅助化疗，辅助放化疗组行 2 个周期 ECF，然后给予 45Gy 放疗并同时给予 5-FU 化疗。两组患者术后都接受 3 个周期的 ECF 化疗。本研究基于术前治疗能够实现肿瘤降期的潜在优势，更高的 R0 切除率，以及术前治疗更好的耐受性。事实上，该研究是胃癌术前放化疗的几个 Ⅱ 期临床研究的进化版。既往的这些研究已经证实了术前放化疗的安全性、耐受性和高病理反应率。

最近公布的中期分析显示，入组 120 例患者，93% 的 ECF 组和 98% 的放化疗组患者按照计划接受了所有的术前化疗和放疗，而分别只有 65% 和 53% 的患者接受了所有的术后化疗周期。ECF 组和放化疗组分别接受手术的患者比例为 90% 和 85%，共有 22% 的患者出现 3 级或更高的术后并发症。这些结果表明，在 2 个周期的 ECF 诱导化疗后，大部分患者可以安全地进行术前放化疗，而并不显著增加治疗毒性或手术并发症发生率。然而该研究再次显示，患者在行术前化疗或放化疗后，再接受术后化疗的依从性较差。该研究主要终点总生存率还需进一步等待，而在围术期化疗中加入术前放化疗的疗效还有待观察。

为了进一步优化术前放化疗方案，一项 Ⅱ 期临床研究囊括了更为有效的成分，包括 3 个周期的诱导化疗（如 MAGIC 研究），药物包括表柔比星、奥沙利铂和卡培他滨（EOX），随后进行术前放化疗（3D- 放化疗

或调强放疗 45Gy，同时给予卡培他滨和奥沙利铂化疗），然后新辅助治疗完毕（20~22 周）进行标准化的外科手术。该研究（NEOX-RT 研究）已经在我中心启动。图 8.1 和图 8.2 中展示了 NEOX-RT 研究中淋巴结站点勾画和调强放疗计划的示例。这是一个多中心 Ⅱ 期临床研究，旨在评估术前进行完整的辅助化疗（3 个周期）和放化疗以提高患者对联合治疗的依从性，进而改善局部进展期 T3~T4，N0 或 N+ 胃癌患者的肿瘤的可切除性、病理完全缓解率、疾病控制和总体生存率。这种方案还有一个潜在的优势，即更大比例的患者可以接受并完成综合治疗的所有部分。本研究利用腹腔镜探查和超声内镜及 FDG-PET 对患者仔细监测，能够对患者进行准确的分期，同时能够及时诊断发现早期无症状转移性疾病或在治疗期间快速进展的患者。

对 21 例入组患者的中期分析显示，肿瘤降期（T）和淋巴结降期（T）率分别为 65% 和 60%，病理完全缓解（pCR）率占 18%。患者对于治疗的依从性良好，大多数患者按计划完成化疗（87%）和放疗（86%）治疗。绝大部分患者（90%）进行了 R0 切除术，中位手术时间为 23 周（研究计划为 20~22 周）。1 例患者术后出现较为严重并发症。NEOX-

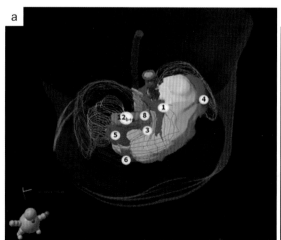
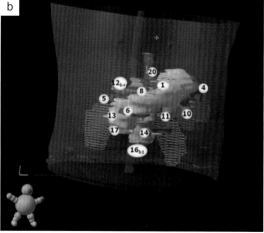

图 8.1　调强放疗计划中胃癌的结构及淋巴结分站轮廓（NEOX-RT 研究）

a. 3D 可视化前面观；b. 3D 可视化后面观。（By courtesy of F. Cellini-GemelliArt, Roma）

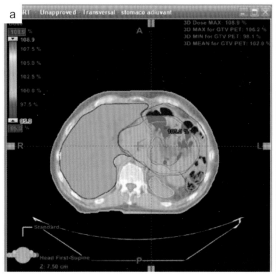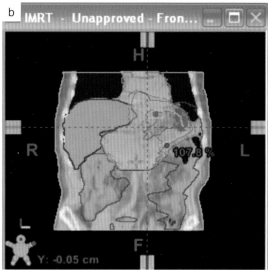

图 8.2 胃癌（胃窦）：术前采用 45Gy/ 卡培他滨 - 奥沙利铂调强放疗计划（NEOX-RT 研究）。a. 横截面的目标体积；b. 冠状位的目标体积

RT 方案安全可行，病理完全缓解率达 18%。这项研究最近已经结束，最终结果近期也将会公布。

胃癌和食管胃结合部腺癌：位置和组织学是否重要？

胃癌和食管胃结合部腺癌由于肿瘤所累及的解剖部位和区域淋巴结转移存在显著差异，因此对于手术切除范围具有重要决定意义。此外，我们还可以看到胃癌和食管胃结合部腺癌存在不同的流行病学趋势和组织学特征。食管胃结合部癌是一种吸烟者和饮酒相关的疾病。胃癌与幽门螺杆菌感染、萎缩性胃炎和胃酸分泌减少密切相关，而食管胃结合部癌与食管黏膜高酸环境和 Barrett's 食管改变密切相关。此外，食管胃结合部和贲门癌 Lauren 分型以肠型为主，而远端胃癌则多见弥散性类型。在远端胃，肠型胃癌的发生率在逐渐降低；但在近端胃，肠型胃癌在逐步增加。整体来看，弥散型胃癌也在逐渐增多。最重要的是，肿瘤的位置和组织学类型与临床侵袭性、治疗反应和预后有关。近端胃癌、食管胃结合部癌，以及弥散型胃癌

患者通常预后较差，淋巴结和腹膜播散的风险较高。然而，食管胃结合部癌似乎对术前辅助化疗反应比较敏感，且有文献报道称食管胃结合部癌术前辅助化疗的病理完全缓解率出乎意料地高。另外，与弥散型胃癌相比，肠型胃癌更有可能实现病理完全缓解。此外，一些更加稀少的组织亚型如印戒细胞癌，对目前的放化疗方案存在先天的耐药性，选择治疗策略时应加以考虑。有趣的是，肠型和弥散型胃癌存在不同生物标志物表达谱，如 HER2 在肠型胃癌及 EGFR 在非肠型胃癌中的表达谱有助于提示靶向治疗策略的选择。

食管胃结合部癌的最佳治疗策略仍存在争议。目前，还没有随机临床研究专门针对这一亚群的患者，我们分析的临床数据多来源于针对食管癌和胃癌的研究，组织类型也包括鳞状细胞癌或腺癌。这些研究大多数是比较新辅助放化疗或新辅助化疗与单纯手术治疗的效果。最近更新的一项荟萃分析结果显示新辅助放化疗或新辅助化疗比单纯手术具有生存优势，为新辅助治疗提供了强有力的证据支持。

实际上，支持新辅助放化疗治疗最有力

的证据是 CROSS 临床试验，该研究比较的是单纯手术治疗与术前 41.4Gy 放疗同时给予卡铂和紫杉醇化疗然后再行手术的治疗效果。入组患者中 75% 为胃腺癌，22% 患有食管胃结合部癌。总体来看，病理完全缓解率 29%，这一数值在鳞状细胞癌患者中更常见（49% vs 23%，$P = 0.008$）。新辅助放化疗组 5 年总生存率 47%，单纯手术组 5 年生存率为 34%。这一结果为新辅助放化疗提供了重要证据支持。

为进一步优化新辅助放化疗方案，我中心目前正在进行一项 II 期临床研究，旨在评估 52.5Gy 调强放疗和同步化疗的可行性和疗效。初步结果证实了治疗的可行性、安全性，初步治疗效果也令人振奋。

截至目前，比较胃癌术前新辅助放化疗和新辅助化疗的研究仍较少。一项随机临床研究纳入了 119 例食管下段或贲门腺癌患者。入组患者随机分为两组，一组接受 2 个周期术前 5-FU/ 亚叶酸钙辅助化疗，另一组患者接受相同的术前辅助化疗，随后接受 30Gy 的放射治疗并同步顺铂和依托泊苷化疗。本研究计划入组 354 例患者，但由于入组缓慢而提前结束。结果显示，术前辅助放化疗组病理完全缓解率显著优于术前辅助化疗组（15% vs 2%）。尽管辅助放化疗组术后死亡率稍高（10.2% vs 3.8%，$P = 0.26$），但该组患者 5 年总生存率更高（48% vs 40%，$P = 0.055$）。

另一项临床试验比较了 2 个周期的氟尿嘧啶和顺铂化疗同时联合 5Gy 放射治疗与单纯用氟尿嘧啶和顺铂新辅助化疗的效果。同样，本研究因为入组缓慢而提前结束。本研究结果显示，新辅助化疗放化疗组有率较高的病理完全缓解率（13% vs 0），但在 OS 上两组没有显著差异。然而，当这些数据与近期 Meta 分析中其他新辅助化疗或放化疗临床试验的结果相结合时，可以看到新辅助放化疗的优势存在（$P = 0.07$）。重要的是，两种

治疗方法的并发症发生率没有差异。第二代的联合治疗随机临床试验总结见表 8.2。

总之，基于现有证据，对于 GEJ 癌患者，新辅助放化疗和新辅助化疗都比单纯手术具有显著的生存优势。尽管纳入有 GEJ 癌患者，为数不多的比较新辅助放化疗相对于新辅助化疗效果的研究，仍未确立新辅助放化疗的显著优势。因此，在胃癌或食管胃结合部癌中，仍期待进一步的随机临床研究比较新辅助放化疗与新辅助化疗的效果。

结论

经过多年的阴性研究结果之后，术后辅助放化疗（INT0116 研究）和围术期化疗（MAGIC 研究）两个成功的治疗方案最终成为西方国家可切除胃癌辅助治疗的标准方案。由于这些研究的一些局限性，在过去十几年中第二代临床研究回答了这两个里程碑式临床研究产生的几个问题。

ARTIST 研究并没有明确的证实 D2 淋巴结清扫术后辅助放化疗的疗效，尽管在淋巴结阳性亚组中辅助放化疗具有显著优势，但该研究的结果仍是阴性的。此外，CALGB 和 CRITICS 研究都进行了更为标准的 D2 淋巴结清扫，但最终未能证明术后辅助放化疗比添加更为有效的系统化疗组份具有优势，也未能证明术后辅助放化疗相对于单纯术后辅助化疗的比较优势。然而，这两个研究的 3 年或 5 年生存率与 INT0116 和 MAGIC 研究治疗的生存率相比，结果相当或更优，这也证实了术后辅助放化疗或围术期化疗优于单纯手术治疗（见表 8.1 和表 8.2）。

尽管靶向治疗药物贝伐单抗加入围术期 ECF 化疗方案并没有显示出优于标准的 ECF 化疗，但在围术期 FLOT4 临床试验中，多西他赛为基础的三药联合 FLOT 化疗在病理完全缓解率、术后并发症发生率和生存方面优于以表柔比星为基础的三联化疗方案。这些

表 8.2 联合治疗模式：第二代随机临床研究

研究	患者数	治疗	R0	pCR	5 年 OS
CALGB 80101 胃，78% 食管胃结合部，22%	546	术后 ECF+RT–FU+ECF 对比术后 FU/LV+RT–FU/LV	100%	–	44% vs 44%
ARTIST 胃，100%	458	D2+ 术后 X-P 2+2+RT/Cape 对比 D2+ 术后 X-P × 6	100%	–	77% vs 72% （3 年 DFS）
STO03 胃，36% 食管胃结合部，50% 食管，14%	1063	ECX- 贝伐珠单抗对比 ECX	61% vs 64%	7% vs 5%	48% vs 50% （3 年 OS）
FLOT4 胃，43% 食管胃结合部，57%	265	围术期 FLOT 4+4 对比围术期 ECF 3+3 或 ECX	85% vs 74%	16% vs 6%	39% vs 33%
CRITICS 胃，83% 食管胃结合部，17%	788	围术期 ECX × 3 对比围术期 ECX × 3+ 术后 RT/X-P	80% vs 82%	6% vs 6%	42% vs 40%
TOPGEAR[a] 胃，73% 食管胃结合部，27%	120	围术期 ECF 2+3+ 术前 RT-FU 对比围术期 ECF 3+3			
POET[b] 食管胃结合部，100%	119	术前 FU/LV-DDP × 14 周 + 术前 RT/DDP-VP16 对比术前 FU/LV-DDP × 14 周	96% vs 84%	16% vs 2%	39% vs 24%
CROSS[c] 食管胃结合部，25% 食管，75%	366	术前 RT/Carbo-PTX 对比单纯手术	82% vs 59%	23%	47% vs 33%

[a] 早期数据。[b] 因低获益而中止。[c] SCC 23%；腺癌 75%。

结果证实了正在我中心开展的 DOC Ⅰ期和Ⅱ期临床研究的初步数据，基于多西他赛的化疗方案也扩展了目前可用于局部进展期、可切除胃癌的围术期选择。

术前新辅助放化疗受到越来越多的重视，TOPGEAR 临床研究的中期结果也证明了 2 个周期的 ECF 方案化疗后再行术前放化疗的可行性和安全性，且患者治疗依从率高（98%），进入手术的患者比例高（85%）。

然而，关于术前化疗的持续时间及是否需要术后辅助化疗的问题，仍悬而未决。正如 TOPGEAR 试验及其他围术期研究中发现的问题一样，只有约 50% 的患者能够在手术后再接受辅助放化疗。

鉴于患者对术前治疗具有更好的耐受性，未来研究应该更关注在术前进行更完整化疗的可能性。在这个问题上，我们研究中心启动了 NEOX-RT Ⅱ期临床研究，该研究方案采用了更有效的新辅助治疗组合，先行 3 个周期的 EOX 化疗后再进行新辅助放化疗，

20~22 周进行手术治疗，这是一种局部进展期胃癌术前治疗的新的有益的尝试。中期分析证实这种延长术前治疗时间方案的可行性和安全性，最终结果也值得期待。

　　未来的研究还需要将食管胃结合部癌和胃癌作为单独的疾病给予更多的关注，并提供更多可靠的数据。此外，不同的组织学亚型（如肠型、弥散型或混合型）具有不同的肿瘤侵袭性、治疗反应性和预后。因此，未来的临床研究应该考虑这些新的证据和问题。目前对肿瘤亚型的组织学类型和分子特征方面的新见解，有助于提出新的和更加个体化的联合治疗方案。

参考文献

[1] Siegel R, Naishadham D, Jemal A. Cancer statistics, 2012. CA Cancer J Clin. 2012;62(1):10–29.

[2] Crew KD, Neugut AI. Epidemiology of gastric cancer. World J Gastroenterol. 2006;12(3):354–62.

[3] Reim D, Loos M, Vogl F, Novotny A, Schuster T, Langer R, et al. Prognostic implications of the seventh edition of the international union against cancer classification for patients with gastric cancer: the Western experience of patients treated in a single-center European institution. J Clin Oncol Off J Am Soc Clin Oncol. 2013;31(2):263–71.

[4] Lise M, Nitti D, Marchet A, Sahmoud T, Duez N, Fornasiero A, et al. Prognostic factors in resectable gastric cancer: results of EORTC study no. 40813 on FAM adjuvant chemotherapy. Ann Surg Oncol. 1995;2(6):495–501.

[5] Yoo CH, Noh SH, Shin DW, Choi SH, Min JS. Recurrence following curative resection for gastric carcinoma. Br J Surg. 2000;87(2):236–42.

[6] Wu C-W, Lo S-S, Shen K-H, Hsieh M-C, Chen J-H, Chiang J-H, et al. Incidence and factors associated with recurrence patterns after intended curative surgery for gastric cancer. World J Surg. 2003;27(2):153–8.

[7] D'Angelica M, Gonen M, Brennan MF, Turnbull AD, Bains M, Karpeh MS. Patterns of initial recurrence in completely resected gastric adenocarcinoma. Ann Surg. 2004;240(5):808–16.

[8] Songun I, Putter H, Kranenbarg EM-K, Sasako M, van de Velde CJH. Surgical treatment of gastric cancer: 15-year follow-up results of the randomised nationwide Dutch D1D2 trial. Lancet Oncol. 2010;11(5):439–49.

[9] Sasako M, Sano T, Yamamoto S, Kurokawa Y, Nashimoto A, Kurita A, et al. D2 lymphadenectomy alone or with para-aortic nodal dissection for gastric cancer. N Engl J Med. 2008;359(5):453–62.

[10] Verlato G, Roviello F, Marchet A, Giacopuzzi S, Marrelli D, Nitti D, et al. Indexes of surgical quality

[11] Sano T, Sasako M, Mizusawa J, Yamamoto S, Katai H, Yoshikawa T, et al. Randomized controlled trial to evaluate splenectomy in total gastrectomy for proximal gastric carcinoma. Ann Surg. 2017;265(2):277–83.

[12] Mocellin S, McCulloch P, Kazi H, Gama-Rodrigues JJ, Yuan Y, Nitti D. Extent of lymph node dissection for adenocarcinoma of the stomach. Cochrane Database Syst Rev. 2015;8:CD001964.

[13] GASTRIC (Global Advanced/Adjuvant Stomach Tumor Research International Collaboration) Group, Paoletti X, Oba K, Burzykowski T, Michiels S, Ohashi Y, et al. Benefit of adjuvant chemotherapy for resectable gastric cancer: a meta-analysis. JAMA. 2010;303(17):1729–37.

[14] Sun P, Xiang J-B, Chen Z-Y. Meta-analysis of adjuvant chemotherapy after radical surgery for advanced gastric cancer. Br J Surg. 2009;96(1):26–33.

[15] Macdonald JS, Smalley SR, Benedetti J, Hundahl SA, Estes NC, Stemmermann GN, et al. Chemoradiotherapy after surgery compared with surgery alone for adenocarcinoma of the stomach or gastroesophageal junction. N Engl J Med. 2001;345(10):725–30.

[16] Smalley SR, Benedetti JK, Haller DG, Hundahl SA, Estes NC, Ajani JA, et al. Updated analysis of SWOG-directed intergroup study 0116: a phase III trial of adjuvant radiochemotherapy versus observation after curative gastric cancer resection. J Clin Oncol Off J Am Soc Clin Oncol. 2012;30(19):2327–33.

[17] Cunningham D, Allum WH, Stenning SP, Thompson JN, Van de Velde CJH, Nicolson M, et al. Perioperative chemotherapy versus surgery alone for resectable gastroesophageal cancer. N Engl J Med. 2006;355(1):11–20.

[18] Boige V, Pignon J, Saint-Aubert B, Lasser P, Conroy T, Bouché O, et al. Final results of a randomized trial comparing preoperative 5-fluorouracil (F)/cisplatin (P) to surgery alone in adenocarcinoma of stomach and lower esophagus (ASLE): FNCLCC ACCORD07-FFCD 9703 trial. J Clin Oncol. 2007;25(18_suppl):4510.

[19] Fazio N, Biffi R, Maibach R, Hayoz S, Thierstein S, Brauchli P, et al. Preoperative versus postoperative docetaxel-cisplatin-fluorouracil (TCF) chemotherapy in locally advanced resectable gastric carcinoma: 10-year follow-up of the SAKK 43/99 phase III trial. Ann Oncol. 2016;27(4):668–73.

[20] Sakuramoto S, Sasako M, Yamaguchi T, Kinoshita T, Fujii M, Nashimoto A, et al. Adjuvant chemotherapy for gastric cancer with S-1, an oral fluoropyrimidine. N Engl J Med. 2007;357(18):1810–20.

[21] Bang Y-J, Kim Y-W, Yang H-K, Chung HC, Park Y-K, Lee KH, et al. Adjuvant capecitabine and oxaliplatin for gastric cancer after D2 gastrectomy (CLASSIC): a phase 3 open-label, randomised controlled trial. Lancet Lond Engl. 2012;379(9813):315–21.

[22] De Vita F, Giuliani F, Orditura M, Maiello E, Galizia G, Di Martino N, et al. Adjuvant chemotherapy with epirubicin, leucovorin, 5-fluorouracil and etoposide regimen in resected gastric cancer patients: a randomized phase III trial by the Gruppo Oncologico

Italia Meridionale (GOIM 9602 study). Ann Oncol. 2007;18(8):1354–8.

[23] Cascinu S, Labianca R, Barone C, Santoro A, Carnaghi C, Cassano A, et al. Adjuvant treatment of high-risk, radically resected gastric cancer patients with 5-fluorouracil, leucovorin, cisplatin, and epidoxorubicin in a randomized controlled trial. J Natl Cancer Inst. 2007;99(8):601–7.

[24] Nitti D, Wils J, Dos Santos JG, Fountzilas G, Conte PF, Sava C, et al. Randomized phase Ⅲ trials of adjuvant FAMTX or FEMTX compared with surgery alone in resected gastric cancer. A combined analysis of the EORTC GI Group and the ICCG. Ann Oncol Off J Eur Soc Med Oncol. 2006;17(2):262–9.

[25] Kwee RM, Kwee TC. Imaging in local staging of gastric cancer: a systematic review. J Clin Oncol Off J Am Soc Clin Oncol. 2007;25(15):2107–16.

[26] Ajani JA, Mansfield PF, Janjan N, Morris J, Pisters PW, Lynch PM, et al. Multi-institutional trial of pre-operative chemoradiotherapy in patients with potentially resectable gastric carcinoma. J Clin Oncol Off J Am Soc Clin Oncol. 2004;22(14):2774–80.

[27] Ajani JA, Mansfield PF, Crane CH, Wu TT, Lunagomez S, Lynch PM, et al. Paclitaxel-based chemoradiotherapy in localized gastric carcinoma: degree of pathologic response and not clinical parameters dictated patient outcome. J Clin Oncol Off J Am Soc Clin Oncol. 2005;23(6):1237–44.

[28] Ajani JA, Winter K, Okawara GS, Donohue JH, Pisters PWT, Crane CH, et al. Phase Ⅱ trial of preoperative chemoradiation in patients with localized gastric adenocarcinoma (RTOG 9904): quality of combined modality therapy and pathologic response. J Clin Oncol Off J Am Soc Clin Oncol. 2006;24(24):3953–8.

[29] Lee J, Lim DH, Kim S, Park SH, Park JO, Park YS, et al. Phase III trial comparing capecitabine plus cisplatin versus capecitabine plus cisplatin with concurrent capecitabine radiotherapy in completely resected gastric cancer with D2 lymph node dissection: the ARTIST trial. J Clin Oncol Off J Am Soc Clin Oncol. 2012;30(3):268–73.

[30] National Institutes of Health. Phase Ⅲ randomized trial of adjuvant chemotherapy with S-1 vs S-1/oxaliplatin ± radiotherapy for completely resected gastric adenocarcinoma: The ARTIST II Trial. [Internet]. 2014 [citato 3 maggio 2018]. Available at: https://clinicaltrials.gov/ct2/show/NCT01761461.

[31] Fuchs CS, Niedzwiecki D, Mamon HJ, Tepper JE, Ye X, Swanson RS, et al. Adjuvant chemoradiotherapy with epirubicin, cisplatin, and fluorouracil compared with adjuvant chemoradiotherapy with fluorouracil and leucovorin after curative resection of gastric cancer: results from CALGB 80101 (Alliance). J Clin Oncol Off J Am Soc Clin Oncol. 2017;35(32):3671–7.

[32] Cunningham D, Stenning SP, Smyth EC, Okines AF, Allum WH, Rowley S, et al. Peri-operative chemotherapy with or without bevacizumab in operable oesophagogastric adenocarcinoma (UK Medical Research Council ST03): primary analysis results of a multicentre, open-label, randomised phase 2-3 trial. Lancet Oncol. 2017;18(3):357–70.

[33] Al-Batran S-E, Hofheinz RD, Pauligk C, Kopp H-G, Haag GM, Luley KB, et al. Histopathological regression after neoadjuvant docetaxel, oxaliplatin, fluorouracil, and leucovorin versus epirubicin, cisplatin, and fluorouracil or capecitabine in patients with resectable gastric or gastro-oesophageal junction adenocarcinoma (FLOT4-AIO): results from the phase 2 part of a multicentre, open-label, randomised phase 2/3 trial. Lancet Oncol. 2016;17(12):1697–708.

[34] Frustaci S, Buonadonna A, Turchet E, Corona G, Tabaro G, Miolo G, et al. Phase I trial of docetaxel, oxaliplatin, and capecitabine (DOC) in untreated gastric cancer patients. Int J Clin Oncol. 2013;18(3):510–6.

[35] Al-Batran SE, Homann N, Schmalenberg H. Perioperative chemotherapy with docetaxel, oxaliplatin, and fluorouracil/leucovorin (FLOT) versus epirubicin, cisplatin, and fluorouracil or capecitabine (ECF/ECX) for resectable gastric or gastroesophageal junction (GEJ) adenocarcinoma (FLOT4-AIO): a multicenter, randomized phase 3 trial. J Clin Oncol. 2017;35(15):4004.

[36] Cats A, Jansen EPM, van Grieken NCT, Sikorska K, Lind P, Nordsmark M, et al. Chemotherapy versus chemoradiotherapy after surgery and preoperative chemotherapy for resectable gastric cancer (CRITICS): an international, open-label, randomised phase 3 trial. Lancet Oncol. 2018;19(5):616–28.

[37] Leong T, Smithers BM, Haustermans K, Michael M, Gebski V, Miller D, et al. TOPGEAR: a randomized, phase Ⅲ trial of perioperative ECF chemotherapy with or without Preoperative Chemoradiation for Resectable Gastric Cancer: interim results from an International, Intergroup Trial of the AGITG, TROG, EORTC and CCTG. Ann Surg Oncol. 2017;24(8):2252–8.

[38] Cunningham D, Starling N, Rao S, Iveson T, Nicolson M, Coxon F, et al. Capecitabine and oxaliplatin for advanced esophagogastric cancer. N Engl J Med. 2008;358(1):36–46.

[39] De Paoli A, Buonadonna A, Turchet E, Cannizzaro R, Canzonieri V, Tumolo S, et al. Neoadjuvant epirubicin, oxaliplatin, capecitabine and radiation therapy (NEOX-RT) followed by surgery for locally advanced gastric cancer (LAGC): interim analysis of a phase Ⅱ multicentric study. In: ECCO 2013 LBA43 49–3 S19.

[40] Rüdiger Siewert J, Feith M, Werner M, Stein HJ. Adenocarcinoma of the esophagogastric junction: results of surgical therapy based on anatomical/topographic classification in 1,002 consecutive patients. Ann Surg. 2000;232(3):353–61.

[41] Marrelli D, Pedrazzani C, Morgagni P, de Manzoni G, Pacelli F, Coniglio A, et al. Changing clinical and pathological features of gastric cancer over time. Br J Surg. 2011;98(9):1273–83.

[42] Sjoquist KM, Burmeister BH, Smithers BM, Zalcberg JR, Simes RJ, Barbour A, et al. Survival after neo-adjuvant chemotherapy or chemoradiotherapy for resectable oesophageal carcinoma: an updated meta-analysis. Lancet Oncol. 2011;12(7):681–92.

[43] Ronellenfitsch U, Schwarzbach M, Hofheinz R, Kienle P, Kieser M, Slanger TE, et al. Preoperative chemo(radio)therapy versus primary surgery for gastroesophageal adenocarcinoma: systematic review with meta-analysis combining individual patient and

aggregate data. Eur J Cancer. 2013;49(15):3149–58.

[44] Messager M, Lefevre JH, Pichot-Delahaye V, Souadka A, Piessen G, Mariette C, et al. The impact of perioperative chemotherapy on survival in patients with gastric signet ring cell adenocarcinoma: a multicenter comparative study. Ann Surg. 2011;254(5):684–93. discussion 693.

[45] Rüschoff J. Adenocarcinoma of the GEJ: gastric or oesophageal cancer? In: Otto F, Lutz MP, editors. Early gastrointestinal cancers. Berlin, Heidelberg: Springer Berlin Heidelberg; 2012. p. 107–13.

[46] Mariette C, Piessen G, Briez N, Gronnier C, Triboulet JP. Oesophagogastric junction adenocarcinoma: which therapeutic approach? Lancet Oncol. 2011;12(3):296–305.

[47] De Paoli A, Di Bartolomeo M. Neoadjuvant therapy of gastroesophageal junction adenocarcinoma: chemoradiotherapy or chemotherapy. Eur J Oncol. 2014;19(1):21–3.

[48] van Hagen P, Hulshof MCCM, van Lanschot JJB, Steyerberg EW, van Berge Henegouwen MI, Wijnhoven BPL, et al. Preoperative chemoradiotherapy for esophageal or junctional cancer. N Engl J Med. 2012;366(22):2074–84.

[49] Burmeister BH, Thomas JM, Burmeister EA, Walpole ET, Harvey JA, Thomson DB, et al. Is concurrent radiation therapy required in patients receiving preoperative chemotherapy for adenocarcinoma of the oesophagus? A randomised phase II trial. Eur J Cancer. 2011;47(3):354–60.

[50] Mariette C, Dahan L, Mornex F, Maillard E, Thomas P-A, Meunier B, et al. Surgery alone versus chemoradiotherapy followed by surgery for stage Ⅰ and Ⅱ esophageal cancer: final analysis of randomized controlled phase Ⅲ trial FFCD 9901. J Clin Oncol Off J Am Soc Clin Oncol. 2014;32(23):2416–22.

[51] Allum WH, Stenning SP, Bancewicz J, Clark PI, Langley RE. Long-term results of a randomized trial of surgery with or without preoperative chemotherapy in esophageal cancer. J Clin Oncol. 2009;27(30):5062–7.

[52] Kelsen DP, Winter KA, Gunderson LL, Mortimer J, Estes NC, Haller DG, et al. Long-term results of RTOG trial 8911 (USA intergroup 113): a random assignment trial comparison of chemotherapy followed by surgery compared with surgery alone for esophageal cancer. J Clin Oncol. 2007;25(24):3719–25.

[53] Shapiro J, van Lanschot JJB, Hulshof MCCM, van Hagen P, van Berge Henegouwen MI, Wijnhoven BPL, et al. Neoadjuvant chemoradiotherapy plus surgery versus surgery alone for oesophageal or junctional cancer (CROSS): long-term results of a randomised controlled trial. Lancet Oncol. 2015;16(9):1090–8.

[54] Innocente R, Navarria F, Palazzari E, Matrone F, Boz G, Gigante M, et al. Intensified IMRT with concurrent chemotherapy for locally advanced esophageal carcinoma. In Proceeding ESTRO 2018 PO-0777.

[55] Canzonieri V, Colarossi C, Del Col L, Perin T, Talamini R, Sigon R, et al. Exocrine and endocrine modulation in common gastric carcinoma. Am J Clin Pathol. 2012;137(5):712–21.

[56] Takenaka Y, Tsukamoto T, Mizoshita T, Ogasawara N, Hirano N, Otsuka T, et al. Gastric and intestinal phenotypic correlation between exocrine and endocrine components in human stomach tumors. Histol Histopathol. 2007;22(3):273–84.

[57] Jiang S-X, Mikami T, Umezawa A, Saegusa M, Kameya T, Okayasu I. Gastric large cell neuroendocrine carcinomas: a distinct clinicopathologic entity. Am J Surg Pathol. 2006;30(8):945–53.

[58] Cancer Genome Atlas Research Network. Comprehensive molecular characterization of gastric adenocarcinoma. Nature. 2014;513(7517):202–9.

[59] Shah MA, Khanin R, Tang L, Janjigian YY, Klimstra DS, Gerdes H, et al. Molecular classification of gastric cancer: a new paradigm. Clin Cancer Res. 2011;17(9):2693–701.

[60] Caggiari L, Miolo G, Canzonieri V, De Zorzi M, Alessandrini L, Corona G, et al. A new mutation of the CDH1 gene in a patient with an aggressive signet-ring cell carcinoma of the stomach. Cancer Biol Ther. 2018;19(4):254–9.

第9章 胃癌的手术治疗策略

原著者：Claudio Belluco, Matteo Olivieri, Andrea Lauretta, Danilo Antona,
Antonino De Paoli, Federico Navarria, Angela Buonadonna,
Michela Guardascione, Renato Cannizzaro, Vincenzo Canzonieri,
and Giulio Bertola

译　者：王鑫鑫

概述

外科手术是胃癌的主要治疗方法，手术为患者提供了唯一潜在治愈的可能。在多模式治疗的时代，手术在胃癌患者的治疗中起着核心作用，包括分期评估、治愈治疗和必要时的姑息治疗。

分期

在胃癌患者中，准确的分期对于制订最佳的治疗策略至关重要。腹膜转移是胃癌患者最常见的不可治愈因素之一。腹膜播散患者预后不佳，通常首选化疗。即便腹部 CT 扫描阴性，仍有 1/3 的患者被证实为腹膜转移。腹腔镜探查分期可以通过直接可视化、镜下活检和腹膜脱落细胞学检查更好地确定腹膜播散状态。根据不同协会的建议，目前进行腹腔镜分期的适应证也有所不同，包括从 cT3~cT4 肿瘤、CT 扫描无淋巴或无远处转移的患者，到所有可切除的胃癌患者。由于化疗、放化疗方案和适应证主要取决于转移状态，我们进行腹腔镜检查的适应证包括所有存在腹膜扩散风险的患者（包括内镜超声怀疑 cT2 的肿瘤患者和 cT3~cT4 N-/+，以及腹部 CT 扫描没有腹膜和远处转移证据的患者）。对于经内镜超声检查清楚的 cT1~cT2 肿瘤，我们在切除手术时将腹腔镜作为初始操作，以排除腹膜受累的可能性，如果发现腹膜转移手术则推迟，先进行新辅助治疗并重新分期。

在腹腔镜探查时，也建议进行细胞学检查。由于腹膜脱落细胞学阳性的患者在行胃切除术时，腹膜复发的风险较高，且结局较差，因此建议患者先行新辅助治疗，随后重新分期。

此外，在腹膜细胞学检查呈阳性但未出现腹膜癌的患者中，腹腔热灌注化疗（HIPEC）似乎可以提高总生存率。然而，HIPEC 作为胃癌综合治疗方法的一部分，其疗效尚需通过随机临床试验进行检验。另外，还应注意 HIPEC 相关的全身药物毒性。

根治性手术

胃癌治疗的最终目的是根治性手术切除，以获得最佳的长期生存机会。胃切除范围和淋巴结清扫是胃癌根治性手术时需要考虑的两个主要问题。无论宏观（R2）还是微观（R1）的阳性切缘都是不利的预后因素，手术方式（全胃切除术和部分胃切除术）需要综合考虑原发肿瘤的位置、标本需要切除的大小及切缘阳性风险等因素。根据不同的治疗指南，标本切缘范围通常在 4~5cm 认为是比较合适的。此外，在弥散型胃癌病例中，由于其高侵袭性，推荐更长的肿瘤切缘距离，最长可达 8cm。然而，对于大多数弥散型胃癌患者而言，这意味着必须进行全胃切除术。

建议术中行冷冻切片，评估切缘是否阴性；然而，转行扩大手术（如从胃次全切除到全胃切除或从全胃切除到全胃＋部分食管切除）应充分把握疾病的分期、可能增加的并发症和潜在的肿瘤效益之间的平衡。

胃癌切除术中淋巴结清扫的范围和数量对分期和治疗都有影响。第 8 版《AJCC 癌症分期手册》建议至少对 16 个区域淋巴结进行病理评估，但最好切除和评估 30 个或更多的淋巴结。足够数量的送检淋巴结是非常重要的，它可以最大限度地减少分期迁移，从而使分期更加精确，从而更好地评估预后。当前推荐的淋巴结清扫范围为 D2 淋巴结清扫术（图 9.1），这是一种扩大的淋巴结清扫术，包括肝总动脉、胃左动脉、腹腔动脉和脾动脉旁淋巴结，以及脾门淋巴结的清扫（1~12a 组）。最近，Cochrane 一项荟萃分析包括了 5 个比较 D1 和 D2 站淋巴结清扫的随机临床试验（其中也包括 Dutch 研究的 15 年随访数据），结果表明，D2 淋巴结清扫术在疾病特异性生存率上有显著优势，但在总生存率或无病生存率上没有显著差异。此外，数据显示，更大范围的淋巴结清扫（D3 淋巴结切除术）和 D2 淋巴结切除术之间的 OS 无显著差异。

此外，尽管大多数研究报道 D2 淋巴结切除术（尤其是同时行脾切除术），术后有较高的复发率和死亡率，但也有研究表明 D2 清扫术的手术死亡率较低，与 D1 淋巴结清扫类术似。

腹腔镜胃癌全胃及远端切除术已被证实在技术上是可行的，且与开放手术相比并发症发生率更低。此外，D2 淋巴清扫除术同样可以通过腹腔镜进行。然而，尽管 I 期胃癌的肿瘤学结果在开放手术和腹腔镜手术中具有可比性，但在分期更晚的患者中，前瞻性随机临床试验尚未获得长期的肿瘤数据。

在初期阶段，胃癌不可切除的标准是存在远处转移，侵犯重要血管结构如主动脉、肝动脉或腹腔干。对于局部进展期、初始不可切除但非转移性胃癌患者，已经提出了包括放化疗加或不加诱导化疗在内的术前综合治疗方案。通过这种综合治疗方案，有报道称潜在的治愈率高达 70%，病理完全缓解率在 5%~30%。在这些患者中，初始诊断时单一的非治愈性因素，完全的病理反应和 R0 切除术都与良好的肿瘤结果相关。因此，转化治疗的初始分期、治疗后的临床评价，以及以根治性切除为目标的手术范围是提高转化治疗效果的关键。为了达成规范和标准，还需要进行前瞻性的临床试验进行验证。

在所有的胃癌病例中，以皮革型表现的胃癌（约占胃癌病例 5%）通常伴有弥散性

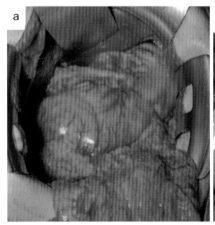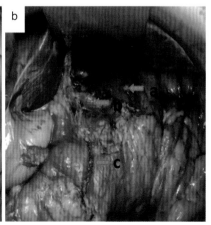

图 9.1　胃大弯腺癌

a. 开腹所见；b. 全胃切除及淋巴结清扫术后（a. 胃左动脉断端；b. 肝总动脉；c. 十二指肠残端）。

组织学肿瘤类型，腹膜和远处转移，且肿瘤预后差。然而，对于可接受根治性切除的非转移性皮革胃患者，有报道称其长期生存率与无皮革胃患者相似。因此，皮革胃患者的最佳管理应包括准确的分期、新辅助治疗、包括腹腔镜检查在内的准确的再分期，以及术中冷冻切片引导下的根治性手术以获得阴性切缘，并进行充分的淋巴结清扫。

肝转移

胃癌患者5%~14%会发生同时性或异时性肝转移。本病预后不佳，转移性胃癌患者即使进行姑息性化疗，其中位生存期约为6个月。手术入路和肝转移灶切除术的作用也存在争议，一些研究显示手术对生存率的影响值得怀疑，而其他一些研究报道手术能够改善患者预后。孤立的肝转移比较少，约40%的病例中同时存在腹膜或广泛淋巴结转移。胃癌转移肝切除术后的平均生存率差异很大，1年生存率为15%~77%，5年生存率为0~38%，中位生存时间为5~31个月。单发病灶的生存率明显高于多发病灶；异时性转移生存率明显高于同时性转移。因此，在高度选择的单发的异时性胃癌肝转移病例，可以考虑肝转移灶切除或消融手术。

姑息治疗

许多胃癌患者在诊断时已无法进行根治性手术治疗，因而需要行姑息性治疗。姑息性手术的作用仍是值得商榷的问题。系统化疗是不可切除胃癌患者的首选治疗方法，已有研究证明，系统化疗可提高生存质量和生存期，中位生存期近10个月。不幸的是，化疗对缓解呕吐、疼痛、阻塞、出血和穿孔等症状和并发症并不是同等有效的。不可切除的局部进展期胃癌或转移性胃癌患者需要多学科的治疗方法，包括放疗、内镜和外科技术，如姑息性切除和胃空肠吻合术。体外放射束放射治疗（RT）在控制不可切除的局限性胃癌患者的疼痛、出血和阻塞方面具有明确的作用。没有对照研究比较放射治疗与内镜或手术用于治疗梗阻的效果。但在胃出口梗阻的情况下，放疗的反应并不像内镜支架或姑息性手术那样立竿见影。此外，治疗梗阻所需的剂量大于40Gy，通常伴随更多的不良反应。内镜支架置入术是治疗梗阻的一个很好的选择。一项系统的综述显示，内镜支架与姑息性胃空肠吻合术具有同样的效果，但可以减少住院时间和更快地缓解阻塞性症状。另一方面，接受内镜治疗的患者相比接受姑息性旁路手术的患者往往更需要再次干预。最后，激光光凝内镜或应用止血纳米颗粒仍是首选的止血治疗方法。

对于局部晚期或转移性胃癌患者，姑息性切除术的作用仍有争议。法国的一项回顾性研究确定了4个这类患者生存相关的预测因素：ASA评分（Ⅰ或Ⅱ）、不完整切除而无转移或播散、单个部位实体器官转移而无腹膜转移、局限性癌变而无组织学上印戒细胞。在高风险患者（ASA评分Ⅲ或Ⅳ）、弥散性癌变或实体器官转移或终末期印戒细胞癌的情况下，不支持姑息性手术。在Ⅲ期REGATTA临床验中，176例伴有肝、腹膜或主动脉旁淋巴结病变的局部进展期胃癌患者被随机分为单纯化疗组和胃切除术后化疗组。手术并没有显著改善患者总生存率，在中期分析后该研究被迫结束。单纯化疗的2年生存率为32%，手术后化疗的2年生存率为25%。此外，胃切除术后化疗诸如白细胞减少和低钠血症等不良事件的发生率更高。当胃癌合并梗阻，且内镜或放射治疗并不可行时，可进行姑息性腹腔镜或开腹胃空肠吻合术。总之，姑息性手术的实施要充分考虑缓解症状、延长生存与并发症发生率、死亡率之间的平衡。在选择手术对象时应同时考虑患者和肿瘤特征。但是，大多数情况下，姑息性胃切除术和胃空肠吻合术并不推荐。

参考文献

[1] Board of Governors of the Society of American Gastrointestinal and Endoscopic Surgeons (SAGES), 2010. https://www.sages.org/publications/guidelines/guidelines-for-diagnostic-laparoscopy/.

[2] Smyth EC, Verheij M, Allum W, Cunningham D, Cervantes A, Arnold D, ESMO Guidelines Committee. Gastric cancer: ESMO clinical practice guidelines for diagnosis, treatment and follow-up. Ann Oncol. 2016;27:v38–49.

[3] National Comprehensive Cancer Network (NCCN). NCCN Clinical Practice Guidelines in Oncology. Gastric Cancer (Version 1.2018). http://www.nccn. org/professionals/physician_gls/pdf/gastric.pdf. Accessed on May 2018.

[4] De Manzoni G, Marrelli D, Baiocchi GL, et al. The Italian Research Group for Gastric Cancer (GIRCG) guidelines for gastric cancer staging and treatment: 2015. Gastric Cancer. 2017;20:20–30.

[5] Japanese Gastric Cancer Association. Japanese gastric cancer treatment guidelines 2014 (ver. 4). Gastric Cancer. 2017;20(1):1–19. https://doi.org/10.1007/s10120-016-0622-4.

[6] De Andrade JP, Mezhir JJ. The critical role of peritoneal cytology in the staging of gastric cancer: an evidence-based review. J Surg Oncol. 2014;110(3):291–7. https://doi.org/10.1002/jso.23632. Epub 2014 May 22. Review. PubMed PMID: 24850538.

[7] Desiderio J, Chao J, Melstrom L, et al. The 30-year experience-a meta-analysis of randomised and high-quality non-randomised studies of hyperthermic intraperitoneal chemotherapy in the treatment of gastric cancer. Eur J Cancer. 2017;79:1–14. https://doi.org/10.1016/j.ejca.2017.03.030. Epub 2017 Apr 26. Review. PubMed PMID: 28456089; PubMed Central PMCID: PMC5568419.

[8] Smyth EC, Verheij M, Allum W, Cunningham D, Cervantes A, Arnold D, ESMO Guidelines Committee. Gastric cancer: ESMO clinical practice guidelines for diagnosis, treatment and follow-up. Ann Oncol. 2016;27(suppl 5):v38–49. PubMed PMID: 27664260.

[9] Postlewait LM, Maithel SK. The importance of surgical margins in gastric cancer. J Surg Oncol. 2016;113(3):277–82. https://doi.org/10.1002/jso.24110. Epub 2015 Dec 10. Review. PubMed PMID: 26662226.

[10] Ajani JA, In H, Sano T, et al. Stomach. In: Amin MB, editor. AJCC cancer staging manual. 8th ed. Chicago: AJCC; 2017. p. 203.

[11] de Manzoni G, Verlato G, Roviello F, et al. The new TNM classification of lymph node metastasis minimises stage migration problems in gastric cancer patients. Br J Cancer. 2002;87:171.

[12] Songun I, Putter H, Kranenbarg EM, Sasako M, van de Velde CJ. Surgical treatment of gastric cancer: 15-year follow-up results of the randomized nationwide Dutch D1D2 trial. Lancet Oncol. 2010;11(5):439–49. https://doi.org/10.1016/S1470-2045(10)70070-X. Epub 2010 Apr 19. PubMed PMID: 20409751.

[13] Mocellin S, McCulloch P, Kazi H, Gama-Rodrigues JJ, Yuan Y, Nitti D. Extent of lymph node dissection for adenocarcinoma of the stomach. Cochrane Database Syst Rev. 2015;8:CD001964. https://doi.org/10.1002/14651858.CD001964.pub4. Review. PubMed PMID: 26267122.

[14] Hanna GB, Boshier PR, Knaggs A, Goldin R, Sasako M. Improving outcomes after gastroesophageal cancer resection: can Japanese results be reproduced in Western centers? Arch Surg. 2012;147(8):738–45. https://doi.org/10.1001/archsurg.2012.983. PubMed PMID: 22911070.

[15] Kim W, Kim HH, Han SU, Kim MC, Hyung WJ, Ryu SW, Cho GS, Kim CY, Yang HK, Park DJ, Song KY, Lee SI, Ryu SY, Lee JH, Lee HJ, Korean Laparoendoscopic Gastrointestinal Surgery Study (KLASS) Group. Decreased morbidity of laparoscopic distal gastrectomy compared with open distal gastrectomy for stage I gastric cancer: short-term outcomes from a multicenter randomized controlled trial (KLASS-01). Ann Surg. 2016;263(1):28–35. https:// doi.org/10.1097/SLA.0000000000001346. PubMed PMID: 26352529.

[16] Shi Y, Xu X, Zhao Y, Qian F, Tang B, Hao Y, Luo H, Chen J, Yu P. Short-term surgical outcomes of a randomized controlled trial comparing laparoscopic versus open gastrectomy with D2 lymph node dissection for advanced gastric cancer. Surg Endosc. 2018;32(5):2427–33. https://doi.org/10.1007/s00464-017-5942-x. Epub 2017 Dec 12. PubMed PMID: 29234941.

[17] Hu Y, Huang C, Sun Y, Su X, Cao H, Hu J, Xue Y, Suo J, Tao K, He X, Wei H, Ying M, Hu W, Du X, Chen P, Liu H, Zheng C, Liu F, Yu J, Li Z, Zhao G, Chen X, Wang K, Li P, Xing J, Li G. Morbidity and mortality of laparoscopic versus open D2 distal gastrectomy for advanced gastric cancer: a randomized controlled trial. J Clin Oncol. 2016;34(12):1350–7. https://doi.org/10.1200/JCO.2015.63.7215. Epub 2016 Feb 22. PubMed PMID: 26903580.

[18] Fukuchi M, Ishiguro T, Ogata K, Suzuki O, Kumagai Y, Ishibashi K, Ishida H, Kuwano H, Mochiki E. Prognostic role of conversion surgery for unresectable gastric can-cer. Ann Surg Oncol. 2015;22(11):3618–24. https:// doi.org/10.1245/s10434-015-4422-6. Epub 2015 Feb 7. PubMed PMID: 25663597.

[19] Cho H, Nakamura J, Asaumi Y, Yabusaki H, Sakon M, Takasu N, Kobayashi T, Aoki T, Shiraishi O, Kishimoto H, Nunobe S, Yanagisawa S, Suda T, Ueshima S, Matono S, Maruyama H, Tatsumi M, Seya T, Tanizawa Y, Yoshikawa T. Long-term survival outcomes of advanced gastric cancer patients who achieved a pathological complete response with neoadjuvant chemotherapy: a systematic review of the literature. Ann Surg Oncol. 2015;22(3):787–92. https:// doi.org/10.1245/s10434-014-4084-9. Epub 2014 Sep 16. Review. PubMed PMID: 25223927.

[20] Tomasello G, Petrelli F, Ghidini M, Pezzica E, Passalacqua R, Steccanella F, Turati L, Sgroi G, Barni S. Tumor regression grade and survival after neoadjuvant treatment in gastro-esophageal cancer: a metaanalysis of 17 published studies. Eur J Surg Oncol. 2017;43(9):1607–16. https://doi.org/10.1016/j.ejso.2017.03.001. Epub 2017 Mar 18. Review. PubMed PMID: 28347525.

[21] Li Z, Shan F, Wang Y, Zhang Y, Zhang L, Li S, Jia

Y, Xue K, Miao R, Li Z, Ji J. Correlation of pathological complete response with survival after neoadjuvant chemotherapy in gastric or gastroesophageal junction cancer treated with radical surgery: a meta-analysis. PLoS One. 2018;13(1):e0189294. https:// doi. org/10.1371/journal.pone.0189294. eCollection 2018. PubMed PMID: 29370182; PubMed Central PMCID: PMC5784899.

[22] Blackham AU, Swords DS, Levine EA, Fino NF, Squires MH, Poultsides G, Fields RC, Bloomston M, Weber SM, Pawlik TM, Jin LX, Spolverato G, Schmidt C, Worhunsky D, Cho CS, Maithel SK, Votanopoulos KI. Is linitis plastica a contraindication for surgical resection: a multi-institution study of the U.S. gastric cancer collaborative. Ann Surg Oncol. 2016;23(4):1203–11. https://doi.org/10.1245/s10434-015-4947-8. Epub 2015 Nov 3. PubMed PMID: 26530447; PubMed Central PMCID: PMC4980579.

[23] Chang JM, Lara KA, Gray RJ, Pockaj BA, Wasif N. Clinical outcomes after surgery for linitis plastica of the stomach: analysis of a population cancer registry. Am Surg. 2017;83(1):23–9. PubMed PMID: 28234115.

[24] Marrelli D, Roviello F, De Stefano A, et al. Risk factors for liver metastases after curative surgical procedures for gastric cancer: a prospective study of 208 patients treated with surgical resection. J Am Coll Surg. 2004;198:51–8.

[25] Okano K, Maeba T, Ishimura K, et al. Hepatic resection for metastatic tumors from gastric cancer. Ann Surg. 2002;235:86–91.

[26] Sakamoto Y, Ohyama S, Yamamoto J, et al. Surgical resection of liver metastases of gastric cancer: an analysis of a 17-year experience with 22 patients. Surgery. 2003;133:507–11.

[27] Zacherl J, Zacherl M, Scheuba C, et al. Analysis of hepatic resection of metastasis originating from gastric adenocarcinoma. J Gastrointest Surg. 2002;6:682–9.

[28] Sakamoto Y, Sano T, Shimada K, et al. Favorable indications for hepatectomy in patients with liver metastasis from gastric cancer. J Surg Oncol. 2007;95:534–9.

[29] Takahashi I, Kakeji Y, Emi Y, et al. S-1 in the treatment of advanced and recurrent gastric cancer: current state and future prospects. Gastric Cancer. 2003;6(Suppl 1):28–33.

[30] Elias D, Cavalcanti de Albuquerque A, Eggenspieler P, et al. Resection of liver metastases from a non-colorectal primary: indications and results based on 147 monocentric patients. J Am Coll Surg. 1998;187:487–93.

[31] Harrison LE, Brennan MF, Newman E, et al. Hepatic resection for non-colorectal, non-neuroendocrine metastases: a fifteen-year experience with ninety-six patients. Surgery. 1997;121:625–32.

[32] Hirai I, Kimura W, Fuse A, et al. Surgical management for metastatic liver tumors. Hepatogastroenterology. 2006;53:757–63.

[33] Ambiru S, Miyazaki M, Ito H, et al. Benefits and limits of hepatic resection for gastric metastases. Am J Surg. 2001;181:279–83.

[34] Bines SD, England G, Deziel DJ, et al. Synchronous, metachronous, and multiple hepatic resections of liver tumors originating from primary gastric tumors. Surgery. 1993;114:799–805; discussion 804–795.

[35] Miyazaki M, Itoh H, Nakagawa K, et al. Hepatic resection of liver metastases from gastric carcinoma. Am J Gastroenterol. 1997;92:490–3.

[36] Ochiai T, Sasako M, Mizuno S, et al. Hepatic resection for metastatic tumours from gastric cancer: analysis of prognostic factors. Br J Surg. 1994;81:1175–8.

[37] Saiura A, Umekita N, Inoue S, et al. Clinicopathological features and outcome of hepatic resection for liver metastasis from gastric cancer. Hepatogastroenterology. 2002;49:1062–5.

[38] Shirabe K, Shimada M, Matsumata T, et al. Analysis of the prognostic factors for liver metastasis of gastric cancer after hepatic resection: a multiinstitutional study of the indications for resection. Hepatogastroenterology. 2003;50:1560–3.

[39] Cheon SH, Rha SY, Jeung HC, Im CK, Kim SH, Kim HR, Ahn JB, Roh JK, Noh SH, Chung HC. Survival benefit of combined curative resection of the stomach (D2 resection) and liver in gastric cancer patients with liver metastases. Ann Oncol. 2008;19(6):1146–53.

[40] Catalano V, Labianca R, Beretta GD, Gatta G, de Braud F, Van Cutsem E. Gastric Cancer. Crit Rev Oncol Hematol. 2009;71:127–64.

[41] Wagner AD, Unverzagt S, Grothe W, et al. Chemotherapy for advanced gastric cancer. Cochrane Database Syst Rev. 2010;3:CD004064.

[42] Tey J, Back MF, Shakespeare TP, et al. The role of palliative radiation therapy in symptomatic locally advanced gastric cancer. Int J Radiat Oncol Biol Phys. 2007;67:385.

[43] Harvey JA, Bessell JR, Beller E, et al. Chemoradiation therapy is effective for the palliative treatment of malignant dysphagia. Dis Esophagus. 2004;17:260.

[44] Tey J, Choo BA, Leong CN, et al. Clinical outcome of palliative radiotherapy for locally advanced symptomatic gastric cancer in the modern era. Medicine (Baltimore). 2014;93:e118.

[45] Jeurnink SM, van Eijck CH, Steyerberg EW, et al. Stent versus gastrojejunostomy for the palliation of gastric outlet obstruction: a systematic review. BMC Gastroenterol. 2007;7:18.

[46] Barr H, Krasner N. Interstitial laser photocoagulation for treating bleeding gastric cancer. BMJ. 1989;299:659.

[47] Pittayanon R, Rerknimitr R, Barkun A. Prognostic factors affecting outcomes in patients with malignant GI bleeding treated with a novel endoscopically delivered hemostatic powder. Gastrointest Endosc. 2018;87:994.

[48] Mariette C, Bruyère E, Messager M, et al. Palliative resection for advanced gastric and junctional adenocarcinoma: which patients will benefit from surgery? Ann Surg Oncol. 2013;20:1240.

[49] Fujitani K, Yang HK, Mizusawa J, et al. Gastrectomy plus chemotherapy versus chemotherapy alone for advanced gastric cancer with a single non-curable factor (REGATTA): a phase 3, randomised controlled trial. Lancet Oncol. 2016;17:309.

[50] Takeno A, Takiguchi S, Fujita J, et al. Clinical outcome and indications for palliative gastrojejunostomy in unresectable advanced gastric cancer: multiinstitutional retrospective analysis. Ann Surg Oncol. 2013;20:3527.

第四部分

胃癌治疗方法的不断发展

第 10 章 从分子分型到精准医疗时代的胃癌靶向治疗

原著者： Lara Alessandrini, Melissa Manchi, Fabrizio Italia,
Tiziana Perin, and Vincenzo Canzonieri

译 者： 邓 薇 翟育豪

概述

　　胃癌是世界范围内常见的恶性肿瘤，也是肿瘤相关死亡的主要原因之一。尽管胃癌的治疗取得了一些进展，但进展期患者的长期生存率仍然很低。过往来看，不同类型的分型会对胃癌患者进行分层，以预测预后、制订治疗计划：如大体分型（Borrmann 分型和 Siewert 和 Stein 分型）、组织学分型（世界卫生组织分型和 Lauren 分型）和疾病进展程度（早期胃癌和进展期胃癌）。最近的观点认为，对胃癌的诊断应充分考虑其异质性，不能认为其一成不变。因此，基于对胃癌相关新的分子途径的认识，目前已经提出了对胃癌的新致病学分类。胃癌预后分型的改进对于为不同的患者群体选择适合的治疗方案至关重要。本章的目的是讨论胃癌组织学和分子分型的最新研究现状，以对胃癌相关的新兴治疗进行综述。

胃癌组织学和分子分型的发展

　　Tan 等人基于胃癌细胞系和患者组织中发现的基因组特征，将胃癌分为与组织学 Lauren 分型重叠的两个主要亚型，其中 G-INT 亚型与肠组织学有关，G-DIF 亚型与弥散性组织学有关。

　　G-INT 以碳水化合物代谢相关的基因反常表达为主要特征。因此，编码半乳糖苷 2-α-L-岩藻糖基转移酶 2 的 *FUT*2 基因在有幽门螺杆菌感染的环境下会影响刘易斯（Lewis）血型，编码半乳糖凝集素 4 的 *LGALS*4 基因则与细胞 - 细胞和细胞 - 基质的相互作用有关，肽转运蛋白钙黏蛋白 -17 则由 *CDH*17 基因编码。

　　G-DIF 亚型则表现出与高细胞增殖和高能量需求相关的基因表达特点。举例来说，编码极光激酶 B 的极光激酶基因，在有丝分裂纺锤体与着丝粒的连接中起作用，*ELOVL*5 基因则编码超长链脂肪酸蛋白。与 G-INT 亚型相比，G-DIF 亚型表现出更差的预后和化疗敏感度。除此之外，体外细胞培养的结果表明，G-INT 亚型对 5-FU 和奥沙利铂类更为敏感，而 G-DIF 亚型则对顺铂更敏感。

　　随后，在 2013 年，新加坡研究人员根据基因组图谱将胃癌分为 3 种主要类型。

1. 一类以高增殖细胞数、高基因组不稳定性和 *TP*53 基因突变为特征的亚型。

2. 一类以更高的无氧糖酵解而不是线粒体氧化磷酸化产生能量（一种被称为"Warburg 效应"的现象）为特点，并导致肿瘤细胞对 5-FU 疗法更敏感的亚型。

3. 一类以间充质干细胞具有高自我更

新、免疫调节和组织再生的能力，并对 PIK3CA-mTOR 途径抑制剂敏感为特点的亚型。

此后，主要由西欧和美国成员组成的肿瘤基因组计划（TCGA）研究小组在引入了大规模基因组测序分析的新技术 [即拷贝数变异（CNV）、外显子组测序、脱氧核糖核酸甲基化谱、基因和微核糖核酸测序]后，将癌症基因组分型进一步分为四大类（图 10.1）。

Ⅰ. 人类疱疹病毒 4 型阳性的癌症(EBV，占所有胃癌的 9%），其特征为 DNA 高甲基化、高频率的 PIK3CA 突变和 PDL1/PDL2 过表达。

Ⅱ. 微卫星不稳定肿瘤（MSI，22%）显示大量突变和脱氧核糖核酸甲基化位点。

Ⅲ. 染色体不稳定肿瘤（CIN，50%）主要为编码酪氨酸激酶受体的改变。

Ⅳ. 基因组稳定的肿瘤（GS，20%）。

2015 年，亚洲癌症研究小组（ACRG）采用类似的方法，还提出了由 4 组组成的胃癌分型分类（图 10.1）。他们同样提出了一个 MSI 组（22.7%），之后将剩余亚型根据上皮间质转化（EMT）和 p53 突变进行了划分

（15.3% MSS/EMT——微卫星稳定且 EMT 相关，26.3% 的 MSS/TP53⁺——微卫星稳定 p53 完整和 35.7% 的 MSS/TP53——微卫星稳定 / p53 突变）。以此分类，MSI 亚型的预后最好，而 MSS/EMT 亚型的预后最差。前者主要发生在早癌，主要表现为肠型（根据 Lauren 分类），后者常发生在晚期，年轻患者，弥散性组织型（>80%），发生腹膜转移，伴有恶性腹水（64.1%）的情况下，并在其他的分类亚型中也有 15%~24% 的发生率。相比之下，肝转移在 MSI 和 MSS/TP53⁻ 型中占优势（约 20%）。而在 MSS/TP53⁺ 组中 EBV 感染更常见。

TCGA 与 ACRG 分类法的异同

ACRG 使用 TCGA 和胃癌项目"08"新加坡数据集验证了他们的分子亚型分类系统。ACRG 类别与 TCGA 亚型有显著重叠：①对于具有 MSI 特征的肿瘤，两种分类均显示 *KRAS*、*NRAS* 和（或）*MLH*1 基因的去调控；②弥散性组织学肿瘤更频繁地发生在 GS（TCGA）和 MSS/EMT（ACRG）亚型中；③ EBV⁺（TCGA）和 MSS/P53⁺（ACRG）亚型均显示 PIK3CA 和 ARIDIA 突变，且 P53 突变较罕见；④在 CIN（TCGA）和 MSS/P53⁻

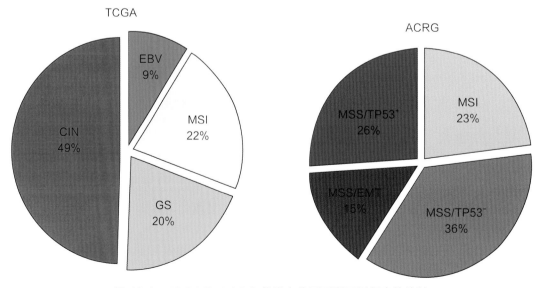

图 10.1　TCGA 和 ACRG 分类中分子亚型不同频率的比较

（ACRG）亚型中都经常发现 P53 突变。然而，ACRG 没有根据 EBV 对肿瘤进行分类；在 ACRG 分类中也未体现 CDH1 和 RHOA 突变。

当使用 TCGA 和 ACRG 分型法比较总体生存参数时，只有 ACRG 显示出显著的相关性；TCGA 分类仅证实了 MSI 亚型具有更好的生存率。尽管如此，目前，TCGA 和 ACRG 的分类都有足够的潜力用于临床实践。

TCGA 和 ACRG 分类的局限性

这些新的分类为癌症生物学的定义创造了一个新的范例，并允许使用不同的技术如基因组筛选、功能研究和分子或表观遗传学表征来识别相关的基因组子集。然而，我们也应该认识到其中的局限。首先，这些分类是基于高度复杂的方法，目前，它们在标准实验室条件下无法实现。目前简化相关流程的实验已在进行，尽管简化后可能无法对复杂情况进行描述但这仍是有必要的。其次，这些分类缺乏大规模的前瞻性验证，包括不同种族和年龄的患者。第三，两种分型显示出更多的差异而不是相似之处；特别是，它们在人口统计学、基线分子机制、驱动基因和与预后的关联方面是不同的。此外，Lauren 分型中的弥散亚型在不同亚组间的分布也有显著差异。正是因为在几个独立的基因表达谱研究中可以识别出不同的分子亚组，所以需要国际合作来寻求一致的分类。第四，对纳入患者的随访是有限的，这是一个可能降低其评估预后能力的因素，另外，在切除标本上评估亚组分类仍有局限，在局部、局部晚期和晚期环境中亚组的分布也存在不同。第五，两种分类都由上皮细胞进行界定，但是没有一种分类选择活性的、非恶性的间质细胞进行参考。这是因为来源于基质组织的基因表达谱可能影响分类，而且已经提出了新的基于基质的独特特征，并且与主要的癌症表型相关的分类方式。

整合分子标志以区分胃癌病理分型中的肠型和弥散型

以前的发现表明，弥散型胃癌和肠型胃癌可能是两种不同的疾病，它们各自具有不同的分子基础，病原学及流行病学特点并对治疗敏感度不一。在最近一项基于 300 例胃癌病例的研究中，分子谱分析确定了 40 个在弥散型或肠型胃癌中特异表达的基因；其中，3 个基因与患者的预后独立相关（对于弥散型胃癌，EFEMP1 编码一种细胞外基质糖蛋白，FRZB 编码一种参与骨发育调节的分泌蛋白，这也可能影响 Wnt/β - 连环蛋白信号传导；对于肠型胃癌，KRT23 是角蛋白的成员，负责上皮细胞的结构完整性）。

同样也有研究对胃癌的几个基因表达谱进行了分析，但是由于研究方法的预测准确性较低导致基因特征描述不清。去年，一个包含 2 个负影响因子（NR1I2 和 LGALSL）和 7 个正影响因子（C1ORF198、CST2、LAMP5、FOXS1、CES1P1、MMP7 和 COL8A1）的 9 组基因特征被提出作为预测胃癌预后的潜在有效的分类方案，该模型将患者分为高风险组和低风险组，两组在存活时间和复发率均有显著差异。尽管分子特征研究已经尝试作为胃癌的预后基因特征进行应用，但这些研究并不充分，尚不能准确指导患者的治疗。识别肿瘤标志物或构建特征基因模型仍是当前许多研究的重点。

胃癌的 TCGA 分类和精准治疗的相关信号通路

通过 TCGA 分类确定的胃癌的 4 种分子亚型详述如下（图 10.2），以及精准治疗的潜在目标路径（图 10.3）。

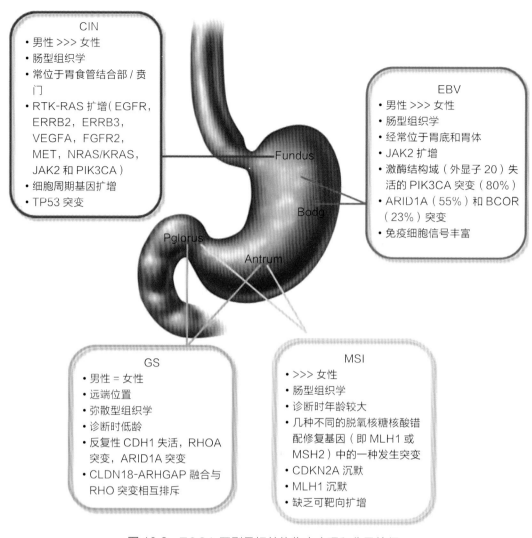

CIN
- 男性 >>> 女性
- 肠型组织学
- 常位于胃食管结合部 / 贲门
- RTK-RAS 扩增（EGFR，ERRB2，ERRB3，VEGFA，FGFR2，MET，NRAS/KRAS，JAK2 和 PIK3CA）
- 细胞周期基因扩增
- TP53 突变

EBV
- 男性 >>> 女性
- 肠型组织学
- 经常位于胃底和胃体
- JAK2 扩增
- 激酶结构域（外显子 20）失活的 PIK3CA 突变（80%）
- ARID1A（55%）和 BCOR（23%）突变
- 免疫细胞信号丰富

GS
- 男性 = 女性
- 远端位置
- 弥散型组织学
- 诊断时低龄
- 反复性 CDH1 失活，RHOA 突变，ARID1A 突变
- CLDN18-ARHGAP 融合与 RHO 突变相互排斥

MSI
- >>> 女性
- 肠型组织学
- 诊断时年龄较大
- 几种不同的脱氧核糖核酸错配修复基因（即 MLH1 或 MSH2）中的一种发生突变
- CDKN2A 沉默
- MLH1 沉默
- 缺乏可靶向扩增

图 10.2 TCGA 亚型最相关的临床病理和分子特征

EBV 相关胃癌

EBV 亚型（TCGA 9% 的肿瘤）的特点是 EBV 高负荷。EBV 阳性肿瘤更常见于胃底或胃体，且 81% 的病例发生在男性。此外，EBV 阳性胃癌在年轻患者中比在老年患者中更普遍（图 10.2）。EBV 相关型胃癌的组织学类型为低至中分化腺癌，常伴有密集的淋巴细胞浸润。在该亚型，相关的靶向途径与程序性死亡配体 1 和 2（PD-L1 和 PD-L2）、磷脂酰肌醇 -4，5- 二磷酸 3- 激酶、催化亚单位 α（PIK3CA）突变和 Janus 激酶 2（JAK2）扩增的高表达有关。

PD-L1 是程序性细胞死亡蛋白 1 的配体，在 T 细胞上表达。在肿瘤细胞或基质免疫细胞上表达的 PD-L1 通过与 PD-1 的相互作用抑制细胞毒性 T 细胞的活化，并帮助癌细胞逃避抗肿瘤免疫。因为在许多恶性肿瘤中观察到 PD-L1 的表达，并且其与不良预后相关，所以 PD-L1 被作为治疗靶点广泛研究。几项研究表明，在癌细胞或质免疫细胞上表达的 PD-L1，是影响胃癌预后的因素，但 PD-L1 在 EBV 相关胃癌中的意义尚未阐明。在最近的一项研究中，根据 Lauren 分类和肿瘤浸润深度（pT1b 或更高）进行研究，癌细

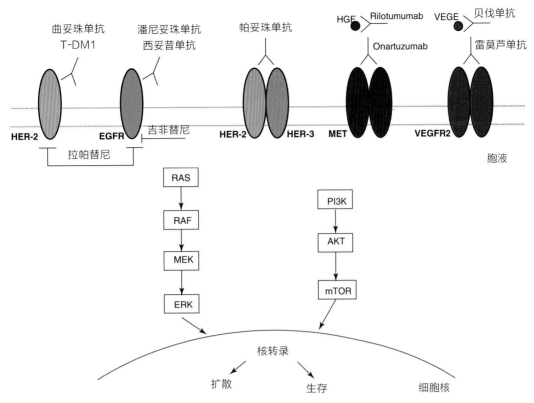

图 10.3　文章中提到的胃癌精准治疗的潜在靶向途径

胞中 PD-L1 的表达和 EBV 相关胃癌中 PD-L1+ 免疫细胞浸润均与弥散性组织学显著相关。因此，这种特定的胃癌亚型有可能成为靶向 PD-L1/PD-1 轴的免疫治疗的良好候选。Pembrolizumab 是一种针对 PD-1 受体的高选择性免疫球蛋白 G4k 人源化单克隆抗体，在 Ib KENNEN-012 试验中，在一组经过高度预处理的亚洲和非亚洲胃癌患者中显示出治疗活性，且细胞毒性不大。总体应答率为 22%（95% 置信区间：10%~39%），应答持续时间中位数为 24 周（95% 置信区间：8~33 周）。因为胃癌化疗的大多数反应都是短暂的，所以较好的应答持续时间很有意义。随后的研究证明了 PD-L1 表达（定义为研究组织中 PD-L1≥1%）和化疗应答之间的相关性。已经证实对黑素瘤患者有效的针对 PD-1/PD-L1 和 CTLA-4/B7 相互作用的双靶点抑制方案，也正在几项胃癌试验中进行评估，如使用欧

狄沃 + 易普利姆玛的研究（NCI01928394）和应用 MEDI4734 和 tremelimumab 的研究（NCI02340975）。

细胞内激酶的 PI3K 家族可以调节细胞存活、增殖、分化、迁移和代谢。PI3K/AKT/mTOR 途径在胃癌中经常被激活：35%~80% 的胃癌病例表现出 PI3KCA 的过表达，40%~82% 的胃癌病例描述了 AKT 的磷酸化。PI3KCA 和磷酸化 AKT 的表达也与淋巴结转移有关。此外，在 80% 的 EBV 和 42%MSI 分子亚型胃癌患者中也检测到了 PIK3CA 的改变。对 PI3K 抑制剂敏感的分子机制尚待阐明，以便将临床前研究转化为临床收益；迄今为止，PI3K 抑制剂在晚期胃癌中的开发仍处于临床前阶段。在胃癌中，PIK3CA 突变是预测依维莫司和 AKT 抑制剂治疗反应的重要生物标志物。以当前的研究结果推测，AKT 可以影响 BCL2 蛋白和 NF-κB 通路，

而 PI3K 也可能诱导化疗耐药蛋白 MDR1/Pgp、BCL2 和 XIAP 的上调，同时下调 BAX 和 caspase 3 的表达。在体外检测的胃癌患者肿瘤组织中，AKT 活化和 PTEN 损失与多种化疗药物（5-FU、多柔比星、丝裂霉素 C 和顺铂）的耐药性增加有关。同样，PI3K 和 AKT 抑制剂与化疗药物的组合成功地以协同方式减弱了胃癌细胞系的化疗耐药性。JAK2 在 EBV 阳性胃癌中过表达，并且在包括胃癌的几种类型的肿瘤中均检测到了 JAK/STAT 信号通路的激活，通过磷酸化激活 JAK2 后，STAT 被诱发磷酸化，同时刺激参与细胞增殖和凋亡停滞的基因表达。因此，JAK2 抑制剂也可能是胃癌的一种潜在治疗方法。迄今为止，JAK 途径主要是骨髓增生性和炎性疾病治疗的靶向策略，最近才扩展到实体瘤当中。关于胃肠道恶性肿瘤，卢可替尼，一种 JAK1 和 JAK2 的抑制药，已经证明了与卡培他滨联合治疗胰腺癌的初步疗效，并且目前正在与瑞格菲尼联合治疗结直肠癌的研究中进行评估（NCI02119676）。但目前为止，没有胃癌相关正在进行的试验。

MSI 相关胃癌

根据 TCGA 分子分类，微卫星不稳定性的增加是胃癌一个独特的分子亚组的特征。MSI 亚型出现在 15%~30% 的胃癌中，更常见于肠型、远端胃肿物、女性和高龄人群（见图 10.2）。MSI 是一种遗传改变，由称为微卫星的重复核苷酸序列区域的扩增或短缩形成。这种改变是由几种不同的 DNA 错配修复基因（即 MLH1 或 MSH2）其中之一的突变，引起的 DNA 错配修复酶的功能障碍造成的。在单个细胞中，由于正常 DNA 合成过程中发生的 DNA 错配修复失败，*MMR* 基因的双等位基因失活导致突变率增加（基因组不稳定）。DNA 错配修复缺陷是林奇综合征的标志。不同的 *MMR* 基因可能参与了 MSI-high（MSI-H）散发型胃癌，而不是通过导致 MSI 胃癌中

MMR 缺乏的主要机制的 MLH1 高甲基化进行的。在胃癌化疗中，5-FU 是常用药物，关于这种药物的敏感性的信息就非常重要。朱等人的荟萃分析显示，与 MSI-L（低）或微卫星稳定（MSS）胃癌患者相比，MSI-H 患者应用化疗后的死亡率风险降低 37%，中位 OS 改善。在 MRC MAGIC 试验中，已对随机接受手术或围术期化疗的可切除胃癌患者的 dMMR、MSI 和生存率之间的关系进行了研究。MSI 和 MLH1 缺乏对单纯手术治疗的患者的预后有较好影响，而对化疗治疗的患者的预后不利。虽然多发性硬化病例通常缺乏可靶向扩增的位点，但也在 PIK3CA、ERBB3、ERB22 和 EGFR 中发现了突变存在；而对于 BRAF V600E 突变，这一常见于 MSI 结直肠癌的突变类型，则在 MSI 胃癌中并不存在。然而，这些突变在 MSI 胃癌人群中的治疗预测作用尚不明确。

主要的组织相容性复合体 I 类基因改变在该亚型中很常见。这一点，加上来自突变基因的肿瘤特异性新抗原数量的增加，表明免疫疗法对这类肿瘤存在潜在的作用。最近有证据表明，在 MSI 阳性的结直肠癌患者中，帕博丽珠单抗具有治疗活性；免疫相关的客观反应和无进展生存率分别为 40% 和 78%。为 MSI 和 EBV 型肿瘤患者寻找新的治疗方案仍存在一个很矛盾的问题：与其他亚型的患者相比，这些患者在手术治疗后的存活率是有所提高的。MSI 和 EBV 阳性已被证实为切除胃癌的有利预后因素，因此，在相关条件下设定非手术组的病例进行对比可能很难实现。

CIN 型胃癌

TCGA 研究表明，CIN 亚型，是胃癌最大的群体，约占胃癌的 50%，其最常见的位置是食管胃结合部（EGJ）和贲门。CIN 的分子特征包括基因拷贝数的改变和在特定的染色体区域结构异常。这些改变可能导致整个

染色体的增加或减少（即非整倍性）、不可逆的易位、扩增、缺失或一个等位基因的缺失和杂合性缺失。当 CIN 胃癌具有肠型组织学特点时，它与染色体 8q、17q 和 20q 的拷贝数增加有关，而 12q 和 13q 的增加与弥散型组织学更相关。上述改变的最终结果是癌基因和肿瘤抑制基因功能的丧失或增加，这些基因可能被特定分子有效地靶向控制。此外，还发现存在 TP53 基因和受体酪氨酸激酶（RTKs）中的 CIN 亚型突变，以及细胞周期基因（细胞周期蛋白 E1、细胞周期蛋白 D1 和细胞周期蛋白依赖激酶 6）和编码配体血管内皮生长因子 A（VEGFA）的基因的扩增。此外，CIN 还存在癌基因途径的扩增，如 RTK/RAS/MAPK 信号，包括 HER2、BRAF、表皮生长因子（EGFR）、MET、FGFR2 和 RAS。

HER2

原癌基因 HER2 是表皮生长因子受体酪氨酸激酶家族的成员。HER2 的过表达 / 扩增的比例因胃癌的部位和组织类型而异：在 30% 以上的 EGJ 和不到 20% 的胃体肿瘤中检测到 HER2 的扩增；另外，肠型和弥散型组织类型显示 HER2 阳性率分别为 34% 和 6%。HER2 的过表达也体现在 24% 的 CIN 胃癌和除 CIN 以外的亚型：12% 的 EBV 病例和 7% 的 MSI 分子亚型中。此外，HER2 的过表达与肿瘤预后不良和更具侵袭性有关。针对 HER2 靶向治疗的曲妥珠单抗联合化疗的（ToGA）试验，为 HER2 阳性转移性胃癌创造了新的治疗标准。在 ToGA 之后，多种抗 HER2 药物进行了试验。在曲妥珠单抗和多西他赛中联合加入 pertuzumab（一种阻断 HER2/HER3 二聚化的单克隆抗体）已经证明对乳腺癌患者的生存有益。为了在胃癌中评估这种组合，正在进行一项 pertuzumab 或安慰剂联合曲妥珠单抗和顺铂 - 氟嘧啶方案的Ⅲ期多中心国际临床试验。当前，HER2 阳性肿瘤的标准补救治疗方案与 HER2 阴性

的胃癌相似；与此同时，曲妥珠单抗之外的抗 HER2 治疗方案也正在研究中。在一项Ⅱ期研究中曲妥珠单抗 - 美坦偶联物（T-DM1）已作为二线治疗进行了评估，与之前 HER2 阳性或晚期胃癌使用多西紫杉醇或紫杉醇治疗的患者进行了疗效比较。MM-111，一种结合 HER2 和 HER 3（HER 2 的优选二聚体伴侣）的双特异性抗体融合蛋白，已经在与曲妥珠单抗和紫杉醇联合的Ⅱ期临床试验中进行了评估（NCT01774851），然而，在实验组出现较差的无进展生存期（PFS）结果后，该试验已经终止。拉帕替尼是 EGFR 和 HER2 的双重抑制剂，已被作为联合卡培他滨和奥沙利铂的一线治疗和联合紫杉醇的二线治疗进行了研究。两项Ⅲ期研究都未能达到其主要终点（增加 OS），但该结果为今后治疗提供了希望。在 TRIO013/LOGiC 试验中，未达到 OS 的主要终点（$P = 0.35$），但亚裔患者和小于 60 岁的患者显示出显著的生存益处。类似地，在 TyTAN 试验中，先前测定出现 HER2 FISH 扩增的胃癌的患者被随机分为紫杉醇 + 拉帕替尼组和安慰剂组，证明实验组没有明显延长 OS（$P = 0.1044$）。然而，在 HER2 阳性（FISH 和 IHC）呈现 3+ 的患者中，出现了更高的应答率。而对 ERBB 家族双重抑制剂的研究仍在继续；在最近的 2015 年美国医学肿瘤学会（ASCO）年会上，一个名为 S-222611 的 EGFR 和 HER2 酪氨酸激酶抑制剂在 HER 2 阳性胃癌中显示了 15% 的应答率（包括一次完全应答）。

为了探索 HER2 抑制剂获得性耐药的分子机制，人们也在胃癌中进行了相关研究。李等人在 HER2 阳性胃癌组中发现了几种同步分子变化模式。在左等人的论文中可以看到，通过逐步暴露于增加剂量的曲妥珠单抗，从高 HER2 表达的人胃癌细胞系 NCIN87 中可以获得抗曲妥珠单抗的 NCI-N87/TR 细胞。下游 PI3K-AKT 信号通路的激活是 NCI-N87/TR 胃癌细胞对曲妥珠单抗耐药的主要机制之

一，可能与 PTEN 基因下调和突变及 IGF-1R 信号通路的过度活性有关。Piro 及其同事的研究中最重要的相关发现是，抑制 FGFR3 可能是调节这种耐药性的潜在策略。IQ 结构域 GTPase 激活蛋白 1（IQGAP1）是一种多功能支架蛋白，与多种蛋白质相互作用，调节细胞黏附和细胞迁移。在乳腺癌细胞系中证明了 IQGAP1 在 HER-2 表达、磷酸化和信号传导中起重要作用，并且其过表达与曲妥珠单抗诱导的耐药性和胃癌的侵袭性有关。最近，Arienti 等揭示了高 IQGAP1 表达导致胃癌对曲妥珠单抗产生耐药性的现象；此外，他们还发现了 HER2 基因的两个新突变，这也可能与获得性耐药有关。此外，据报道，受体酪氨酸激酶 MET 和 HER 家族成员之间的功能干扰与获得侵袭性表型有关。肝细胞生长因子（HGF）介导的 MET 激活也可能通过刺激下游信号传导导致 HER2 阳性的胃癌细胞系对拉帕替尼产生耐药性。De Silva 等在体外证实，MET 可能是体内拉帕替尼耐药的一个重要机制。

表皮生长因子受体（EGFR）

EGFR 基因扩增是 TCGA 研究中报告的第二个最常见的 RTK 改变，在 10% 的 CIN 亚型肿瘤中得到证实。不幸的是，两项大规模随机 III 期试验均获得了令人失望的结果，使对特定分子人群中抗 EGFR 药物的进一步研究陷入了停滞。与单独化疗相比，在表柔比星、卡培他滨和奥沙利铂中加入帕尼单抗作为转移性或局部晚期食管胃腺癌的一线治疗，导致了不良的治疗结果。对这一结果的一个可能的解释是化疗剂量强度可能较单纯化疗降低，这是由于抗 EGFR 药物和奥沙利铂方案之间的重叠毒性和潜在的负面相互作用所致。在 EXPAND 试验中，另一种抗 EGFR 药西妥昔单抗在未治疗的晚期结合部或胃腺癌中联合顺铂卡培他滨方案时，并未带来生存益处。此外，两种抗 EGFR 酪氨酸激酶抑制剂，埃罗替尼和吉非替尼，与食管

癌和交结合部癌的最佳化疗治疗相比，在 II 期和 III 期试验中没有表现出优势。

MET

在一个未经选择的胃癌病例系列中，免疫组化发现 MET 蛋白表达范围很广，从 22%~90% 不等，而 MET 扩增范围在 2%~10%，这也在 TCGA 分型中的 8% 的 CIN 亚型肿瘤中得到证实。MET 过表达和 MET 扩增都被证实为胃癌的负性预后因素，因此，这种途径被认为是药理学特异性治疗的有效靶点。不幸的是，针对 MET 途径的单克隆抗体和 RTK 抑制剂都没有显示出足够的疗效。在一项多中心 II 期试验中，对患有晚期胃癌或 EGJ 肿瘤的患者使用 Rilotumumab，一种针对 MET 受体的配体——肝细胞生长因子（HGF）的人单克隆抗体，联合表柔比星、顺铂和卡培他滨化疗，会有更好的 PFS 和 OS。在选择 MET 阳性表达 / 扩增的患者中，接受 rilotumumab 治疗的患者的 OS 比安慰剂治疗的患者长（分别为 10.6 个月和 5.7 个月）。然而，Cunningham 和他的同事最近在通过免疫组化分出的 MET 阳性肿瘤患者中进行的随机 III 期试验由于实验组死亡人数不平衡而被迫提前终止。同样，另一种抗 MET 抗体，onartuzumab，在与 mFOLFOX 联合时没有显示出优势。

血管内皮生长因子途径

血管内皮生长因子是血管内皮生长因子家族的成员，它编码一种二硫键连接的同二聚体，作用于内皮细胞，调节血管通透性、血管生成和内皮细胞生长，从而促进细胞迁移和抑制凋亡。据报道，54%~90% 的胃癌病例中血管内皮生长因子 α 过表达，这已被认为是胃癌发展的早期标志，并被发现与淋巴结转移和预后不良有关。其他生长因子，VEGFC 和 VEGFD，也在 50%~80% 的胃癌病例中过表达，通常认为，这类高水平的表达与淋巴结转移相关。有趣的是，最近有报道称血管内皮生长因子的反复扩增是胃癌

CIN 亚型的一个特征，这一亚群可能成为血管内皮生长因子靶向治疗的候选对象。

抗血管生成疗法已经针对晚期胃癌的病例进行了充分的研究。举例来说，在多国添加安慰剂作为对照的国际Ⅲ期试验 Avastin in Gastric Cancer（AVAGAST）中，研究了在 XP 方案中添加贝伐单抗作为晚期胃癌一线治疗的疗效。不幸的是，AVAGAST 实验并没有达到其主要终点——延长胃癌患者的 OS。然而，亚组分析表明，非亚洲地区患者的 OS 周期显著延长。此外，在 RAINBOW 试验中，比较了紫杉醇加雷莫芦单抗与紫杉醇加安慰剂治疗晚期胃癌的疗效。该试验的结果证实了雷莫芦单抗联合紫杉醇治疗非亚洲人群胃癌的生存优势。在亚洲人群中，RAINBOW 和 AVAGAST 试验中没有获得生存收益可以用多种原因来解释：①亚洲患者的 OS 总是比非亚洲人群的长；②来自亚洲的患者本身生存状态较好；③亚洲和西方患者之间的分子差异（即两个种族中 TCGA 亚组的不同比率）可能会影响结果。

FGFR

FGFR2 扩增与肿瘤细胞增殖和胃癌细胞系的存活有关，并与预后不良有关。在 TCGA 分类中，约 9% 的 CIN 胃癌患者有 FGFR2 基因扩增。针对这种突变，多种药物的研究正在进行中。一项Ⅱ期随机试验正在比较 AZD 4547（FGFR 1~2 和 3 抑制剂）与紫杉醇在二线治疗中的治疗差异。其他正在进行的试验多是在 FGFR2 扩增的胃癌患者中测试多维替尼单用或与多西紫杉醇联合使用的疗效。

KRAS 和 BRAF

不到 5% 的胃癌患者中发生 KRAS 突变，被认为对胃癌患者的预后有负面影响。KRAS 激活涉及致癌和肿瘤进展的关键途径，包括 PI3K-Akt、RAF、MEK 胞内信号调节激酶和 NF-κB。然而，目前没有针对这种突变的靶向治疗被批准应用。

GS 胃癌

GS 亚组包括所有不符合上述 3 种亚型标准的肿瘤。这种亚型占 TCGA 分型的 20%，这一亚型的特点常表现为弥散型组织学、发病年龄早（中位年龄：59 岁）和好发于胃远端，同时，男性和女性发病率相同（见图 10.2）。对 GS 亚型肿瘤来说，已经有几个独特的亚型特异性分子变化被发现。在 GS 胃癌中观察到的主要体细胞基因组改变包括 CDH1、ARID1A 和 RHOA。此外，在 GS 胃癌中发现了与细胞运动有关的复发性染色体间易位（CLDN18 和 ARHGAP26 之间）。

CDH1

CDH1 基因位于染色体 16q22.1，编码 E- 钙黏蛋白，属于钙依赖性细胞黏附分子的钙黏蛋白超家族。CDH1 基因的失活突变在胃癌中经常发现，特别是在遗传性弥散性胃癌中，而 CDH1 表观遗传启动子甲基化也经常在散发性胃癌中发现。在 TCGA 的分析中，CDH1 体细胞突变在 GS 亚型中更为常见（37% 的病例）。李等人发现，在弥散型胃癌中，CDH1 突变与 OS 缩短有关，与疾病阶段无关。

ARID1A

在 GS 和 EBV 胃癌中都发现了 ARID1A 的失活突变。ARID1A 基因位于染色体 1p35.3，编码富含腺嘌呤 - 胸腺嘧啶的相互作用结构域抑制蛋白 1A，参与染色质重塑和调节细胞过程，包括 DNA 修复、分化和变异。王等人研究表明，在胃癌患者中，ARID1A 表达的缺失与肿瘤分期、分级和生存率差显著相关。

RHOA

Rho GTPases 是重要的细胞内信号分子，调节细胞骨架组织、细胞周期和细胞运动。在癌症中，Rho 激活后通过破坏上皮层、增加运动性和诱导细胞外基质降解来促进肿瘤转移。已发现，RHOA 突变与弥散型组织类型的胃癌密切相关。利帕司啶是一种 Rho 相关含卷曲螺旋蛋白激酶（ROCK）的选择性抑制药，于 2014 年 9 月在日本获得批准，用于治疗青光眼和高眼压症。因此，预计新开发的抑制 RhoA 途径的药物将在胃癌的临床试验中进行评估。TCGA 网络分析发现紧密连接黏附结构的一个组成部分 claudin 18（CLDN18）和 Rho GTPase 激活蛋白 6（ARHGAP26）之间反复发生染色体间易位，导致出现了 CLDN18-ARHGAP26 融合基因，这主要发生在 GS 胃癌中。ARHGAP26 是一种 GTPase 激活蛋白，促进 RHO GTPases 转化为 GDP 状态，并与增强细胞运动性有关。姚等人的研究表明，CLDN18ARHGAP26 融合基因的表达导致胃上皮细胞的上皮 - 间质转化，从而导致细胞转化和癌症发展。最近的一项试验测试了 IMAB362（一种抗 CLDN18.2 的嵌合 IgG1 抗体）在 2+/3+ 免疫染色患者中显示出临床活性。CLDN18-ARHGAP 融合与 RHOA 突变相互排斥；在 GS 亚型中，30% 的病例具有 RHOA 或 CLDN18-ARHGAP 改变。

患者来源的胃癌临床前模型

缺乏有效反映癌症的复杂性和异质性的人类肿瘤临床前模型，一直限制着靶向药物的发展。当前可用的模型包括体外癌细胞系和体内异种移植小鼠细胞系模型，以及器官样细胞（表 10.1）。然而，细胞系不能复制肿瘤细胞的异质性或肿瘤与微环境之间的关系。

此外，细胞系通常由侵袭性肿瘤建立，并来源于特定的细胞群；已经观察到在产生癌细胞系的过程中不可逆的基因组改变。由于这些原因，这种模型未能满足临床试验的预期，因此需要一种替代的临床前模型来绕过这些问题。

PDX 模型是通过将人类肿瘤片段移植到免疫缺陷小鼠中而建立的异种移植小鼠肿瘤模型。肿瘤组织不仅包含癌细胞，还包含间质，该模型可以代表癌症异质性。然而，PDX 模型有一些缺陷：原始材料的来源有限，移植必须迅速进行，建立和维护模型既昂贵又费工。而该模型的优势在于，通过皮下或

表 10.1　患者来源的胃癌临床前模型：优点和缺点

	缺点	优点
细胞系异种移植物	一维 无肿瘤微环境相互作用 结构缺失 遗传修饰	药物反应的快速分析 细胞系允许无限的物质来源 低成本、操作简单
PDX 模型	有限的材料来源 植入失败率高 建模时间长 成本较高 必须快速处理组织	肿瘤异质性的可靠表征 包括微环境 可以预测对药物的反应
类器官	无肿瘤微环境相互作用	与天然组织具有高度的结构和生理相似性 中间成本，易于处理 大规模药物筛选

原位植入手术组织或胃镜活检组织构建的人胃癌 PDX 模型能够可靠地复制原发肿瘤的形态学和遗传改变。此外，原位植入胃癌组织可导致原发性和转移性肿瘤生长，模拟肿瘤阶段的进展，就如同在患者上所见到的那样。在一项使用皮下植入产生的 PDX 模型的研究中，CD44v8-10 被证实为胃癌干细胞标志物。在另一项研究中，使用 1×1×1 实验设计（一种"每种治疗每种模型一只动物"的方法）和 PDX 模型的体内高通量筛选评估了人群对包括 GC112 在内的 6 种适应证的 62 种治疗的反应，数据证明了 PDX 临床试验的可重复性和临床信息可利用性，确定了基因型和药物反应之间的联系，并建立了耐药机制。同样，基于基因组学定义的胃癌 PDX 模型中，伊立替康与 BCL2L1 靶向药物的联合治疗被证实能有效减小肿瘤大小。

类器官是在半固体细胞外基质和富含生长因子的培养基中三维培养的组织的微型复制品。类器官与天然器官系统保持高度的结构和生理相似性，优于传统的二维同质细胞系。类器官的其他优点在于它们是自体组织的，易于操作，成本可接受，可用于基因工程，并可用于大规模药物筛选，周转时间更短。在一项使用多能干细胞衍生的胃器官样物质的研究中，幽门螺杆菌通过酪氨酸磷酸化诱导 c-Met 的强烈激活，并使上皮细胞增殖增加两倍。细胞毒素相关基因 A 在这一过程中起着关键作用，与 c-Met 受体形成复合物。在另一项相关研究中通过小鼠的胃器官样细胞表现出发育不良和容易产生腺癌的特点，证实了是 KRAS 活化突变或 TP53 缺失导致的。TGFBR2 功能丧失突变的潜在转移作用在用短发夹 RNA 敲除 TGFBR2 的 CDh1–/–；TP53–/– 模拟遗传性胃癌的上皮间质器官样细胞的鼠模型中发现。RHOA 在介导弥散型胃癌发生的关键作用也是在含有稳定表达的 RHOA 突变的小鼠肠器官样细胞中得到证实。因此，类器官构成了一个强大的模型

系统，它可以通过高通量药物筛选来识别基因 - 药物关联，并通过测试不同治疗药物的特定个体反应来促进个性化治疗的发展。

总结

近期，胃癌的分子研究获得了大量的结果，但目前还没有整合到临床实践中。

然而，它们可能有助于设计未来的临床试验，以多种方式个性化治疗：①通过帮助确定肿瘤生长的驱动途径；②通过发现针对这些途径的潜在药物；③通过找到可预测的耐药机制和对抗策略。

必须强调的是，每个可靶向的分子改变 / 途径并不针对不同的胃癌亚型；因此，仅分子亚组不足以将患者分配到临床试验中。相比之下，患者的分子特征有助于选择一小部分人群进行符合方案的分子畸变筛查。为了为晚期胃癌患者选择最合适的治疗方法，需要进一步研究，根据分子特征或分子亚型对患者进行分类。

参考文献

[1] Siegel RL, Miller KD, Jemal A. Cancer statistics, 2016. CA Cancer J Clin. 2016;66:7–30.

[2] Borrmann R. Geschwulste des margens. In: Henke F, Lubarsch O, editors. Handbuch spez pathol anat und histo. Berlim: Springer; 1926. p. 864–71.

[3] Siewert JR, Stein HJ. Classification of adenocarcinoma of the oesophagogastric junction. Br J Surg. 1998;85:1457.

[4] Lauren P. The two histological main types of gastric carcinoma: diffuse and so called intestinal-type carcinoma: an attempt at a histo-clinical classification. Acta Pathol Microbiol Scand. 1965;64:31–49.

[5] Lauwers GY, Carneiro F, Graham DY. Gastric carcinoma. In: Bowman FT, Carneiro F, Hruban RH, editors. Classification of tumours of the digestive system. 4th ed. Lyon: IARC; 2010.

[6] Japanese Research Society for Gastric Cancer. The general rules for the gastric cancer study in surgery and pathology I: clinical classification. Jpn J Surg. 1981;11:127.

[7] Tan IB, Ivanova T, Lim KH, et al. Intrinsic subtypes of gastric cancer, based on gene expression pattern, predict survival and respond differently to chemotherapy. Gastroenterology. 2011;141(2):476–85, 85 e1e11.

[8] Choi YY, Cheong JH. Beyond precision surgery: molecularly motivated precision care for gastric cancer. Eur J Surg Oncol. 2017;43(5):856–64. https:// doi. org/10.1016/j.ejso.2017.02.013. Epub 2017 Mar 1.

[9] Lei Z, Tan IB, Das K, Deng N, Zouridis H, Pattison S, Chua C, Feng Z, Guan YK, Ooi CH, Ivanova T, Zhang S, Lee M, Wu J, Ngo A, Manesh S, Tan E, Teh BT, So JB, Goh LK, Boussioutas A, Lim TK, Flotow H, Tan P, Rozen SG. Identification of molecular subtypes of gastric cancer with different responses to PI3-kinase inhibitors and 5-fluorouracil. Gastroenterology. 2013;145:554–65.

[10] Cancer Genome Atlas Research Network. Comprehensive molecular characterization of gastric adenocarcinoma. Nature. 2014;513:202–9.

[11] Ooi CH, Ivanova T, Wu J, Lee M, Tan IB, Tao J, Ward L, Koo JH, Gopalakrishnan V, Zhu Y, Cheng LL, Lee J, Rha SY, Chung HC, Ganesan K, So J, Soo KC, Lim D, Chan WH, Wong WK, Bowtell D, Yeoh KG, Grabsch H, Boussioutas A, Tan P. Oncogenic pathway combinations predict clinical prognosis in gastric cancer. PLoS Genet. 2009;5:e1000676.

[12] Cristescu R, Lee J, Nebozhyn M, Kim KM, Ting JC, Wong SS, Liu J, Yue YG, Wang J, Yu K, Ye XS, Do IG, Liu S, Gong L, Fu J, Jin JG, Choi MG, Sohn TS, Lee JH, Bae JM, Kim ST, Park SH, Sohn I, Jung SH, Tan P, Chen R, Hardwick J, Kang WK, Ayers M, Hongyue D, Reinhard C, Loboda A, Kim S, Aggarwal A. Molecular analysis of gastric cancer identifies subtypes associated with distinct clinical outcomes. Nat Med. 2015;21:449–56.

[13] Dunne PD, McArt DG, Bradley CA, O'Reilly PG, Barrett HL, Cummins R, O'Grady T, Arthur K, Loughrey MB, Allen WL, McDade SS, Waugh DJ, Hamilton PW, Longley DB, Kay EW, Johnston PG, Lawler M, Salto-Tellez M, Van Schaeybroeck S. Challenging the cancer molecular stratification dogma: intratumoral heterogeneity undermines consensus molecular subtypes and potential diagnostic value in colorectal cancer. Clin Cancer Res. 2016;22:4095–104.

[14] Uhlik MT, Liu J, Falcon BL, Iyer S, Stewart J, Celikkaya H, O'Mahony M, Sevinsky C, Lowes C, Douglass L, Jeffries C, Bodenmiller D, Chintharlapalli S, Fischl A, Gerald D, Xue Q, Lee JY, Santamaria-Pang A, Al-Kofahi Y, Sui Y, Desai K, Doman T, Aggarwal A, Carter JH, Pytowski B, Jaminet SC, Ginty F, Nasir A, Nagy JA, Dvorak HF, Benjamin LE. Stromal-based signatures for the classification of gastric cancer. Cancer Res. 2016;76:2573–86.

[15] Min L, Zhao Y, Zhu S, Qiu X, Cheng R, Xing J, Shao L, Guo S, Zhang S. Integrated analysis identifies molecular signatures and specific prognostic factors for different gastric cancer subtypes. Transl Oncol. 2017;10:99–107.

[16] Brettingham-Moore KH, Duong CP, Heriot AG, Thomas RJ, Phillips WA. Using gene expression profiling to predict response and prognosis in gastrointestinal cancers-the promise and the perils. Ann Surg Oncol. 2011;18:1484–91.

[17] Wang Z, Chen G, Wang Q, Lu W, Xu M. Identification and validation of a prognostic 9-genes expression signature for gastric cancer. Oncotarget. 2017;8:73826–

36.

[18] Shinozaki-Ushiku A, Kunita A, Fukayama M. Update on Epstein–Barr virus and gastric cancer [review]. Int J Oncol. 2015;46:1421–34.

[19] Abe H, Kaneda A, Fukayama M. Epstein–Barr virus associated gastric carcinoma: use of host cell machineries and somatic gene mutations. Pathobiology. 2015;82:212–23.

[20] Fukayama M, Hino R, Uozaki H. Epstein–Barr virus and gastric carcinoma: virus–host interactions leading to carcinoma. Cancer Sci. 2008;99:1726–33.

[21] Song HJ, Srivastava A, Lee J, et al. Host inflammatory response predicts survival of patients with Epstein–Barr virus-associated gastric carcinoma. Gastroenterology. 2010;139:84–92.

[22] Iwai Y, Ishida M, Tanaka Y, et al. Involvement of PD L1 on tumor cells in the escape from host immune system and tumor immuno- therapy by PD-L1 blockade. Proc Natl Acad Sci U S A. 2002;99:12293–7.

[23] Blank C, Gajewski TF, Mackensen A. Interaction of PD-L1 on tumor cells with PD-1 on tumorspecific T cells as a mechanism of immune evasion:implications for tumor immunotherapy. Cancer Immunol Immunother. 2005;54:307–14.

[24] Francisco LM, Sage PT, Sharpe AH. The PD-1 pathway in tolerance and autoimmunity. Immunol Rev. 2010;236:219–42.

[25] Zhang L, Qiu M, Jin Y, et al. Programmed cell death ligand 1 (PD-L1) expression on gastric cancer and its relationship with clinicopathologic factors. Int J Clin Exp Pathol. 2015;8:11084–91.

[26] Qing Y, Li Q, Ren T, et al. Upregulation of PD-L1 and APE1 is associated with tumorigenesis and poor prognosis of gastric cancer. Drug Des Devel Ther. 2015;9:901–9.

[27] Kim JW, Nam KH, Ahn SH, et al. Prognostic implications of immunosuppressive protein expression in tumors as well as immune cell infiltration within the tumor microenvironment in gastric cancer. Gastric Cancer. 2016;19:42–52.

[28] Thompson ED, Zahurak M, Murphy A, et al. Patterns of PD-L1 expression and CD8 T cell infiltration in gastric adenocarcinomas and associated immune stroma. Gut; Available from: URL: http://gut.bmj. com/content/ early/2016/01/22/gutjnl-2015-310839. long.

[29] Liu YX, Wang XS, Wang YF, et al. Prognostic significance of PD-L1 expression in patients with gastric cancer in East Asia: a meta-analysis. Onco Targets Ther. 2016;9:2649–54.

[30] Saito R, Abe H, Kunita A, Yamashita H, Seto Y, Fukayama M. Overexpression and gene amplification of PD-L1 in cancer cells and PD-L1+ immune cells in Epstein-Barr virus-associated gastric cancer: the prognostic implications. Mod Pathol. 2017;30(3):427–39. https://doi.org/10.1038/modpathol.2016.202. Epub 2016 Dec 9.

[31] Shankaran V, Muro K, Bang Y, Geva R, Catenacci D, Gupta S, et al. Correlation of gene expression signatures and clinical outcomes in patients with advanced gastric cancer treated with pembrolizumab (MK-3475). J Clin Oncol. 2015;33:3026.

[32] Bang Y, Im S, Lee K, Cho J, Song E, Lee K, et al.

Randomized, double-blind phase II trial with prospective classification by ATM protein level to evaluate the efficacy and tolerability of olaparib plus paclitaxel in patients with recurrent or metastatic gastric cancer. J Clin Oncol. Epub ahead of print 17 August 2015. 2015b;33:3858. https://doi. org/10.1200/JCO.2014.60.0320.

[33] Fontana E, Smyth EC. Novel targets in the treatment of advanced gastric cancer: a perspective review. Ther Adv Med Oncol. 2016;8(2):113–25. https://doi. org/10.1177/1758834015616935.

[34] Liu JF, Zhou XK, Chen JH, Yi G, Chen HG, Ba MC, Lin SQ, Qi YC. Up-regulation of PIK3CA promotes metastasis in gastric carcinoma. World J Gastroenterol. 2010;16(39):4986–91.

[35] Ye B, Jiang L, Xu H, Zhou D, Li Z. Expression of PI3K/AKT pathway in gastric cancer and its blockade suppresses tumor growth and metastasis. Int J Immunopathol Pharmacol. 2012;25(3):627–36.

[36] Tapia O, Riquelme I, Leal P, Sandoval A, Aedo S, Weber H, Letelier P, Bellolio E, Villaseca M, Garcia P, Roa J. The PI3K/AKT/mTOR pathway is activated in gastric cancer with potential prognostic and predictive significance. Virchows Arch. 2014;465(1):25–33.

[37] Cinti C, Vindigni C, Zamparelli A, Sala D, Epistolato M, Marrelli D, Cevenini G, Tosi P. Activated Akt as an indicator of prognosis in gastric cancer. Virchows Arch. 2008;453(5):449–55.

[38] Sangawa A, Shintani M, Yamao N, Kamoshida S. Phosphorylation status of Akt and caspase-9 in gastric and colorectal carcinomas. Int J Clin Exp Pathol. 2014;7(6):3312–7.

[39] Welker ME, Kulik G. Recent syntheses of PI3K/Akt/mTOR signaling pathway inhibitors. Bioorg Med Chem. 2013;21(14):4063–91.

[40] Janku F, Tsimberidou AM, Garrido-Laguna I, Wang X, Luthra R, Hong DS, Naing A, Falchook GS, Moroney JW, Piha-Paul SA, Wheler JJ, Moulder SL, Fu S, Kurzrock R. PIK3CA mutations in patients with advanced cancers treated with PI3K/AKT/mTOR axis inhibitors. Mol Cancer Ther. 2011;10(3):558–65.

[41] Davies B, Greenwood H, Dudley P. Preclinical pharmacology of AZD5363, an inhibitor of AKT: pharmacodynamics, antitumor activity, and correlation of monotherapy activity with genetic background. Mol Canc Ther. 2012;11:873–87.

[42] Li V, Wong C, Chan T. Mutations of PIK3CA in gastric adenocarcinoma. BMC Cancer. 2005;5:29.

[43] Yu H-G, Ai Y-W, Yu L-L, Zhou X-D, Liu J, Li J-H, Xu X-M, Liu S, Chen J, Liu F, Qi Y-L, Deng Q, Cao J, Liu S-Q, Luo H-S, Yu J-P. Phosphoinositide 3-kinase/Akt pathway plays an important role in chemoresistance of gastric cancer cells against etoposide and doxorubicin induced cell death. Int J Cancer. 2008;122(2):433–43.

[44] Oki E, Kakeji Y, Tokunaga E. Impact of PTEN/AKT/PI3K signal pathway on the chemotherapy for gastric cancer. J Clin Oncol. 2006;24(18):4034.

[45] Im S, Lee K, Nam E. Tumori. 2005;91:513–21.

[46] Wu H, Huang M, Cao P, Wang T, Shu Y, Liu P. MiR-135a targets JAK2 and inhibits gastric cancer cell proliferation. Cancer Biol Ther. 2012;13(5):281–8.

[47] Brooks AJ, Dai W, O'Mara ML, Abankwa D, Chhabra Y, Pelekanos RA, Gardon O, Tunny KA, Blucher KM, Morton CJ, Parker MW, Sierecki E, Gambin Y, et al. Mechanism of activation of protein kinase JAK2 by the growth hormone receptor. Science. 2014;344(6185):1249783.

[48] Levine RL, Wadleigh M, Cools J, Ebert BL, Wernig G, Huntly BJ, Boggon TJ, Wlodarska I, Clark JJ, Moore S, Adelsperger J, Koo S, Lee JC, et al. Activating mutation in the tyrosine kinase JAK2 in polycythemia vera, essential thrombocythemia, and myeloid metaplasia with myelofibrosis. Cancer Cell. 2005;7(4):387–97.

[49] Buchert M, Burns C, Ernst M. Targeting JAK kinase in solid tumors: emerging opportunities and challenges. Oncogene. Epub ahead of print 18 May 2015. 2015;35:939. https://doi.org/10.1038/ onc.2015.150.

[50] Hurwitz H, Uppal N, Wagner S, Bendell J, Beck J, Wade S, et al. A randomized doubleblind phase 2 study of ruxolitinib (RUX) or placebo (PBO) with capecitabine (CAPE) as second-line therapy in patients (pts) with metastatic pancreatic cancer (mPC). J Clin Oncol. 2014;32:4000.

[51] Pedrazzani C, Corso G, Velho S, Leite M, Pascale V, Bettarini F, Marrelli D, Seruca R, Roviello F. Evidence of tumor micro satellite instability in gastric cancer with familial aggregation. Fam Cancer. 2009;8:215–20. https://doi.org/10.1007/ s10689-008-9231-7. PMID: 19152022.

[52] Velho S, Fernandes MS, Leite M, Figueiredo C, Seruca R. Causes and consequences of microsatellite instability in gastric carcinogenesis. World J Gastroenterol. 2014;20:16433–42. https:// doi.org/10.3748/wjg.v20.i44.16433. PMID: 25469011.

[53] Chung DC, Rustgi AK. DNA mismatch repair and cancer. Gastroenterology. 1995;109:1685–99. [PMID: 7557155].

[54] Correlation between mismatch repair deficiency (MMRd), microsatellite instability (MSI) and survival in MAGIC. J Clin Oncol [Internet]. Accessed 28 Jul 2016.

[55] Pinto M, Wu Y, Mensink RG, Cirnes L, Seruca R, Hofstra RM. Somatic mutations in mismatch repair genes in sporadic gastric carcinomas are not a cause but a consequence of the mutator phenotype. Cancer Genet Cytogenet. 2008;180:110–4. https:// doi.org/10.1016/ j.cancergencyto.2007.09.022. PMID:18206535.

[56] Zhu L, Li Z, Wang Y, Zhang C, Liu Y, Qu X. Microsatellite instability and survival in gastric cancer: a systematic review and meta-analysis. Mol Clin Oncol. 2015;3:699–705. https://doi.org/10.3892/ mco.2015.506. PMID: 26137290.

[57] Le D, Uram J, Wang H, Bartlett B, Kemberling H, Eyring A, et al. PD-1 blockade in tumors with mismatch-repair deficiency. N Engl J Med. 2015;372:2509–20.

[58] Camargo M, Kim W, Chiaravalli A, Kim K, Corvalan A, Matsuo K, et al. Improved survival of gastric cancer with tumour Epstein-Barr virus positivity: an international pooled analysis. Gut. 2014;63:236–43.

[59] Choi Y, Bae J, An J, Kwon I, Cho I, Shin H, et al. Is microsatellite instability a prognostic marker in gastric cancer? a systematic review with meta-analysis. J Surg Oncol. 2014;110:129–35.

[60] Giam M, Rancati G. Aneuploidy and chromosomal instability in cancer: a jackpot to chaos. Cell Div. 2015;10:3.

[61] Chia NY, Tan P. Molecular classification of gastric cancer. Ann Oncol. 2016;27:763–9. https://doi.org/10.1093/annonc/mdw040. PMID: 26861606.

[62] Aprile G, Giampieri R, Bonotto M, Bittoni A, Ongaro E, Cardellino GG, Graziano F, Giuliani F, Fasola G, Cascinu S, Scartozzi M. The challenge of targeted therapies for gastric cancer patients: the beginning of a long journey. Expert Opin Investig Drugs. 2014;23:925–42.

[63] Chen T, Xu XY, Zhou PH. Emerging molecular classifications and therapeutic implications for gastric cancer. Chin J Cancer. 2016;35:49.

[64] Tan P, Yeoh KG. Genetics and molecular pathogenesis of gastric adenocarcinoma. Gastroenterology. 2015;149:1153–1162.e3.

[65] Gravalos C, Jimeno A. HER2 in gastric cancer: a new prognostic factor and a novel therapeutic target. Ann Oncol. 2008;19:1523–9.

[66] Bang YJ, Van Cutsem E, Feyereislova A, Chung HC, Shen L, Sawaki A, Lordick F, Ohtsu A, Omuro Y, Satoh T, Aprile G, Kulikov E, Hill J, Lehle M, Rüschoff J, Kang YK. Trastuzumab in combination with chemotherapy versus chemotherapy alone for treatment of HER2-positive advanced gastric or gastro-oesophageal junction cancer (ToGA): a phase 3, open-label, randomised controlled trial. Lancet. 2010;376:687–97.

[67] Hecht JR, Bang YJ, Qin SK, Chung HC, Xu JM, Park JO, Jeziorski K, Shparyk Y, Hoff PM, Sobrero A, Salman P, Li J, Protsenko SA, Wainberg ZA, Buyse M, Afenjar K, Houé V, Garcia A, Kaneko T, Huang Y, Khan-Wasti S, Santillana S, Press MF, Slamon D. Lapatinib in combination with capecitabine plus oxaliplatin in human epidermal growth factor receptor 2-positive advanced or metastatic gastric, esophageal, or gastroesophageal adenocarcinoma: TRIO-013/LOGiC–A randomized phase III trial. J Clin Oncol. 2016;34:443–51.

[68] Baselga J, Cortés J, Kim S, Im S, Hegg R, Im Y, et al. Pertuzumab plus trastuzumab plus docetaxel for metastatic breast cancer. N Engl J Med. 2012;366:109–19.

[69] Hecht J, Bang Y, Qin S, Chung H, Xu J, Park J, et al. Lapatinib in combination with capecitabine plus oxaliplatin (CapeOx) in HER2 positive advanced or metastatic gastric (A/MGC), esophageal (EAC), or astroesophageal (GEJ) adenocarcinoma: the logic trial. J Clin Oncol. 2013;31:LBA4001.

[70] Satoh T, Xu R, Chung H, Sun G, Doi T, Xu J, et al. Lapatinib plus paclitaxel versus paclitaxel alone in the second-line treatment of HER2-amplified advanced gastric cancer in Asian populations: TyTAN-a randomized, phase III study. J Clin Oncol. 2014b;32:2039–49.

[71] Deva S, Baird R, Cresti N, Garcia-Corbacho J, Hogarth L, Frenkel E, et al. Phase I expansion of S-222611, a reversible inhibitor of EGFR and HER2, in advanced solid tumors, including patients with brain metastases. J Clin Oncol. 2015;33(15_suppl):2511.

[72] Lee JY, Hong M, Kim ST, Park SH, Kang WK, Kim KM, Lee J. The impact of concomitant genomic alterations on treatment outcome for trastuzumab therapy in HER2-positive gastric cancer. Sci Rep. 2015;5:9289. https://doi.org/10.1038/srep09289. PMID: 25786580.

[73] Zuo Q, Liu J, Zhang J, Wu M, Guo L, Liao W. Development of trastuzumab-resistant human gastric carcinoma cell lines and mechanisms of drug resistance. Sci Rep. 2015;5:11634.

[74] Piro G, Carbone C, Cataldo I, Di Nicolantonio F, Giacopuzzi S, Aprile G, Simionato F, Boschi F, Zanotto M, Mina MM, Santoro R, Merz V, Sbarbati A, de Manzoni G, Scarpa A, Tortora G, Melisi D. An FGFR3 autocrine loop sustains acquired resistance to trastuzumab in gastric cancer patients. Clin Cancer Res. 2016;22:6164–75.

[75] Arienti C, Zanoni M, Pignatta S, Del Rio A, Carloni S, Tebaldi M, Tedaldi G, Tesei A. Preclinical evidence of multiple mechanisms underlying trastuzumab resistance in gastric cancer. Oncotarget. 2016;7:18424–39.

[76] White CD, Brown MD, Sacks DB. IQGAPs in cancer: a family of scaffold proteins underlying tumorigenesis. FEBS Lett. 2009;583:1817–24.

[77] Walch A, Seidl S, Hermannstädter C, Rauser S, Deplazes J, Langer R, von Weyhern CH, Sarbia M, Busch R, Feith M, Gillen S, Höfler H, Luber B. Combined analysis of Rac1, IQGAP1, Tiam1 and E-cadherin expression in gastric cancer. Mod Pathol. 2008;21:544–52.

[78] Khoury H, Naujokas MA, Zuo D, Sangwan V, Frigault MM, Petkiewicz S, Dankort DL, Muller WJ, Park M. HGF converts ErbB2/Neu epithelial morphogenesis to cell invasion. Mol Biol Cell. 2005;16:550–61.

[79] Chen CT, Kim H, Liska D, Gao S, Christensen JG, Weiser MR. MET activation mediates resistance to lapatinib inhibition of HER2- amplified gastric cancer cells. Mol Cancer Ther. 2012;11:660–9.

[80] De Silva N, Schulz L, Paterson A, Qain W, Secrier M, Godfrey E, Cheow H, O'Donovan M, Lao-Sirieix P, Jobanputra M, Hochhauser D, Fitzgerald R, Ford H. Molecular effects of Lapatinib in the treatment of HER2 overexpressing oesophago-gastric adenocarcinoma. Br J Cancer. 2015;113:1305–12.

[81] Lordick F, Kang Y, Chung H, Salman P, Oh S, Bodoky G, et al. Capecitabine and cisplatin with or without cetuximab for patients with previously untreated advanced gastric cancer (EXPAND): a randomised, open-label phase 3 trial. Lancet Oncol. 2013;14:490–9.

[82] Waddell T, Chau I, Cunningham D, Gonzalez D, Okines A, Okines C, et al. Epirubicin, oxaliplatin, and capecitabine with or without panitumumab for patients with previously untreated advanced oesophagogastric cancer (REAL3): a randomised, openlabel phase 3 trial. Lancet Oncol. 2013;14:481–9.

[83] Dragovich T, Mccoy S, Fenoglio-Preiser C, Wang J, Benedetti J, Baker A, et al. Phase II trial of erlotinib in gastroesophageal junction and gastric adenocarcinomas: SWOG 0127. J Clin Oncol. 2006;24:4922–7.

[84] Dutton S, Ferry D, Blazeby J, Abbas H, Dahle-Smith A, Mansoor W, et al. Gefitinib for oesophageal cancer progressing after chemotherapy (COG): a phase

3, multicentre, double-blind, placebocontrolled randomised trial. Lancet Oncol. 2014;15:894–904.

[85] Ha S, Lee J, Kang S, Do I, Ahn S, Park J, et al. MET overexpression assessed by new interpretation method predicts gene amplification and poor survival in advanced gastric carcinomas. Mod Pathol. 2013;26:1632–41.

[86] Scagliotti G, Novello S, Von Pawel J. The emerging role of MET/HGF inhibitors in oncology. Cancer Treat Rev. 2013;39:793–801.

[87] Cunningham D, Tebbutt N, Davidenko I, Murad A, Al-Batran S, Ilson D, et al. Phase Ⅲ, randomized, double-blind, multicenter, placebo (P)-controlled trial of rilotumumab (R) plus epirubicin, cisplatin and capecitabine (ECX) as first-line therapy in patients (pts) with advanced MET-positive (pos) gastric or gastroesophageal junction (G/GEJ) cancer: RILOMET-1 study. J Clin Oncol. 2015;33:4000.

[88] Shah M, Bang Y, Lordick F, Tabernero J, Chen M, Hack S, et al. Metgastric: a phase Ⅲ study of onartuzumab plus mFOLFOX6 in patients with metastatic HER2-negative (HER2-) and METpositive (MET+) adenocarcinoma of the stomach or gastroesophageal junction (GEC). J Clin Oncol. 2015;33:4012.

[89] Iveson T, Donehower R, Davidenko I, Tjulandin S, Deptala A, Harrison M, et al. Rilotumumab in com-bination with epirubicin, cisplatin, and capecitabine as first-line treatment for gastric or oesophagogastric junction adenocarcinoma: an open-label, dose de-escalation phase 1b study and a doubleblind, randomised phase 2 study. Lancet Oncol. 2014;15:1007–18.

[90] Chen J, Zhou SJ, Zhang Y, Zhang GQ, Zha TZ, Feng YZ, Zhang K. Clinicopathological and prognostic significance of galectin-1 and vascular endothelial growth factor expression in gastric cancer. World J Gastroenterol. 2013;19(13):2073–9.

[91] Lee SJ, Kim JG, Sohn SK, Chae YS, Moon JH, Kim SN, Bae HI, Chung HY, Yu W. No association of vascular endothelial growth factor-A (VEGF-A) and VEGF-C expression with survival in patients with gastric cancer. Cancer Res Treat. 2009;41(4):218–23.

[92] Deguchi K, Ichikawa D, Soga K, Watanabe K, Kosuga T, Takeshita H, Konishi H, Morimura R, Tsujiura M, Komatsu S, Shiozaki A, Okamoto K, Fujiwara H, Otsuji E. Clinical significance of vascular endothelial growth factors C and D and chemokine receptor CCR7 in gastric cancer. Anticancer Res. 2010;30(6):2361–6.

[93] Gou HF, Chen XC, Zhu J, Jiang M, Yang Y, Cao D, Hou M. Expressions of COX-2 and VEGF-C in gastric cancer: correlations with lymphangiogenesis and prognostic implications. J Exp Clin Canc Res. 2011;30:14.

[94] Ohtsu A, Shah MA, Van Cutsem E, Rha SY, Sawaki A, Park SR, Lim HY, Yamada Y, Wu J, Langer B, Starnawski M, Kang YK. Bevacizumab in com-bination with chemotherapy as first-line therapy in advanced gastric cancer: a randomized, doubleblind, placebo-controlled phase Ⅲ study. J Clin Oncol. 2011;29(30):3968–76.

[95] Van Cutsem E, de Haas S, Kang YK, Ohtsu A, Tebbutt NC, Ming Xu J, Peng Yong W, Langer B, Delmar P, Scherer SJ, Shah MA. Bevacizumab in combination with chemotherapy as first-line therapy in advanced gastric cancer: a biomarker evaluation from the AVAGAST randomized phase Ⅲ trial. J Clin Oncol. 2012;30(17):2119–27.

[96] Fuchs CS, Tomasek J, Yong CJ, Dumitru F, Passalacqua R, Goswami C, Safran H, dos Santos LV, Aprile G, Ferry DR, Melichar B, Tehfe M, Topuzov E, et al. Ramucirumab monotherapy for previously treated advanced gastric or gastro-oesophageal junction adenocarcinoma (REGARD): an international, randomised, multicentre, placebocontrolled,phase 3 trial. Lancet. 2014;383(9911):31–9.

[97] Li J, Qin S, Xu J, Guo W, Xiong J, Bai Y, Sun G, Yang Y, Wang L, Xu N, Cheng Y, Wang Z, Zheng L, et al. Apatinib for chemotherapy-refractory advanced metastatic gastric cancer: results from a randomized, placebocontrolled,parallel-arm, phase II trial. J Clin Oncol. 2013;31(26):3219–25.

[98] Choi YY, Noh SH, Cheong JH. Molecular dimensions of gastric cancer: translational and clinical perspectives. J Pathol Transl Med. 2016;50:1–9.

[99] Corso G, Marrelli D, Pascale V, Vindigni C, Roviello F. Frequency of CDH1 germline mutations in gastric carcinoma coming from high- and low-risk areas: metanalysis and systematic review of the literature. BMC Cancer. 2012;12:8.

[100] Liu YC, Shen CY, Wu HS, Hsieh TY, Chan DC, Chen CJ, Yu JC, Yu CP, Harn HJ, Chen PJ, Hsieh CB, Chen TW, Hsu HM. Mechanisms inactivating the gene for E-cadherin in sporadic gastric carcinomas. World J Gastroenterol. 2006;12:2168–73.

[101] Li X, Wu WK, Xing R, Wong SH, Liu Y, Fang X, Zhang Y, Wang M, Wang J, Li L, Zhou Y, Tang S, Peng S, Qiu K, Chen L, Chen K, Yang H, Zhang W, Chan MT, Lu Y, Sung JJ, Yu J. Distinct subtypes of gastric cancer defined by molecular characterization include novel mutational signatures with prognostic capability. Cancer Res. 2016;76:1724–32.

[102] Weissman B, Knudsen KE. Hijacking the chromatin remodeling machinery: impact of SWI/SNF perturbations in cancer. Cancer Res. 2009;69:8223–30.

[103] Wang DD, Chen YB, Pan K, Wang W, Chen SP, Chen JG, Zhao JJ, Lv L, Pan QZ, Li YQ, Wang QJ, Huang LX, Ke ML, He J, Xia JC. Decreased expression of the ARID1A gene is associated with poor prognosis in primary gastric cancer. PLoS One. 2012;7:e40364.

[104] Shang X, Marchioni F, Evelyn CR, Sipes N, Zhou X, Seibel W, Wortman M, Zheng Y. Small-molecule inhibitors targeting G-protein-coupled Rho guanine nucleotide exchange factors. Proc Natl Acad Sci U S A. 2013;110(8):3155–60.

[105] Shang X, Marchioni F, Sipes N, Evelyn CR, Jerabek-Willemsen M, Duhr S, Seibel W, Wortman M, Zheng Y. Rational design of small molecule inhibitors targeting RhoA subfamily Rho GTPases. Chem Biol. 2012;19(6):699–710.

[106] Türeci O, Koslowski M, Helftenbein G, Castle J, Rohde C, Dhaene K, Seitz G, Sahin U. Claudin-18 gene structure, regulation, and expression is evolutionary conserved in mammals. Gene. 2011;481:83–92.

[107] Yao F, Kausalya JP, Sia YY, Teo AS, Lee WH, Ong AG, Zhang Z, Tan JH, Li G, Bertrand D, Liu X, Poh HM, Guan P, Zhu F, Pathiraja TN, Ariyaratne PN, Rao J, Woo XY, Cai S, Mulawadi FH, Poh WT, Veeravalli L, Chan CS, Lim SS, Leong ST, Neo SC, Choi PS, Chew EG, Nagarajan N, Jacques PÉ, So JB, Ruan X, Yeoh KG, Tan P, Sung WK, Hunziker W, Ruan Y, Hillmer AM. Recurrent fusion genes in gastric cancer: CLDN18-ARHGAP26 induces loss of epithelial integrity. Cell Rep. 2015;12:272–85.

[108] FAST: An international, multicenter, randomized, phase II trial of epirubicin, oxaliplatin, and capecitabine (EOX) with or without IMAB362, a first-in-class anti-CLDN18.2 antibody, as firstline therapy in patients with advanced CLDN18.2 gastric and gastroesophageal junction (GEJ) adenocar cinoma. J Clin Oncol [Internet]. Accessed 31 Jul 2016. Available from: URL: http://meetinglibrary. asco.org/content/164788-176.

[109] Hidalgo M, Amant F, Biankin AV, et al. Patient-derived xenograft models: an emerging platform for translational cancer research. Cancer Discov. 2014;4(9):998–1013.

[110] Hausser HJ, Brenner RE. Phenotypic instability of Saos-2 cells in long-term culture. Biochem Biophys Res Commun. 2005;333(1):216–22.

[111] Gillet JP, Calcagno AM, Varma S, et al. Redefining the relevance of established cancer cell lines to the study of mechanisms of clinical anti-cancer drug resistance. Proc Natl Acad Sci U S A. 2011;108(46):18708.

[112] Furukawa T, Kubota T, Watanabe M, et al. Orthotopic transplantation of histologically intact clinical specimens of stomach cancer to nude mice: correlation of metastatic sites in mouse and individual patient donors. Int J Cancer. 1993;53:608–12.

[113] Furukawa T, Fu X, Kubota T, et al. Nude mouse metastatic models of human stomach cancer constructed using orthotopic implantation of histologically intact tissue. Cancer Res. 1993;53:1204–8.

[114] Zhang L, Yang J, Cai J, et al. A subset of gastric cancers with EGFR amplification and overexpression respond to cetuximab therapy. Sci Rep. 2013;3:2992.

[115] Zhu Y, Tian T, Li Z, et al. Establishment and characterization of patient-derived tumor xenograft using gastroscopic biopsies in gastric cancer. Sci Rep. 2015;5:8542.

[116] Lau WM, Teng E, Chong HS, et al. CD44v8-10 is a cancer-specific marker for gastric cancer stem cells. Cancer Res. 2014;74:2630–41.

[117] Gao H, Korn JM, Ferretti S, et al. High-throughput screening using patient-derived tumor xenografts to predict clinical trial drug response. Nat Med. 2015;21:1318–25.

[118] Park H, Cho S-Y, Kim H, et al. Genomic alterations in BCL2L1 and DLC1 contribute to drug sensitivity in gastric cancer. Proc Natl Acad Sci U S A. 2015;112:12492–7.

[119] Dedhia PH, Bertaux-Skeirik N, Zavros Y, et al. Organoid models of human gastrointestinal development and disease. Gastroenterology. 2016;150:1098–112.

[120] Hill DR, Spence JR. Gastrointestinal organoids: understanding the molecular basis of the hostmicrobe interface. Cell Mol Gastroenterol Hepatol. 2017;3:138–49.

[121] McCracken KW, Catá EM, Crawford CM, et al. Modelling human development and disease in pluripotent stemcell- derived gastric organoids. Nature. 2014;516:400–4.

[122] Li X, Nadauld L, Ootani A, et al. Oncogenic transformation of diverse gastrointestinal tissues in primary organoid culture. Nat Med. 2014;20:769–77.

[123] Nadauld LD, Garcia S, Natsoulis G, et al. Metastatic tumor evolution and organoid modeling implicate TGFBR2 as a cancer driver in diffuse gastric cancer. Genome Biol. 2014;15:428.

[124] Wang K, Yuen ST, Xu J, et al. Whole-genome sequencing and comprehensive molecular profiling identify new driver mutations in gastric cancer. Nat Genet. 2014;46:573–82.

[125] van de Wetering M, Francies HE, Francis JM, et al. Prospective derivation of a living organoid biobank of colorectal cancer patients. Cell. 2015;161:933–45.

第五部分

胃癌的未来医学

第 11 章　非编码 RNA 在胃癌中潜在的预后与预测作用

原著者：Federica Rao, Flavio Rizzolio, Clara Rizzardi,
Tiziana Perin, and Vincenzo Canzonieri

译　者：闫　炎　马中华

概述

胃癌是最常见的恶性肿瘤之一，根据世界卫生组织（WHO）数据显示全世界每年有 72.3 万例因胃癌引起的死亡。胃癌是世界上第五大最常见的癌症，也是癌症第三大死亡原因。由于缺乏特定的诊断标志物，大部分的胃癌患者没有及时受到正确的诊断与治疗，从而导致胃癌病理状态的进展与转移的发生。先前的诸多研究猜测胃癌是一种涉及基因组中多步骤改变的遗传性疾病。然而，人类基因组包含接近 2 万个蛋白编码基因，但是它们在整个基因组中的占比不到 2%。相反，根据 DNA 元件百科全书（Encyclopedia of DNA Elements，ENCODE）项目，人类基因组中超过 80% 以上的功能 DNA 元件不具备编码蛋白的能力。其中，有很大一部分表达非编码 RNA。

新近研究已经表明，ncRNA 在不同的细胞与生理进程中发挥着至关重要的作用，包括基因调控、基因组印迹、染色质包装、剂量补偿、细胞分化和胚胎发育。因此，ncRNA 是介导基因表达水平的重要调节分子，其在包含癌症的多种人类疾病中呈现出异常表达。事实上，ncRNA 能够影响肿瘤细胞的多种生物学功能，如细胞增殖、凋亡、侵袭转移，以及新血管的形成。多种癌症的 ncRNA 表达谱研究证实长链非编码 RNA（long non-coding RNA，lncRNA）在多种癌症中呈现出异常表达水平。此外，ncRNA 已经被证实是胃癌的潜在预后标志物与治疗靶点。其中，几种 ncRNA 可能会分泌到体液中，提示肿瘤细胞会通过以 RNA 为基础的激素作用机制来改变肿瘤细胞的外环境。

在这个章节中，我们主要讨论胃癌中 ncRNA 的功能及其在诊断、预后及治疗中的潜在价值。

NcRNA

NcRNA 是指一类在多种生物体中广泛表达且不具备蛋白质编码能力的 RNA。NcRNA 可以分为两种类型：管家 ncRNA 与调节 ncRNA。其中调节 ncRNA 根据其长度可以被分为如下 3 种类型：①短链 ncRNA，如 miRNAs（microRNA, miRNA），小干扰 RNA（small interfering RNAs，siRNAs）与 piRNAs（Piwi-interacting RNAs, piRNAs）；②中等长度的 ncRNA；③ lncRNA（long non-coding RNA, lncRNA）。短链 ncRNA 长度 <50 个核苷酸，中等长度的 ncRNA 长度为 50~200 个核苷酸，lncRNA 长度 >200 个核苷酸。

新近研究数据表明，miRNA 与 lncRNA 在胃癌的进展中发挥重要作用。

表 11.1 总结了不同类型 ncRNA 的特征。

表 11.1　人类基因组非编码 RNA 的分类

RNA 类型	缩写	长度（核苷酸）	功能	引文
管家非编码 RNA				
转运 RNA	tRNA	70~80	连接氨基酸与 mRNA	(1) Lodish H, Berk A, Zipursky SL, et al. Molecular cell biology. 4th ed. New York: W. H. Freeman; 2000
核糖体 RNA	rRNA	121~5070	组成核糖体	
核小 RNA	snRNA	约 150	组装蛋白质成剪接体以去除 mRNA 处理过程中的内含子	(2) Valadkhan S, Gunawardane LS. Role of small nuclear RNAs in eukaryotic gene expression. Essays in Biochemistry. May 03, 2013, 5479–90. https://doi. org/10.1042/bse0540079
核仁小 RNA	snoRNA	70~200	指导非编码 RNA 的修改与选择性剪接；发挥 miRNA 的功能	(3) Scott MS, Ono M. From snoRNA to miRNA: dual function regulatory non-coding RNAs. Biochimie. 2011;93(11):1987–92. https://doi. org/10.1016/j. biochi.2011.05.026
端粒酶 RNA	TERC	451	为端粒 DNA 的新合成提供模板	(4) Theimer CA, Feigon J. Structure and function of telomerase RNA. Curr Opin Struct Biol. 2006;16(3):307–18. https://doi. org/10.1016/j. sbi.2006.05.005
核糖核酸酶 P	RPPH1	341	核糖核酸酶 P 的 RNA 组分	(5) Altman S, Ribonuclease P. Philos Trans R Soc Lond B Biol Sci. 2011;366(1580):2936–41. https://doi. org/10.1098/rstb.2011.0142
调节性非编码 RNA				
小干扰 RNA	siRNA	21~22	以序列特异性的方式沉默基因	(6) Dana H, Chalbatani GM, Gharagouzlo E. Molecular mechanisms and biological functions of siRNA. Int J Biomed Sci. 2017;13(2):48–57. Available on: https://www.ncbi.nlm.nih.gov/pmc/articles/PMC5542916/#__ffn_sectitle
MicroRNAs	miRNA	20~23	调节基因的表达水平	(7) MacFarlane L-A, Murphy PR. MicroRNA: Biogenesis, function and role in cancer. Curr Genomics. 2010;11(7):537–61. https://doi. org/10.2174/138920210793175895
Piwi-interacting RNAs	piRNA	25~33	抑制转座子，保持生殖系基因组完整性	(8) Iwasaki YW, Siomi MC, Siomi H. PIWI-Interacting RNA: its biogenesis and functions. Ann Rev Biochem. 2015;84:405–33. d https://doi.org/10.1146/ annurev-biochem-060614-034258

表格 11.1（续）

RNA 类型	缩写	长度（核苷酸）	功能	引文
启动子相关的 RNA	paRNA	<200	调节基因的表达水平	(9) Yan BX, Ma JX. Promoter-associated RNAs and promoter-targeted RNAs. Cell Mol Life Sci. 2012;69(17):2833–42. https://doi.org/10.1007/ s00018-012-0953-1
长链非编码 RNA	lncRNA	>200	多种不同功能	(10) Ahmad Bhat S, Mudasir Ahmad S, et al. Long non-coding RNAs: mechanism of action and functional utility, Non-coding RNA Res. 2016;1(1):43–50. https://doi.org/10.1016/j.ncrna.2016.11.002

胃癌中的 miRNA

miRNA 是一类长度在 18~24 个核苷酸之间的 ncRNA，编码 miRNAs 的基因可以是单个拷贝、多个拷贝或成簇存在；而其他形式存在于蛋白质编码基因的区域，包括内含子。它们通常具有序列保守性、时间特异性与组织特异性等特征。

尽管 miRNAs 不具备编码蛋白质的能力，但是它能够在转录后水平调控基因的表达水平。miRNA 可以通过与靶 mRNA 的 3′-非翻译区域（3′-untranslated regions，3′-UTRs）完全或者不完全的互补结合，从而促进靶 mRNA 的降解或抑制其翻译。因此，miRNA 能够负性调控这些靶基因的表达水平，在这一过程中也涉及了多个其他蛋白的招募。

一个 miRNA 能够与不同区域的多个 mRNA 发生相互作用，同时，一个 mRNA 也可以在完全或不完全序列互补的基础上与几个 miRNAs 结合。

在合成 miRNA 的过程中，基因组 DNA 在细胞核内被 RNA 多聚酶Ⅱ转录成 miRNA 初级转录产物（primary miRNA, pri-miRNA）。然后，pri-miRNA 被核酸内切酶家族 RNase 3 中的 Drosha 酶剪切成长度为 70 ~ 80 个核苷酸具有发夹环结构的前体 miRNA。（miRNA precursor, pre-miRNA）。最后，pre-miRNA

在 Ran-GTP 和转运蛋白 Exportin5 的协同作用下转运出细胞核，继而经过 Dicer 酶酶切成为长约 22 个核苷酸的成熟 miRNA。此时，合成的 miRNA 已经能够发挥功能。

通过微阵列技术、生物信息学和其他遗传学方法分析，miRNA 在胃癌中的异常表达被证实与癌症的发生发展中包括转移的多个步骤密切相关。MiRNA 可以通过上调或下调癌基因与抑癌基因的表达水平从而在调控癌症相关的基因中发挥重要作用。其中，第一个被提出的例子是 miRNA-106b-25。Petrocca 等报道转录因子 E2F1 与转化生长因子 β 的异常表达在胃癌的恶性进展中发挥至关重要的作用。E2F1 被证实能够激活其自身的启动子，同时其宿主基因 Mcm7 能够上调 miR-106b-25 簇的表达水平。此外，miR-106b-25 簇的过表达会损害转化生长因子 β 的肿瘤抑制途径，但因子 CDKN1A（p21Waf1/Cip1）和 BCL2L11（Bim）的表达也会发生改变。最后，研究指出 CDKN1A 和 BCL2L11 干扰了 G1/S 的细胞周期检查点，并分别对转化生长因子 β 依赖的凋亡产生抗性（图 11.1）。

另一个例子是 miRNA-9，该基因在胃癌中呈现出低表达水平。其中，核因子 κB1（NF-κB1）是 miRNA-9 分子的直接靶点。Wan 等进行的一项研究表明 miRNA-9 的过表达显著抑制了细胞的生长和增殖，miRNA-9

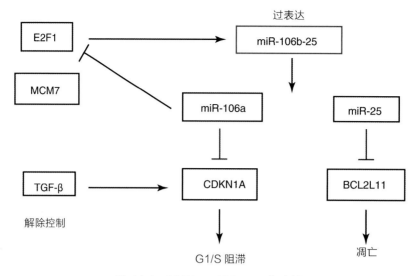

图 11.1　MiRNA-106b-25 的功能

miRNA-106b-25 可以影响 CDKN1 和 BCL2L11 的表达水平。miRNA-106b-25 与 E2F1 及转化生长因子 β 之间的相互作用可以影响细胞周期与凋亡。

不仅反向调节内源性 NF-κB1 蛋白的表达，同时降低了内源性 NF-κB1 在 mRNA 水平上的表达。

最近一项由 Tae-Su Han 等进行的研究通过使用下一代测序平台（next-generation sequencing, NGS）综合分析了 miRNA 的测序数据，并确定了多种胃癌特异性的 miRNA。该研究证实 miR-29c 在胃癌组织中显著下调。同时，miR-29c 可以通过调节其下游靶基因 ITGB1 的表达水平从而在胃癌中发挥抑癌基因的作用。MiR-29c 表达水平的抑制是胃癌发生的早期事件。

化疗耐药是胃癌治疗中尚未解决的一个重要问题。大量研究报告表明，miRNAs 与胃癌细胞系对化疗药物的敏感度有关。例如，miR-375 在顺铂（cisplatin，DDP）耐药的人胃癌细胞系中的表达水平较 DDP 敏感的人胃癌细胞系相比显著下调。免疫印迹实验发现 miR-375 可以通过靶向 ERBB2 与磷酸化 Akt 来提高胃癌细胞系顺铂治疗的敏感性。与之相反，顺铂介导的抗增殖与促凋亡效应可以通过降低 miR-375 的表达水平得到逆转。

许多其他的 miRNAs，如 miR-448、miR-15a 与 miR-485-5p，也被发现能通过靶基因，如 IGF1R、BMI1 和 Flot1 来抑制胃癌细胞的增殖、侵袭或迁移。

另外，miR-1290 与 miR-543 可以通过其下游靶基因 FOXA1 和 SIRT1 来促进胃癌的增殖或转移。

胃癌中的 lncRNA

LncRNA 是 ncRNA 中最大的一类，其长度从 200 个核苷酸到几千个碱基不等。根据它们的基因组定位、作用方式和功能，lncRNA 可以被分为不同的类群。其中，根据基因组的位置不同，lncRNA 可以划分为 5 种类型，如反义型、内含子型、基因间型、双向型和同义重叠型 lncRNA。根据 lncRNA 对 DNA 序列的作用方式，可以划分为顺式作用的 lncRNA 和反式作用的 lncRNA。而在功能上，lncRNA 可以分为 4 种类型：信号分子、诱饵分子、导向分子和分子支架（图 11.2）。LncRNA 参与到多种不同的细胞与生

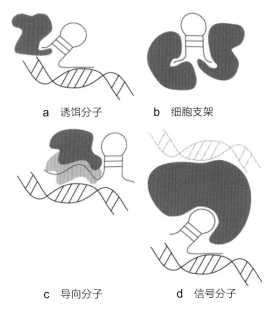

a　诱饵分子　　b　细胞支架

c　导向分子　　d　信号分子

图 11.2　4 种不同类型的 lncRNA 作用机制

a. LncRNA 可以充当诱饵，滴定 DNA 结合蛋白（例如转录因子）；b. LncRNA 可以充当脚手架的作用使得两个或多个蛋白质在空间结构上接近或者进入一个复合体中；c. LncRNA 可以发挥指导的作用去招募蛋白质到 DNA 上（例如染色质修饰酶）；d. LncRNA 的指导也可以通过顺式增强子样模型中的染色体环来发挥作用；RNA（红色），DNA（黑色），DNA 环部分（黄色），DNA 结合蛋白（蓝色）（Source: Luka Bolha et al., Article ID 7243968, 14 pages, Fig. 1, https://doi. org/10.1155/2017/7243968, an open access article distributed under the Creative Commons Attribution License）。

理进程中，如基因调控、基因组印迹、染色质包装、剂量补偿、细胞分化、胚胎发育等。LncRNA 是调控基因表达水平的关键分子，其在包括肿瘤的多种疾病中呈现出异常表达与异常调节。实际上，LncRNA 能够影响与癌症密切相关的多种机制，如增殖、凋亡、侵袭转移及新生血管生成。

在多种不同的癌症中，大量的 lncRNA 呈现出异常表达模式。

胃癌中显著上调的 lncRNA

Ak058003 是从 10q22 号染色体上的位点转录，产生的长度为 1197 个碱基的 lncRNA。

Wang 等发现，在缺氧状态下 Ak058003 的表达水平显著上调，其在胃癌中的高表达能够提高胃癌细胞在体内与体外水平的细胞迁移能力。此外，Ak058003 被发现能够靶向一种促转移癌基因 γ- 突触核素（SNCG）。AK058003 的高表达水平可以降低 SNCG 启动子甲基化并上调该癌基因的表达水平，从而促进缺氧诱导的胃癌细胞发生转移。

ANRIL 是由定位于 9p21.3 的位点反义转录出的 lncRNA，能够充当分子支架或发挥导向作用。新近研究证据显示，ANRIL 可以结合 PRC2 复合物从而表观沉默 miR-99a 与 miR-449a 的表达水平。在胃癌中，ANRIL 表达水平高，与 miR-99a/miR-449a 的表达水平呈负相关。这些调控模式会导致胃癌更差的 TNM 分期与更大的肿瘤大小。

BANCR（BRAF-activated noncoding RNA, BANCR）是一个位于 9q21.1 上，包含有 4 个外显子，长度为 693bp 的 lncRNA。BANCR 在胃癌的组织及多种胃癌细胞系中呈现出高表达水平，并通过与 miR-9 相互作用影响 NF-κB1 的表达水平从而调节胃癌细胞的增殖与凋亡。研究结果显示上调 BANCR 有助于 NF-κB1 表达的下调，导致胃癌细胞数量的增加与凋亡能力的减弱。此外，多项研究表明证实 BANCR 在胃癌组织中的高表达与胃癌患者的临床分期、淋巴结转移，及远处转移情况密切相关。

CCAT1（Colon cancer-associated transcript 1, CCAT1）是一个定位于 8q24，长度为 2628 个核苷酸的 lncRNA。研究发现，CCAT1 在胃癌组织中显著上调，同时与原发肿瘤生长、淋巴结转移和远处转移情况密切相关。此外，癌基因 c-Myc 可以与 CCAT1 启动子区域的 E-box 元件发生结合从而提升 CCAT1 的表达水平。在体外，CCAT1 被证实能够参与调节细胞的增殖与迁移。其他研究数据显示，CCAT1 能够激活 ERK/MAPK 信号通路，抑制细胞周期阻滞和凋亡。

GACAT3 是一个位于 2p24，长度为 1096 个核苷酸的 lncRNA。 GACAT3 在胃癌组织中的高表达水平与胃癌患者的 TNM 分期、肿瘤大小和远处转移情况正性相关。

H19 是一个位于 11p15.5 的母系印迹基因，在除心脏和骨骼肌外的大多数成人组织中的表达较低，而在胚胎发生过程中发挥着重要的作用。研究结果证实 H19 的表达水平与 p53 蛋白有关，p53 能够显著抑制 H19 的表达水平，H19 能够包含一个长度为 23 个核苷酸的 miR-675，H19 可以通过其 miR-675 产物来沉默转录因子 RUNX1 的表达，从而诱导胃癌细胞增殖。此外，H19 与 miR-675 在胃癌组织种的表达水平显著上调，并显示出与胃癌患者的淋巴结转移情况与临床分期显著相关性。H19 和 miR-675 具有不同的靶点，但它们在胃癌中均可以通过影响增殖、迁移、侵袭和转移来促进胃癌的恶性进展。

HOTAIR（HOX transcript antisense RNA，HOTAIR）是一个从 12q13.13 转录而来的 lncRNA，其在胃癌进展中发挥重要作用，同时 HOTAIR 也是被研究地最为详尽的 lncRNA 之一。HOTAIR 是 *HOXC* 基因簇转录的长度为 2158 个核苷酸的 lncRNA。研究发现 HOTAIR 能够发挥分子支架的作用参与调节基因的表观沉默。HOTAIR 能够将 PRC2 复合物引导到特定 *HOXD* 基因的三甲基化组蛋白 H3 的第 27 位赖氨酸上，从而抑制 *HOXD* 基因的表达水平。

研究结果证实 HOTAIR 可以通过抑制某些转移抑制基因来促进转移。此外，HOTAIR 被证实在胃癌组织中显著上调，其高表达水平往往与较差的临床预后、高的 TNM 分期、神经周围浸润、大体积肿瘤、淋巴结转移与远处转移相关。

MALAT1（metastasis-associated lung adenocarcinoma transcript 1，MALAT1）是一个位于 11q13 号染色体上，长度为 8000 个核苷酸的 lncRNA。研究结果显示 MALAT1 在胃癌组织中显著上调，并与胃癌患者的腹膜转移有关。此外，MALAT1 通过提升选择性剪接因子 1（alternative splicing factor 1，ASF1）与 pre-mRNA 的剪切因子 SF2 促进细胞的增殖能力，这些蛋白质是炎症性疾病和癌症的关键调节因子。

PVT1（Plasmacytoma variant translocation 1，PVT1）是一个位于人 8q24 上 57kb 处的 lncRNA，同时该基因也是 c-Myc 的下游靶基因之一。8q24 位点上的这两种基因都在多种不同类型的癌症中发挥重要的调节作用。

多种研究结果证实，PVT1 在不同的癌症中发挥着抑制凋亡基因的作用。PVT1 表达水平的上调对于提升 c-Myc 在多种癌症中的表达水平具有重要作用。同时，PVT1 在胃癌组织中的表达水平也显著上调。此外，PVT1 可以通过结合 EZH2 表观沉默 CDKN2B/ p15 与 CDKN2A/p16 的表达水平从而促进胃癌的恶性进展，PVT1 在胃癌中的高表达水平同时与胃癌患者的淋巴结转移情况密切相关。

UCA1（Urothelial carcinoma associated 1，UCA1）是一个位于 19p13.12，含有 3 个外显子的 lncRNA。该基因在胃癌组织与细胞系中显著上调，其表达水平与胃癌患者的肿瘤大小、分化情况、侵袭程度及 TNM 分期密切相关。同时，胃癌相关的研究报告指出，UCA1 的高表达患者，其总生存期和无病生存期往往更短。

胃癌中下调的 lncRNA

AA174084 在胃癌组织中的表达水平较邻近正常组织相比明显下调。此外，对胃溃疡、慢性萎缩性胃炎或胃癌患者的胃液样本进行研究表明，AA174084 在胃癌患者中的表达水平最高，提示其作为胃癌生物标志物的潜在价值。胃癌组织中 AA174084 的表达水平被发现与胃癌患者的年龄、Borrmann 分型和神经周浸润有关。胃液中 AA174084 的表达水平被证实与胃癌患者的肿瘤大小、肿瘤分期、Luren 分型与 CEA 水平密切相关。总的来说，胃液中 AA174084 的表达水平可以作为筛选早期胃癌患者的潜在生物标志物。

FENDRR（FOXF1 adjacent noncoding developmental regulatory RNA，FENDRR）是一个位于 16q24.1 上，含有 7 个外显子的 lncRNA。FENDRR 可以通过结合 PRC2 和（或）TrxG/MLL 复合物调节组蛋白甲基化和染色质结构。此外，FENDRR 在胃癌组织与细胞系中显著下调，其表达水平与胃癌患者的侵袭深度、晚期肿瘤分期和淋巴转移情况密切相关。

FER1L4（Fer-1-like protein 4，FER1L4）是一个位于 20q11 的 lncRNA，其在胃癌中的低表达水平与胃癌患者的病理学分级，肿瘤大小，浸润严重程度，血管或神经浸润，淋巴结和远处转移情况密切相关。同时，研究结果显示 FER1L4 是 miR-106a-5p 的靶基因之一，低数量的 FER1L4 可以显著增加游离 MIR-106a-5p 的数量，使其能够与靶基因，如视网膜母细胞瘤基因 RB1（retinoblastoma gene 1，RB1）有更多结合机会。

GACAT2（Gastric cancer-associated transcript2，GACAT2）是一个位于 18p11，长度为 818 个核苷酸的 lncRNA，其在胃癌组织与胃癌细胞系中显著下调并与患者的远处转移和神经血管侵袭情况密切相关。

MEG3（Maternally expressed gene 3，MEG3）是一个从 14q32 处的印迹基因簇转录而来的发挥抑癌基因作用的 lncRNA，其长度为 1700 个核苷酸。研究结果证实，MEG3 在胃癌组织中显著下调，其表达水平与胃癌患者的 TNM 分期、肿瘤大小、侵袭深度和总体生存期密切相关。

MT1JP（Metallothionein1J）是一个在位于 16q13 上的 lncRNA，其在胃癌组织中的表达水平较配对的癌旁组织相比显著下调。Zhongchuan 等研究发现，MT1JP 是维持细胞

正常生命活动所必需的，并作为肿瘤抑制因子发挥着关键作用。LncRNA 参与到了肿瘤进展中的多个步骤，包括细胞增殖、迁移与侵袭。因此，MT1JP 有可能成为胃癌患者的潜在的诊断标志物与治疗靶标。

ncRuPAR（Noncoding RNA upstream of the PAR-1，ncRuPAR）被发现可以在胚胎生长的过程中提高 PAR1（protease activator-1，PAR1）的表达水平。Liu 等证实了 ncRuPAR 在癌症中发挥抑癌作用。

ncRuPAR 是一个定位于人 5q13 上的 lncRNA，其在胃癌中的表达水平与 PAR-1 的含量呈现负性相关的关系。ncRuPAR 在胃癌中的表达水平与患者的肿瘤大小、肿瘤浸润深度、淋巴结转移及远处转移情况密切相关。

TUSC7（Tumor suppressor candidate 7，TUSC7）是一个位于 3q13.31 上，含有 4 个外显子的 lncRNA。研究报告证实 TUSC7 在胃癌组织中显著下调，与胃癌细胞的大量增殖相关。此外，P53 是 TUSC7 在胃癌中的一个调节因子，TP53 的敲降或者突变是造成 TUSC7 显著下调的主要原因。此外，TUSC7 可以负性调控 miR-23b 的表达水平，而 miR-23b 能够促进胃癌细胞的生长。

miRNA 作为胃癌的生物标志物

大量 miRNA 被证实在胃癌患者的血浆和血清中异常表达，如 miR223、miR-233、miR-378、miR-421、miR-451、miR-4865p 与 miR-199-3p 在胃癌患者的血清中高表达。Wang 等发现，胃癌血清中 miR-233 水平与患者的肿瘤分化分级、TNM 分期、肿瘤大小和转移情况密切相关。

Wu 等发现，相较于 90 例健康人，miR-421 在 90 例胃癌患者血清中的表达水平显著上调。胃癌细胞中高表达水平的 miR-421 能够作为胃癌循环肿瘤细胞的潜在生物标志物，可用于胃癌转移的早期诊断。此外，体内和

体外实验表明致瘤性 miR-421 能够促进肿瘤的增殖、侵袭和转移，但是与患者的临床病理特征无相关性。

相反，let-7a、miR-375、miR-20a-5p 与 miR-320 在胃癌患者的血清中显著下调。一项研究证实，let-7a 在胃癌患者的血清中呈现出相对低表达水平，miR-17-5p，miR-106a，miR-106b 与 miR-21 在胃癌患者的血清中呈现出相对高表达水平。其他研究结果显示，miR-375 在胃癌中显著下调，同时过表达 miR-375 可以通过靶向 p53、JAK2、ERBB2 与 STAT3 抑制胃癌进展。这些研究表明，miRNA 可能是肿瘤诊断的有效生物标志物，然而，现阶段仍然需要更大规模的临床研究去证明 miRNA 作为胃癌诊断标志物的价值。

另外，一些研究表明 miRNA 不仅可以作为潜在的生物标志物，而且可以作为癌症的潜在治疗靶点。以 miRNA 为基础的药物是通过调节 miRNA 的表达水平以抑制相关的信号通路，从而促进恶性肿瘤的进展。例如，miR-34 是一个在包括胃癌在内的多种肿瘤中发挥抑癌基因作用的特征性的 miRNA。根据文献报道，miR-34 在多种肿瘤组织中以最低水平表达，并发现在胃癌细胞中重新引入 miR-34 模拟物能够在体外和体内水平抑制肿瘤细胞的生长。因此，miR-34a 已被证明是在癌症细胞中发挥抑癌基因的作用，同时该基因是抑制转移、化疗耐药和肿瘤复发的理想治疗工具。

然而，其他一些因素也应该被考虑到，由于一种 miRNA 可以靶向多个基因与信号通路，所以脱靶效应是不容易预测的。因此，miRNA 的治疗需要更详细的研究。

lncRNA 作为胃癌的生物标志物

近年来，癌症患者体液中癌症相关的 lncRNA 的检测已被证明是一种有效诊断癌症的方法。与肿瘤组织的经典活检相比，检测循环 lncRNA 是进行癌症诊断和预后的更优选择，这主要是因为检测循环 lncRNA 是无创性的检查，在临床实践的常规应用中显示出巨大的潜力。

LncRNA 能够成为适合癌症诊断与判断预后的有效标志物，主要是因为它在体液循环中呈现出高稳定性，特别是当 lncRNA 存在于外泌体或凋亡小体中时。研究结果证实，lncRNA 能够抵抗体液中的多种核糖核酸酶。此外，lncRNA 在多种肿瘤组织中的异常表达在不同种类的体液中也有清晰的反映，包括全血、血浆、尿液、唾液和胃液。这些特征使得 lncRNA 成为胃癌患者潜在的判断预后价值的生物标志物，检测手段的方便易行与检测结果的易于评估也为患者带来了巨大的好处。

循环 lncRNA 的检测可以代表评估癌症的一种极好的方法，用于区分肿瘤患者和早期健康人群，具有较高的敏感度和特异度。此外，该种方法还可以评估肿瘤患者的预后，以及手术后肿瘤转移和复发的风险。从胃癌患者的体液样本（如血浆和胃液）中检测 lncRNA BANCR、H19、CCAT 和 AA174084 的评价方法显示出良好的诊断性能。这些 lncRNA 可以区分胃癌患者与健康个体，并有效地检测出胃癌所处的不同阶段（从早期到转移性癌）。然而，尽管它们诊断性能良好，但是与几种传统的癌症生物标志物相似的是仍然会获得假阳性和假阴性的检测结果。

肿瘤患者体液中 lncRNA 的稳定性目前尚未得到彻底的探讨。研究证据显示，有一些 lncRNA 在几个冻融循环和高温长时间孵育等极端情况下，仍然能够在血浆中保持稳定。到目前为止，已经有 3 种机制能够解释 lncRNA 被释放到体液中。首先，细胞外 RNA 可以将自己包装进特定的膜囊泡中，如外泌体和微囊泡，这一作用模式主要是为了被分泌或者用于抵抗 RNase 的活性。不同的研究表明，外泌体通常可以保护血浆中的 lncRNA。第二，细胞外 RNA 可以通过肿瘤组织和细胞主动释放。第三，细胞外 RNA 可能将自己包裹在高密度脂蛋白（high-density lipoprotein，HDL）、凋亡小体或者是与蛋白质相关的复合物中，如 Ago-miRNA 复合物与 NPM1-miRNA 复合物。然而，尽管进行了许多研究，lncRNA 到循环系统的分泌与转运机制仍然知之甚少。

为了进一步将循环 lncRNA 引入临床实践，应深入研究与改进样品制备的标准化方案以及提取方法。

结论

近年来，ncRNA 在胃癌中的作用得到了明确。多项研究已经证实了 ncRNA 在胃癌诊断和预后中的潜在临床应用。循环 lncRNA 被认为是一个新兴的胃癌生物标志物，但是由于 ncRNA 与胃癌之间的作用关系非常复杂，循环 ncRNA 的应用还需要进一步的探索。

其中，有几种 ncRNA 是有望在患者体液中检测到的肿瘤生物标志物，包括 miR-34、H19、HOTAIR、MALAT1、UCA1 和 AA174084。这种类型的 ncRNA 已经被证明可以在临床实践中作为胃癌诊断与预后判断的潜在生物标志物。随着未来几年人们不断深入探索，ncRNA 领域的研究将会向前迈出一大步。

参考文献

[1] Anvara MS, Minuchehra Z, Shahlaeib M, Kheitana S. Gastric cancer biomarkers; A systems biology approach; 2405–5808/ © 2018 Published by Elsevier B.V. https://doi.org/10.1016/j.bbrep.2018.01.001.

[2] Lv Z, Zhang Y, Yu X, Lin Y, Ge Y. The function of long non-coding RNA MT1JP in the development and progression of gastric cancer. Pathol Res Pract. 2018;214(8):1218–23. https://doi.org/10.1016/j.prp.2018.07.001.

[3] Yan X, Hu Z, Feng Y, Hu X, Yuan J, Zhao SD, Zhang Y, Yang L, Shan W, He Q, Fan L, Kandalaft LE, Tanyi JL, Li C, Yuan CX, Zhang D, Yuan H, Hua K, Lu Y, Katsaros D, Huang Q, Montone K, Fan Y, Coukos G, Boyd J, Sood AK, Rebbeck T, Mills GB, Dang CV, Zhang L. Comprehensive genomic characterization of long non-coding RNAs across human cancers. Cancer Cell. 2015;28:529–40. https://doi.org/10.1016/j.ccell.2015.09.006.

[4] Ezkurdia I, Juan D, Rodriguez JM, Frankish A, Diekhans M, Harrow J, Vazquez J, Valencia A, Tress ML. Multiple evidence strands suggest that there may be as few as 19,000 human protein-coding genes. Hum Mol Genet. 2014;23:5866–78. https://doi.org/10.1093/hmg/ddu309.

[5] Consortium EP. An integrated encyclopedia of DNA elements in the human genome. Nature. 2012;489(7414):57–74. Available on: https://www.nature.com/articles/nature11247.

[6] Bhan A, Mandal SS. Long noncoding RNAs: emerging stars in gene regulation, epigenetics and human disease. ChemMedChem. 2014;9(9):1932–56. https://doi.org/10.1002/cmdc.201300534. Epub 2014 Mar 26.

[7] Amaral PP, Dinger ME, Mercer TR, Mattick JS. The eukaryotic genome as an RNA machine. Science. 2008;319:1787–9. https://doi.org/10.1126/science.1155472.

[8] Taft RJ, Pang KC, Mercer TR, Dinger M, Mattick JS. Non-coding RNAs: regulators of disease. J Pathol. 2010;220:126–39. https://doi.org/10.1002/path.2638.

[9] Zhao J, Liu Y, Huang G, et al. Long non-coding RNAs in gastric cancer: versatile mechanisms and potential for clinical translation. Am J Cancer Res. 2015;5(3):907–27. Available on: https://www.ncbi.nlm.nih.gov/pmc/articles/PMC4449426/#__ffn_sectitle.

[10] Yang G, Lu X, Yuan L. LncRNA: a link between RNA and cancer. Biochim Biophys Acta. 2014;1839(11):1097–109. https://doi.org/10.1016/j.bbagrm.2014.08.012. Epub 2014 Aug 23.

[11] Kahlert C, Kalluri R. Exosomes in tumor microenvironment influence cancer progression and metastasis. J Mol Med (Berl). 2013;91:431–7. https://doi.org/10.1007/s00109-013-1020-6.

[12] Li PF, Chen SC, Xia T, Jiang XM, Shao YF, Xiao BX, Guo JM. Non-coding RNAs and gastric cancer. World J Gastroenterol. 2014;20:5411–9. https://doi.org/10.3748/wjg.v20.i18.5411.

[13] Place RF, Noonan EJ. Non-coding RNAs turn up the heat: an emerging layer of novel regulators in the mammalian heat shock response. Cell Stress Chaperones. 2014;19:159–72. https://doi.org/10.1007/s12192-013-0456-5.

[14] Gomes AQ, Nolasco S, Soares H. Non-coding RNAs: multi-tasking molecules in the cell. Int J Mol Sci. 2013;14:16010–39. https://doi.org/10.3390/ijms140816010.

[15] Zhang XM, Ma ZW, Wang Q, Wang JN, Yang JW, Li XD, Li H, Men TY. A new RNA-seq method to detect the transcription and non-coding RNA in prostate cancer. Pathol Oncol Res. 2014;20:43–50. https://doi.org/10.1007/s12253-013-9618-0.

[16] Lv J, Liu H, Huang Z, Su J, He H, Xiu Y, Zhang Y, Wu Q. Long non-coding RNA identification over mouse brain development by integrative modeling of chromatin and genomic features. Nucleic Acids Res.

2013;41:10044–61. https://doi.org/10.1093/ nar/gkt818.

[17] Kim VN, Nam JW. Genomics of microRNA. Trends Genet. 2006;22:165–73. https://doi.org/10.1016/j. tig.2006.01.003.

[18] Singh TR, Gupta A, Suravajhala P. Challenges in the miRNA research. Int J Bioinforma Res Appl. 2013;9:576–83. https://doi.org/10.1504/ IJBRA.2013.056620.

[19] Zhang Y, Wang Z, Gemeinhart RA. Progress in microRNA delivery. J Control Release. 2013;172:962–74. https://doi.org/10.1016/j.jconrel.2013.09.015.

[20] Lee Y, Ahn C, Han J, Choi H, Kim J, Yim J, Lee J, Provost P, Rådmark O, Kim S, et al. The nuclear RNase III Drosha initiates microRNA processing. Nature. 2003;425:415–9. https://doi.org/10.1038/ nature01957.

[21] Lund E, Güttinger S, Calado A, Dahlberg JE, Kutay U. Nuclear export of microRNA precursors. Science. 2004;303:95–8. https://doi.org/10.1126/ science.1090599.

[22] Petrocca F, Visone R, Onelli MR, Shah MH, Nicoloso MS, de Martino I, Iliopoulos D, Pilozzi E, Liu CG, Negrini M, et al. E2F1-regulated microRNAs impair TGFbeta-dependent cell-cycle arrest and apoptosis in gastric cancer. Cancer Cell. 2008;13:272–86. https:// doi.org/10.1016/j. ccr.2008.02.013.

[23] Wan HY, Guo LM, Liu T, Liu M, Li X, Tang H. Regulation of the transcription factor NF-kappaB1 by microRNA-9 in human gastric adenocarcinoma. Mol Cancer. 2010;9:16. https://doi. org/10.1186/1476-4598-9-16.

[24] Han TS, Hur K, Xu G, Choi B, Okugawa Y, Toiyama Y, Oshima H, Oshima M, Lee HJ, Kim VN, et al. MicroRNA-29c mediates initiation of gastric carcinogenesis by directly targeting ITGB1. Gut. 2015;64:203–14. https://doi.org/10.1136/ gutjnl-2013-306640.

[25] Zhou N, Qu Y, Xu C, Tang Y. Upregulation of microRNA-375 increases the cisplatin-sensitivity of human gastric cancer cells by regulating ERBB2. Exp Ther Med. 2016;11:625–30. https://doi. org/10.3892/ etm.2015.2920.

[26] Wu X, Tang H, Liu G, Wang H, Shu J, Sun F. miR-448 suppressed gastric cancer proliferation and invasion by regulating ADAM10. Tumour Biol. 2016. Epub ahead of print; https://doi.org/10.1007/ s13277-016-4942-0.

[27] Wu C, Zheng X, Li X, Fesler A, Hu W, Chen L, Xu B, Wang Q, Tong A, Burke S, et al. Reduction of gastric cancer proliferation and invasion by miR-15a mediated suppression of Bmi-1 translation. Oncotarget. 2016;7:14522–36. https://doi. org/10.18632/ oncotarget.7392.

[28] Kang M, Ren MP, Zhao L, Li CP, Deng MM. miR-485-5p acts as a negative regulator in gastric cancer progression by targeting flotillin-1. Am J Transl Res. 2015;7:2212–22. Available on: https://www.ncbi. nlm. nih.gov/pmc/articles/PMC4697701/.

[29] Lin M, Shi C, Lin X, Pan J, Shen S, Xu Z, Chen Q. sMicroRNA-1290 inhibits cells proliferation and migration by targeting FOXA1 in gastric cancer cells. Gene. 2016;582:137–42. https://doi.org/10.1016/ j.gene.2016.02.001.

[30] Li J, Dong G, Wang B, Gao W, Yang Q. miR-543

promotes gastric cancer cell proliferation by targeting SIRT1. Biochem Biophys Res Commun. 2016;469:15–21. https://doi.org/10.1016/j.bbrc.2015.11.062.

[31] Bolha L, Ravnik-Glavač M, Glavač D. Long Noncoding RNAs as Biomarkers in Cancer. Dis Markers. 2017;2017, 7243968:14. https://doi. org/10.1155/2017/7243968.

[32] Wang Y, Liu X, Zhang H, et al. Hypoxia-inducible lncRNA-AK058003 promotes gastric cancer metastasis by targeting gamma-synuclein. Neoplasia. 2014;16(12):1094–106. https://doi.org/10.1016/j. neo.2014.10.008.

[33] Kotake Y, Nakagawa T, Kitagawa K, Suzuki S, Liu N, Kitagawa M, Xiong Y. Long non-coding RNA ANRIL is required for the PRC2 recruitment to and silencing of p15(INK4B) tumor suppressor gene. Oncogene. 2011 Apr 21;30(16):1956–62. https:// doi.org/10.1038/ onc.2010.568.

[34] Holdt LM, Hoffmann S, Sass K, Langenberger D, Scholz M, Krohn K, Finstermeier K, Stahringer A, Wilfert W, Beutner F, Gielen S, Schuler G, Gäbel G, Bergert H, Bechmann I, Stadler PF, Thiery J, Teupser D. Alu elements in ANRIL non-coding RNA at chromosome 9p21 modulate atherogenic cell functions through trans-regulation of gene networks. PLoS Genet. 2013;9(7):e1003588. https://doi.org/10.1371/ journal. pgen.1003588.

[35] Zhang EB, Kong R, Yin DD, et al. Long noncoding RNA ANRIL indicates a poor prognosis of gastric cancer and promotes tumor growth by epigenetically silencing of miR-99a/miR-449a. Oncotarget. 2014;5(8):2276–92. https://doi.org/10.18632/ oncotarget.1902.

[36] Zhang ZX, Liu ZQ, Jiang B, et al. BRAF activated non-coding RNA (BANCR) promoting gastric cancer cells proliferation via regulation of NF-kappaB1. Biochem Biophys Res Commun. 2015;465(2):225–31. https:// doi.org/10.1016/j.bbrc.2015.07.158.

[37] Li L, Zhang L, Zhang Y, et al. Increased expression of LncRNA BANCR is associated with clinical progression and poor prognosis in gastric cancer. Biomed Pharmacother. 2015;72:109–12. https://doi. org/10.1016/j.biopha.2015.04.007.

[38] Nissan A, Stojadinovic A, Mitrani-Rosenbaum S, et al. Colon cancer associated transcript-1: a novel RNA expressed in malignant and pre-malignant human tissues. Int J Cancer. 2012;130(7):1598–606. https:// doi.org/10.1002/ijc.26170.

[39] Yang F, Xue X, Bi J, et al. Long noncoding RNA CCAT1, which could be activated by c-Myc, promotes the progression of gastric carcinoma. J Cancer Res Clin Oncol. 2013;139(3):437–45. https://doi. org/10.1007/ s00432-012-1324-x.

[40] Shen W, Yuan Y, Zhao M, Li J, Xu J, Lou G, Zheng J, Bu S, Guo J, Xi Y. Novel long non-coding RNA GACAT3 promotes gastric cancer cell proliferation through the IL-6/STAT3 signaling pathway. Tumour Biol. 2016;37(11):14895–902. https://doi. org/10.1007/ s13277-016-5372-8.

[41] Zhuang M, Gao W, Xu J, et al. The long non-coding RNA H19-derived miR-675 modulates human gastric cancer cell proliferation by targeting tumor sup-

pressor RUNX1. Biochem Biophys Res Commun. 2014;448(3):315–22. https://doi.org/10.1016/j. bbrc.2013.12.126.

[42] Zhang EB, Han L, Yin DD, et al. c-Myc-induced, long, noncoding H19 affects cell proliferation and predicts a poor prognosis in patients with gastric cancer. Med Oncol. 2014;31(5):914. https://doi. org/10.1007/ s12032-014-0914-7.

[43] Yang F, Bi J, Xue X, et al. Up-regulated long noncoding RNA H19 contributes to proliferation of gastric cancer cells. FEBS J. 2012;279(17):3159–65. https://doi. org/10.1111/j.1742-4658.2012.08694.x.

[44] Dugimont T, Montpellier C, Adriaenssens E, et al. The H19 TATA-less promoter is efficiently repressed by wild-type tumor suppressor gene product p53. Oncogene. 1998;16(18):2395–401. https://doi. org/10.1038/sj.onc.1201742.

[45] Zhang Y, Ma M, Liu W, et al. Enhanced expression of long noncoding RNA CARLo-5 is associated with the development of gastric cancer. Int J Clin Exp Pathol. 2014;7(12):8471–9. Available on: https://www.ncbi. nlm.nih.gov/pmc/articles/ PMC4314006/#__ffn_ sectitle.

[46] Cai X, Cullen BR. The imprinted H19 noncoding RNA is a primary microRNA precursor. RNA. 2007;13(3):313–6. https://doi.org/10.1261/ rna.351707.

[47] Luo J, Tang L, Zhang J, et al. Long non-coding RNA CARLo-5 is a negative prognostic factor and exhibits tumor pro-oncogenic activity in non-small cell lung cancer. Tumour Biol. 2014;35(11):11541–9. https://doi. org/10.1007/s13277-014-2442-7.

[48] Pan W, Liu L, Wei J, et al. A functional lncRNA HOTAIR genetic variant contributes to gastric cancer susceptibility. Mol Carcinog. 2016;55:90–6. https://doi. org/10.1002/mc.22261.

[49] Emadi-Andani E, Nikpour P, Emadi-Baygi M, et al. Association of HOTAIR expression in gastric carcinoma with invasion and distant metastasis. Adv Biomed Res. 2014;3:135. https://doi.org/10.4103/2277-9175.133278.

[50] Endo H, Shiroki T, Nakagawa T, et al. Enhanced expression of long non-coding RNA HOTAIR is associated with the development of gastric cancer. PLoS One. 2013;8(10):e77070. https://doi. org/10.1371/ journal.pone.0077070.

[51] Liu XH, Sun M, Nie FQ, et al. Lnc RNA HOTAIR functions as a competing endogenous RNA to regulate HER2 expression by sponging miR-331-3p in gastric cancer. Mol Cancer. 2014;13:92. https://doi. org/10.1186/1476-4598-13-92.

[52] Gutschner T, Hammerle M, Diederichs S. MALAT1 – a paradigm for long noncoding RNA function in cancer. J Mol Med (Berl). 2013;91(7):791–801. https:// doi. org/10.1007/s00109-013-1028-y.

[53] Ji P, Diederichs S, Wang W, et al. MALAT-1, a novel noncoding RNA, and thymosin beta4 predict metastasis and survival in early-stage non-small cell lung cancer. Oncogene. 2003;22(39):8031–41. https:// doi. org/10.1038/sj.onc.1206928.

[54] Okugawa Y, Toiyama Y, Hur K, et al. Metastasis-associated long non-coding RNA drives gastric cancer development and promotes peritoneal metastasis.

Carcinogenesis. 2014;35(12):2731–9. https://doi. org/10.1093/carcin/bgu200.

[55] Wang J, Su L, Chen X, et al. MALAT1 promotes cell proliferation in gastric cancer by recruiting SF2/ ASF. Biomed Pharmacother. 2014;68(5):557–64. https://doi. org/10.1016/j.biopha.2014.04.007.

[56] Chalaris A, Garbers C, Rabe B, et al. The soluble Interleukin 6 receptor: generation and role in inflammation and cancer. Eur J Cell Biol. 2011;90(6–7):484–94. https://doi.org/10.1016/j. ejcb.2010.10.007.

[57] Ding J, Li D, Gong M, et al. Expression and clinical sig-nificance of the long non-coding RNA PVT1 in human gastric cancer. Onco Targets Ther. 2014;7:1625–30. https://doi.org/10.2147/OTT.S68854.

[58] Tseng YY, Moriarity BS, Gong W, et al. PVT1 dependence in cancer with MYC copy-number increase. Nature. 2014;512(7512):82–6. https://doi.org/10.1038/ nature13311.

[59] Kong R, Zhang EB, Yin DD, et al. Long noncoding RNA PVT1 indicates a poor prognosis of gastric cancer and promotes cell proliferation through epigenetically regulating p15 and p16. Mol Cancer. 2015;14:82. https://doi.org/10.1186/ s12943-015-0355-8.

[60] Wang XS, Zhang Z, Wang HC, et al. Rapid identification of UCA1 as a very sensitive and specific unique marker for human bladder carcinoma. Clin Cancer Res. 2006;12(16):4851–8. https://doi. org/10.1158/1078-0432.

[61] Zheng Q, Wu F, Dai WY, et al. Aberrant expression of UCA1 in gastric cancer and its clinical significance. Clin Transl Oncol. 2015;17(8):640–6. https:// doi. org/10.1007/s12094-015-1290-2.

[62] ShaoY YM, Jiang X, et al. Gastric juice long noncoding RNA used as a tumor marker for screening gastric cancer. Cancer. 2014;120(21):3320–8. https://doi. org/10.1002/cncr.28882.

[63] Khalil AM, Guttman M, Huarte M, et al. Many human large intergenic noncoding RNAs associate with chromatin modifying complexes and affect gene expression. Proc Natl Acad Sci U S A. 2009;106(28):11667–72. https://doi.org/10.1073/ pnas.0904715106.

[64] Liu Z, Shao Y, Tan L, et al. Clinical significance of the low expression of FER1L4 in gastric cancer patients. Tumour Biol. 2014;35(10):9613–7. https:// doi. org/10.1007/s13277-014-2259-4.

[65] Xia T, Liao Q, Jiang X, et al. Long noncoding RNA associated-competing endogenous RNAs in gastric cancer. Sci Rep. 2014;4:6088. https://doi. org/10.1038/ srep06088.

[66] Shao Y, Chen H, Jiang X, et al. Low expression of lncRNAHMlincRNA717 in human gastric cancer and its clinical significances. Tumour Biol. 2014;35(10):9591–5. https://doi.org/10.1007/ s13277-014-2243-z.

[67] Zhang X, Rice K, Wang Y, et al. Maternally expressed gene 3 (MEG3) noncoding ribonucleic acid: isoform structure, expression and functions. Endocrinology. 2010;151(3):939–47. https://doi. org/10.1210/en.2009-0657.

[68] Sun M, Xia R, Jin F, et al. Downregulated long noncoding RNA MEG3 is associated with poor

prognosis and promotes cell proliferation in gastric cancer. Tumour Biol. 2014;35:1065–73. https://doi. org/10.1007/s13277-013-1142-z.

[69] Madamanchi NR, Hu ZY, Li F, et al. A noncoding RNA regulates human protease-activated receptor-1 gene during embryogenesis. Biochim Biophys Acta. 2002;1576(3):237–45. https://doi.org/10.1016/ S0167-4781(02)00308-1.

[70] Liu L, Yan B, Yang Z, et al. ncRuPAR inhibits gastric cancer progression by down-regulating protease-activated receptor-1. Tumour Biol. 2014;35(8):7821–9. https://doi.org/10.1007/ s13277-014-2042-6.

[71] Qi P, Xu MD, Shen XH, et al. Reciprocal repression between TUSC7 and miR-23b in gastric cancer. Int J Cancer. 2015;137(6):1269–78. https://doi. org/10.1002/ ijc.29516.

[72] Liu HS, Xiao HS. MicroRNAs as potential bio-markers for gastric cancer. World J Gastroenterol. 2014;20:12007–17. https://doi.org/10.3748/wjg. v20. i34.12007.

[73] Ishiguro H, Kimura M, Takeyama H. Role of microRNAs in gastric cancer. World J Gastroenterol. 2014;20:5694–9. https://doi.org/10.3748/wjg.v20. i19.5694.

[74] He Y, Lin J, Kong D, Huang M, Xu C, Kim TK, Etheridge A, Luo Y, Ding Y, Wang K. Current state of circulating microRNAs as cancer biomarkers. Clin Chem. 2015 Sep;61(9):1138–55. https://doi. org/10.1373/clinchem.2015.241190.

[75] Wang H, Wang L, Wu Z, Sun R, Jin H, Ma J, Liu L, Ling R, Yi J, Wang L, Bian J, Chen J, Li N, et al. Three dysregulated microRNAs in serum as novel biomarkers for gastric cancer screening. Med Oncol. 2014;31:298. https://doi.org/10.1007/ s12032-014-0298-8.

[76] Wu J, Li G, Yao Y, Wang Z, Sun W, Wang J. MicroRNA-421 is a new potential diagnosis bio-marker with higher sensitivity and specificity than carcinoembryonic antigen and cancer antigen 125 in gastric cancer. Biomarkers. 2015;20:58–63. https:// doi.org/10.3109/1354750X.2014.992812

[77] Liu H, Zhu L, Liu B, Yang L, Meng X, Zhang W, Ma Y, Xiao H. Genome-wide microRNA profiles identify miR-378 as a serum biomarker for early detection of gastric cancer. Cancer Lett. 2012;316:196–203. https:// doi.org/10.1016/j.canlet.2011.10.034.

[78] Li BS, Zhao YL, Guo G, Li W, Zhu ED, Luo X, Mao XH, Zou QM, Yu PW, Zuo QF, Li N, Tang B, Liu KY, et al. Plasma microRNAs, miR-223, miR- 21 and miR-218, as novel potential biomarkers for gastric cancer detection. PLoS One. 2012;7:e41629. https://doi. org/10.1371/journal.pone.0041629.

[79] Zhou H, Xiao B, Zhou F, Deng H, Zhang X, Lou Y, Gong Z, Du C, Guo J. MiR-421 is a functional marker of circulating tumor cells in gastric cancer patients. Biomarkers. 2012;17:104–10. https://doi. org/10.3109/ 1354750X.2011.614961.

[80] Jiang Z, Guo J, Xiao B, Miao Y, Huang R, Li D, Zhang Y. Increased expression of miR-421 in human gastric carcinoma and its clinical association. J Gastroenterol. 2010;45:17–23. https://doi. org/10.1007/s00535-009-0135-6.

[81] Zhang WH, Gui JH, Wang CZ, Chang Q, Xu SP, Cai CH, Li YN, Tian YP, Yan L, Wu B. The identification of miR-375 as a potential biomarker in distal gastric adenocarcinoma. Oncol Res. 2012;20:139–14. https:// doi.org/10.1007/s10620-013-2970-9.

[82] Xu Q, Dong QG, Sun LP, He CY, Yuan Y. Expression of serum miR-20a-5p, let-7a, and miR-320a and their correlations with pepsinogen in atrophic gastritis and gastric cancer: a case-control study. BMC Clin Pathol. 2013;13:11. https://doi. org/10.1186/1472-6890-13-11.

[83] Tsujiura M, Ichikawa D, Komatsu S, Shiozaki A, Takeshita H, Kosuga T, Konishi H, Morimura R, Deguchi K, Fujiwara H, Okamoto K, Otsuji E. Circulating microRNAs in plasma of patients with gastric cancers. Br J Cancer. 2010;102:1174–9. https:// doi.org/10.1038/sj.bjc.6605608.

[84] Huang YK, Yu JC. Circulating microRNAs and long noncoding RNAs in gastric cancer diagnosis: an update and review. World J Gastroenterol. 2015;21:9863–86. https://doi.org/10.3748/wjg.v21. i34.9863.

[85] Tang R, Yang C, Ma X, Wang Y, Luo D, Huang C, Xu Z, Liu P, Yang L. MiR-let-7a inhibits cell proliferation, migration, and invasion by downregulating PKM2 in gastric cancer. Oncotarget. 2016;7:5972–84. https://doi. org/10.18632/oncotarget.6821. https://doi. org/10.3748/ wjg.v21. i34.9863.

[86] Pichler M, Calin GA. MicroRNAs in cancer: from developmental genes in worms to their clinical application in patients. Br J Cancer. 2015;113:569–73. https://doi.org/10.1038/bjc.2015.253.

[87] Riquelme I, Letelier P, Riffo-Campos AL, Brebi P, Roa JC. Emerging role of miRNAs in the drug resistance of gastric cancer. Int J Mol Sci. 2016;17:424. https://doi. org/10.3390/ijms17030424.

[88] Wang R, Ma J, Wu Q, Xia J, Miele L, Sarkar FH, Wang Z. Functional role of miR-34 family in human cancer. Curr Drug Targets. 2013;14:1185–91. https:// doi.org/1 0.2174/13894501113149990191.

[89] Misso G, Di Martino MT, De Rosa G, Farooqi AA, Lombardi A, Campani V, Zarone MR, Gulla A, Tagliaferri P, Tassone P, Caraglia M. Mir-34: a new weapon against cancer? Mol Ther Nucleic Acids. 2014;3:e194. https://doi.org/10.1038/mtna.2014.47.

[90] Zhang DG, Zheng JN, Pei DS. P53/microRNA-34-induced metabolic regulation: new opportunities in anticancer therapy. Mol Cancer. 2014;13:115. https:// doi.org/10.1186/1476-4598-13-115.

[91] Tsai MM, Wang CS, Tsai CY, Huang HW, Chi HC, Lin YH, Lu PH, Lin KH. Potential diagnostic, prognostic and therapeutic targets of microRNAs in human gastric cancer. Int J Mol Sci. 2016;17 https:// doi.org/10.3390/ ijms17060945.

[92] Akers JC, Gonda D, Kim R, Carter BS, Chen CC. Biogenesis of extracellular vesicles (EV): exosomes, microvesicles, retrovirus-like vesicles, and apoptotic bodies. J Neuro-Oncol. 2013;113(1):1–11. https://doi. org/10.1007/s11060-013-1084-8.

[93] Shi T, Gao G, Cao Y. Long noncoding RNAs as novel biomarkers have a promising future in cancer diagnostics. Dis Markers. 2016, 9085195:10. https:// doi.org/10.1155/2016/9085195.

[94] Reis EM, Verjovski-Almeida S. Perspectives of long non-coding RNAs in cancer diagnostics. Front

Genet. 2012;3(32):32. https://doi.org/10.3389/fgene.2012.00032.

[95] Shao Y, Ye M, Jiang X, et al. Gastric juice long noncoding RNA used as a tumor marker for screening gastric cancer. Cancer. 2014;120(21):3320–8. https://doi.org/10.1002/cncr.28882.

[96] Silva A, Bullock M, Calin G. The clinical relevance of long non-coding RNAs in cancer. Cancer. 2015;7(4):2169–82. https://doi.org/10.3390/cancers7040884.

[97] Zhang K, Shi H, Xi H, et al. Genome-wide lncRNA microarray profiling identifies novel circulating lncRNAs for detection of gastric cancer. Theranostics. 2017;7(1):213–27. https://doi. org/10.7150/thno.16044.

[98] Zhou X, Yin C, Dang Y, Ye F, Zhang G. Identification of the long non-coding RNA H19 in plasma as a novel biomarker for diagnosis of gastric cancer. Sci Rep. 2015;5:11516. https://doi.org/10.1038/ srep11516.

[99] Arita T, Ichikawa D, Konishi H, et al. Circulating long non-coding RNAs in plasma of patients with gastric cancer. Anticancer Res. 2013;33(8):3185– 93. Available on: http://ar.iiarjournals.org/content/33/8/3185.long.

[100] Trajkovic K, Hsu C, Chiantia S, et al. Ceramide triggers budding of exosome vesicles into multi-vesicular endosomes. Science (New York, NY). 2008;319(5867):1244–7. https://doi.org/10.1126/science.1153124.

[101] Johnstone RM. Exosomes biological significance: a concise review. Blood Cells Mol Dis. 2006;36(2):315–21. https://doi.org/10.1016/j. bcmd.2005.12.001.

[102] Huang X, Yuan T, Tschannen M, et al. Characterization of human plasma-derived exosomal RNAs by deep sequencing. BMC Genomics. 2013;14(1):319. https://doi.org/10.1186/1471-2164-14-319.

[103] Li Q, Shao Y, Zhang X, et al. Plasma long non-coding RNA protected by exosomes as a potential stable biomarker for gastric cancer. Tumour Biol. 2015;36(3):2007–12. https://doi.org/10.1007/ s13277-014-2807-y.

[104] Ren S, Wang F, Shen J, et al. Long non-coding RNA metastasis associated in lung adenocarcinoma transcript 1 derived miniRNA as a novel plasma-based biomarker for diagnosing prostate cancer. Eur J Cancer (Oxford, England: 1990). 2013;49(13):2949–59. https://doi.org/10.1016/j.ejca.2013.04.026.

[105] Arroyo JD, Chevillet JR, Kroh EM, et al. Argonaute2 complexes carry a population of circulating microR-NAs independent of vesicles in human plasma. Proc Natl Acad Sci U S A. 2011;108(12):5003–8. https://doi.org/10.1073/pnas.1019055108.

[106] Wang K, Zhang S, Weber J, Baxter D, Galas DJ. Export of microRNAs and microRNA-protective protein by mammalian cells. Nucleic Acids Res. 2010;38(20):7248–59. https://doi.org/10.1093/nar/gkq601.

第 12 章　胃癌的免疫调节和免疫治疗

原著者：Riccardo Dolcetti and Valli De Re
译　者：韩　春　李颖林　张文胜

概述

　　尽管在胃癌早期，手术治疗能够达到根治胃癌的目的，但是对于转移性胃癌患者来说，其生存期中位数一般很难超过 1 年。正因如此，亟待新的治疗手段来解决这种窘境。而近年来，新出现的免疫治疗因为在多种肿瘤的治疗中都取得了突出的疗效，被认为是最具前景的治疗手段之一。免疫检查点抑制剂在临床上取得的成功引发了肿瘤治疗手段的改革，其清楚地表明靶向患者免疫系统的肿瘤治疗可能比传统治疗手段更具成效。虽然前景令人鼓舞，但是免疫治疗在胃癌的治疗中并没有取得很好的疗效，这种新的治疗方式大多数处在早期的临床研究中。制约因素多种多样，包括肿瘤的免疫原性多样化和有可能阻碍宿主免疫细胞对肿瘤控制的免疫抑制机制尚不清楚。这就需要对胃癌的遗传和免疫特性进行更为深入的研究，以确定哪些患者可以在单独免疫治疗或者是联合免疫治疗中收益。在这篇文章中我们将着重阐述不同类型胃癌的免疫特征，特别是肿瘤微环境，因其是优化免疫治疗的基础。我们也会对临床前期和临床阶段的胃癌免疫治疗策略和免疫调控的最新进展进行回顾。

抗肿瘤免疫应答

　　宿主免疫在控制癌症中的关键作用现在已被公认。也有证据表明，我们的免疫系统能够通过一个被称作"免疫监视"的过程来预防癌症的发展。死亡的癌细胞可以表达和释放肿瘤特异性和肿瘤相关性抗原，这些抗原可以被组织驻留树突状细胞摄取和处理，然后在适当的微环境中发育成熟，而所谓的适当的微环境一般通常富含激活分子，即危险相关分子模式（DAMPs）。诱导有效的抗肿瘤免疫需要成熟的抗原呈递细胞通过主要组织相容性复合物（MHC）Ⅰ类分子向 CD8$^+$ T 细胞或通过 MHCⅡ类分子向 CD4$^+$ T 细胞呈递以线性肽形式存在的肿瘤抗原。最有效的肿瘤抗原是异己或突变蛋白，如病毒编码蛋白或由基因突变体编码蛋白。只有在包括抗原呈递（第一信号）和共刺激分子（第二信号）同时存在的条件下才能有效激活 CD8$^+$ T 细胞。激活之后的 T 细胞大量增殖并在肿瘤局部浸润，通过释放细胞因子、穿孔素和颗粒酶直接杀死癌细胞，同时促进其他免疫细胞的募集，包括自然杀伤（NK）细胞和 M1 巨噬细胞。随着免疫治疗策略的临床应用，现在的认识是，并非所有的常规细胞毒性化疗药物都会抑制免疫。最新的证据表明，一些常用化疗药，包括多柔比星、米托蒽醌、硼替佐米、奥沙利铂和环磷酰胺，也可以引起肿瘤细胞的免疫原性死亡，进而激发强烈的固有和适应性抗肿瘤免疫反应。免疫原性细胞死亡是死亡细胞激活适应性反应的结果，其最终导致免疫刺激分子（通常被称为"损伤相关分子模式"）的暴露或分泌。放射治疗也能够通过改变肿瘤细胞的表型和其周围的微环境来使肿瘤细胞具有免疫原性。治疗后，危险信号在局部释放，从而导致树突状细胞的成熟和细胞毒性 T 细胞的产生，以及 NK 细胞的激活。尽管放射治疗是一种具有相当空间精度的局部治疗手段，但放疗也可以引起全身免疫效应，偶尔可以看到非辐射区域甚至远处肿瘤病变的消退和排斥，即所谓的远隔效应。基于此，目前的挑战如何更好地了解现行化疗药和放射治疗方案的潜在免疫调节特性，以便最大限度地提高它们与免疫治疗策略结合的有效性。

胃癌的免疫微环境与免疫原性

胃癌的免疫分型

最近，癌症基因组图谱（TGCA）将胃癌分为 4 个主要的分子亚型：①EB 病毒（EBV）阳性胃癌（约占 9%），该亚群常携带 *PIK3CA* 突变、PD-L1/PD-L2 过表达和 DNA 过度甲基化；②微卫星不稳定（MSI）胃癌（占 15%~30%），常高突变；③染色体不稳定（CIN）胃癌（占 50%），主要是胃食管交界处的，表现为高拷贝数变异（CNV）、*TP53* 突变和受体激酶 -Ras 激活；④基因稳定（GS）胃癌（占 20%），表现为运动力的改变和黏附分子的突变。这些发现激发了人们对根据每种胃癌亚型的不同特征制订治疗方案的极大兴趣。考虑到 4 种 TGCA 亚群免疫原性的不同，这可能与免疫治疗的策略特别相关。

一项 Meta 分析表明，与非 EBV 相关的胃癌相比，EBV 相关的胃癌具有更好的预后。虽然其潜在机制尚不清楚，但广泛的淋巴细胞浸润，特别是 CD8+T 细胞的浸润是这个胃癌亚群的主要特征，提示由病毒抗原触发的抗肿瘤免疫反应可能与更好的临床预后相关。在 EBV+ 的胃癌中，细胞因子 / 趋化因子通路相关基因常被下调，程序性死亡配体

1（PD-L1）的表达却通过多种机制调节而显著增加。

MSI 的特点是微卫星序列长度的改变，这是 DNA 错配修复基因（如 *MSH1*、*MSH2*、*MSH3* 和 *MLH1*）突变失活或表观遗传沉默的结果。这些突变包括编码区的移码突变，其可以通过灭活肿瘤抑制基因或破坏非编码调控序列来驱动肿瘤发生。微卫星标记（Microsatellitemarkers）突变频率较高的胃癌（MSI-high）主要见于年龄较大的女性患者，多发于器官远端，具有较长的生存期。这些肿瘤的 DNA 错配修复系统的缺陷会产生数以千计的突变，这可能导致可以被免疫细胞识别的新抗原大量产生。尤为特别的是约 30% 的胃癌被证明伴有非同义突变，这表明该肿瘤亚群可能对免疫治疗特别敏感。值得注意的是，MSI-high 的胃癌通常表现出明显的淋巴细胞浸润，这可能是该亚群具有强烈免疫原性的结果。尽管移码突变也会导致蛋白质产生的过早停止（终止密码子），编码基因短插入 / 缺失突变产生的肿瘤特异性新羧末端表位常常是 MSI-high 者 T 细胞的主要靶点（图 12.1）。然而，同样的突变表型在 MSI 的胃癌中却降低了新抗原向免疫系统的呈递，这主要是因为编码 MHCI 类分子的基因也发生了改变。

综合基因组分析还表明，胃癌的另外两种分子亚型 CIN 和 GS 的免疫应答特征不太明显，提示其本质上对免疫治疗的反应不佳。

肿瘤浸润的淋巴细胞

免疫微环境的组成因患者的不同而不同，即使相同种类的肿瘤，其微环境也会不同。肿瘤内免疫细胞的性质、数量和空间分布决定了宿主的免疫背景。许多证据表明，肿瘤浸润淋巴细胞（TILs）可能在影响包括胃癌在内的各种肿瘤的临床进程中起着重要作用。瘤内细胞毒性 CD8+ TILs 和 FoxP3+ 调节性 T 细胞（Treg）增多与良好的预后有

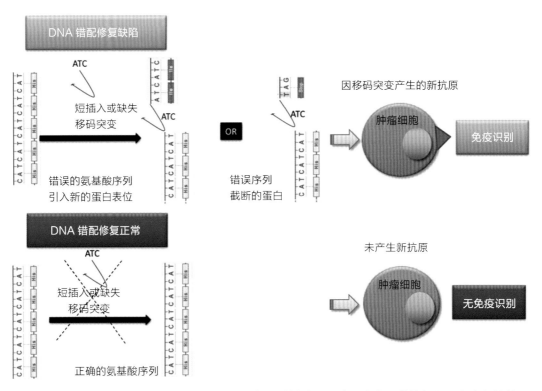

图 12.1 在 MSI-H 的胃癌中 DNA 错配修复系统缺陷导致移码突变不能修复从而产生新的抗原

关，这在 MSI 的胃癌中表现尤为明显，其包括幽门螺杆菌阳性和 EBV 阳性的胃癌。最近一项包括 4185 例胃癌患者的荟萃了 31 项观察性研究的 Meta 分析研究了特定 T 细胞亚群对预后的意义，其重点关注了总生存期和无病生存期。此研究表明 CD8[+]、Foxp3[+]、CD3[+]、CD57[+]、CD20[+]、CD45RO[+]、颗粒酶 B[+] 和 T-bet[+] 的淋巴细胞浸润同较好的生存相关（$P<0.05$）。值得注意的是，肿瘤内 CD3[+] TILs 的含量是其中最显著的预后指标（总 HR=0.52；95% CI=0.43~0.63；$P<0.001$）。浸润的 Foxp3[+] Treg 细胞对预后的影响具有双重性，其中瘤内浸润者对预后有着积极的影响，而在瘤外浸润者却发挥着与之相反的影响。作为免疫抑制肿瘤微环境的主要成分之一，近年来 Tregs 相关的研究越来越多。研究发现 Treg 细胞能够抑制细胞毒性淋巴细胞和（或）辅助性 T 细胞活性及 NK 细胞功能，在生理条件下，其在维持对自身抗原的

免疫耐受和抑制免疫反应过度方面发挥着重要作用。另外，在幽门螺杆菌相关炎症、胃癌和细菌持续性感染，以及 EBV 相关胃癌诱导的免疫反应中，Treg 细胞也起着重要的免疫调节作用。最近的一项研究表明，具有强烈的抑制功能的 Foxp3[+] CD4[+] ICOS[+] 的效应 Tregs（eTregs）在晚期胃癌中尤为丰富。这些 TILs 具有产生 IL-10 的能力，但不能产生 IFN-γ、TNF-α 或 IL-17，其能抑制 CD8[+] T 细胞的增殖。ICOS 在 Treg 细胞上的表达同表达 ICOS-L 和 TLR9 的浆细胞样树突状细胞关系密切。其在幽门螺杆菌感染时可能会抑制该群树突状细胞的功能（图 12.2）。这一发现提示我们，ICOS 可以被用作清除幽门螺杆菌感染和治疗胃癌的重要靶点。

淋巴样细胞的肿瘤浸润是由多种机制介导的，包括 CXCR3 配体的释放。CXCR3 主要表达于活化的 T 淋巴细胞、NK 细胞、炎性树突状细胞、巨噬细胞和 B 细胞，以及

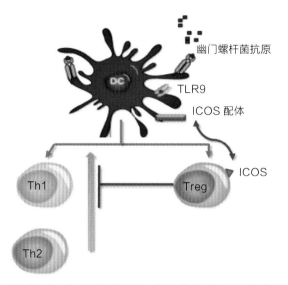

图 12.2　在幽门螺杆菌感染的情况下，表达 ICOS 的 Treg 细胞可能抑制表达 ICOS 配体和 TLR9 的浆细胞样树突状细胞的活化。这些发现表明 ICOS 可以作为根除幽门螺杆菌和治疗 GC 的一个有希望的靶点

肿瘤和血管细胞。作为趋化因子，其主要功能是在稳态、炎症和肿瘤条件下募集和归巢特异性造血细胞亚群。T 细胞激活以后，CXCR3 被迅速诱导表达，并在 CD4$^+$ 的 TH1、CD8$^+$ 的效应细胞和固有免疫细胞（如 NKT）上保持较高的表达水平。在胃癌局部，肿瘤组织中 CXCR3 的表达明显高于其邻近正常组织，而 CXCR3 的高表达与 DC、CD8$^+$ 和 CD4$^+$ T 细胞的浸润相关。相比之下，低水平的 CXCR3 的表达则与肿瘤侵袭、Ⅲ / Ⅳ TNM 分期、淋巴结转移和肿瘤细胞低分化有关。单因素和多因素分析都表明，CXCR3 的表达是影响肿瘤患者总生存期的独立因素。当然，把 CXCR3 表达作为 GC 患者良好预后和治疗靶点的生物标志物尚需要进一步的前瞻性研究来评估二者之间的临床相关性。

除此以外，其他肿瘤浸润淋巴细胞亚群也具有重要的临床意义。据报道，在食管胃结合部腺癌患者中，大量的 B 细胞和浆细胞浸润的患者其总生存期高于无浸润患者，在该项研究中 B 细胞浸润被认为是肿瘤患者一个独立的预后影响因素。

总之，TILs 的研究迄今获得的结果不仅证明宿主免疫与胃癌之间存在极为重要的相互作用，而且表明细胞浸润的范围和种类可能对预后有着重要意义。正如下文中所讲，TILs 体外分离和扩增对胃癌也可能是一种有价值的免疫治疗方法。

胃癌免疫逃避机制的研究进展

免疫监视是宿主免疫系统在肿瘤细胞发展出显著恶性之前识别并清除它们的能力。这一复杂的过程通过"免疫编辑"机制发挥作用，该机制由 3 个连续的阶段组成：①清除阶段，生长中的肿瘤在固有和适应性免疫反应的协同作用下被识别和消除，另外，这些免疫反应也能识别基质的重塑和微环境的变化。②平衡阶段，抗原呈递细胞、肿瘤细胞和 CD8$^+$ T 细胞之间存在动态平衡，免疫细胞的压力下，存活的肿瘤细胞保持静止。在这一漫长的阶段中，在宿主的免疫系统的作用下，基因不稳定的肿瘤细胞塑造了其免疫原性，并产生出能够抵抗宿主免疫的克隆，从而使肿瘤发展进入逃逸阶段。③在该阶段，肿瘤细胞在 Treg 细胞和免疫抑制细胞因子，如转化生长因子 -β（TGF-β）、TNF-α 和 IL-10 的作用下逐渐发展壮大。而免疫效应细胞在此阶段则可能走向凋亡。

肿瘤细胞可能激活多种机制干扰免疫系统，避免被免疫效应细胞检测和杀伤。抗原呈递缺陷在不同来源的肿瘤（包括胃癌）中都有较高的发生频率，是免疫逃逸的一个特征，能够使肿瘤细胞对细胞毒性 T 淋巴细胞隐身。选择性丢失或降低 MHC-I 或抗原加工机制（APM）成分的表达水平通常与疾病进展和患者低生存期相关。抗原呈递缺陷的分子机制是多种多样的，包括不可逆的结构改变或 APM 成分的可逆性下调。虽然 30% 以上的病例中可见由突变、缺失和（或）杂合性缺失引的 APM 改变，但 APM 成分在肿瘤中的表达下调更多的是通过转录、表观遗传或转录后修饰实现的。肿瘤细胞在恶性进展过程中产生的局部微环境能够通过促进浸润免疫细胞向低细胞毒性和促炎 T 细胞亚群（如 TH2、TH17 和 Treg 细胞）极化来破坏抗肿瘤免疫作用。这一过程极其复杂，涉及大量不同的细胞因子、多种实质和基质细胞之间的相互作用。例如，在胃癌微环境中，肿瘤相关巨噬细胞（TAMs）是最丰富的免疫细胞群体之一。这群细胞因分化方向的不同（向着 M1 或 M2 亚型分化）而分别发挥着抗肿瘤或促肿瘤的作用：M1 型 TAMs 能够通过分泌促炎因子（IL-1，IL-6，IL-23，TNF-α）抑制肿瘤进程，而 M2 型 TAMs 则能通过分泌 IL-10 和 TGF-β 发挥免疫抑制功能。其实，胃癌中浸润的 TAM 被证明具有抑制 T 细胞的功能，并可作为不良预后的标志。髓源性抑制细胞（MDSCs）是多种髓系细胞的前体，具有高度的异质性，能够抑制固有和适应性抗肿瘤免疫。与健康个体相比，胃癌患者血液中 MDSCs 的数量增加，这种增加与不良临床预后相关。临床前的研究表明，CD40 能够上调趋化因子受体 CXCR5 的表达，促进 MDSC 在胃癌组织中的募集和积累。最近，一项对 CD45+ CD11b+ CD14+ HLA-DR- 的 MDSCs 进行多参数流式细胞分析的研究表明，胃癌中该群细胞大量浸润是影响总生存期的独立预后因素。

另一种可能的免疫回避机制不涉及肿瘤分期，胃癌肿瘤细胞表达 FasL，从而诱导 Fas 受体介导的活化淋巴细胞凋亡，从而抑制抗肿瘤免疫反应。

肿瘤细胞也可能通过激活 T 细胞抑制信号通路成功地逃避免疫清除。抑制 T 细胞活性的抑制信号由多种"免疫检查点"分子（抑制配体及其同源受体）介导，这也使包括 CD28/ 细胞毒性 T 淋巴细胞抗原 4（CTLA-4）信号轴和 PD-L1/PD-1 在内的分子成为免疫治疗的重要药物靶点（图 12.3）。其他检查点分子，如 TIM3、B7H3、VISTA、LAG3 和 TIGIT 也被认为是肿瘤治疗的潜在靶点。涉及这些调节分子的信号通路对于维持免疫系统对自身抗原的耐受性至关重要，通过调节对非自我或突变抗原的免疫反应的持续时间和幅度，从而减少连带的组织损伤。当免疫

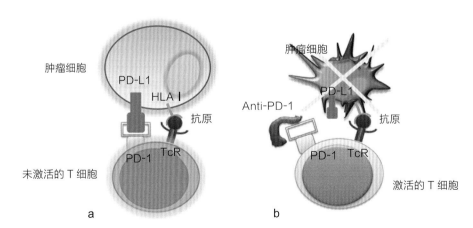

图 12.3　针对 T 细胞上 PD-1 受体和（或）抗原呈递细胞或肿瘤细胞上 PD-L1 配体的抗体 / 试剂重新激活可诱导肿瘤细胞杀伤的现有抗肿瘤 T 细胞。人类白细胞抗原 I 类 / 肽抗原复合物的识别，通过 T 细胞上存在的 T 细胞受体来诱导肿瘤细胞的杀伤

　　a. PD-1/PD-L1 相互作用未被阻断，肿瘤细胞未被杀死；b. PD-1 受体被抗 PD-1 抗体阻断，T 细胞被激活，从而能够杀死肿瘤细胞。

系统对感染性物质和肿瘤细胞识别和响应时，免疫检查点分子便开始通过配体 / 受体相互作用发挥其功能。而当这些负调节蛋白被阻断时，其对免疫效应细胞的抑制就会得到缓解，这些细胞也就恢复了激活和杀死肿瘤细胞的能力。

对于免疫检查点分子在胃癌中表达的测定，不同研究中免疫组织化学检测方法各异，使用的抗体克隆更是多种多样，这也就表明开发和验证标准化方法极为必要。目前整理的数据表明，PD-L1 在高达 65% 的胃癌组织中表达，而在健康个体的正常胃黏膜中则检测不到。对 127 例白种人胃癌患者的免疫组化分析表明，PD-L1 和 CTLA-4 在胃癌中的表达率分别为 44.9% 和 86.6%。而体细胞突变负荷与这些分子在肿瘤细胞上的表达没有任何相关性。值得注意的是，PD-L1 或 CTLA-4 肿瘤细胞阳性染色与总生存降低有关。研究还表明，TILs 表达 PD-1、PD-L1 和 CTLA-4 的水平明显高于外周血。此外，PD-1 和 PD-L1 在 TILs 的表达量远高于 CTLA-4。尽管经过各种努力，PD-L1 在预测胃癌患者对抗 PD-1/PD-L1 免疫治疗反应中的价值仍然存在争议。最近的一项研究对 $T_{1\sim4}N_+M_0$ 的胃癌患者 PD-L1、PD-L2 和 PD-1 的表达，以及 $CD8^+$ T 细胞在肿瘤原发部位的含量进行了测定。经多元分析表明，PD-L1 和 PD-L2 的表达量，肿瘤部位 $CD8^+$ T 细胞的低密度，还有肿瘤原发部位和淋巴结中 $CD8^+$ T 细胞上 PD-1 的表达量都与不良的预后相关。经过这一系列的分析发现，PD-L1 在肿瘤原发部位和转移淋巴结中的表达具有高度的差异性，这也就能够解释为何在之前的研究中 PD-1 对预后的评估结果并不一致。最近一份包含 3291 例胃癌患者、15 项研究的荟萃分析表明，肿瘤细胞 PD-L1 的表达水平与较差的总生存具有明显的相关性。此外，亚组分析显示细胞浸润较深的，有淋巴结转移，血道转移，EBV 阳性和 MSI 的胃癌患者具有更高

的 PD-L1 表达。而此结果表明胃癌患者，特别是 EBV^+ 和 MSI 的胃癌患者，更有可能是 PD-1 靶向治疗的潜在受益群体。几项针对 EBV 相关胃癌患者中，PD-1/PD-L1 通路在致病性和疾病预后中的作用的研究表明，在此类胃癌细胞中常能够检测到 PD-L1 的表达，并且 PD-L1 的表达常和基质中浸润的 $PD-L1^+$ 细胞相关。肿瘤细胞上 PD-L1 表达和 $PD-L1^+$ 免疫细胞的浸润与肿瘤的弥散性分布有关。PD-L1 在肿瘤细胞中的表达与总生存和肿瘤特异性生存的负相关。FISH 分析显示 11% 的病例具有 PD-L1 基因扩增。这些结果恰可佐证之前关于肿瘤细胞及其微环境中 PD-L1 的表达可能有助于 EBV 相关胃癌的进展和基因扩增发生在肿瘤的基因克隆进化过程中发生的结论。

一项对 240 例胃癌患者的大型研究发现 TILs 上 PD-L1 表达阳性的患者的 5 年总生存率明显缩短。PD-1 在食管癌、肝癌、结直肠癌、胃癌、胆管癌等消化道肿瘤患者外周和肿瘤浸润的 NK 细胞中表达较高。PD-1 在 NK 细胞上的表达与该细胞的功能高反应性有关。而 NK 细胞中 PD-1 表达的增加与食管癌和肝癌生存期的缩短有关。体外功能研究表明，阻断 PD-1/PD-L1 信号通路可明显促进 NK 细胞中细胞因子的产生和脱颗粒，并抑制 NK 细胞的凋亡。有趣的是，PD-1 中和抗体能够显著地抑制裸鼠异种移植物的生长，这一效应在 NK 清除后完全消除。这些发现提示 PD-1 是消化系统肿瘤中 NK 细胞的抑制性调节因子，而通过阻断 PD-1 可以是提高 NK 细胞免疫治疗效果的一种有效手段。

关于新的免疫检查点分子，T 细胞激活抑制物免疫球蛋白可变区结构域（V-domain immunoglobulin suppressor of T-cell activation，VISTA）的出现令人颇感兴趣。VISTA 是 I 型跨膜蛋白，主要表达于髓系、粒细胞和 T 细胞。虽然 VISTA 的配体尚不清楚，但现有证据表明，VISTA 既可作为抗原呈递细胞的配体，

也可作为 T 细胞的受体，并能够抑制 T 细胞活化。在临床前的研究中发现，通过抑制 VISTA 能够增加肿瘤内浸润的 T 细胞的数量和活性，从而增强抗肿瘤免疫。值得注意的是，VISTA 诱导的 T 细胞活化似乎与 PD-1/PD-L1 通路无关，提示 VISTA/PD-1 联合阻断可能作为一种具有潜在价值的新的免疫治疗方案。一项对 464 例未接受治疗的胃癌患者和对应的 14 例胃癌肝转移的队列研究表明，在 41 例胃癌（8.8%）和 2 例相对应的胃癌肝转移（14.3%）患者中检测到了 VISTA 在肿瘤细胞中的表达。此外，在 83.6% 的胃癌和 42.9% 的胃癌肝转移患者中检测到免疫细胞上具有 VISTA 表达。VISTA 表达与胃癌的很多生物行为相关，比如 Lauren 表型、肿瘤定位、EB 病毒感染、KRAS 和 PIK3CA 突变状态、PD-L1 表达等。但是，没有观察到其与肿瘤结局的显著相关性。VISTA 和 PD-L1 在胃癌肿瘤细胞上的共表达表明，胃癌具有双重免疫逃避机制，这也佐证了在这种情况下针对这两种免疫检查点抑制剂的联合治疗的合理性。

Tim-3 作为 TNF 家族的一员，是 CD8$^+$ 细胞毒性 T 细胞和 CD4$^+$ TH1 细胞的负性调节分子。Tim-3 在衰竭或功能受损的 CD8$^+$ T 细胞上高表达的现象提示 PD-1 和 Tim-3 的表达与胃癌肿瘤细胞免疫逃逸之间可能存在相关性。有报道用 Tim-3 的表达定义了一群 PD-1+ 耗竭 NY-ESO-1 特异性的 CD8$^+$ T 细胞，而胃癌患者的 NY-ESO1 特异性 CD8$^+$ T 细胞中最大的一群便是 PD-1+Tim-3$^+$ CD8$^+$ T 细胞。功能分析表明 CD8$^+$ PD-1$^+$ Tim-3$^+$ 相比与 PD-1$^+$ Tim-3- 或者 PD-1-Tim-3- 细胞，其 IFN-γ、TNF-α 和 IL-2 的合成更少。而在 T 细胞激活的起始过程同时抑制 Tim-3 和 PD-1 能够有效地促进 NY-ESO-1 特异性 CD8$^+$ T 细胞的增殖和细胞因子的产生，这也正为针对这两个检查点的联合免疫治疗提供了理论依据。

肿瘤疫苗

癌症疫苗的治疗潜力在于其能激活和促进由 T 淋巴细胞特异性识别肿瘤相关抗原介导的抗肿瘤免疫的产生。理想的疫苗应该是简单的，生产起来不昂贵的，易于管理，安全，并能够诱导长时间的免疫保护和持久的记忆反应。树突状细胞是一种专一的抗原呈递细胞，在协调抗肿瘤免疫反应方面起着关键作用，其能够激活 NK 细胞、B 淋巴细胞，以及初始和记忆性 T 细胞。肿瘤抗原经 DC 处理后以小肽的形式负载到 MHCI 类分子上呈递给细胞毒性 CD8$^+$ T 细胞或负载到 MHCII 类分子上呈递给 CD4$^+$ 辅助性 T 淋巴细胞。虽然这些功能刺激了旨在利用 DC 进行癌症免疫治疗的各种策略的发展。然而，细胞在体内短寿还是限制了基于 DC 的疫苗在临床中的应用。在胃癌患者中，较高数量的 DC 浸润肿瘤与较低的淋巴侵袭和淋巴结转移，以及较好的 5 年生存率有关。到目前为止，各种肿瘤相关抗原被用来冲击致敏 DC 细胞去免疫胃癌患者。其中，用自体 DCs 搭载黑素瘤相关抗原（MAGE）A3 肽冲击致敏的 DC 细胞对晚期胃肠肿瘤患者进行 4 次注射治疗后，能够诱导肽特异性 T 细胞反应，并引起在一定比例患者轻微的肿瘤消退。但是，治疗效果与肿瘤抗原特异性免疫反应之间并没有观察到明显的相关性。一种来自 HER2/neu 癌基因的免疫原性 HLA-A2 表位肽冲击致敏的 DC 细胞被用于第一阶段的临床试验，治疗少数晚期或复发性 HER2/neu 高表达的胃癌患者。试验中没有观察到严重的毒性，9 例患者中有 6 例诱导出了 HER2/neu 肽特异性 T 细胞。其中一例患者得到了部分临床反应，其血液中癌胚抗原水平降低。而另一例患者获得了 3 个月的 SD。抗原肽疫苗与化疗相结合治疗胃癌也被人们研究，并获得了令人力鼓舞的结果。一项研究评价了卡介苗联合 FAM（5- 氟尿嘧啶、多柔比星、丝裂霉素 C）化疗对局部晚期可切除胃癌患者生存期的影响。在彻底切除的 Ⅲ / Ⅳ 期胃癌中，联合治疗显著延长了患者的 10 年生存率（47.1%），而单独使用 FAM 辅助化疗者这一数字为 30%，单纯手术则更低（15.2%）。在一项多中心期试验中，对胃癌或胃食管交界癌患者使用针对胃泌素肽的胃泌素 -17 白喉类毒素（G17DT，Aphton）疫苗联合顺铂和 5- 氟尿嘧啶治疗。其免疫应答者（根据连续两次连续检测中 Gastrin 抗体增长水平而确定）（占 94 例患者总数的 61%）与非应答者相比，其疾病进展时间和中位生存期都明显延长。最近，HLA-A*2402 限制性 URLC10-A24-177 和 VEGFR11-A12-91084 表位肽的肽疫苗的安全性和免疫原性正在一项针对化疗抵抗的晚期胃癌患者的一期临床试验中进行。试验过程中没有患者发生严重的治疗相关不良事件，在 62.5% 和 50% 的患者中分别检测到 URLC10 和 VEGFR1 的特异性细胞毒性 T 细胞反应。为了个性化选择每个胃癌患者中用作治疗性疫苗的肽，一项研究对患者免疫前外周血单个核细胞（PBMCs）进行了筛选，以确定它们在体外对 HLA-A24 上的 14 个肽或 -A2 等位基因上的 16 个肽中的每一个肽的反应性。然后将能够引发反应的肽（最多 4 个）体内应用。在 4 例患者中观察到对接种肽的延迟型超敏反应（DTH），而在对接种后 PBMC 和血清的检测中表明，8 例患者中有 4 例细胞免疫增强，10 例患者中的 8 例体液免疫反应增强。这些接种后观察到对疫苗肽出现细胞和体液免疫的患者，其存活时间延长。同样的个性化选择疫苗肽的方法也被应用于联合口服 5- 氟尿嘧啶衍生物（TS-1）治疗晚期胃癌的研究中。经过 6 次的抗原肽接种，无论使用 TS-1 的剂量如何，在大多数患者体内观察到肽特异性 IgG 的增加，而 T 细胞产生的肽特异性干扰素 -γ 在给予 TS-1 最高剂量的患者中增加最为明显。这些结果表明，标准剂量的 TS-1[80mg/（m² ·

d）] 与个性化肽疫苗接种相结合治疗胃癌，并不一定会阻碍患者的免疫反应，而且能维持或增强免疫反应。最近一项研究获得了令人鼓舞的临床治疗效果，利用 HLA-A24 限制性血管内皮生长因子受体 1（VEGFR1）-1084 和 VEGFR2-169 肽联合 S-1 和顺铂化疗治疗晚期或者是复发的胃癌。大多数患者（82%）体内诱导出 VEGFR1 特异性细胞毒性 T 淋巴细胞反应，12 例（55%）患者获得了部分缓解，10 例患者在经过 2 个周期的联合治疗后达到 SD。

值得注意的是，显示出 VEGFR 特异性 T 细胞反应的患者具有较长的总生存期和疾病进展时间，这表明肿瘤疫苗结合标准化疗是治疗晚期胃癌的颇有前景的手段，值得进一步分析。最近，一种包括多肽（DEPDC1、FOXM/1、KIF20、URLC10 和 VEGFR1）的鸡尾酒疫苗联合 S-1 化疗的治疗策略作为术后辅助来治疗一系列病理 Ⅲ 期晚期胃癌患者。该策略治疗前期研究表明其耐受性良好，并得到 S-1 在联合组中的最佳剂量，这为旨在评估这种治疗策略的有效性的进一步研究铺平了道路。

过继细胞疗法

T 细胞和 NK 细胞的肿瘤杀伤特性为治疗癌症提供了机会。过继细胞疗法（ACT）通过利用这些效应物来掌控这一潜力，特别是通过赋予功能多样的 T 细胞以遗传修饰的肿瘤特异性识别受体。这种形式的免疫治疗包括肿瘤特异性 T 细胞或 NK 细胞的分离、体外扩增和操作，然后再注入癌症患者体内以对抗疾病。该方法适用于绝大多数癌症患者，这些患者在干预前不能获得有效的抗癌免疫，因此至少在理论上不会对免疫检查点抑制剂产生反应。值得注意的是，与其他形式的癌症免疫疗法相比，ACT 具有多种优势，后者依赖于体内活跃的足够数量的抗肿瘤免疫细胞。体外激活使这些细胞从体内存在的抑制因子中释放出来，这些抑制因子是限制癌症免疫治疗功效的最相关因素。此外，ACT 能够在细胞转移前操纵宿主（如消耗 T 细胞的化疗），以提供更有利的微环境来有效支持抗肿瘤免疫。有几种不同形式的 ACT 用于癌症治疗；它们中的大多数已经或正在临床环境中研究其在胃癌患者中的潜在疗效。

肿瘤浸润淋巴细胞（TILS）

几项研究已经评估了肿瘤浸润淋巴细胞在胃癌中的预测性和预后相关性。这些细胞可以浸润间质和肿瘤细胞，被认为是针对肿瘤的自发宿主免疫反应的表达。肿瘤浸润淋巴细胞可以识别机体外来的癌症抗原，如病毒蛋白，由肿瘤特异表达的突变蛋白（新抗原）和可能由肿瘤细胞异常再表达的癌症种系抗原或胎儿蛋白。关于胃癌，从一系列胃癌患者的原发性肿瘤、转移性淋巴结和腹水中成功分离出特异性识别胃癌抗原的 MHC 类限制性 T 细胞。不同位点产生的肿瘤浸润淋巴细胞的不同抗原识别模式可能对基于肿瘤浸润淋巴细胞的过继免疫治疗有意义。虽然这种免疫治疗策略在临床前模型中显示出有前景的结果，但除了黑素瘤患者的治疗之外，在临床背景中所观察到的令人鼓舞的发现比较少。事实上，这种方法的可行性有一些重要的限制，包括活检得到的令人满意的 T 细胞群的比例有限（约 40%），以及产生足够数量的输注细胞所需的时间（约 6 周）。从胃癌患者的脾中成功产生了对 MAGE 肿瘤抗原具有特异性并能够以人类白细胞抗原 -A2 限制性方式识别和杀死胃癌细胞的细胞毒性 T 细胞系。这些发现表明，脾在临床肿瘤疫苗接种或利用肿瘤特异性肽的 ACT 方法治疗癌症患者。一项研究报道了 23 例不可手术的晚期胃癌患者在用重组白介素 2 体外培养的自体肿瘤浸润淋巴细胞和相同的细胞因子治疗以后实现了 13% 的完全缓解及 21.7% 的部分

缓解。ACT 的效果也与化疗联合进行了研究。在用抗 CD3 抗体和白介素 -2 刺激后，用从外周血获得的扩增的活化自体淋巴细胞治疗胃癌患者。与单独接受标准治疗的患者相比，除常规治疗外，接受这种 ACT 方案组的患者明显具有更长的总生存期（27.0 个月：13.9 个月，$P = 0.028$）。一项随机对照研究调查了伴有白介素 -2 的胃癌患者产生的 T 细胞活化淋巴细胞的疗效，这些淋巴细胞通过腹腔或静脉注射与低剂量顺铂和 5- 氟尿嘧啶联合给药。接受过继细胞综合疗法的患者的总体生存率明显优于仅接受化疗的患者。一种有希望提高基于 T 细胞的 ACT 的可行性和有效性的策略是在患者接受癌症疫苗后，使用直接从患者血液中提取的 T 淋巴细胞。已有研究表明，先"启动"罕见的肿瘤抗原特异性 T 细胞，并进行主动免疫，可以更有效地扩增肿瘤特异性 T 细胞，并可获得更多数量用于治疗灌注。

自然杀伤（NK）细胞

NK 细胞对抗实体瘤具有细胞毒性活性，尤其与防止癌细胞转移播散有关。自然杀伤细胞的细胞毒性活性是通过激活和抑制受体的平衡来精细调节的，这种平衡可以防止健康细胞被杀死，同时保持对肿瘤细胞的有效细胞毒性能力。因此，这些免疫效应物作为一种有前途的治疗癌症的免疫治疗剂已经引起了极大的关注。现有证据表明，自然杀伤细胞毒性高的个体会降低癌症的发病率，向肿瘤患者输注入自然杀伤细胞可能会引起显著的临床反应。在一大批胃癌患者中，通过 CD57 的表达发现肿瘤内高浸润的 NK 细胞与肿瘤较小、淋巴结受累有限，以及较好的 5 年总体生存率相关。自然杀伤细胞浸润的积极预后意义在一系列独立的胃癌患者中得到证实。与这些发现一致的是观察到大量凋亡的自然杀伤细胞表达 Fas 与胃癌患者的癌症进展相关。在迄今为止试图利用自然杀伤

细胞进行癌症免疫治疗的不同方法中，使用体外扩增的同种异体自然杀伤细胞似乎特别有前途。与自体自然杀伤细胞相比，异体自然杀伤细胞更适合质量控制和大规模生产，并且具有不受自身组织相容性抗原抑制的优势。在 K562 细胞表达膜结合的白介素 -15 和 4-1BB 配体的情况下，自然杀伤细胞可以从健康供体的外周血单核细胞中成功扩增，也可以从不同实体肿瘤的患者中扩增，包括胃癌。然而，目前基于自然杀伤细胞的免疫治疗方法需要改进，以使临床应用更加可行。在这方面，最近已经表明，PD-1 是众所周知的 T 细胞免疫检查点，在包括胃癌在内的消化系统癌症患者的外周和肿瘤浸润性 NK 细胞上高度表达。阻断 PD-1/PD-L1 信号通路可显著增强细胞因子的产生和脱颗粒，抑制自然杀伤细胞的凋亡。值得注意的是，用 PD-1 阻断抗体治疗携带肿瘤异种移植瘤的裸鼠，可以显著抑制肿瘤生长，而 NK 细胞去除则完全消除了这一作用。这些发现强烈表明 PD-1 是消化道肿瘤中自然杀伤细胞的抑制性调节因子，并表明 PD-1 阻断可能是基于自然杀伤细胞的肿瘤免疫治疗的有效策略。

细胞因子诱导的杀伤细胞（CIK）

CIK 是一种异质免疫效应细胞群，在干扰素（IFN-γ）、单克隆 CD3 抗体和白介素（IL）-2 刺激后，很容易在外周血淋巴细胞形成。这些细胞发挥一种有效的、非主要组织相容性复合体（MHC）抑制细胞毒性，主要是通过将 $CD3^+CD8^+CD56^-$ 细胞扩展为 CD56 阳性的自然杀伤（NK）T 细胞。细胞因子诱导的杀伤细胞的细胞毒性由穿孔素释放介导，依赖于 NKG2D 识别和信号转导（图 12.4）。值得注意的是，CIK 细胞也被证明对耐多药和 fasl 为阳性的恶性细胞有效。此外，CIK 细胞可通过分泌细胞因子（如干扰素 -γ）和几种趋化因子（包括 RANTES、MIP-1α 和 MIP-1β）来调节和增强体内宿

主细胞免疫功能。由于其安全性和固有的高抗肿瘤活性，CIK 细胞是一种有前景的细胞免疫疗法之一。临床前研究表明，CIK 细胞可在 MGC-803 胃癌细胞系和人胃癌细胞系 MKN74 中发挥强抗增殖和促凋亡作用，主要释放干扰素 -γ 和肿瘤坏死因子 α。此外，现有证据表明，过继细胞综合疗法和 CIK 细胞疗法尤其受益于与化疗的组合，这至少在一定程度上克服了转移细胞有限的胃癌间质浸润，与化疗联合使用还可能从多柔比星、米托蒽醌、奥沙利铂和环磷酰胺等药物具有诱导免疫原性细胞死亡的能力中获益。事实上，在体外和体内，与针对耐药胃癌细胞的单一疗法相比，CIK 联合奥沙利铂显示出更好的抗肿瘤效果。到目前为止，已经进行了几项临床试验来研究 CIK 疗法在胃癌患者中的安全性和有效性。对 53 例 Ⅱ～Ⅲ 的胃癌患者进行了胃切除术后自体 CIK 细胞联合化疗的治疗，并与 112 例单纯化疗的胃癌患者的结果进行了比较。与对照组相比，CIK 组 5 年 OS 率（56.6%：26.8%，$P = 0.014$）和 PFS 率（49.1%：24.1%，$P = 0.026$）均有显著改善，且 CIK 组未见严重不良反应。这些结果提示 CIK 细胞免疫治疗可作为辅助治疗，延长 Ⅱ～Ⅲ 期胃癌患者的生存期。在辅助治疗中进行的另一项研究包括 151 例接受了胃切除术（R0/D2）的 Ⅲ/Ⅳ 期（M0）胃癌患者，他们接受了 6 个周期的 5-FU 辅助治疗，随后至少 3 个周期的自体 CIK 细胞治疗。在整个系列中，CIK 免疫疗法与 5 年无病生存率的显著改善相关（28.3%：10.4%；$P = 0.044$），尽管总生存率（OS）的差异仅具有边缘性意义。值得注意的是，对于肠型 GC 患者，CIK 组的 5 年 OS 和 DFS 率显著更高（OS 为 46.8%：31.4%；$P = 0.045$；DFS 为 42.4%：15.7%；$P = 0.023$）。此外，接受免疫治疗的患者显示 $CD3^+$ 和 $CD4^+$ T 细胞数量增加，$CD4^+/CD8^+$ 比率增加，表明 T 淋巴细胞亚群分布发生了变化。这些发现进一步

支持了 CIK 细胞辅助治疗可能带来的临床益处，并提示可以选择肠型 GCs 作为这种治疗的重要指标。我们还对 51 例胃切除术后胃癌患者进行了 CIK 细胞免疫疗法联合 FOLFOX4 的疗效研究。与单独接受 FOLFOX4 治疗的患者相比，接受 CIK 和 FOLFOX4 治疗的患者的免疫功能有显著改善（$P < 0.05$）。值得注意的是，接受 CIK 治疗的患者组显示胃癌复发率显著降低，生存率提高。一项结合 6 个相关临床试验和病例对照研究的 Meta 分析表明，与常规化疗相比，CIK 细胞治疗可以显著提高胃癌患者的 5 年生存率，从而为 CIK 细胞治疗激活大规模临床试验提供了统计学证据。树突状细胞和树突状细胞联合治疗导致细胞毒性活性显著增加的观察结果刺激了多项研究的实施，在这些研究中，树突状细胞和树突状细胞联合治疗与不同的化疗方案相结合。最近的一项 Meta 分析纳入了 17 个不同试验中 1735 例接受化疗联合 CIK/DC-CIK 治疗的胃癌患者，分析表明，联合治疗较单纯化疗明显提高 OS 和 DFS 率。联合治疗组的总有效率（$P = 0.002$）、疾病控制率（$P = 0.0007$）、生活质量改良率（$P = 0.0008$）均有显著提高。有趣的是，淋巴细胞亚群的百分比（CD3+、CD4+ 和 CD3-

CD56+、CD3+CD56+；CIK/DC-CIK）治疗后，反映免疫功能的白细胞介素 -12 和干扰素 -γ 水平显著升高（$P < 0.05$）。一些研究试图识别预测 CIK 细胞治疗反应的标志物。在这方面特别感兴趣的是观察到通过 MICA 相关链 A（MICA）- 自然杀伤群 2，成员 D（NKG2D）的细胞信号导致 CIK 细胞活化，导致针对肿瘤细胞的细胞溶解活性。在接受辅助化疗加 CIK 或单独化疗的胃癌患者队列中，36.6% 的肿瘤中发现 MICA 高表达。值得注意的是，MICA 的表达与分期显著相关，并且与组织学分级有临界关联（$P = 0.054$）。在辅助化疗加 CIK 组中，高 MICA 表达的胃癌患者具有较长的 DFS（46.0：41.0 个月，$P = 0.027$）和 OS（48.0 个月：42.0 个月，$P = 0.031$）。多因素分析显示，单独 CIK 治疗及 MICA 状态与 CIK 治疗的相互作用是影响 DFS 和 OS 的独立预后因素。尽管前景看好，但 MICA 在临床决策过程中可能的价值保证了前瞻性临床试验的充分验证。CIK 细胞与单克隆抗体的结合是临床开发 CIK 细胞的一个特别有吸引力的前景。事实上，临床前证据表明 CIK 细胞与抗表皮生长因子受体（EGFR）的单克隆抗体相结合增强了 CIK 细胞在体外和体内的抗肿瘤能力。

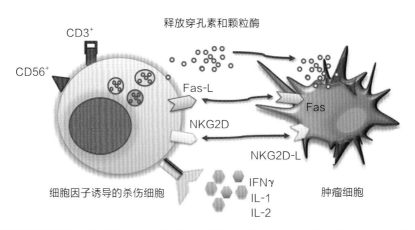

图 12.4 细胞因子诱导的杀伤细胞（CIK）是 CD3+CD56+ 的细胞，具有非 HLA 限制的 NK 细胞毒性
它们通过一种未知的机制识别出恶变的细胞后，释放穿孔素和颗粒酶，杀死肿瘤细胞。NKG2 及其同源配体之间的相互作用似乎是 CIK 被激活和进行杀伤作用所必须的。

嵌合抗原受体 T 细胞（Chimeric Antigen Receptor T, CAR-T）

为了扩大过继细胞治疗的应用范围和提高其疗效，最近开发了将抗肿瘤受体引入正常 T 细胞进行治疗的技术。T 细胞的特异性可以通过整合编码传统 alpha-beta TCRs 或 CARs 的基因来重新定位。TCR 识别过程需要通过主要组织相容性复合体（MHC）呈递抗原，然而，相当一部分肿瘤下调 MHC 表达以逃避免疫监控。将 T 淋巴细胞与细胞外基质进行工程化有绕过 MHC 相互作用的优势，CAR-T 细胞可以看作是抗体和 TCR 的结合。其细胞外部分是由 B 细胞受体衍生的单链可变片段组成的配体结合结构域，而信号结构域由 CD3 ζ 和一个或多个细胞内共刺激结构域组成。因此，CAR 功能独立于 MHC 表现或任何额外的共刺激信号。CAR-T 细胞过继转移在晚期血液病癌症，如复发或难治性急性淋巴细胞白血病、慢性淋巴细胞白血病和非霍奇金淋巴瘤中显示了良好的抗肿瘤作用。然而，在实体瘤患者中，CAR-T 细胞只能提供有限的好处，因为抗原表达不均匀，肿瘤微环境中的免疫抑制网络限制了 CAR-T 细胞的功能和持久性，以及转运到实体瘤的不理想。在胃癌的临床前模型中，以人源化 chA21 单链片段抗体（scFv）为基础的靶向 HER2 的 CAR-T 治疗诱导了 HER2 过表达肿瘤的显著消退，延长了荷瘤小鼠的生存期，同时避免了 HER2 低表达肿瘤的进展。与未转导的 T 细胞相比，另一种含有 CD137 和 CD3 ζ 部分并靶向 HER2 的 CAR-T 构建体显示出显著增强的肿瘤抑制能力，促进了长期存活和靶向归巢。表达 HER2 和 CD44 蛋白的患者源性 GC 干细胞的球体形成能力和体内致瘤性也受到抑制。为了增强抗癌活性和在体内的持久性，用癌胚抗原特异性单链抗体与白细胞介素 -2 融合蛋白联合转导淋巴胞。与游离 IL-2 相比，表达该 CAR 的外周血单核细胞与含有 IL-2 的融合蛋白结合，显著增强了对人 GC 细胞系 MKN-45 细胞的抗肿瘤活性。CAR 和由功能性细胞因子及全人类单链抗体组成的融合蛋白的这种新的联合治疗可能是过继性癌症免疫治疗的一种有前途的方法。正在进行几项临床试验，以评估靶向癌胚抗原（NCT02349724、NCT02850536、NCT02416466）、HER2（NCT02713984）、EpCAM（NCT02725125、NCT03013712） 或 MUC1（NCT02617134）的 CAR-T 细胞在胃癌患者中的安全性和有效性。

免疫检查点抑制剂

免疫检查点抑制剂无疑是现代肿瘤学真正的游戏改变者。抗 CTLA-4 ipilimumab 和抗 PD-1 抗体 pembrolizumab 和 nivolumab 分别于 2011 年和 2014 年首次被美国 FDA 批准用于转移性黑素瘤患者的治疗。这类药物也为胃癌患者提供了一条有前途的途径。迄今积累的数据表明，尽管抗 CTLA-4 化合物（tremelimumab, ipilimumab）产生的结果不令人满意，但 PD-1/PD-L1 抑制剂显示出更有希望的结果。

抗 CTLA-4 抗体

临床前和临床数据表明，靶向免疫检查点分子 CTLA-4 的药物不仅通过阻断抑制信号到达效应 T 细胞发挥作用，还通过耗尽肿瘤微环境中存在的 Treg 细胞群发挥作用。小鼠模型的初步研究表明，抗 CTLA-4 抗体在抑制肿瘤生长方面表现活跃，且不会引起严重的免疫不良反应。然而，这些药物在具有低免疫原性肿瘤的小鼠中的治疗效果更有限（如果有的话）。值得注意的是，CTLA-4 阻断与用粒细胞 - 巨噬细胞集落刺激因子转导的细胞疫苗的组合显著抑制了免疫原性低的肿瘤的生长。这些发现表明，CTLA-4 抑制可能在肿瘤中更有效，能够产生自发的抗肿瘤免疫反应。

Tremelimumab 是一种完全型的人 IgG2 单克隆抗体，能够抑制 B7-1 和 B7-2 与 CTLA-4 的结合，一项 Ⅱ 期研究调查了 tremelimumab 作为二线疗法在一小批胃癌患者中的疗效。尽管与胃癌中其他化疗的预期相似，但只有 5% 的客观缓解率和 4.8 个月的中位生存期非常令人失望。有趣的是，治疗后有癌胚抗原增殖反应的患者中位生存期为 17.1 个月，而无反应的患者为 4.7 个月（P = 0.004）。这些发现支持了 CTLA-4 阻断与针对胃癌抗原的疫苗联合使用的理论基础。在一项随 Ⅱ 期研究中观察到了类似的结果，在该研究中，ipilimumab 与治疗前转移性或局部晚期胃癌或胃食管结合部癌患者的最佳支持治疗进行了比较（GEJ），两组患者的生存结果相似。

派姆单抗

在 KEYNOTE-012 Ⅰb 期研究中，单剂派姆单抗（一种 PD-1 抑制剂）被用于患有 PD-L1$^+$ 复发性或转移性胃/胃食管交界部腺癌的患者，直至进展或出现不可忍受的不良事件。现有数据表明，在这组接受大量预处理的患者中，观察到 22% 的部分缓解率（36 例可评估患者中的 8 例），其中 75% 以上的患者在转移灶中接受过 2 次或 2 次以上的治疗。观察到的毒性是可控的，13% 的患者出现 3~4 级毒性，并且没有因治疗相关不良事件而停止治疗的记录。

在 KEYNOTE-028 期 Ⅰb 研究调查了派姆单抗在 PD-L1$^+$ 进展期实体瘤（包括食管/GEJ 癌腺癌和鳞状细胞癌）中每 2 周使用一次，直至 2 年或直到进展期的作用。共纳入 23 例患者（大部分为亚洲患者；12 例），中位随访 7 个月。总缓解率（ORR）为 30%（95% CI，13%~53%），中位缓解时间为 15 个月（范围 6~26 月）。对 6 个基因 IFN- 基因表达特征（CXCL9、CXCL10、IDO1、IFNG、HLA-DRA 和 STAT1）的分析表明，低特征评分（非炎症）的 GCs 患者一般有较低的反应率，且没有出现进展延迟。相比之下，进展延迟和 ORR 增加往往发生在免疫基因标记分数较高的患者中。

为了提高临床反应率，目前正在研究将 PD-1 抑制剂与化疗联合应用于多种肿瘤，包括胃癌。在派姆单抗联合化疗的肺癌试验取得阳性结果后，这些研究的临床数据有待进一步研究。在 KEYNOTE-059 一线 HER2- Ⅱ 期研究中，晚期胃/胃食管结合部腺癌患者每 3 周接受一次派姆单抗加 5-FU 氟尿嘧啶（或日本的卡培他滨）加顺铂治疗，共 6 个周期，随后派姆单抗加 5-FU/卡培他滨维持治疗 2 年或直至进展。值得注意的是，患者主要来自美国（47.9%），仅 13.1% 来自东亚，39.0% 来自世界其他地区。57.1% 的肿瘤中 PDL-1 表达为阳性，尽管 PD-L1 阳性与较高的 ORR（15.5%）相关，但 PD-L1 阴性肿瘤患者也出现了应答（ORR 6.4%）。事实上，PD-L1 阳性组（2.0%）和 PD-L1 阴性组（2.8%）的完全反应率具有可比性。MSI-H 肿瘤患者的反应最好（7 例患者中有 4 例）。总的来说，使用派姆单抗进行治疗导致 11.6% 的 ORR 和 42.4% 的患者肿瘤减少。

KEYNOTE-061 是一项正在进行的 Ⅲ 期开放标签试验，评估派姆单抗与紫杉醇治疗进展期胃癌/GEJ 患者，这些患者在铂/氟嘧啶联合一线治疗后肿瘤已经进展。治疗将持续到疾病进展或药物不再耐受为止。PD-L1$^+$ 肿瘤患者的 PFS 和 OS 是主要疗效终点。在 KEYNOTE-062 试验中，将比较派姆单抗单独或联合顺铂 +5-FU 作为 PD-L1$^+$/HER2$^-$ 晚期胃癌或 GEJ 腺癌一线治疗方案（顺铂 +5-FU）的疗效和安全性。主要终点是 OS 和无进展生存期（PFS）。

纳武利尤单抗

与派姆单抗一样，纳武利尤单抗是一种

针对 PD-1 的人源化 IgG4 单克隆抗体，在多种肿瘤类型中均有活性。1/2 期 CheckMate 032 试验对 160 例晚期 / 转移性胃癌或胃食管癌患者进行了纳武利尤单抗和 ipilimumab 联合治疗与纳武利尤单抗单药治疗的比较。接受纳武利尤单抗和 ipilimumab 联合治疗的患者的 ORR 为 24%，而单独接受纳武利尤单抗治疗的患者的 ORR 为 12%。有趣的是，联合用药的 ORR 似乎依赖于剂量，只有 8% 的患者接受替代剂量（纳武利尤单抗 3mg/kg 和 ipilimumab 1mg/kg）有反应。观察 PD-L1 的表达情况。正如其他联合研究预期的那样，与单独使用纳武利尤单抗（10%）相比，纳武利尤单抗 +ipilimumab 单抗治疗伴有更高的严重毒性（43%）。

ONO-12（ATTRACTION-2）是一项纳武利尤单抗的多中心、双盲、随机Ⅲ期研究，用于治疗无法切除的进展期或复发性胃癌或 GEJ 癌患者，这些患者之前接受过 2 种或 2 种以上化疗方案的难治性或耐受性（NCT02267343）。这是首次关于胃肠道肿瘤免疫检查点阻断的随机、安慰剂对照的Ⅲ期试验。本研究首次表明抑制 PD-1 可以改善重度胃癌或胃食管癌患者的 OS。纳武利尤单抗组观察到的中位 OS 为 5.32 个月（95% CI，4.63~6.41），而安慰剂为 4.14 个月（95% CI，3.42~4.86），12 个月 OS 率 为 26.6%（95% CI, 21.1%~32.4%），而安慰剂为 10.9%（HR 0.63；95% 可信区间, 6.2%~17%；$P < 0.0001$）。此外，纳武利尤单抗组的中位 PFS 为 1.61 个月，安慰剂组为 1.45 个月（HR 0.60；$P < 0.0001$）。纳武利尤组的 ORR 率为 11.2%，安慰剂组为 0，纳武利尤组的中位反应时间为 9.53 个月（95% 置信区间为 6.14~9.82 个月）。接受纳武利尤单抗治疗的患者表现出良好的安全性，330 例患者中有 34 例（10%）发生与治疗相关的不良事件（3 级或 4 级），其发生率与使用安慰剂的患者相似。然而，应该考虑的是，ATTRACTION-2 只纳入了来自亚洲国家的患者，因此观察到的结果可能不适用于欧洲和北美人群。最近的证据表明，亚洲和非亚洲患者的胃癌中存在明显的与炎症和免疫相关的基因特征。对 1600 多例胃癌患者进行的一项大型队列研究表明，非亚洲胃癌患者的 T 细胞生物学相关信号（包括 CTLA-4 信号）显著丰富，而免疫抑制性 T 细胞调节标记 FOXP3 在亚洲人群中显著丰富。

阿维单抗

阿维单抗是一种抗 pd-l1 IgG1 抗体，目前正在接受 JAVELIN 试验（NCT01772004）的评估，该试验扩大了特定肿瘤类型的队列，包括至少接受过一次治疗的胃 /GEJ 患者或化疗后接受阿维单抗作为开关维持的患者。患者每 2 周接受 10mg/kg 的阿维单抗，初步数据显示在二线治疗中，有效率为 9.7%，PFS 为 6.0 周。对于在接受化疗期间进展的日本患者，报道的总有效率为 15%（3/20 例），患者 12 周无进展生存期的比例为 43.3%。JAVELIN Gastric 300 试验目前正在招募复发性、局部进展性或转移性胃 /GEJ 肿瘤患者，进行一项开放标签研究，比较 avelumab 与三线治疗中最好的支持性治疗（NCT02625623）。维持性免疫疗法正在 JAVELIN 胃癌 100 研究中进行评估，该研究将单剂阿维单抗（每 2 周 10mg/kg）与一线化疗的持续进行进行了比较（NCT02625610）。最近报道的一例转移性胃癌患者从阿维单抗治疗中获得了很大的临床益处，这促使对该肿瘤进行进一步的定性。分析显示没有高突变负荷或错配修复缺陷的证据，但揭示了 EBV 编码的 RNA 的强阳性。对癌症基因组图谱 GC 数据（25 EBV+，80 MSI，310 微卫星稳定，MSS）的分析表明，EBV 阳性肿瘤为 MSS，具有低突变负担，但与 MSI 肿瘤相比具有更强的免疫浸润证据。值得注意的是，与 MSS 肿瘤相比，EBV 阳性的 GC 在 RNA-seq 数据中表达的免疫检查点通路（PD-1、CTLA-4）基因更高，组织学上的淋巴细胞浸润也更高。这些发现表明 EBV 阳性低突变负荷胃癌是 MSS 肿瘤的一个子集，可能对免疫检查点治疗有反应。

德瓦鲁单抗

Durvalumab 是一种选择性、高亲和力的人 IgG1κ 单克隆抗体，可阻断 PD-L1 与 CD80 和 PD-1 的结合。现有数据表明，12 个月内每两周静脉注射一次 10mg/kg 的单剂 durvalumab 显示出对胃食管癌的潜在临床活性。33% 的患者发生了与治疗相关的不良事件，7% 的患者发生了 3 级毒性。一项 ⅠB/Ⅱ 期研究目前正在招募 GEJ 或胃腺癌患者在二线和三线转移性环境中接受单剂 durvulumab、单剂 tremelimumab 或 durvulumab 和 tremelimumab 联合治疗（抗 CTLA-4）。

包括免疫检查点封锁在内的组合策略

以 PD-1/PD-L1 为靶点的免疫疗法的疗效刺激了与其他活性靶向生物制剂或免疫调节疗法的联合研究的启动。几个临床前数据支持了联合免疫治疗的基本原理，这些数据表明，仅针对产生有效抗肿瘤免疫反应所需的复杂步骤之一往往是不够的。特别具有挑战性的是免疫抑制肿瘤微环境的适当靶向。临床前证据表明，对 PD-1/PD-L1 轴的抑制与阻断血管内皮生长因子 / 血管内皮生长因子受体途径的抗体正协同作用。最近一项 Ⅰa / Ⅰb 期研究调查了难治性 GC/GEJ 肿瘤患者联合应用抗 PD-L1 和抗 VEGFR2 单克隆抗体的安全性和有效性。初步疗效数据显示，40 例患者中有 3 例（7.5%）出现临床反应，疾病控制率为 45%。第 1 天给予 8mg/kg ramucirumab 治疗的患者中位 PFS 为 2.1 个月，仅第 1 天给予 10mg/kg 相同药物治疗的患者中位 PFS 为 2.6 个月。10 例（25%）患者有 3~4 级不良反应，最常见的是结肠炎（7.5%）和高血压（7.5%）。

考虑到某些化疗药物诱导免疫原性细胞

死亡的能力，免疫治疗和化疗相结合的治疗方法正在积极研究中。基于派姆单抗取得的良好效果，考虑到 PD-L1 是派姆单抗在肺癌中的预测生物标志物，我们开展了一项 Ⅱ 期 KEYNOTE — 059 研究，进一步评估派姆单抗在胃癌中的作用。多水平研究设计包括 3 个队列：① 259 例转移性胃癌患者，在接受两种或两种以上化疗方案的预处理后，仅接受派姆单抗治疗；② 25 例新诊断为转移性胃癌的患者接受了派姆单抗联合化疗（5-氟尿嘧啶和顺铂）；③ 31 例新诊断为转移性胃癌的患者仅接受派姆单抗治疗。主要终点是安全性（所有 3 个队列）和客观应答率（队列 1 和 3）。中位随访 6 个月后，在接受单独派姆治疗的患者（队列 1）中观察到总体客观有效率为 12%。PD-L1 的表达与获得应答的可能性增加相关（客观应答率为 16% : 6%）。许多反应是持久的。队列 1 中 18% 的患者发生了 3~5 级治疗相关不良事件，3% 的患者因此不得不停止治疗。这些结果尤其令人鼓舞，因为这些预处理严重的患者的预期应答率接近于零。基于这些可喜的结果，随机的第三期 KEYNOTE-062 研究（NCT02494583）旨在比较单独使用派姆单抗或联合顺铂 + 含氟嘧啶与顺铂 + 含氟嘧啶作为 PD-L1+/HER 2− 晚期 GC/GEJ 腺癌一线治疗的疗效和安全性。主要研究假设是，就无进展生存期和总生存期而言，派姆单抗联合化疗优于单独化疗，就总生存期而言，派姆单抗单药治疗与单独化疗相同或更好。

在晚期疾病中，这些联合研究的有希望的结果促使在早期疾病患者中启动了多项试验，包括在切除的食管和 GEJ 病患者中进行的新辅助纳武利尤 Ⅲ 期试验（CheckMate-577）和在 Ⅱ ~ Ⅲ 期患者中进行的新辅助纳武利尤和伊匹利单抗 Ⅰ 期试验（NCT03044613）。

免疫检查点抑制剂的联合治疗也针对过表达 HER2 的肿瘤亚型，这些肿瘤几乎无一例外地对含曲妥珠单抗的治疗方案产生耐药性。临床前证据支持曲妥珠单抗和 PD-1/PD-L1 轴抑制剂联合的基本原理。事实上，已经证明 HER2 抑制可以促进 T 细胞活化和运输，增强 NK 细胞产生 IFN- γ，并增强抗体依赖性细胞毒性，这可能与 PD-1/PD-L1 途径的抑制有效协同。一项 Ⅰ b/ Ⅱ 期、开放标签、剂量递增的研究正在研究新型抗 HER2 单抗 margetuximab 联合派姆单抗治疗对标准曲妥珠单抗联合化疗难治性晚期 HER2 扩增性 GC 患者（NCT02689284）。其他多种药物组合正在研究中，在 PD-1/PD-L1 轴抑制剂的主干上，其他药物靶向肿瘤免疫周期的额外节点。后者包括抑制其他免疫检查点的药物（TIM3，LAG3），T 细胞共刺激激动剂抗体（GITR，OX40，4-1BB），酶抑制剂（IDO-1），以及辐射和其他细胞毒性药物。此外，纳武利尤单抗和 GS-5745（一种基质金属蛋白酶 -9 抑制剂）联合应用于不能切除或复发性 GC/GEJ 腺癌（NCT02864381）的研究也在进行中。结合放射治疗是一个很有前途的治疗机会，尽管在 GC 的环境中仍缺乏探索。在各种临床前模型中，单剂量和分段放疗均可上调肿瘤 PD-L1 的表达。放疗同时应用抗 PD-1 抗体可以克服 PD-L1 的自适应上调，恢复肿瘤的长期控制。此外，联合放疗和 PD-1/PD-L1 轴阻断显示协同抗肿瘤活性，减少肿瘤浸润的骨髓源性抑制细胞。一个有趣的可能性是，放射疗法可以用来增加必需的抗原识别机制（MHC-I 表达）和抗 PD-L1 抗体与肿瘤细胞结合的大小。针对胃癌患者的临床试验正在进行中，包括在转移灶中应用派姆单抗联合姑息性放疗，以及在早期可切除疾病中应用新辅助放化疗治疗 GEJ 和贲门癌（NCT02730546）。

结束语和展望

在过去的 10 年里，我们对免疫调节机制的理解有了很大的提高，允许开发多种治疗方法，这些方法正在彻底改变癌症的治疗。胃癌的免疫治疗仍处于早期阶段，但正在迅速发展。今后的挑战是要在 GC 环境下进行生物学和免疫学的探索，更精确地调整各种可用的或正在出现的免疫治疗方法。此外，我们必须学会如何将针对胃癌的免疫治疗策略与分子靶向药物、化疗和放疗适当结合。还应仔细研究不同但互补的基于免疫的方法的合理组合，最终目标是为每个个体提供与其自身肿瘤的临床病理、遗传、病毒学和免疫学特征相关的最有效的方案。在这方面，有必要设计大型前瞻性试验，以验证可靠的预测因素，从而选择最有可能受益于免疫治疗的胃癌患者。

参考文献

[1] Bilici A. Treatment options in patients with metastatic gastric cancer: current status and future perspectives. World J Gastroenterol. 2014;20(14):3905–15.

[2] Larkin J, Chiarion-Sileni V, Gonzalez R, Grob JJ, Cowey CL, Lao CD, et al. Combined nivolumab and ipilimumab or monotherapy in untreated melanoma. N Engl J Med. 2015;373(1):23–34.

[3] Motzer RJ, Escudier B, McDermott DF, George S, Hammers HJ, Srinivas S, et al. Nivolumab versus everolimus in advanced renal-cell carcinoma. N Engl J Med. 2015;373(19):1803–13.

[4] Reck M, Rodríguez-Abreu D, Robinson AG, Hui R, Csőszi T, Fülöp A, et al. Pembrolizumab versus chemotherapy for PD-L1-positive non-small-cell lung cancer. N Engl J Med. 2016;375(19):1823–33.

[5] Bonotto M, Garattini SK, Basile D, Ongaro E, Fanotto V, Cattaneo M, et al. Immunotherapy for gastric cancers: emerging role and future perspectives. Expert Rev Clin Pharmacol. 2017;10(6):609–19.

[6] Procaccio L, Schirripa M, Fassan M, Vecchione L, Bergamo F, Prete AA, et al. Immunotherapy in gastrointestinal cancers. Biomed Res Int. 2017;2017:4346576.

[7] Finn OJ. A believer's overview of cancer immunosurveillance and immunotherapy. J Immunol. 2018;200(2):385–91.

[8] Galluzzi L, Buqué A, Kepp O, Zitvogel L, Kroemer G. Immunogenic cell death in cancer and infectious disease. Nat Rev Immunol. 2017;17(2):97–111.

[9] Frey B, Derer A, Scheithauer H, Wunderlich R, Fietkau R, Gaipl US. Cancer cell death-inducing radiotherapy: impact on local tumour control, tumour cell proliferation and induction of systemic anti-tumour immunity. Adv Exp Med Biol. 2016;930:151–72.

[10] Brix N, Tiefenthaller A, Anders H, Belka C, Lauber K. Abscopal, immunological effects of radiotherapy:

narrowing the gap between clinical and preclinical experiences. Immunol Rev. 2017;280(1):249–79.

[11] Bass AJ, Thorsson V, Shmulevich I, Reynolds SM, Miller M, Bernard B, et al. Comprehensive molecular characterization of gastric adenocarcinoma. Cancer genome atlas research network. Nature. 2014;513(7517):202–9.

[12] Camargo MC, Kim WH, Chiaravalli AM, Kim KM, Corvalan AH, Matsuo K, et al. Improved survival of gastric cancer with tumour Epstein-Barr virus positivity: an international pooled analysis. Gut. 2014;63(2):236–43.

[13] van Beek J, zur Hausen A, Snel SN, Berkhof J, Kranenbarg EK, van de Velde CJ, et al. Morphological evidence of an activated cytotoxic T-cell infiltrate in EBV-positive gastric carcinoma preventing lymph node metastases. Am J Surg Pathol. 2006;30(1):59–65.

[14] Song HJ, Srivastava A, Lee J, Kim YS, Kim KM, Ki Kang W, et al. Host inflammatory response predicts survival of patients with Epstein-Barr virusassociated gastric carcinoma. Gastroenterology. 2010;139(1):84–92.

[15] Kim SY, Park C, Kim HJ, Park J, Hwang J, Kim JI, et al. Deregulation of immune response genes in patients with Epstein-Barr virus-associated gastric cancer and outcomes. Gastroenterology. 2015;148:137–47.

[16] Derks S, Liao X, Chiaravalli AM, Xu X, Camargo MC, Solcia E, et al. Abundant PD-L1 expression in Epstein-Barr Virus-infected gastric cancers. Oncotarget. 2016;7(22):32925–32.

[17] Hause RJ, Pritchard CC, Shendure J, Salipante SJ. Classification and characterization of microsatellite instability across 18 cancer types. Nat Med. 2016;22(11):1342–50.

[18] Yamamoto H, Perez-Piteira J, Yoshida T, Terada M, Itoh F, Imai K, et al. Gastric cancers of the microsatellite mutator phenotype display characteristic genetic and clinical features. Gastroenterology. 1999;116(6):1348–57.

[19] Colli LM, Machiela MJ, Myers TA, Jessop L, Yu K, Chanock SJ. Burden of nonsynonymous mutations among TCGA cancers and candidate immune checkpoint inhibitor responses. Cancer Res. 2016;76(13):3767–72.

[20] Schwitalle Y, Kloor M, Eiermann S, Linnebacher M, Kienle P, Knaebel HP, et al. Immune response against frameshift-induced neopeptides in HNPCC patients and healthy HNPCC mutation carriers. Gastroenterology. 2008;134(4):988–97.

[21] Bernal M, García-Alcalde F, Concha A, Cano C, Blanco A, Garrido F, et al. Genome-wide differential genetic profiling characterizes colorectal cancers with genetic instability and specific routes to HLA class I loss and immune escape. Cancer Immunol Immunother. 2012;61(6):803–16.

[22] Wang M, Busuttil RA, Pattison S, Neeson PJ, Boussioutas A. Immunological battlefield in gastric cancer and role of immunotherapies. World J Gastroenterol. 2016;22(28):6373–84.

[23] Badalamenti G, Fanale D, Incorvaia L, Barraco N, Listì A, Maragliano R, et al. Role of tumorinfiltrating lymphocytes in patients with solid tumors: can

a drop dig a stone? Cell Immunol. 2018;S0008-8749(18):30014–5.

[24] Kim KJ, Lee KS, Cho HJ, Kim YH, Yang HK, Kim WH, et al. Prognostic implications of tumorinfiltrating FoxP3+ regulatory T cells and CD8+ cytotoxic T cells in microsatellite-unstable gastric cancers. Hum Pathol. 2014;45:285–93.

[25] Kang BW, Seo AN, Yoon S, Bae HI, Jeon SW, Kwon OK, et al. Prognostic value of tumor-infiltrating lymphocytes in Epstein-Barr virus-associated gastric cancer. Ann Oncol. 2016;27:494–501.

[26] Zheng X, Song X, Shao Y, Xu B, Chen L, Zhou Q, et al. Prognostic role of tumor-infiltrating lymphocytes in gastric cancer: a meta-analysis. Oncotarget. 2017;8(34):57386–98.

[27] Kandulski A, Malfertheiner P, Wex T. Role of regulatory T-cells in H. pylori-induced gastritis and gastric cancer. Anticancer Res. 2010;30:1093–103.

[28] Nagase H, Takeoka T, Urakawa S, MorimotoOkazawa A, Kawashima A, Iwahori K, et al. ICOS+Foxp3+ TILs in gastric cancer are prognostic markers and effector regulatory T cells associated with Helicobacter pylori. Int J Cancer. 2017;140(3):686–95.

[29] Groom JR, Luster AD. CXCR3 ligands: redundant, collaborative and antagonistic functions. Immunol Cell Biol. 2011;89(2):207–15.

[30] Chen F, Yin S, Niu L, Luo J, Wang B, Xu Z, et al. Expression of the chemokine receptor CXCR3 correlates with dendritic cell recruitment and prognosis in gastric cancer. Genet Test Mol Biomarkers. 2018;22(1):35–42.

[31] Knief J, Reddemann K, Petrova E, Herhahn T, Wellner U, Thorns C. High density of tumor-infiltrating B-lymphocytes and plasma cells signifies prolonged overall survival in adenocarcinoma of the esophagogastric junction. Anticancer Res. 2016;36(10):5339–45.

[32] Matsueda S, Graham DY. Immunotherapy in gastric cancer. World J Gastroenterol. 2014;20(7):1657–66.

[33] Mittal D, Gubin MM, Schreiber RD, Smyth MJ. New insights into cancer immunoediting and its three component phases – elimination, equilibrium and escape. Curr Opin Immunol. 2014;27:16–25.

[34] Garrido F, Perea F, Bernal M, Sánchez-Palencia A, Aptsiauri N, Ruiz-Cabello F. The escape of cancer from T cell-mediated immune surveillance: HLA class I loss and tumor tissue architecture. Vaccines (Basel). 2017;5(1):7.

[35] Murray PJ, Allen JE, Biswas SK, Fisher EA, Gilroy DW, Goerdt S, et al. Macrophage activation and polarization: nomenclature and experimental guidelines. Immunity. 2014;41(1):14–20.

[36] Ishigami S, Natsugoe S, Tokuda K, Nakajo A, Okumura H, Matsumoto M, Miyazono F, Hokita S, Aikou T. Tumor-associated macrophage (TAM) infiltration in gastric cancer. Anticancer Res. 2003;23(5A):4079–83.

[37] Mitchem JB, Brennan DJ, Knolhoff BL, Belt BA, Zhu Y, Sanford DE, et al. Targeting tumorinfiltrating macrophages decreases tumorinitiating cells, relieves immunosuppression, and improves chemotherapeutic responses. Cancer Res. 2013;73(3):1128–41.

[38] Wu MH, Lee WJ, Hua KT, Kuo ML, Lin MT.

Macrophage infiltration induces gastric cancer invasiveness by activating the β-Catenin pathway. PLoS One. 2015;10(7):e0134122.

[39] Park JY, Sung JY, Lee J, Park YK, Kim YW, Kim GY, et al. Polarized CD163+ tumor-associated macrophages are associated with increased angiogenesis and CXCL12 expression in gastric cancer. Clin Res Hepatol Gastroenterol. 2016;40(3):357–65.

[40] Bronte V, Brandau S, Chen SH, Colombo MP, Frey AB, Greten TF, et al. Recommendations for myeloidderived suppressor cell nomenclature and characterization standards. Nat Commun. 2016;7:12150.

[41] Choi BD, Gedeon PC, Herndon JE, Archer GE, Reap EA, Sanchez-Perez L, et al. Human regulatory T cells kill tumor cells through granzyme-dependent cytotoxicity upon retargeting with a bispecific antibody. Cancer Immunol Res. 2013;1:163.

[42] Ding Y, Shen J, Zhang G, Chen X, Wu J, Chen W. CD40 controls CXCR5-induced recruitment of myeloid-derived suppressor cells to gastric cancer. Oncotarget. 2015;6(36):38901–11.

[43] Choi HS, Ha SY, Kim HM, Ahn SM, Kang MS, Kim KM, et al. The prognostic effects of tumor infiltrating regulatory T cells and myeloid derived suppressor cells assessed by multicolor flow cytometry in gastric cancer patients. Oncotarget. 2016;7(7):7940–51.

[44] Bennett MW, O'connell J, O'sullivan GC, Roche D, Brady C, Kelly J, et al. Expression of Fas ligand by human gastric adenocarcinomas: a potential mechanism of immune escape in stomach cancer. Gut. 1999;44(2):156–62.

[45] Sharma P, Allison JP. Immune checkpoint targeting in cancer therapy: toward combination strategies with curative potential. Cell. 2015;161(2):205–14.

[46] Wilson RAM, Evans TRJ, Fraser AR, Nibbs RJB. Immune checkpoint inhibitors: new strategies to checkmate cancer. Clin Exp Immunol. 2018;191(2):133–48.

[47] Topalian SL, Drake CG, Pardoll DM. Immune checkpoint blockade: a common denominator approach to cancer therapy. Cancer Cell. 2015;27:450–61.

[48] Tran PN, Sarkissian S, Chao J, Klempner SJ. PD-1 and PD-L1 as emerging therapeutic targets in gastric cancer: current evidence. Gastrointest Cancer. 2017;7:1–11.

[49] Böger C, Behrens HM, Mathiak M, Krüger S, Kalthoff H, Röcken C. PD-L1 is an independent prognostic predictor in gastric cancer of Western patients. Oncotarget. 2016;7(17):24269–83.

[50] Kim JW, Nam KH, Ahn SH, Park DJ, Kim HH, Kim SH, et al. Prognostic implications of immunosuppressive protein expression in tumors as well as immune cell infiltration within the tumor microenvironment in gastric cancer. Gastric Cancer. 2016;19(1):42–52.

[51] Schlößer HA, Drebber U, Kloth M, Thelen M, Rothschild SI, Haase S, et al. Immune checkpoints programmed death 1 ligand 1 and cytotoxic T lymphocyte associated molecule 4 in gastric adenocarcinoma. Oncoimmunology. 2015;5(5):e1100789.

[52] Gao Y, Li S, Xu D, Chen S, Cai Y, Jiang W, et al. Prognostic value of programmed death-1, programmed death-ligand 1, programmed death-ligand 2 expression,

and CD8(+) T cell density in primary tumors and metastatic lymph nodes from patients with stage T1-4N+M0 gastric adenocarcinoma. Chin J Cancer. 2017;36(1):61.

[53] Gu L, Chen M, Guo D, Zhu H, Zhang W, Pan J, et al. PD-L1 and gastric cancer prognosis: a systematic review and meta-analysis. PLoS One. 2017;12(8):e0182692.

[54] Saito R, Abe H, Kunita A, Yamashita H, Seto Y, Fukayama M. Overexpression and gene amplification of PD-L1 in cancer cells and PD-L1+ immune cells in Epstein-Barr virus-associated gastric cancer: the prognostic implications. Mod Pathol. 2017;30(3):427–39.

[55] Seo AN, Kang BW, Kwon OK, Park KB, Lee SS, Chung HY, et al. Intratumoural PD-L1 expression is associated with worse survival of patients with Epstein-Barr virus-associated gastric cancer. Br J Cancer. 2017;117(12):1753–60.

[56] Fang W, Chen Y, Sheng J, Zhou T, Zhang Y, Zhan J, et al. Association between PD-L1 expression on tumour-infiltrating lymphocytes and overall survival in patients with gastric cancer. J Cancer. 2017;8(9):1579–85.

[57] Liu Y, Cheng Y, Xu Y, Wang Z, Du X, Li C, et al. Increased expression of programmed cell death protein 1 on NK cells inhibits NK-cell-mediated anti-tumor function and indicates poor prognosis in digestive cancers. Oncogene. 2017;36(44):6143–53.

[58] Nowak EC, Lines JL, Varn FS, Deng J, Sarde A, Mabaera R, et al. Immunoregulatory functions of VISTA. Immunol Rev. 2017;276(1):66–79.

[59] Liu J, Yuan Y, Chen W, Putra J, Suriawinata AA, Schenk AD, et al. Immune-checkpoint proteins VISTA and PD-1 nonredundantly regulate murine T-cell responses. Proc Natl Acad Sci U S A. 2015;112(21):6682–7.

[60] Böger C, Behrens HM, Krüger S, Röcken C. The novel negative checkpoint regulator VISTA is expressed in gastric carcinoma and associated with PD-L1/PD-1: a future perspective for a combined gastric cancer therapy? Oncoimmunology. 2017;6(4):e1293215.

[61] Du W, Yang M, Turner A, Xu C, Ferris RL, Huang J, et al. TIM-3 as a Target for Cancer Immunotherapy and Mechanisms of Action. Int J Mol Sci. 2017;18(3):645.

[62] Takano S, Saito H, Ikeguchi M. An increased number of PD-1+ and Tim-3+ CD8+ T cells is involved in immune evasion in gastric cancer. Surg Today. 2016;46(11):1341–7.

[63] Lu X, Yang L, Yao D, Wu X, Li J, Liu X, et al. Tumor antigen-specific CD8+ T cells are negatively regulated by PD-1 and Tim-3 in human gastric cancer. Cell Immunol. 2017;313:43–51.

[64] Palucka K, Banchereau J. Cancer immunotherapy via dendritic cells. Nat Rev Cancer. 2012;12(4): 265–77.

[65] Ishigami S, Natsugoe S, Tokuda K, Nakajo A, Xiangming C, Iwashige H, et al. Clinical impact of intratumoral natural killer cell and dendritic cell infiltration in gastric cancer. Cancer Lett. 2000;159(1):103–8.

[66] Ananiev J, Gulubova MV, Manolova IM. Prognostic significance of CD83 positive tumor-infiltrating dendritic cells and expression of TGF-beta 1 in human gastric cancer. Hepato-Gastroenterology. 2011;58(110–

111):1834–40.

[67] Niccolai E, Taddei A, Prisco D, Amedei A. Gastric cancer and the epoch of immunotherapy approaches. World J Gastroenterol. 2015;21(19):5778–93.

[68] Sadanaga N, Nagashima H, Mashino K, Tahara K, Yamaguchi H, Ohta M, et al. Dendritic cell vaccination with MAGE peptide is a novel therapeutic approach for gastrointestinal carcinomas. Clin Cancer Res. 2001;7(8):2277–84.

[69] Kono K, Takahashi A, Sugai H, Fujii H, Choudhury AR, Kiessling R, et al. Dendritic cells pulsed with HER-2/neu-derived peptides can induce specific T-cell responses in patients with gastric cancer. Clin Cancer Res. 2002;8(11):3394–400.

[70] Popiela T, Kulig J, Czupryna A, Szczepanik AM, Zembala M. Efficiency of adjuvant immunochemotherapy following curative resection in patients with locally advanced gastric cancer. Gastric Cancer. 2004;7(4):240–5.

[71] Ajani JA, Hecht JR, Ho L, Baker J, Oortgiesen M, Eduljee A, Michaeli D. An open-label, multinational, multicenter study of G17DT vaccination combined with cisplatin and 5-fluorouracil in patients with untreated, advanced gastric or gastroesophageal cancer: the GC4 study. Cancer. 2006;106(9):1908–16.

[72] Higashihara Y, Kato J, Nagahara A, Izumi K, Konishi M, Kodani T, et al. Phase I clinical trial of peptide vaccination with URLC10 and VEGFR1 epitope peptides in patients with advanced gastric cancer. Int J Oncol. 2014;44(3):662–8.

[73] Sato Y, Shomura H, Maeda Y, Mine T, Une Y, Akasaka Y, et al. Immunological evaluation of peptide vaccination for patients with gastric cancer based on pre-existing cellular response to peptide. Cancer Sci. 2003;94(9):802–8.

[74] Sato Y, Fujiwara T, Mine T, Shomura H, Homma S, Maeda Y, et al. Immunological evaluation of personalized peptide vaccination in combination with a 5-fluorouracil derivative (TS-1) for advanced gastric or colorectal carcinoma patients. Cancer Sci. 2007;98(7):1113–9.

[75] Masuzawa T, Fujiwara Y, Okada K, Nakamura A, Takiguchi S, Nakajima K, et al. Phase I/II study of S-1 plus cisplatin combined with peptide vaccines for human vascular endothelial growth factor receptor 1 and 2 in patients with advanced gastric cancer. Int J Oncol. 2012;41(4):1297–304.

[76] Fujiwara Y, Sugimura K, Miyata H, Omori T, Nakano H, Mochizuki C, et al. A pilot study of postoperative adjuvant vaccine for advanced gastric cancer. Yonago Acta Med. 2017;60(2):101–5.

[77] Yang JC, Rosenberg SA. Adoptive T-cell therapy for cancer. Adv Immunol. 2016;130:279–94.

[78] Kang BW, Kim JG, Lee IH, Bae HI, Seo AN. Clinical significance of tumor-infiltrating lymphocytes for gastric cancer in the era of immunology. World J Gastrointest Oncol. 2017;9(7):293–9.

[79] Kono K, Ichihara F, Iizuka H, Sekikawa T, Matsumoto Y. Differences in the recognition of tumor-specific CD8+ T cells derived from solid tumor, metastatic lymph nodes and ascites in patients with gastric cancer. Int J Cancer. 1997;71(6):978–81.

[80] Fujie T, Tanaka F, Tahara K, Li J, Tanaka S, Mori M, et al. Generation of specific antitumor reactivity by the stimulation of spleen cells from gastric cancer patients with MAGE-3 synthetic peptide. Cancer Immunol Immunother. 1999;48(4):189–94.

[81] Xu X, Xu L, Ding S, Wu M, Tang Z, Fu W, et al. Treatment of 23 patients with advanced gastric cancer by intravenously transfer of autologous tumorinfiltrating lymphocytes combined with rIL-2. Chin Med Sci J. 1995;10(3):185–7.

[82] Zhang GQ, Zhao H, Wu JY, Li JY, Yan X, Wang G, et al. Prolonged overall survival in gastric cancer patients after adoptive immunotherapy. World J Gastroenterol. 2015;21(9):2777–85.

[83] Kono K, Takahashi A, Ichihara F, Amemiya II, Iizuka H, Fujii H, et al. Prognostic significance of adoptive immunotherapy with tumor-associated lymphocytes in patients with advanced gastric cancer: a randomized trial. Clin Cancer Res. 2002;8(6):1767–71.

[84] Malmberg KJ, Carlsten M, Björklund A, Sohlberg E, Bryceson YT, Ljunggren HG. Natural killer cell-mediated immunosurveillance of human cancer. Semin Immunol. 2017;31:20–9.

[85] Rigueiro MP, Kassab P, Ilias EJ, Castro OA, Novo NF, Lourenço LG. Correlation of natural killer cells with the prognosis of gastric adenocarcinoma. Rosso D, Arq Bras Cir Dig. 2012;25(2):114–7.

[86] Saito H, Takaya S, Osaki T, Ikeguchi M. Increased apoptosis and elevated Fas expression in circulating natural killer cells in gastric cancer patients. Gastric Cancer. 2013;16(4):473–9.

[87] Voskens CJ, Watanabe R, Rollins S, Campana D, Hasumi K, Mann DL. Ex-vivo expanded human NK cells express activating receptors that mediate cytotoxicity of allogeneic and autologous cancer cell lines by direct recognition and antibody directed cellular cytotoxicity. J Exp Clin Cancer Res. 2010;29:134.

[88] Guo Y, Han W. Cytokine-induced killer (CIK) cells: from basic research to clinical translation. Chin J Cancer. 2015;34:6.

[89] Verneris MR, Kornacker M, Mailander V, Negrin RS. Resistance of ex vivo expanded CD3+ CD56+ T cells to Fas-mediated apoptosis. Cancer Immunol Immunother. 2000;49:335–45.

[90] Sun S, Li XM, Li XD, Yang WS. Studies on inducing apoptosis effects and mechanism of CIK cells for MGC-803 gastric cancer cell lines. Cancer Biother Radiopharm. 2005;20(2):173–80.

[91] Bourquin C, von der Borch P, Zoglmeier C, Anz D, Sandholzer N, Suhartha N, et al. Efficient eradication of subcutaneous but not of autochthonous gastric tumors by adoptive T cell transfer in an SV40 T antigen mouse model. J Immunol. 2010;185(4): 2580–8.

[92] Thompson J, Epting T, Schwarzkopf G, Singhofen A, Eades-Perner AM, van Der Putten H, et al. A transgenic mouse line that develops early-onset invasive gastric carcinoma provides a model for carcinoembryonic antigen-targeted tumor therapy. Int J Cancer. 2000;86(6):863–9.

[93] Wu J, Waxman DJ. Immunogenic chemotherapy: dose and schedule dependence and combination with

immunotherapy. Cancer Lett. 2018;419:210–21.

[94] Zhao Q, Zhang H, Li Y, Liu J, Hu X, Fan L. Antitumor effects of CIK combined with oxaliplatin in human oxaliplatin-resistant gastric cancer cells in vivo and in vitro. J Exp Clin Cancer Res. 2010;29:118.

[95] Zhao H, Fan Y, Li H, Yu J, Liu L, Cao S, et al. Immunotherapy with cytokine-induced killer cells as an adjuvant treatment for advanced gastric carcinoma: a retrospective study of 165 patients. Cancer Biother Radiopharm. 2013;28(4):303–9.

[96] Shi L, Zhou Q, Wu J, Ji M, Li G, Jiang J, et al. Efficacy of adjuvant immunotherapy with cytokineinduced killer cells in patients with locally advanced gastric cancer. Cancer Immunol Immunother. 2012;61(12):2251–9.

[97] Liu H, Song J, Yang Z, Zhang X. Effects of cytokine-induced killer cell treatment combined with FOLFOX4 on the recurrence and survival rates for gastric cancer following surgery. Exp Ther Med. 2013;6(4):953–6.

[98] Liu K, Song G, Hu X, Zhou Y, Li Y, Chen Q, et al. A positive role of cytokine-induced killer cell therapy on gastric cancer therapy in a Chinese population: a systematic meta-analysis. Med Sci Monit. 2015;21:3363–70.

[99] Mao Q, Li L, Zhang C, Sun Y, Liu S, Cui S. Clinical effects of immunotherapy of DC-CIK combined with chemotherapy in treating patients with metastatic breast cancer. Pak J Pharm Sci. 2015;28(3 Suppl):1055–8.

[100] Chen Y, Zhou Z, Wei-feng Z, Chen G, Shi Y, Lin W, et al. Tumor mica status predicts the efficacy of immunotherapy with cytokine-induced killer cells for patients with gastric cancer. J Immunother Cancer. 2015;3(Suppl 2):P61.

[101] Mu Y, Zhou CH, Chen SF, Ding J, Zhang YX, Yang YP, et al. Effectiveness and safety of chemotherapy combined with cytokine-induced killer cell /dendritic cell-cytokine-induced killer cell therapy for treatment of gastric cancer in China: a systematic review and meta-analysis. Cytotherapy. 2016;18(9):1162–77.

[102] Introna M, Correnti F. Innovative Clinical Perspectives for CIK Cells in Cancer Patients. Int J Mol Sci. 2018;19(2):358.

[103] Zhang L, Zhao G, Hou Y, Zhang J, Hu J, Zhang K. The experimental study on the treatment of cytokine-induced killer cells combined with EGFR monoclonal antibody against gastric cancer. Cancer Biother Radiopharm. 2014;29(3):99–107.

[104] Mirzaei HR, Rodriguez A, Shepphird J, Brown CE, Badie B. Chimeric antigen receptors T cell therapy in solid tumor: challenges and clinical applications. Front Immunol. 2017;8:1850.

[105] Leone P, Shin EC, Perosa F, Vacca A, Dammacco F, Racanelli V. MHC class I antigen processing and presenting machinery: organization, function, and defects in tumor cells. J Natl Cancer Inst. 2013;105:1172–87.

[106] Han Y, Liu C, Li G, Li J, Lv X, Shi H, et al. Antitumor effects and persistence of a novel HER2 CAR T cells directed to gastric cancer in preclinical models. Am J Cancer Res. 2018;8(1):106–19.

[107] Song Y, Tong C, Wang Y, Gao Y, Dai H, Guo Y, et al. Effective and persistent antitumor activity of HER2-directed CAR-T cells against gastric cancer cells in vitro and xenotransplanted tumors in vivo. Protein Cell. 2018;9(10):867–78.

[108] Shibaguchi H, Luo N, Shirasu N, Kuroki M, Kuroki M. Enhancement of antitumor activity by using a fully human gene encoding a single-chain fragmented antibody specific for carcinoembryonic antigen. Onco Targets Ther. 2017;10:3979–90.

[109] Robert C, Schachter J, Long GV, Arance A, Grob JJ, Mortier L, et al. Pembrolizumab versus ipilimumab in advanced melanoma. N Engl J Med. 2015;372(26):2521–32.

[110] Simpson TR, Li F, Montalvo-Ortiz W, Sepulveda MA, Bergerhoff K, Arce F, et al. Fc-dependent depletion of tumor-infiltrating regulatory T cells codefines the efficacy of anti-CTLA-4 therapy against melanoma. J Exp Med. 2013;210(9):1695–710.

[111] Leach DR, Krummel MF, Allison JP. Enhancement of antitumor immunity by CTLA-4 blockade. Science. 1996;271(5256):1734–6.

[112] van Elsas A, Hurwitz AA, Allison JP. Combination immunotherapy of B16 melanoma using anticytotoxic T lymphocyte-associated antigen 4 (CTLA-4) and granulocyte/macrophage colonystimulating factor (GM-CSF)-producing vaccines induces rejection of subcutaneous and metastatic tumors accompanied by autoimmune depigmentation. J Exp Med. 1999;190(3):355–66.

[113] Quezada SA, Simpson TR, Peggs KS, Merghoub T, Vider J, Fan X, et al. Tumor-reactive CD4(+) T cells develop cytotoxic activity and eradicate large established melanoma after transfer into lymphopenic hosts. J Exp Med. 2010;207(3):637–50.

[114] Ralph C, Elkord E, Burt DJ, O'Dwyer JF, Austin EB, Stern PL, et al. Modulation of lymphocyte regulation for cancer therapy: a phase II trial of tremelimumab in advanced gastric and esophageal adenocarcinoma. Clin Cancer Res. 2010;16(5):1662–72.

[115] Bang YJ, Cho JY, Kim YH, Kim JW, Di Bartolomeo M, Ajani JA, et al. Efficacy of sequential ipilimumab monotherapy versus best supportive care for unresectable locally advanced/metastatic gastric or gastroesophageal junction cancer. Clin Cancer Res. 2017;23(19):5671–8.

[116] Muro K, Chung HC, Shankaran V, Geva R, Catenacci D, Gupta S, et al. Pembrolizumab for patients with PD-L1-positive advanced gastric cancer (KEYNOTE-012): a multicentre, open-label, phase 1b trial. Lancet Oncol. 2016;17(6):717–26.

[117] Doi T, Piha-Paul SA, Jalal SI, Saraf S, Lunceford J, Koshiji M, et al. Safety and antitumor activity of the anti-programmed death-1 antibody pembrolizumab in patients with advanced esophageal carcinoma. J Clin Oncol. 2018;36(1):61–7.

[118] Langer CJ, Gadgeel SM, Borghaei H, Papadimitrakopoulou VA, Patnaik A, Powell SF, et al. Carboplatin and pemetrexed with or without pembrolizumab for advanced, non-squamous non-small-cell lung cancer: a randomised, phase 2 cohort of the open-label KEYNOTE-021 study. Lancet Oncol. 2016;17(11):1497–508.

[119] Fuchs CS, Doi T, Jang RW-J, Muro K, Satoh T, Machado M, et al. KEYNOTE-059 cohort 1: efficacy

and safety of pembrolizumab (pembro) monotherapy in patients with previously treated advanced gastric cancer. J Clin Oncol. 2017;35(15_suppl):4003.

[120] Ohtsu A, Tabernero J, Bang YJ, et al. Pembrolizumab (MK-3475) versus paclitaxel as second-line therapy for advanced gastric or gastroesophageal junction (GEJ) adenocarcinoma: phase 3 KEYNOTE-061 study. J Clin Oncol. 2016;34(suppl 4S):abstr TPS183.

[121] Janjigian YY, Ott PA, Calvo E, Kim JW, Ascierto PA, Sharma P, et al. Nivolumab ± ipilimumab in pts with advanced (adv)/metastatic chemotherapy-refractory (CTx-R) gastric (G), esophageal (E), or gastroesophageal junction (GEJ) cancer: CheckMate 032 study. J Clin Oncol. 2017;35(15_suppl):4014.

[122] Kang YK, Boku N, Satoh T, Ryu MH, Chao Y, Kato K, et al. Nivolumab in patients with advanced gastric or gastro-oesophageal junction cancer refractory to, or intolerant of, at least two previous chemotherapy regimens (ONO-4538-12, ATTRACTION-2): a randomised, double-blind, placebo-controlled, phase 3 trial. Lancet. 2017;390(10111):2461–71.

[123] Lin SJ, Gagnon-Bartsch JA, Tan IB, Earle S, Ruff L, Pettinger K, et al. Signatures of tumour immunity distinguish Asian and non-Asian gastric adenocarcinomas. Gut. 2015;64(11):1721–31.

[124] Kelly K, Patel MR, Infante JR, et al. Avelumab (MSB0010718C), an anti-PD-L1 antibody, in patients with metastatic or locally advanced solid tumors: assessment of safety and tolerability in a phase I, open-label expansion study. J Clin Oncol. 2015;33(suppl):abstr 3044.

[125] Nishina T, Shitara K, Iwasa S, et al. Safety, PD-L1 expression, and clinical activity of avelumab (MSB0010718C), an anti-PD-L1 antibody, in Japanese patients with advanced gastric or gastroesophageal junction cancer. J Clin Oncol. 2016;34(suppl 4S):abstr 168.

[126] Moehler MH, Taïeb J, Gurtler JS, et al. Maintenance therapy with avelumab (MSB0010718C; anti-PD-L1) vs continuation of first-line chemotherapy in patients with unresectable, locally advanced or metastatic gastric cancer: the phase 3 JAVELIN Gastric 100 trial. J Clin Oncol. 2016;34(suppl):abstr TPS4134.

[127] Panda A, Mehnert JM, Hirshfield KM, Riedlinger G, Damare S, Saunders T, et al. Immune activation and benefit from avelumab in EBV-positive gastric cancer. J Natl Cancer Inst. 2017;110(3):316–20.

[128] Segal NH, Antonia SJ, Brahmer JR, et al. Preliminary data from a multi-arm expansion study of MEDI4736, an anti-PD-L1 antibody. J Clin Oncol. 2014;32(5s(suppl)):abstr 3002.

[129] Kelly RJ, Chung K, Gu Y, et al. Phase Ib/II study to evaluate the safety and antitumor activity of dur-valumab (MEDI4736) and tremelimumab as monotherapy or in combination, in patients with recurrent or metastatic gastric/gastroesophageal junction adenocarcinoma. J Immunother Cancer. 2015;3(suppl 2):P157.

[130] Voron T, Marcheteau E, Pernot S, Colussi O, Tartour E, Taieb J, Terme M. Control of the immune response by pro-angiogenic factors. Front Oncol. 2014;4:70.

[131] Chau I, Bendell J, Calvo E, Santana-Davila R, Ahnert J, Penel N. Interim safety and clinical activity in patients (pts) with advanced gastric or gastroesophageal junction (G/GEJ) adenocarcinoma from a multicohort phase 1 study of ramucirumab (R) plus pembrolizumab (P). J Clin Oncol. 2017;35:102.

[132] Fuchs CS, Denker AE, Tabernero J, et al. KEYNOTE-059: Phase 2 study of pembrolizumab (MK-3475) for recurrent or metastatic gastric or gastroesophageal junction adenocarcinoma. J Clin Oncol. 2015;33(15suppl):TPS4135.

[133] Bang Y-J, Muro K, Fuchs CS, et al. KEYNOTE-059 cohort 2: Safety and efficacy of pembrolizumab (pembro) plus 5-fluorouracil (5-FU) and cisplatin for first-line (1L) treatment of advanced gastric cancer. J Clin Oncol. 2017;35(suppl):4012.

[134] Janjigian YY, Adenis A, Aucoin J-S, et al. Checkmate 649: a randomized, multicenter, openlabel, phase 3 study of nivolumab (Nivo) plus ipilimumab (Ipi) versus oxaliplatin plus fluoropyrimidine in patients (Pts) with previously untreated advanced or metastatic gastric (G) or gastroesophageal junction (GEJ) cancer. J Clin Oncol. 2017;35(4 suppl):TPS213.

[135] Vanneman M, Dranoff G. Combining immunotherapy and targeted therapies in cancer treatment. Nat Rev Cancer. 2012;12(4):237–51.

[136] Catenacci DVT, Kim SS, Gold PJ, et al. A phase 1b/2, open label, dose-escalation study of margetuximab (M) in combination with pembrolizumab (P) in patients with relapsed/refractory advanced HER2+ gastroesophageal (GEJ) junction or gastric (G) cancer. J Clin Oncol. 2017;35(suppl 4S):abstract TPS219.

[137] Chen DS, Mellman I. Oncology meets immunology: the cancer-immunity cycle. Immunity. 2013;39(1):1–10.

[138] Ngwa W, Irabor OC, Schoenfeld JD, Hesser J, Demaria S, Formenti SC. Using immunotherapy to boost the abscopal effect. Nat Rev Cancer. 2018;18(5):313–22.

[139] Chao J, Chen Y-J, Frankel PH, et al. Combining pembrolizumab and palliative radiotherapy in gastroesophageal cancer to enhance antitumor T-cell response and augment the abscopal effect. J Clin Oncol. 2017;35(suppl 4S):abstract TPS220.

第 13 章　胃癌中的纳米医学

原著者：Nayla Mouawad, Maguie El Boustani, Vincenzo Canzonieri, Isabella Caligiuri, and Flavio Rizzolio

译　者：郭　欣

概述

　　胃癌（GC）作为一种多因素疾病，不仅是全球第五大最常见的癌症，也是导致癌症死亡的第三大主要原因。根据地理区域及社会文化和经济实体的不同，GC 的分布范围很广，在东亚，尤其是中国、日本和韩国，发病率最高。GC 发病涉及许多因素，包括感染、环境或宿主相关因素（年龄、性别、家族史、饮食、肥胖、烟草、乙醇和种族）。到目前为止，人们已经采用了不同的治疗方法来治疗GC。当前的 GC 的治疗方法主要为外科手术、放射治疗和化学疗法的联合应用。

　　在过去的 10 年中，对肿瘤微环境相关知识的增强促进了临床医师设计新的癌症治疗方法。癌组织由两部分组成，即非细胞区室（血管和间质）和被正常组织包围的细胞区室，这使得药物局部递送至肿瘤细胞比较困难。在肿瘤组织的非细胞区室中，肿瘤的快速分裂细胞区域具有高血管密度，而表现出肿瘤坏死的区域则几乎没有血液供应。而且，远离血管的肿瘤细胞具有减少的氧气量。新血管是由肿瘤在被称为血管生成的过程中合成的。这些血管是异常的——皮细胞的增殖数量增加，血管曲折，周细胞缺陷，基底膜异常且间隙较大。此外，血管内皮生长因子、缓激肽、前列腺素和一氧化氮的上调也有助于肿瘤的渗透。与正常组织不同，肿瘤细胞周围的环境具有较高的组织间压力，并且没有正常的淋巴网络。淋巴引流的缺乏与血管通透性的增加相结合，可增强通透性和保留效　应（enhanced permeability and retention, EPR），从而有助于将化学治疗药物输送至肿瘤血管丰富的部位。但是，这些药物可能无法到达血管化程度较差的区域，从而阻止了某些癌细胞接受细胞毒性治疗。这些区域的微血管压力低，从而减少了药物的外渗。另外，由于缺乏脉管系统而导致的供氧量减少进一步加剧了肿瘤低氧区域的状况。这些区域的葡萄糖和必需氨基酸等营养素供应减少。实际上，肿瘤细胞利用糖酵解作用将葡萄糖转化为乳酸，并获得生存和增殖所需的能量。在这些区域中，通过厌氧糖酵解形成乳酸会导致酸性微环境的形成。酸性 pH 可抵抗离子化碱性药物。实际上，分子最常以不带电的形式被动扩散穿过细胞膜。由于肿瘤中的细胞外 pH 低且肿瘤细胞的细胞内 pH 对碱呈中性，因此酸离解常数为 7.5~9.5 的离子化碱性药物会质子化，细胞对其摄取亦减少。

　　在肿瘤组织的细胞区室中，至少有两个不同的细胞群。一是由大量的快速增殖细胞组成，其形成了大部分肿瘤块。二是由一个称为癌症干细胞（cancer stem cells，CSC）的稀有且静止的小种群组成，它们源自没有自我维持或转移能力的非 CSC，能够再生肿瘤并保留其用于细胞迁移（即入侵和转移）和自我保护的遗传程序。大多数治疗方法都针对非 CSC，而没有针对 CSC。因此，经过

189

治疗后，CSC 可以再生肿瘤，也一定程度解释了为什么肿瘤通常在治疗后复发。因此，人们正在研究针对 CSC 的新疗法，其也被认为是预防局部复发和转移的关键治疗靶点。在癌细胞内部，存在生化和代谢变化，这些变化有助于细胞耐药性发生。此外，许多化学治疗药物的非特异的全身性生物分布，导致了其对全身的细胞毒性作用，以及直接递送至肿瘤的药物浓度较低，限制了这些化学治疗药物的疗效。

为了克服这些障碍，人们正在设计新的疗法，以使用与药物结合的靶向剂将高浓度的化学治疗药物递送至肿瘤，同时使化疗药对正常组织的损害最小。然而，研究表明，它们在体内对靶位点的给药存在一些局限性，对于分子显像剂也存在类似局限性。

使用纳米颗粒（nanoparticles, NPs）进行药物运载（治疗）、成像（诊断和预后）或癌症患者治疗检测的新策略已经出现。由于其独特的生物学特性（体积小），NP 具有高的表面积体积比，这使它们可以结合、吸收和携带其他化合物，如小分子药物、DNA、RNA、蛋白质和探针。此外，它们的可调大小、形状和表面特性使其具有较高的稳定性、较高的载剂容量、亲水性和疏水性物质的结合能力，以及与不同给药途径的相容性，使

其在许多方面均成为有价值的工具。但是，某些 NP 缺乏生物降解性极其缓慢的溶出速率引起了人们对其安全性的关注，特别是对于长期给药的情况。NP 可以分为由类生物材料（即磷脂、脂质、葡聚糖和壳聚糖），基于碳的材料（即碳点）和无机 NP（即基于金属、金属氧化物和金属硫化物的材料），其中还包括半导体 NP[即量子点（quantum dots, QD）]。根据其组成的不同，它们与细胞的相互作用也完全不同。

在这一章中，我们将讨论 NP 在 3 个不同领域的应用：GC 的治疗、诊断和治疗诊断（图 13.1）。首先，我们将讨论 NPs 如何能够充当化疗药物的载体以增加其治疗指数，以及如何在光动力疗法、基因疗法和热疗法中将其用作治疗剂。其次，我们将讨论 NP 作为显像剂的重要性，将其用于全身和局部区域显像、早期检测和生物标志物，以及检测循环肿瘤细胞（CTC）。最后，我们将描述 NP 作为一种治疗诊断剂如何结合诊断和治疗。

纳米颗粒作为 GC 中药物输送的载体

纳米技术在医学中的应用，尤其是在药物输送方面的应用正在彻底改变包括 GC 在内的癌症的治疗方法。NP- 药物复合物由两

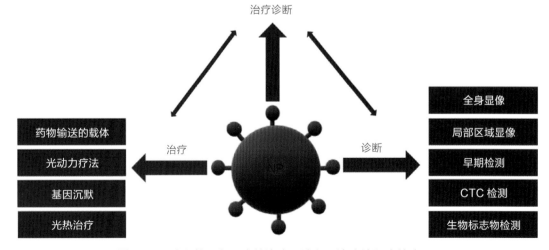

图 13.1　纳米粒子在胃癌的治疗、诊断和治疗诊断中的应用

个主要成分组成：用作载体的 NP 和化疗药物。药物可以被吸附、溶解、分散、附着在纳米基质之中或之上。与常规制剂相比，NP 制剂具有更高的生物利用度和更长的持续治疗时间。此外，这种 NP 剂型解决了一些问题，包括药物水溶性低和严重的不良反应。为了成为有效的化疗药物载体，NP- 药物复合物必须满足以下标准。

- NP 应结合或包含药物。
- NP- 药物复合物必须在血清中保持稳定，以完成药物的全身递送。
- NP- 药物复合物必须仅通过受体介导的相互作用或通过 EPR 效应传递至肿瘤细胞。
- NP 必须在肿瘤部位释放一次药物。
- 残留的 NP 必须由使用寿命有限的生物或生物惰性材料制成，才能安全降解。如果使用不可生物降解的材料，则必须证明该材料在受试者所需或消除的剂量下是安全的。

全身循环给药后，负载抗癌药的 NP 可以主动或被动地靶向肿瘤，并在不改变或阻碍周围非癌组织的情况下将其清除（图 13.2）。在被动运输中，EPR 效应使药物能够离开体循环并进入血管外空间，并在肿瘤细胞周围积聚。在主动运输过程中，对 NP 进行的表面修饰（即添加配体，如肽、小分子、低聚糖、抗体和亲和体）可使其识别并结合肿瘤表面过表达的目标分子。

目前，已有多种胃癌的化疗药物正在使用。根据国家综合癌症网络（national comprehensive cancer network，NCCN）指南，5- 氟尿嘧啶（5-fluorouracil，5-FU）、顺铂和表柔比星仍被用作一线治疗药物。另外，亦有其他化疗药物，包括紫杉类（多西他赛和紫杉醇），口服氟嘧啶（卡培他滨和 S-1），以及奥沙利铂和伊立替康。表 13.1 列出了一些已经或可能用于 GC 治疗的药物。

这些药物可以单独或联合使用。尽管它们具有抗癌特性，但它们仍有多种不良反应。另外，这些药物在体内的输送有时较为困难。因此，NP 的使用切实可行，因为其可减少不

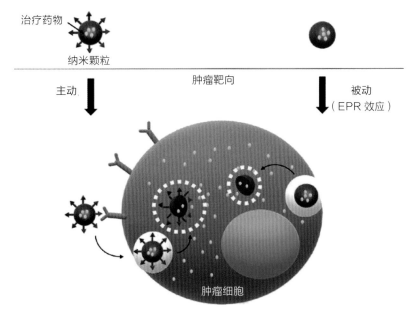

图 13.2　纳米粒子在癌症治疗药物输送中的被动和主动靶向

被动靶向（右）通过增加肿瘤血管的通透性和无效的淋巴引流使纳米颗粒外溢（EPR 效应）。主动靶向（左）可以通过具有细胞特异性识别和结合功能的纳米颗粒来实现。

表 13.1 胃癌治疗药物

药物类别	名称	靶点	功效	给药途径	参考文献
谷氨酸衍生物	雷替曲塞	胸苷酸合酶	抑制剂	静脉注射	[19,20]
	培美曲塞	胸苷酸合酶	抑制剂	静脉注射	[19,21]
		双功能嘌呤生物合成蛋白 PURH	抑制剂		
		二氢叶酸还原酶	抑制剂		
		三功能嘌呤生物合成蛋白腺苷 -3	抑制剂		
	亚叶酸钙	叶酸靶点	叶酸类似物	静脉注射	[22]
	甲氨蝶呤	二氢叶酸还原酶	抑制剂	静脉注射	[23]
铂类衍生物	顺铂	DNA	交联 / 烷基化	静脉注射	[23,24]
	卡铂	DNA	交联 / 烷基化	静脉注射	[24]
	奥沙利铂	DNA	交联 / 烷基化	静脉注射	[23,24]
蒽环类	多柔比星	DNA	嵌入	静脉注射	[25]
		DNA 拓扑异构酶 2-alpha	抑制剂		
	表柔比星	染色质域解旋酶 DNA 结合蛋白 1	拮抗剂	口服	[25,26]
		DNA 拓扑异构酶 2-alpha	抑制剂		
		DNA	嵌入		
丝裂霉素类	丝裂霉素	DNA	拮抗剂 交联 / 烷基化	静脉注射	[27]
喜树碱类	伊立替康	DNA 拓扑异构酶 I	抑制剂	静脉注射	[28]
	托泊替康	DNA	嵌入	静脉注射	[28]
氟尿嘧啶类	5-FU	胸苷酸合酶	抑制剂	腹腔注射	[23,29]
		DNA/RNA	结合并破坏稳定		
	卡培他滨	胸苷酸合酶	抑制剂	口服	[29]
		DNA/RNA	结合并破坏稳定		
	S-1	胸苷酸合酶	抑制剂	口服	[29]
		DNA/RNA	结合并破坏稳定		
	去氧氟尿苷	胸苷酸合酶	抑制剂	口服	[30]
		DNA/RNA	结合并破坏稳定		
	UFT	胸苷酸合酶	抑制剂	口服	[31]
		DNA/RNA	结合并破坏稳定		

表 13.1（续）

药物类别	名称	靶点	功效	给药途径	参考文献
紫衫烷类	紫杉醇	凋亡调节剂 Bcl-2	抑制剂	静脉注射	[32]
		微管蛋白 beta-1 链	抑制剂		
		核受体亚家族 1 I 组成员 2	诱导剂		
	多西他赛	核受体亚家族 1 I 组成员 2	结合剂	静脉注射	[32]
基质金属蛋白酶抑制剂	马立马司他	基质金属蛋白酶	抑制剂	口服	[19]
酪氨酸激酶抑制剂	拉帕替尼	表皮生长因子受体	拮抗剂	口服	[33]
		受体酪氨酸蛋白激酶 erbB-2	拮抗剂		
	福瑞替尼	血管内皮生长因子受体 2	拮抗剂	口服	[33]
		肝细胞生长因子	拮抗剂		
	舒尼替尼	血小板源性生长因子受体	抑制剂	口服	[33]
		血管内皮生长因子受体	抑制剂		
		干细胞因子受体	抑制剂		
		Fms 样酪氨酸激酶 3	抑制剂		
		集落刺激因子受体 1 型	抑制剂		
		胶质细胞源性神经营养因子受体	抑制剂		
单克隆抗体	雷米单抗	血管内皮生长因子受体 2	拮抗剂	静脉注射	[33]
	帕妥珠单抗	受体酪氨酸蛋白激酶 erbB-2	抗体	静脉注射	[33]
	曲妥珠单抗	受体酪氨酸蛋白激酶 erbB-2	抗体	静脉注射	[33]

良反应并提高疗效。

目前已有广泛研究证明 NP 作为药物输送载体治疗 GC 的有效性。表 13.2 列出了一些用于 GC 治疗中药物输送的 NP。

喜树碱（camptothecin，CPT）是一种有效的抗癌药物，可用于多种类型的癌症，并在动物肿瘤模型中显示出显著的抗癌活性。它是 DNA 拓扑异构酶 1 抑制药。但是，其临床应用受到溶解性差和全身毒性高的限制。CPT 的类似物，如伊立替康（irinotecan，IRN）和托泊替康（topotecan，TPT）克服了其某些局限性，但它们的毒性和药代动力学仍欠佳。为此，人们评估了一种名为 CRLX101 的包含环糊精基聚合物和 CPT

的 NP 组合。结果表明，在利用 GC 细胞系 BGC823 的异种移植小鼠模型中，CRLX101 比原药物安全有效，并且具有更高的生物利用度。据报道，另一种抗癌药物多西他赛（docetaxel，DOC）在包括 GC 在内的各种癌症中均表现出放射增强作用。但是，由于其非特异性分布，其表现出了多种不良反应，如骨髓抑制、神经毒性和肌肉骨骼毒性，因此其适用性仍有待改进。为了解决这个问题，故选用装载有 DOC 的聚（乙二醇）（polyethylene glycol，PEG）- 聚（ε - 己内酯）（poly- ε -caprolactone，PCL）NP 靶向抗辐射的细胞群。通过比较 DOC-NP 和 DOC 在体外和体内对 GC 的放射增敏作用发现，与正

表 13.2　用于 GC 治疗中药物输送的纳米颗粒

纳米颗粒类型	用途	抗癌策略	发展阶段	参考文献
环糊精基聚合物 NP	载体	CPT	体内 / 体外	[38]
白明胶酶刺激的 PEG-Pep-PCL NP	载体	DOC	体内 / 体外	[43]
基于 γ-PGA 的 NP	载体	CET 及 DOC 共同装载	体内 / 体外	[48]
HA 修饰的逐层 NP	载体	IRN 及 5-FU 共同装载	体内 / 体外	[49]
两亲性 mPEG-PCL 嵌段共聚物 NP	载体	UA	体外	[53]
脂质体	载体	多聚（I：C）	体内 / 体外	[59]
脂质体包覆的纳米金刚石	载体	索拉非尼	体内	[65]
共聚物 PMMA-AA 组装的氧化锌 NP	载体	Cur	体外	[69]
CO NP	抗癌剂	DHX15 蛋白上调	体内 / 体外	[70]
CH NP	抗癌剂	增殖抑制	体外	[72]
CH-HA 包覆的 SWNT	载体	SAL	体外	[84]
Beta- 酪蛋白 NP	载体	PTX	体外	[85]
hCTL 膜包覆的 PLGA NP	仿生运输系统	PTX	体内 / 离体	[93]

常的黏膜细胞相比，所有 3 种过表达明胶酶的 GC 细胞（BGC823、SGC7901 和 MKN45 细胞系）中 DOC-NP 的放射敏感度均显著增加。另外，在异种移植体中，静脉内注射药物，DOC-NPs 的放射增敏功效比 DOC 更显著。因此，明胶酶介导的纳米级传递系统可以作为潜在的治疗策略，以提高 DOC 的放射增敏性和特异性，并减少其副作用。

表皮生长因子受体（epidermal growth factor receptor, EGFR）在 GC 患者中上调。它是一种癌基因，据报道其可提示预后不良，进而成为重要的治疗靶点。西妥昔单抗（Cetuximab, CET）是针对 EGFR 的嵌合 IgG 单克隆抗体（monoclonal antibody, MAb）。它已获得美国食品药品监督管理局（US Food and Drug Administration, FDA）的批准，可用于大肠癌的治疗，并且其还显示出与其他化疗药物联合一线治疗晚期 / 转移性胃腺癌的临床获益。为了提高传统化疗的治疗效率，

一项研究报道了一种与 CET 并装载有 DOC 的聚（γ- 谷 氨 酸 ）（poly-γ-glutamicacid, γ-PGA）NP[CET-conjugated DOC-loaded poly(γ-glutamicacid) NPs, CET-DOCT-γ-PGA-NPs]。与非靶向和游离药物制剂相比，在体外，通过主动靶向的诱导，CET-DOCT-γ-PGA-NP 表现出了 EGFR 特异性的细胞内在化和明显的癌细胞死亡。此外，在 MKN-28 GC 异种移植模型的体内实验中，由于肿瘤环境的 EPR 效应和 EGFR 介导的细胞内在化，该系统通过被动靶向过程，促进了药物的全身循环及在肿瘤中的蓄积，增强了肿瘤部位的药物利用率并导致肿瘤生长受到抑制。因此，靶向剂 CET 和治疗剂 DOC 与 γ-PGA 纳米基质的结合是 EGFR 过表达 GC 的有效靶向纳米制剂。

为了靶向 GC，一种透明质酸（hyaluronic acid，HA）修饰的逐层 NP 装载了 IRN 和 5-FU，以提高抗癌治疗效果并减少副作用。

由聚（乳酸 - 乙醇酸共聚物）[poly（lactic-co-glycolic acid），PLGA] 和 IRN 作为核心，高分子壳聚糖（polymerchitosan，CH）和 5-FU 为外壳，HA 为最外层的一种 CH-HA 混合制剂（HA-CH-IRN/5-FU NPs）被制备出来。使用人胃癌细胞（MGC803 细胞）和荷瘤小鼠测试 HA-CH-IRN/5-FU NP 的体外细胞毒性和体内抗肿瘤效率。结果表明，这种靶向药物递送系统在体外和体内均具有较好的抗肿瘤活性。

环氧合酶 2（COX-2）是环氧合酶的一种诱导型，受细胞因子和生长因子（如 IL-1β，IL-6 或 TNF-α）的调节。这种亚型在炎症过程中过表达，在 GC 中组成性表达，并与肿瘤进展相关。研究表明，熊果酸（ursolic acid，UA）可以通过抑制 COX-2 的表达来诱导癌细胞凋亡。UA 相对无毒，但其水溶性差，导致生物利用度和药代动力学特性欠佳，从而限制了它的有效性，以及在静脉内给药时全身的非特异性分布。所以，其临床应用受到了限制。为了克服这些限制，使用两亲性甲氧基聚 PEG-PCL（methoxypolyPEG-PCL，mPEG-PCL）嵌段共聚物作为药物载体制备了装载有 UA 的 NP（UA-NP）。这种纳米药物递送系统有效地将 UA 转运到 SGC7901 细胞中，并促进了细胞凋亡，从而提高了 UA 的抗癌效率。

目前，由几种免疫剂已作为抗癌药被开发。其中，聚（脱氧肌苷 - 脱氧胞苷）酸或聚（I∶C）是双链 RNA（double-stranded，dsRNA）的合成类似物，其已被发现可引发多种癌症的细胞凋亡。但是，关于 GC 的研究很少。一项研究表明，脂质体在细胞内递送聚（I∶C）对人胃腺癌细胞具有促凋亡作用，在裸鼠中可显著抑制人胃腺癌的异种移植肿瘤生长。

被诊断为 GC 的患者中有 80%~90% 存在转移；提高患者的生存率是一个巨大的挑战。索拉非尼是一种具有抗增殖和抗血管生成活性的口服分子靶向药。它是治疗转移性 GC 的潜在药物。但是，它几乎不溶于水，并且其口服生物利用度极低，这极大地限制了其对转移癌的治疗功效。纳米金刚石是碳纳米管家族的成员，其特点是表面积大，吸附能力强，生物相容性好，这使其在药物输送和细胞成像方面具有独特优势。一项研究表明，载有索拉非尼的脂质包裹的纳米金刚石可以提高药物的口服生物利用度，并具有抑制异种移植模型中 GC 转移的功效。

姜黄素（Curcumin, Cur）是一种为人熟知的植物性化学物质，在包括 GC 在内的许多癌症中均表现出抗肿瘤活性。它可以通过引起 DNA 损伤来诱导细胞凋亡，尤其是在恶性肿瘤细胞中。Cur 在高剂量时也是安全的，但由于水溶性差，口服生物利用度和多重耐药性，其应用受到限制。因此，急需建立一个可增强的药物溶解度从而改善生物利用度和效果的药物运输系统。大小和形状可调的氧化锌（ZnO）NP 由于具有低毒性和环境稳定性，而具有构建此类药物运输系统的许多优势。ZnO 本身是无毒的，但分解后，Zn^{2+} 离子具有细胞毒性。一项研究成功开发了一种共聚物，是由 PMMA-AA 封装的 ZnO NP，这种 NP 装载 Cur，并在 AGS GC 细胞系中进行了体外实验。结果发现，与游离 Cur 相比，Cur/PMMA-AA/ZnO NP 增加了细胞对其的摄取并降低了 Cur 的细胞毒性。在低 pH 条件下，装载的 Cur 可快速有效地释放，生物利用度也较高。因此，Cur/PMMA-AA/ZnO NPs 是一种具有生物相容性和 pH 敏感的纳米载体，可以增强疏水性抗癌药物的抗癌活性和运输能力。

另一种著名的抗癌剂铈氧化物 NP（ceriumoxide NP, CO NP）已在人 GC 细胞系（MKN28 和 BGC823）和异种移植 GC 中进行了研究。研究数据表明，CO NPs 具有多种效能，包括抗氧化、使癌细胞对放射疗法和化学疗法敏感。研究结果发现，CO NPs 通过增加 ATP 依赖性 RNA 解旋酶 DEAH（Asp-Glu-Ala-His）盒解旋酶 15（DHX15）的表达，在体内外对细胞迁移和增殖均具有抑制作用。该蛋白可以激活 p38 MAPK 信号通路，进而抑制增殖和转移。CO NPs 的抑制作用是剂量依赖性的，只有相对较高浓度的 CO NPs 才能抑制增殖。

CH NP 具有许多优势，包括粒径、ζ 电位、形态、安全性、生物利用度和生物相容性等，因此在抗癌治疗中被广泛研究。一项探索这些 NPs 对人 GC 细胞 MGC803 体外增殖作用的研究表明，用 CH NPs 处理后，这些 NPs 具有细胞毒性，并通过多种机制有效抑制细胞增殖。

GC 干细胞（cancer stem cell, CSC）在 GC 的发生、发展、复发和转移中起着关键作用，因为它们对标准的化疗具有耐药性，并且残留的 CSC 可以无限增殖。因此，根除该细胞群在癌症治疗中具有重要的意义。多项研究已将 CD44 鉴定为胃 CSCs 的细胞表面标记。已经确定，HA 是具有 CD44 过表达的肿瘤细胞的有效靶向配体。多项研究表明，抗癌药物沙利霉素（salinomycin, SAL）可能是一类靶向 CSC 的药物。但是，其较差的水溶性限制了其应用。因此，为克服不良的水溶解性，改善生物分布，以在肿瘤中产生较好的药物包封和积聚，一个研究小组组装了靶向胃癌的 CSC 药物递送系统。该系统基于 CH 涂层的单壁碳纳米管（single-wall carbon nanotubes, SWNT），该碳纳米管装载了 SAL（SAL-SWNT-CH-HA），有助于最大限度地减少 GC 干细胞的迁移和侵袭。

紫杉醇（paclitaxel, PTX）是一种广泛使用的化疗药，但由于需要静脉注射，因此在注射过程中会产生不良反应。人们尝试通过不同的使用有机合成的递送系统，来口服应用 PTX 的方法，但是并未成功。一项研究评估了一种新的潜在的药物输送系统，该系统由疏水性抗癌药物 PTX 包裹在 β - 酪蛋白（beta-casein, b-CN）NP 中，其可被胃蛋白酶降解。在用胃蛋白酶包封和模拟消化后，PTX 保持了其对人 N-87 GC 细胞的细胞毒活性，而在没有事先用胃蛋白酶进行模拟消化的情况下，b-CN-PTX NP 没有细胞毒性。这些数据表明，b-CN 或许可以保护上消化道不受 PTX 的影响，并在不损害药物细胞毒性的情况下有效地将其释放到胃中。业已发现，该系统有望用于胃癌以靶向激活口服给药的疏水性化疗药物。合成（无机或有机）NP 在 GC 治疗中已显示出许多优势，包括肿瘤部位的化疗药物浓度增加、全身暴露降低，以及 EPR 效应，这是因为它们具有被动蓄积的效能，以及在其表面结合的靶向配体。但是，由于其循环时间短、产生主动靶向载体的复杂性、肿瘤异质性、多样的肿瘤血管形成、不同类型和阶段的肿瘤细胞通透性，以及未知的毒性，其临床应用受到了限制。因此，将合成 NP 与天然生物材料相结合以创建仿生传递系统变得越来越有吸引力，因为它们作为一种新策略，能够模仿其源细胞的许多特征。

为了增强 GC 治疗中 PTX 的靶向性，一项研究旨在建立基于人类细胞毒性 T 淋巴细胞（human cytotoxic T lymphocyte, hCTL）膜的仿生系统，因为其血液循环时间长，并且能够募集并定位于这种细胞的肿瘤位点。在这一平台上，诱导了黏附分子和趋化因子的局部低剂量辐射（low dose irradiation, LDI），用于引导装载了 PTX 的 PLGA NP，它由自 hCTL 中分离的细胞膜包被。全身性给药后，该新系统将巨噬细胞的 NP 吞噬作用降低至 23.99%，在 Balb/c 裸鼠中人 GC 的生长被抑制了 56.68%。LDI 在肿瘤部位的应用显著提高了肿瘤生长抑制率至 88.50%，两只小鼠达完全缓解。将离体实验与体内实验相结合，这一新的药物递送平台既具有 hCTL 的长循环时间，又具有在肿瘤部位蓄积的能力，而局部 LDI 则显著增强了肿瘤的定位。这个由

LDI 引导的仿生药物递送平台为癌症免疫治疗、光热治疗和诊断提供了一个具有前景的系统。

用于 RNAi 运输的纳米颗粒

基因沉默是指通过调节基因表达以阻止某个特定基因表达的调控方式。使用反义寡核苷酸（antisense oligonucleotides, ASO）和小干扰 RNA（small interfering RNAs, siRNA）是最广泛使用的两种基因沉默的方法。siRNA 在癌症治疗中具有广阔的前景，因为大量研究表明，在体外和体内均可极大地抑制癌细胞的生长和增殖。此外，不同的 siRNA 不仅可以沉默一个癌基因，而且还可以沉默多个癌基因，具有很高的功效和特异性，从而可以同时靶向多种途径。此外，基于 siRNA 的疗法通过沉默在化疗过程中起耐药作用的基因，显示出其使癌细胞对化疗敏感的巨大潜力。但是，一些限制降低了 siRNA 的治疗功效，包括运输问题、脱靶引起的副作用等。此外，

未修饰的 siRNA 分子在进入体循环时非常不稳定，并且由于其大小及磷酸骨架的高聚阴离子电荷，其无法进入细胞。因此，目前正在探索如 NP 的运输系统，以获得安全运输 siRNA 的方法（图 13.3）。

NPs 的表面积 / 体积比大，因此特别是在组织特异性配体功能化后将 siRNA 靶向并运输至癌细胞过程中，可以携带和保护 siRNA 免受降解。另外，NP 通过膜融合或受体介导的内吞作用被有效吸收到细胞中。表 13.3 显示了一些利用纳米颗粒作为 GC 治疗中基因沉默技术的研究。

尽管联合化疗有优势，但有 7%~34% 的 GC 具有与人表皮生长因子受体 2 基因（human epidermal growth factor receptor 2, HER2）扩增相关的不良预后。MiR-21 是一种微小 RNA，通常在 GC 中过表达，从而降低了 GC 细胞对曲妥珠单抗的敏感度，曲妥珠单抗是靶向 HER2 的人源化单克隆抗体。一项研究使用包覆有曲妥珠单抗的 PEG-

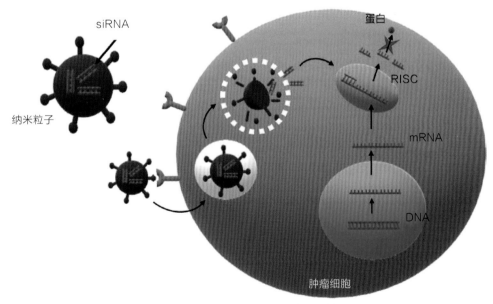

图 13.3　基因治疗中的纳米颗粒

纳米颗粒可以将小干扰 RNA（siRNA）转运到肿瘤细胞中，然后可与目标信使 RNA（mRNA）分子的翻译过程相作用。siRNA 通过特定的 RNA 诱导沉默复合体（RNA-induced silencing complex, RISC），使双链 RNA 分离，一条链被降解，另一条链与目标 mRNA 结合，导致其被核酸内切酶降解，从而沉默基因表达。

表 13.3　GC 治疗中用于基因沉默运输系统的纳米颗粒

纳米颗粒类型	用途	抗癌策略	发展阶段	参考文献
AMO-21-HER-PEG-PCL NP	载体	MiR-21	体内 / 体外	[107]
叶酸结合的 3WJ-BRCAA1 siRNA-pRNA NP 系统	载体	BRCAA1	体内 / 体外	[115]
PEG 修饰的 PEI NP	载体	CD44v6	体外	[116]
磷酸钙 NP	载体	自杀基因	离体	[117]

PCL NP 靶向 GC 细胞，其利用抗 miRNA-21 反义寡核苷酸（anti-miRNA-21 antisense oligonucleotides, AMO-21）过表达 HER2 受体。抗体偶联物显著增加了细胞对 NP 的吸收。HER-PEG-PCL NP 有效抑制了 GC 细胞中 miRNA 的表达，从而提高了表达 HER2 的 GC 细胞对曲妥珠单抗的敏感度。与曲妥珠单抗相比，AMO-21-HER-PEG-PCL NP 在异种移植 GC 小鼠中的抗肿瘤作用更加，显示出了其生物学和临床潜力。

如前所述，有效治愈 GC 患者仍然非常困难，因为其中大多数患者处于晚期。晚期和转移性病例对化疗或放疗无反应。对化学疗法诱导的细胞凋亡的抵抗是常规治疗失败的主要原因。目前 GC 的预后很差，其 5 年生存率不到 24%。因此，如何识别、追踪或杀死早期 GC 细胞是早期 GC 患者的巨大挑战。乳腺癌相关抗原 1（breast cancer associated antigen1, BRCAA1）在 GC 中过表达，而在正常对照胃黏膜组织中无表达，这提示我们 BRCAA1 抗原可被选作早期 GC 的潜在靶标。一个研究小组已成功设计了叶酸结合的三向连接（three way junction, 3WJ）-BRCAA1 siRNA 封装 RNA（packaging, pRNA）NP 系统。RNA NP 可以通过叶酸（FA）受体介导的内吞作用特异性进入细胞质，并抑制 GC 中 BRCAA1 的表达，从而诱导 GC MGC803 细胞，在体内可降低异种移植肿瘤负荷。因此，RNA 纳米技术提供了一种能够突破常规癌症治疗局限性的策略，因为该疗法可以特异性地向胃癌细胞递送，而不损害

正常细胞，从而降低毒性和副作用，并提高治疗效果。

siRNA 是一种抑制 CD44v6（一种参与 GC 进展的蛋白质）活性的有效工具。但是，由于其不稳定性和低转染效率，其临床治疗的潜力受到了限制。为了绕过这些限制，一个研究小组合成了聚（乙二醇）- 聚（乙烯亚胺）[poly（ethylene glycol）-poly（ethyleneimine），PEG-PEI]NP，这是一种非病毒的 siRNA 载体，可在 SGC7901 人胃癌细胞中靶向 CD44v6。这种非病毒载体通过调控基因表达治疗 GC，可能是一种具有前景的系统。其具有许多优势，如相对较高的基因转染效率和低细胞毒性。

另一种体内的基因治疗方法中，磷酸钙 NP 与自杀基因相结合，如细菌胞嘧啶脱氨酶（bacterial cytosine deaminase, bCD）。有研究测试了这些 NP 对 GC 的功效，结果发现，这些由 NP 传递的自杀基因在特定的 GC 组织中表达，从而抑制了胃癌的生长。

纳米粒子作为 GC 的治疗剂

光动力疗法

最近，光动力疗法（photodynamic therapy, PDT）成为治疗多种类型的癌症，尤其是 GC 的一种引人注目的方法（图 13.4）。

PDT 使用称为光敏剂（photosensitizers, PSs）的药物和特定类型的光。当 PS 暴露于特定波长的光下时，它们会产生细胞毒性氧基分子，从而破坏质膜和亚细胞器，从而通过凋亡、坏死或自噬导致细胞死亡。PS 能

够将吸收的能量从光转移到氧分子以产生纯态氧，或转移到周围的分子以形成自由基。PDT 的有效性取决于 PS 产生纯态氧的能力及其以治疗浓度选择性地递送至肿瘤组织。但是，在 PDT 中使用 PS 存在一些困难，如在特定靶细胞中的积累较少、环境降解，以及单态氧的较短寿命。为了克服这些问题，人们已经研究了各种基于 NP 的系统。PDT 中使用的 NP 在功能上可以分为被动型或主动型。被动型 PDT NP 是 PS 的载体，可由可生物降解的材料或非聚合物基材料制成，如陶瓷和金属 NP。活性 PDT NPs 可以在没有 PSs

的情况下产生活性物质。

多项研究表明，NPs 可能是 PS 的潜在载体，可以改善 PDT 治疗 GC 的效能。表 13.4 列出了在 GC 治疗中涉及 PDT 的一些 NP。

例如，一项研究开发了一种生物可降解系统，这一系统基于聚乙二醇修饰的明胶（polyethylene glycol-modified gelatine, PEG-GEL）和聚乳酸 [poly（lacticacid），PLA] 生物聚合物的载体，装载有一种强效的 PDT 物质——环己烷 -1, 2- 二氨基竹红菌甲素 B（cyclohexance-1, 2-diamino hypocrellin B，CHA2HB），以提高其光动力效能。体外实验

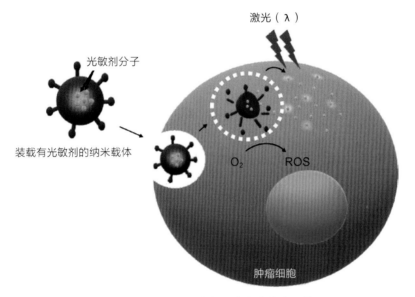

图 13.4　光动力疗法中的纳米颗粒

纳米颗粒可运输具有光激活作用的化学物质（即光敏剂分子）到肿瘤细胞中，因此其可用于 PDT。吸收光后，光敏剂分子可以产生细胞毒性氧基反应性物质，这些物质通过氧化应激导致细胞损伤和细胞死亡。

表 13.4　在 GC 治疗中涉及 PDT 的纳米粒子

纳米粒子种类	作用	光动力疗法的物质	发展阶段	参考文献
PEG-GEL/PLA NP	载体	CHA2HB	体外	[122]
PVP 包覆的 rGO NP	载体	Ce6	体外	[123]
亚麻酸结合的多面体低聚倍半硅氧烷纳米杂化物	载体	PPIX	体外	[124]
上转换 LNP	载体	PPIX	体外	[125,126]
半导体 Pdots	载体	四苯基卟啉	体内 / 体外	[127]

表明，载有 CHA2HB 的 PEG-GEL-PLA NP 被 AGS 人胃癌细胞有效吸收，并通过光照诱导细胞凋亡和坏死，这表明 PEG-GEL/PLA NP 对 CHA2HB 在体外向癌细胞的运输和光毒性的增强非常有效。

另一项研究成功开发了一种简便的表面功能化策略，该方法使用化学还原氧化石墨烯（reduced graphene oxide, rGO）作为碳 NP 模型，以实现生物相容性和靶向受体的药物运输。为了提高 rGO 的水分散性和生物相容性，并为 RGD 肽提供锚定位点，用聚乙烯吡咯烷酮（polyvinylpyrrolidone, PVP）包被 NP。纳米传递系统 rGO-PVP-RGD 可通过疏水性相互作用和 π-π 堆积有效装载芳香族 PS 二氢卟酚 e6（chlorine6, Ce6），并显著增加 MGC803 GC 细胞系中 Ce6 的积累，与单独使用 Ce6 相比，增加了 PDT 的效能。

由于一种在 PDT 疗法中应用的 PS——原卟啉 IX（protoporphyrin, PpIX）的低水溶性和细胞间的相互作用，其应用受到了限制。为了改善这一局面，研究人员开发了一种生物相容的 PpIX/亚麻酸结合的多面体低聚倍半硅氧烷（linolenic acid-conjugated polyhedral oligomeric silsesquioxance, PPLA）纳米杂交体。研究者使用人 GC 细胞系（MKN-28）进行研究，由于这种纳米杂交体改善了 PS 的水溶性，从而增强了 PS 向细胞内的摄取。

一些研究证实，使用镧系元素 NP（lanthanide NP, LNP）和 5-氨基乙酰丙酸（5-aminolevulinicacid, ALA）可以提高针对人 GC 细胞系（MKN45）的 PDT 效率。实际上，PpIX 是一种在口服 ALA 后选择性地积聚在癌细胞中的 PS。但是，由于激发 PpIX 需要蓝色光，导致其组织穿透性低，限制了其在只能应用于表面癌组织。为了克服这一局限性，有研究表明，LNP 可以用作光能升频器，当用高渗透性的近红外（near-infrared, NIR）照射时，它会发出可见光以使 PpIX 增

感。用 LNP 和 ALA 预处理的 MKN45，在间歇性 NIR 照射的下，细胞受到了破坏。

有在体内和体外应用 PDT 治疗 GC 的研究报道了在半导体聚合物量子点（polymer dots, Pdots）中传能放大的纯态氧生成。该研究将疏水性 PS 四苯基卟啉被混合入 NP 中，然后在体内和体外评估了 Pdots 的抗肿瘤作用。体外研究表明，非常低剂量的 Pdots 可有效破坏癌细胞。小鼠异种移植人胃腺癌在体内被显著抑制和消除。

光热疗法

热疗法是一种癌症疗法，涉及使用射频（radiofrequency, RF）、微波、磁场或超声波加热肿瘤，通过松解膜结构、使蛋白质变性来造成不可逆的细胞损伤，最终杀死癌细胞。但是，热疗法可对周围正常组织造成损害。为了克服这一问题，光热疗法（photothermal therapy, PTT）使用光热剂来实现对目标区域的可控性和选择性的加热，从而将热损伤局限于肿瘤组织（图 13.5）。

为了治疗有效，光热剂需要具有较强的光吸收能力和有效的光热转换能力。传统的试剂吸收率低，外部染料（比如吲哚菁绿等）具有光漂白极限。为了克服这些问题，人们已经开发了贵金属 NP（即金纳米球、纳米棒、纳米壳和纳米笼），它们由于表面等离振子共振（surface plasmon resonance, SPR）而在电磁光谱的 NIR 区域具有强吸收性。该特征增加了光进入生物组织的穿透深度，同时显示出在此范围内最少的光吸收。表 13.5 列出了在 GC 治疗中涉及 PTT 中的一些 NP。

在应用 PTT 治疗 GC 中，金纳米棒（gold nanorods, GNR）受到了人们的关注。实际上，尽管人类诱导多能干细胞（induced pluripotent stem cells, iPSs）具有内在的嗜肿瘤性，但由于其可形成癌瘤及其在正常器官中的存活，它们在癌症治疗的临床应用中受到阻碍。一组研究人员用丝裂霉素 C（mitomycin C, MMC）处理的 iPS 装载于

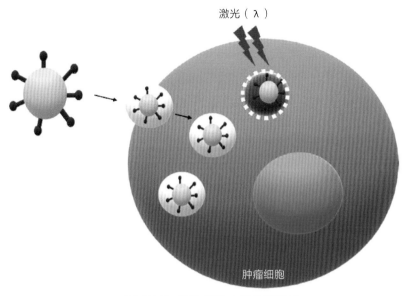

图 13.5　光热疗法中的纳米粒子

　　由于其有效的光热转换，纳米颗粒可用于光热疗法。吸收光后，纳米粒子引起局部破坏。纳米粒子的可控性和选择性的加热可对目标区域造成热损伤，同时最大限度地减少对周围正常组织的损伤。

表 13.5　在 GC 治疗中涉及 PTT 的纳米粒子

纳米粒子种类	作用	光热疗法的物质	发展阶段	参考文献
装载 GNR 由 iPS 处理的 MMC	光热剂	GNR	体内	[130]
GNR	光热剂	GNR	离体	[131]
Hb NP	载体	近红外染料 IR780	体内	[132]
GO NP	光热剂	GO NP	体外	[133]

　　GNR，以抑制 iPS 的增殖，这种针对目的 GC 光热处理的方法更为安全，肿瘤细胞能被 GNR 产生的热量有效杀死，而 iPS 细胞由于光热处理 7d 后的 MMC 作用而最终死亡。

　　另一项研究旨在找到最佳 GNR 浓度和激光功率，以诱导组织中的高温效应，并测试了其对人食管胃腺癌的效应。用近红外光辐照后，与未暴露于任何 GNR 的组织相比，在以最佳浓度 GNR 孵育的组织中测得的温度明显升高。因此，这种方法可以有效地对食管胃肿瘤造成不可逆的光破坏，并且在不含 GNR 的（健康）组织中具有最小的预期附带损害。

　　相比之下，一项研究使用血红蛋白（hemoglobin, Hb）NP 来提高 IR780 的口服生物利用度，以应用 PTT 抗肿瘤。Hb NPs 在类似于胃环境的酶促和酸性条件下显示出高稳定性，并增强了 IR780 在血液中的吸收，而且其可在肿瘤部位积累。因此，Hb NPs 代表了一种具有应用前景的传递系统，可以改善口服 PS 染料的吸收，可以有效地引起光热效应，从而予荷瘤小鼠口服给药后导致肿瘤消融，开创了 GC 治疗的新模式。

　　碳基纳米材料也已用于 PTT 治疗 GC 中，特别是基于氧化石墨烯的 NP（graphene oxide, GO NP）。飞秒激光束可快速还原 GO NP，产生大量的微泡，产生微空化效应，从而引起局部机械损伤。利用这种现象，有研究用激光辐照了标有 GO NP 的 GC 细胞，其微泡效应大大促进了癌细胞的破坏。

用于 GC 诊断的纳米粒子

如前所述，大多数 GC 患者被诊断时已为晚期。因此，GC 很难达到治愈。除了早期诊断，临床实践中还需要准确的肿瘤分期、适宜的手术计划和预后评估。此外，GC 被归类为"局部肿瘤"，与"系统性"肿瘤（如乳腺癌和肺癌）略有不同。在 GC 中，"局部转移"是最重要的不良预后因素。

由于纳米级物质的独特性质，纳米医学为癌症的诊断带来了许多益处。因此，使用 NP 对 GC 的"诊断"包括以下内容。

1. 用于全身显像的 NP。

2. 用于局部显像的 NP。

3. 表面增强拉曼光谱（Surface-enhanced Raman spectroscopy, SERS）NP 用 于早期检测。

4. 用于检测 GC 相关生物标志物的 NP。

5. 用于检测循环肿瘤细胞（CTC）的 NP。

表 13.6 列出了在这些领域中已经取得进展的一些研究。

用于 GC 全身显像的纳米颗粒

GC 的 常 规 成 像 包 括 计 算 机 断 层 扫 描（computed tomography, CT），磁 共 振 成 像（magnetic resonance imaging, MRI），正电子发射计算机断层扫描（positron emission computed tomography, PECT），单光子发射计算机断层扫描（single-photon emission computed tomography, SPECT）和 PET-CT，它们使用成像对比剂和示踪剂进行全身扫描。然而，这些药物在全身分布不明确，清除速度很快，药代动力学不理想，且具有不良反应。为了克服这些限制，多种 NP 出现，以改善肿瘤的成像方式。其具有许多优势，包括纳米级的尺寸、高载药量、可调节的表面性质、可控的释放模式和 EPR 效应。但是，用于体内

的、靶向 GC 的、基于 NP 的安全有效的成像方法仍然是一个巨大的挑战。

通常，无机 NP 被用作 CT/MRI 的对比剂。超级顺磁性 NP 是研究最多的物质。关于其他无机 NP 的报道很少。

CD146 在侵袭性胃或胃食管癌细胞中的过表达使其成为早期诊断 GC 的重要生物标志物。该生物标志物已用于设计相应的 NPs，以实现 GC 的分子成像，从而应用于由影像指导的相关治疗和手术。为此，有研究将纳米级致密 $dSiO_2$（dense-silica）作为核壳纳米颗粒包覆于超顺磁性氧化铁纳米颗粒（superparamagnetic iron oxide NPs, SPION）上，并用近红外荧光（near-infrared fluorescence, NIRF）染料和抗 CD146 单抗用于 MKN45 异种移植 GC 模型中的磁共振（magnetic resonance, MR）/NIRF 成像研究。肿瘤在注射后 30min 时成像。这是在 GC 模型中对细胞表面糖蛋白 CD146 进行 MR/NIRF 成像的功能性 NPs 的首次成功研究，表明该系统适用于以影像为指导的治疗或手术治疗。

有研究发现，BRCAA1 蛋白在约 65% 的 GC 组织中过表达。一项研究预测，BRCAA1 可能是 GC 细胞的潜在靶向分子，旨在开发 BRCAA1v 单抗结合的荧光磁性 NP，以用于 GC 的体内靶向成像。与纯荧光磁性纳米粒子相比，结合了 BRCAA1 的荧光磁性纳米探针显示出极低的毒性、较低的磁性和荧光强度。在注射后 0.5h 和 12h，其可被 GC MGC803 细胞内吞和靶向直径为 5mm 的体内 GC 组织。因此，在不久的将来，它们可以用于 GC 通过荧光和磁共振的显像，以及早期 GC 的局部热疗。

一种酪氨酸激酶受体 HER2 的过表达与转移性 GC 有关。曲妥珠单抗（赫赛汀）是针对 HER2 细胞外结构域的人源单克隆抗体，用于治疗转移性 GC 的这一亚型，并已获得 FDA 的批准。乳腺癌领域的相关研究已将曲妥珠单抗与不同的超顺磁性 NP 结合，以进

表 13.6　用于 GC 诊断的纳米颗粒

成像方式	纳米粒子的类型	靶向策略	应用领域	发展阶段	参考文献
MRI	葡聚糖氧化铁 NP	曲妥珠单抗	全身显像	体内 / 体外	[152]
	脂质体包裹的荧光磁性 NP	曲妥珠单抗	全身显像	体外	[153]
	SPIO NP	被动定位	局部显像	一期临床研究	[161]
近红外荧光成像	纳米胶体 ICG	被动定位	局部显像	一起临床研究	[163]
	脂质体 ICG	被动定位	局部显像	体内	[164]
MRI/ 近红外荧光成像	SiO₂ 包覆的 SPIO NP	抗 CD146 单抗	全身显像	体内 / 体外	[148]
	荧光磁性 NP	BRCAA1 单抗	全身显像	体内 / 体外	[114]
CT	二氧化硅包覆的金纳米团簇	FA	全身显像	体内	[156]
SPECT	铟 111 标记的聚合物胶束	GRP78	全身显像	体内	[157]
上转换发光成像	聚乙二醇化上转换 NP	MGb2 抗体	局部显像	体内	[160]
多光谱光声层析成像	聚乙二醇化脂质体 -ICG	MUC-1 单抗	局部显像	体内	[165]
基于 SERS 的 CT	硫酸镁聚集体银 NP	循环 RNA	生物标志物检测	体外	[181]
基于 SERS 的生物传感器	PN 探针 - 金 NP	Ct DNA	生物标志物检测	体外	[185]
基于 SERS 的内镜检查	SERS-NP	EGFR 和 HER-2	生物标志物检测	体内	[186, 187]
微流体生物传感器	QD	CEA, CA125 和 HER-2/Neu	生物标志物检测	体外	[216]
视频胶囊模拟器	NIR 标记的与 A1AT 特异性抗体耦联的 NP	A1AT	生物标志物检测	体外	[217]
超敏电化学纳米生物传感器	金磁性纳米复合材料	miR-106a	生物标志物检测	体外	[218]
微流体生物传感器	TiO₂ NP	循环肿瘤细胞	生物标志物检测	体外	[230]

行肿瘤成像，如右旋糖酐氧化铁 NP 和涂有脂质体的荧光磁性纳米颗粒。这些方法也可用于过表达 HER2 的 GC。

叶酸（Folic acid, FA）是人体正常生长所需的微量营养素之一。FA 消耗或缺乏与 GC 有关。一项研究旨在生产用于双模荧光成像和 CT 成像的 FA 结合的二氧化硅包覆的金纳米簇 / 纳米探针。该系统是成功的，因为它具有生物相容性，可以在体外和体内靶向 FA（+）MGC-803 细胞，产生红色荧光和 CT 成像均佳。

在 GC 的核成像领域，已经进行了一些有效的应用 NP 的尝试。一种内质网蛋白——葡萄糖调节蛋白 78（glucose-regulated protein78, GRP78），由于其在 GC 细胞表面的过度表达而成为 GC 生物标志物。在肿瘤细胞中，GRP78 发挥重折叠蛋白的作用，该蛋白转位至质膜以保护细胞免于凋亡。一项研究设计了 GRP78 结合肽（GRP78 binding protein, GRBP）引导的铟 -111 标记的聚合物胶束，用于肿瘤的核成像检测。针对鼠类异种移植 GC 的体内研究表明，用 GRP78BP 多聚体胶束处理的动物肿瘤中测得的放射性强度在统计学上高于应用非靶向胶束的动物，这表明 GRP78BP 可以增强胶束在肿瘤组织中的蓄积，并可能用于核成像技术，从而有助于肿瘤诊断。

纳米颗粒用于 GC 的局部成像

GC 是一种"局部"疾病，以淋巴和腹膜转移作为独立预后因素。淋巴结（lymph node, LN）和腹膜转移的情况对于在治疗前制订合适的治疗计划很有意义。但是，在这些领域中可应用的成像方式有限，如 MRI、上转换发光成像、NIR 荧光成像和多光谱光声层析成像。

GC 中 LN 转移的诊断对于指导手术至关重要，必须通过影像学检查（如 CT 和超声检查）进行。但是，这种测试的准确性还不够。Ferumoxtran-10 是一种用于 MRI 的淋巴造影剂，据报道其可用于检测各种癌症中的转移 LN。为了研究 ferumoxtran-10 增强 MRI 诊断 GC 中转移 LN 的有效性，一项研究纳入了 17 例诊断为非早期 GC 的患者。所有患者均在静脉注射超顺磁性氧化铁 ferumoxtran-10 之前和之后 24h 接受 MRI 检查。静脉内注射超顺磁性氧化铁 Ferumoxtran-10 后 24h，通过 MRI 图像更容易识别和诊断 LN，这表明 Ferumoxtran-10 增强 MRI 对转移性 LN 的诊断是有用的，将有助于指导 GC 患者的治疗过程。另一种分子显像探针使用涂有 PEG 的核 @ 壳结构的 NaGdF4 : Yb,Er@NaGdF4 上转换 NP 的分子成像探针，其对 GC 淋巴转移的检测具有很高的敏感度。这些 NP 显示出令人满意的信噪比，提高了成像的检测灵敏度。有研究在人类 GC 的小鼠模型中成功检测到小于 1mm 的转移淋巴结，说明这些 NP 作为一种高效能的方法在 GC 诊断中的重要作用。

图像引导手术是指在手术切除过程中识别肿瘤和区域性转移的肿瘤成像新方法，这是一种实时成像技术，对 GC 手术计划的制订非常有用，通过掺入荧光 NP 还可优化得到更高的图像信号。例如，吲哚菁绿（indocyanine green, ICG）是 FDA 批准的荧光探针，在图像引导的 GC 手术中显示出重要的作用。一期临床试验中已经报道了几种类型的荧光 NP，如纳米胶体 ICG，脂质体包裹的 ICG，HA 衍生的 ICG NP，SPIO- 磷脂 -PEG-ICG 等。

一项研究使用 ICG : Nanocoll（ICG 吸附到纳米胶体），纳入 22 例 GC 患者。研究表明，在 21 例通过 NIR 荧光成像检测到至少 1 个 LN 的患者中，有 8 例具有阳性 LN。这项技术的准确性可达 90%。NIR 荧光脂质体探针 LP-ICG-C18 是一种合成的 ICG 脂质体衍生物，已用于评估裸鼠的 GC 腹膜转移。它可以有效地靶向腹膜弥散性肿瘤，并可能通过近红外成像系统对其进行检测。另外，ICG-乳糖体 [基于聚（L- 乳酸）十肽组成的 NP] 和 ICG- 聚乙二醇化脂质体 -ICG 也可用于对 GC 腹膜转移的治疗诊断。

NP 也已用于超声领域，如用于超声造影剂的纳米气泡，对异种移植 GC 显示出更好的造影成像效果。它们能够穿越肿瘤血管系统的内皮细胞间隙，到达组织空间。

用于表面增强拉曼光谱早期检测 GC 的纳米颗粒

早期检测 GC 非常困难。它需要非常低浓度和高选择性的特异性生物标志物，这样才能避免假阳性结果的出现。此外，除早期便隐血检查外，常规的白光内镜检查也是 GC 早期检测最重要和有效的诊断方法。但是，它仅能提供胃肠道的结构信息，而没有生化信息。在使用纳米技术检测生物标志物和增强内镜检查灵敏度最主要的方法中，我们将重点介绍基于金属 NP 等离子体的方法。

传导电子的集体振荡称为等离激元。有两种类型的表面等离激元，一种来自大块金属，另一种来自金属 NP。金属 NP 具有局部表面等离激元。它们的激发产生了其他光学材料几乎无法实现的光学特性。因此，它们可用于分析，如等离子体增强光谱——增强拉曼散射和荧光光谱。这些材料可以被合成和修饰，以与抗体、配体和药物相偶联，从而在许多领域产生广泛的应用，如生物技术、磁分离、目标分析物的预浓缩、目标药物运输、基因载体和药物的输送，尤其是诊断成像领域。

目前，已经开发了几种 GC 的成像模式，最重要的是 SERS。高灵敏度生物标志物的检测在 GC 诊断中起着至关重要的作用。金和银纳米粒子可以在纳米水平控制和操纵光。它们具有局部表面等离激元，因此它们可以充当光学天线，捕获并辐射光至其附近，从而将拉曼信号的强度增强很多倍。在有利的条件下，该技术可以检测单个分子。自 40 多年前发现以来，SERS 现在是用于分子检测和表征的强大分析工具。近年来，人们非常关注 SERS 生物医学应用程序的开发。但是，可复制纳米结构制造的缺乏、不稳定性和聚集趋势一直是 SERS 实际应用的严重障碍。但是，聚集性 NP 功能作为热点，电磁增强特别高，从而增强了拉曼信号。因此，以防止胶体完全崩解的方式控制聚集体的形成成为实验性 SERS 的主要任务。

目前 GC 相关应用程序的报道很少。一项研究开发了一种有用的临床工具，具有良好的诊断敏感度和特异性，可用于无创筛查和检测癌症。该方法基于 SERS 技术来分析循环中的 RNA，从而将 GC 患者与健康对照区分开来。从血清样品中提取 RNA，然后扫描光谱带中的显著差异。用硫酸镁使银纳米颗粒部分聚集，用作具有 SERS 活性的底物，向 RNA 显示出强烈的 SERS 信号。关于这种方法还发表了许多论文。尽管癌症患者和健康志愿者之间的多个条带强度存在显著差异，但并没有明显的频移。因此，光谱变化的含义难以确定地解释。在进行进一步的诊断测试之前，这一方法可以用作筛选方法。

NP 的表面由两个组分组成：一种成分是赋予其靶标更高特异性的抗体，另一种成分称为拉曼报告分子，通过拉曼光谱可以很容易地检测。由于 NP 的功能化，目前已有许多报道了使用等离激元增强方法的研究，可以实现更好的靶向和更少的聚集，然而合成过程变得更加复杂和昂贵。其已用于不同类型的癌症，但未用于 GC。使用这种策略很可能开发出非常灵敏的检测方法。

循环肿瘤 DNA（ctDNA）是双链 DNA，代表了一种在癌症无创诊断领域有前景的生物标志物。E542K（外显子 9 中的 G70271A）和 E545K（外显子 9 中的 G70282A）两个热点处的突变和 PIK3CA（磷脂酰肌醇 3- 激酶催化亚基）的 ctDNA 甲基化分别是 ctDNA 的肿瘤特异性遗传标记和表观遗传标记，在许多类型的癌症中都广为人知，包括乳腺癌、结肠癌、脑癌、肝癌、胃癌和肺癌。因此，一项研究开发了基于肽核酸（peptide nucleic acid, PNA）的纳米等离子体，用于生物传感器双生物标志物检测。为了检测 ctDNA 的遗传标记，将金纳米颗粒与捕获并特异性结合 ctDNA 的 PNA 耦联。这会导致生物传感器表面的折射率发生变化，从而在瑞利光散射图中产生明显的局部表面等离子体共振（localized surface plasmon resonance, LSPR）峰移。对于 ctDNA 检测的表观遗传标记，其将金 NP（免疫金胶体）与特异性结合 ctDNA 序列上甲基化 CpG 位点的甲基胞嘧啶单抗相偶联，后成功检测到了 ctDNA 的肿瘤特异性遗传和表观遗传标记，并且通过增强分析增加了信号，将检测限（limit of detection, LOD）下降了 4 倍。

这种灵敏的多重平台检测到临床样品中低浓度的 ctDNA。但是，与更普遍使用的方法的相比，如高效液相色谱（high-performance liquid chromatography, HPLC）或吸收光谱，这些技术仍然很昂贵，但它们在分析领域具有巨大的潜力。因此，相关方法已开始在临床上进行评估。另外，为了提高内镜检查的灵敏度，一项研究报道了一种基于光纤的非接触式拉曼光谱仪，它有可能在常规内镜检查中提供实时的多路功能信息。后来经过调整，该工具作为一种分子成像对比剂，更适合于检测功能化 SERS NP。

当其与肿瘤靶向配体结合后，SERS NP 将靶向肿瘤生物标志物，并可被拉曼光谱仪检测到。故细胞的某些亚组（如癌细胞）可被检测到。一项研究在大鼠食管腔表面使用了抗 EGFR 单抗和抗 HER2 单抗的 SERS NP，发现表达 EGFR 和 HER2 的肿瘤细胞被精确定位的，并且生物标志物表达的可视化检测和定量检测分别与免疫组化和流式细胞仪验证数据一致。显然，该技术基于在癌细胞表面上表达的一个或多个分子，具有高特异性。对于 GC，此类分子包括癌胚抗原（CEA），癌症相关抗原 19-9（CA19-9），癌症相关抗原 72-4（CA72-4），HER2，EGFR 等。尽管上述标记均没有 100% 的灵敏度和特异性，但常规光学内镜检查和 SERS NP 的组合可能会为早期 GC 检测提供更灵敏的方法。

用于早期检测 GC 相关生物标志物的纳米颗粒

GC 相关生物标志物在疾病的早期诊断中起着重要作用。它们具有特殊的效能，可用于开发纳米结构的生物传感器以提高分析性能。

某些类型的 NP 可以用于增加生物传感器的灵敏度，并使其更加准确、精确和快速。NP 在基于光学的纳米传感器、基于电或电化学的纳米传感器、基于荧光的纳米传感器和基于磁性的纳米传感器中的应用可能具有优势。几种 NP 在纳米传感器中得到应用，如金、基于磁性 NP 的生物传感器，以及量子点（QD），这些是最常用的几种。上述 NP 目前已成功用于纳米传感器中，用于检测癌胚抗原（CEA），癌症抗原 125（CA125），CA724，以及 HER2。此外，这些 NP 可用于探索新的生物标志物，以早期检测 GC。

其他纳米结构，如纳米生物芯片，也已应用于该领域的 NP。将半导体 NP QD 整合到血清和唾液的生物传感器中，CEA、CA125 和 Her2/Neu 生物标志物的信号会得到放大。在研究中，以这种生物传感器形式使用 QD 探针产生的信号比标准分子荧光大 30 倍，相比于酶联免疫吸附测定（enzyme-linked immunosorbent assay, ELISA），其观察到的检出限下降了约 2 倍。有研究报道了一个具有免疫测定功能的平台，该平台包括感知室和检测室两部分，可进行实时诊断，以早期检测 GC 的分泌型生物标志物 α1- 抗胰蛋白酶前体（α1-antitrypsin precursor, A1AT）。检测室嵌入与 A1AT 特异性抗体结合的 NIR 荧光标记 NP。被捕获的 A1AT 和免疫 NP 之间的特异性识别反应会产生强烈的信号，表现为强烈的荧光，足以被传统的内镜或视频胶囊检测到。另一项研究使用双特异性探针方法和金磁性纳米复合物作为示踪标签，开发了一种超灵敏的电化学纳米生物传感器，用于检测 miR-106a（一种在 GC 中过表达的 microRNA）。结果表明，在不进行预处理或扩增的情况下，对真实样品进行检测中，这种方法显示出包括高特异性、出色的选择性、顺应的存储稳定性、出色的性能等优势，表明该 miRNA- 纳米生物传感器可用于临床早期检测。并且可筛选任何其他 miRNA 序列。

用于检测 GC 循环肿瘤细胞（circulating tumor cells, CTCs）的纳米颗粒

CTCs 是肿瘤细胞，源自原发肿瘤或转移部位，与肿瘤分离，在外周血中循环，可能引起转移。已有研究表明，血液中的 CTCs 可作为转移性 GC 诊断、预后和分子检测的潜在生物标志物。"液体活检"这一术语与癌症患者外周血中 CTCs 的检测有关。目前，"液体活检"包括循环核酸和细胞外囊泡的检测。与组织活检相比，液体活检为无创检查，可实时反映，为治疗选择提供指导。

但是，开发一种在临床上具有显著的特异性和灵敏度的 CTC 检测方法较为困难。纳米技术的发展和新纳米材料的进步如 NP、微流体芯片检测、纳米粗糙结构，nanoVelcro 芯片和纳米纤维等，使 CTC 检测得到了优化。

用于检测和（或）分离 CTCs 的 NPs 通常包括两部分：与 CTCs 的已知生物标志物（如抗体、适体）特异性结合的配体和可以产生并可在血液之外检测出特定信号的 NP。某些 NP，包括金，磁体，QDs 和 TiO$_2$，能够用于血液中检测 CTCs。有趣的是，其中一些 NPs 可以同时检测和分离 CTCs。

在最近的研究中，将磁性纳米颗粒与镀金的碳纳米管结合使用，可以从荷瘤小鼠血管内的大量血液中检测到 CTCs。然而，仅有少数关于使用 NPs 检测胃 CTCs 的报道。据报道，用由 TiO$_2$ 生物相容性 NP 制成的纳米膜可从 GC 患者的外周血中分离出 CTCs，并且捕获的细胞中有 50% 可从底物上脱落下来，有望用于临床。目前，已有其他 NPs 用于检测 GC 或 GC 干细胞的特殊标志物，并有望成为 CTC 检测可使用的潜在的标志物，如 CD133、HER2 、CD44 和 CD146。

纳米颗粒作为诊疗一体化制剂

"诊疗一体化"一词定义为诊断和治疗的结合。各种生物可降解聚合物的纳米载体被用于维持、控制和靶向诊疗一体化制剂的共同运输过程，从而实现更有效的诊疗，降低不良反应。这些载体包括共轭聚合物、胶束、脂质体、树状聚合物、金属、无机 NPs 和碳 NPs 等。这些平台的重要性在于对不同阶段肿瘤（最有可能治愈时或甚至无法治愈时）的诊断和治疗。通过将靶向配体和生物标志物耦联，以诊断和治疗靶向细胞，是增强的诊疗一体化纳米医学。诊疗一体化纳米药物使用 10~1000nm 的 NPs。它们由结合到诊断剂和治疗剂上的不同大分子或聚合物组成，可同时在细胞和分子水平上进行诊断和治疗。该平台的优势包括控制释放、目标运输和通过胞吞作用达到的更高运输效率，以及诱导刺激反应剂释放。多种诊断和治疗模式的结合使得多模式纳米诊疗一体化得到实现，其应用性能也得到了提高。

口服诊疗一体化纳米药物可增加口服生物利用度。例如，基于 D-α-生育酚聚乙二醇 1000 琥珀酸酯的纳米药物即为口服化疗药物。

诊疗一体化纳米药物中的治疗剂包括疏水性有机药物、蛋白质、肽和遗传物质。诊断剂也通常用于诊疗一体化纳米药物中，包

括光学成像剂，如荧光染料或 QDs；磁共振成像剂，如超顺磁性金属；核成像剂，如放射性核素；CT 试剂，如重元素。

在诊疗一体化中使用的 NPs 基于两种策略：首先，NP 可以通过成像被自己检测到；其次，NP 可以同时运输诊断剂和治疗剂。这些先进的诊疗一体化平台为敏感的诊断平台提供了准确的靶向和有效的物质运输。

PEG 包覆的 Fe3O4 NPs 是通过共沉淀法化学生产的，其中 PEG 起到稳定剂和分散剂的作用。具有可调节的磁性和良好尺寸的 Fe3O4 NP 已显示出其在生物医学领域应用的前景。在 GC 的诊疗一体化中，以超顺磁性氧化铁 NP 功能化的聚乙二醇接枝聚乙烯亚胺（PEG-g-PEI-SPION）已被成功应用。

一项研究使用了抗体定向的非病毒载体，结合了 PEG-g-PEI-SPION 及 GC 相关 CD44v6 单链可变片段（scFvCD44v6-PEG-g-PEI-SPION），这一纳米载体可靶向 GC 和且在 MRI 下可见，以运输 siRNA。经体外实验使用人胃癌细胞系 SGC-7901 进行检测，细胞活力和 siRNA 转移效率均较满意。基于荧光的成像技术揭示了细胞对 siRNA 复合 NPs 摄取和分布。此外，通过磁共振成像和组织学分析，其针对 GC 的靶向效率在裸鼠体内得到了确证，揭示了非病毒载体 scFvCD44v6-PEG-g-PEI-SPION 在基因治疗和的诊断 GC 方面的应用前景。

另一项研究开发了 FA- 和二硫化（SS）- 聚乙二醇接枝聚乙烯亚胺与 SPION 复合物（FA-PEG-SS-PEI-SPION）复合的物质，其用于 siRNA 运输系统及编程性死亡配体 1（programmed death ligand-1，PD-L1）的敲除。PD-L1 在 GC 中高表达，与 T 细胞上的 PD-1 受体相互作用，并参与 T 细胞免疫抵抗。与非 FA 结合复合物相比，FA-PEG-SS-PEI-SPION 的特性决定了其在高叶酸受体 GC 细胞系中的高结合能力、低细胞毒性、高转染效率，以及系统的细胞内化作用。在诊断中，

复合物可作为 T2 加权造影剂行增强 MRI。在细胞水平上，四个 PD-L1 的 siRNA 之一在过表达 PD-L1 的细胞中显示有效的 PD-L1 敲除，表明分泌的细胞因子发生了变化，并突出了这类多功能诊疗一体化 NP 在治疗和诊断 GC 中的潜力。

PEG 包覆的 Fe3O4 NP 也用于 miRNA 的运输系统，可通过增强 SGC7901/ADR 细胞中 miRNA-16（miR16）的表达来调节 GC 细胞的耐药性。MiR16 在降低 SGC7901 细胞系对多柔比星（adriamycin，ADR）的耐药性中起关键作用。以 MTT 和 TUNEL 检测 ADR 诱导的 SGC7901/ADR 细胞凋亡，结果表明 miR16 联合 PEG 包覆的 Fe3O4 NPs 的处理可显著增加体外细胞凋亡。MiR16 和 PEG 包覆的 Fe3O4 NP 能够显著抑制 SGC7901/ADR（fluc）荷瘤裸鼠中 SGC7901/ADR 肿瘤的生长，可能是通过增加 SGC7901/ADR 细胞对 ADR 的敏感度来实现的。这一系统提示我们，对于耐药性肿瘤，通过 PEG 包裹的 Fe3O4 NP 运输 miR16 的方法十分有效。

使用包覆有聚合物的磁性载体进行药物运输的另一种有效策略既可以提高药物利用率，又可以减少不良反应。使用这些载体可实现对物理刺激（如磁场和 pH）的敏感反应，并且药物也与磁性颗粒结合，以靶向所需位置。一种磁性聚合物纳米载体靶向叶酸受体，并对 pH 敏感，还携带有多柔比星（DOX），以用于进展期 GC（advanced GC，AGC）的治疗。叶酸耦联、pH 敏感的两亲性聚（β- 氨基酯）与疏水性油酸修饰的氧化铁 NP 自组装，形成疏水性相互作用区域，作为亲脂性 DOX（F-P-DOX）的储库。通过共聚焦显微镜可以观察到，F-P-DOX 处理可以保持细胞中的 DOX 积累高于无叶酸结合的 P-DOX，从而导致 pH 6.5 时 DOX 内在化的效率高于 pH 7.4 时。通过电子显微镜和实时聚合酶链式反应观察到，对比于游离 DOX，F-P-DOX 对 GC 的显著功效。这一效果还通过 MTT 测定和异

种移植模型进行了进一步确证。此外，通过 MRI 也检测到了 F-P-DOX 在肿瘤区域中的积累。总之，这些观察结果证实 F-P-DOX 是 AGC 治疗有希望的候选方法。

类似地，在将阿苯达唑（albendazole，ABZ）装载于磁性藻酸盐（alginate，Alg）-CH 珠上以测试其 pH 敏感度和药物释放特性。这些磁珠显示出独特的 pH 依赖性溶胀行为，并持续释放 ABZ。磁珠还显示了磁力计的测量数据、超顺磁性和快速的磁响应，表明它们或许可以用于胃肠道 ABZ 的磁性药物靶向系统。另一种作为抗癌药物载体的 pH 敏感度磁性 NP（magnetic NP，MNP）是通过用聚丙烯酸 [poly（acrylic acid），PAA] 涂覆 MNP（即 PAA@MNP）来获得的。这些 NP 显示出在 100 nm 内的较小尺寸、良好的稳定性和超顺磁性。通过静电相互作用将 DOX 装载到 MNP（MNPs-DOX）上，具有良好的载药量和效率。释放研究表明，MNPs-DOX 具有出色的 pH 敏感度，pH 为 4.0 时，48h 内释放了 75.6% 的 DOX。使用 HUVEC 和 MCF-7 细胞系（乳腺癌）进行的 MTT 分析表明，MNPs-DOX 具有很高的抗肿瘤活性，而 PAA@MNPs 实际上无毒。因此，PAA@MNPs 有望在 GC 中应用的，而 MNPs-DOX 可用于癌症的靶向治疗。

如前所述，PDT 是一种针对多种疾病的特殊的诊疗一体化方式，其基于非毒性药物或染料的全身或局部给药（称为 PS），然后进行选择性荧光分析，以适当的波长和光强度为特征。发出的光可用于光诊断和分子成像以定位疾病，称为 PS 荧光检测（PFD）。疾病检测的药物在线成像、以图像指导的药物运输和治疗、手术切除的指导，以及治疗反应的监测均可通过 PFD 和 PDT 的有机融合来完成。一项研究检测了设计用于 GC 成像和治疗的、直径约 20nm 的 PS 结合磁性 NP，以特别将肿瘤靶向、成像和选择性治疗整合到一个小的单个 NP（<50nm）中。Ce6 PS 与硅烷耦联剂共价耦联至磁性 NP 的表面，从而为 NIR 荧光成像和 PDT 提供了光谱和功能特性，并实现了磁性引导的药物输送和磁共振成像。该平台适用于同时靶向 PDT 和体内双模式 NIR 荧光成像，以及具有 GC 或其他肿瘤的裸鼠模型的 MRI。因为其良好的稳定性、高水分散性和溶解性、良好的生物相容性、无细胞毒性，增强的 PS 荧光检测，以及辐照后显著的光动力学效果。

一种新的药物运输系统的诊疗一体化特性基于 ICG 衍生物负载 ICG 的乳糖体（ICGm）NP 的装载，这一特性也可用于 GC 的小鼠引流 LN 转移模型。胃癌患者术前和术中 LN 转移的诊断对于确定 LN 清扫的程度及确定个体化治疗策略很重要。体内成像成功地在 ICGm 治疗的小鼠中发现了转移性 LN，但在 ICG 治疗的小鼠中却没有发现。使用 ICGm 诱导细胞凋亡的 PDT 抑制了转移性 LN 的生长，代表 ICGm 是 GC 的 LN 转移的新型诊疗一体化平台。

ICG 已被强烈建议用作光吸收荧光探针，该探针已作为临床诊断的纳米器件并入临床相关的 PEG 化脂质体中。使用抗 MUC-1 人源化 MAbhCTM01 作为肿瘤特异性诊疗一体化系统，PEG 化脂质体 -ICG 被合成出来。使用多光谱光声层析成像（multispectral optoacoustic tomography，MSOT），在肿瘤小鼠模型中观察到，这些靶向单抗的脂质体随着时间推移，在肿瘤中无创性蓄积。此外，靶向和非靶向脂质体 -ICG 制剂均优先在肿瘤中积累。

一项新的研究报道了天然草本植物物质白杨素（Chr）和 Cur 在 PEG 化 PLGA NP 中的共包封，以探索其对 Caco-2 结肠癌细胞的抑制作用。游离药物和纳米制剂在 Caco-2 细胞中显示出剂量依赖性的细胞毒性。纳米制剂具有更强的抗增殖作用，可诱导癌细胞生长停滞。

载有聚（乳酸 - 共 - 乙醇酸）NP[poly

（lactic-co-glycolic acid）NP，PLGA NP]的 Gd（Ⅲ）两亲复合物的高稳定性和敏感度使得它们可以在小鼠异种移植黑素瘤中积累，当其装载了药物和造影剂时，它们即有作为诊疗一体化磁共振成像剂的前景。

基质金属蛋白酶（matrix metalloproteinase，MMP）2/9，也称为明胶酶 A/B，在癌的侵袭和转移中起关键作用。明胶酶反应性共聚物（mPEG-PCL）可用于抗癌药物的运输，并以 MMP2/9 作为药物运输的靶标。GEL-NPs 的细胞摄取与明胶酶水平相关，这也影响了 GEL-NPs 的体外抗肿瘤作用。GEL-NPs 的抗癌作用超过了 DOC。对原发性肺癌细胞的细胞毒性研究也证实了 GEL-NP 靶向策略的有效性。该策略可以应用于 GC。

最后，有研究将基于明胶酶刺激策略的 DOC-NP 与 DOC 进行对比，比较它们在 GC 中的放射增敏功效。相较于 DOC，DOC-NPs 在所有 3 个过表达明胶酶的 GC 细胞中均表现出更明显的放射增敏功效，其与 G2/M 期阻滞增强、活性氧（ROS）产生和细胞凋亡的诱导相关。另外，在异种移植物中，DOC-NPs 的放射增敏功效比通过静脉内注射 DOC 更为显著。明胶酶介导的纳米级运输系统通过调节肿瘤与正常组织之间常见的微环境差异，成为放射增敏剂选择性发挥作用的潜在策略。

表 13.7 列出了一些在 GC 中用于诊疗一体化的纳米颗粒。

纳米颗粒的毒性

NP 具有革新 GC 的医学成像、诊断和治疗方法的能力。但是，NP 的毒性也应该考虑。一些研究已经调查了 GC 中与特定 NP 相关的毒性。如一项研究表明，由铜制成的 NP 会增加氢和碳酸氢根离子，并可能损坏胃组织。另一项研究表明，超顺磁性 NP 的大量摄入会导致铁在特定器官中的积累，从而产生毒性作用并导致 DNA 损伤。几项集中在三类纳米材料、纳米金属和金属氧化物、碳基纳米颗粒，以及聚合物/树状聚合物的研究证明，在高剂量使用这些 NP 时会显示出一些毒性结果。然而，一些体内研究表明，低剂量的这些 NP 并无毒性。铂类 NP 对 GC 细胞表现出强烈的反应，但仍会在肝或脾中积聚并显示出细胞毒性作用。为了克服这个问题，安全且易于生物降解的聚合物的加入可以减少基于 NP 的抗癌制剂的不良反应，即在基于铂纳米微粒的抗癌药物中使用透明质酸。因此，在细胞模型和动物模型中还需要进行短期和长期毒性研究，然后这些药物才能获得 FDA 的临床试验批准。

表 13.7 用于 GC 诊疗一体化的纳米颗粒

纳米颗粒种类	成像策略	抗癌策略	发展阶段	参考文献
PEG-g-PEI-SPION	MRI	CD44v6 siRNA	体外/体内	[244]
FA-PEG-SS-PEI-SPION	MRI	PD-L1	体外	[246]
PEG 包覆的 Fe3O4 NP	MRI	MiRNA	体外/体内	[247]
具有叶酸受体靶向性的 PH 敏感度磁性聚合物 NP	MRI	DOX	体外/体内	[249]
PS 结合磁性 NP	MRI	PDT	体内	[251,252]
ICGm	NIR 荧光显像	PDT	体内、离体	[253]
PEG 化脂质体 -ICG	MSOT	DOX	体内	[165]

结论

当前，癌症仍然是一种令人担忧的疾病，人们听到癌症时仍会感到恐慌。像所有其他癌症一样，GC 可能导致死亡，由于现有治疗策略还不够，因此必须寻找新的方法来应对这种疾病。本章介绍了使用 NP 对抗 GC 的许多不同的应用。通过与现有的治疗方法融合或创建新的治疗方法，使用 NP 可以比以前更容易地为 GC 的治疗铺平道路。此外，NP 的使用提高了 GC 通过全身和局部区域成像诊断的敏感度和特异性，以实现相关生物标志物的早期发现和鉴定，并有助于阐明 CTC。但是，纳米医学仍有一些限制。当前 NP 之间共有的许多局限性限制了它们进一步过渡到临床应用阶段。这些限制也就等同于研究人员目前正在努力克服的障碍，包括免疫原性、不佳的位点特异性积累、生产成本、无法克服肿瘤微环境中的障碍（高组织液压力，与胶原基质的相互作用），以及对未引起 EPR 的小转移灶无法治疗。为成功跨越这些障碍，可以合理地结合一些创新的设计功能，以创造新一代的 NP，从而实现基于 NP 的诊断和治疗的典范性转变。

考虑到 GC 的治疗，未来要释放 NP 的全部潜力，并将其安全过渡到临床试验阶段中，最终实现工业化生产，这都需要进一步的奉献和努力。关于 GC 的诊断，由于 GC 表达的标志物或配体的特异性的限制，NP 的应用受到限制。此外，许多研究遵循类似的研究设计来诊断乳腺癌、肺癌和大肠癌。因此，为了促进纳米药物在 GC 的治疗和诊断中的发展，需要进一步的研究，以及科学家之间更多的合作和交流。

参考文献

[1] Piazuelo MB, Correa P. Gastric cáncer: overview. Colomb Med (Cali, Colomb). 2013;44:192–201.

[2] Sudhakar A. History of cancer, ancient and modern treatment methods. J Cancer Sci Ther. 2009;1:1–4.

[3] Folkman J, Parris EE, Folkman J. Tumor angiogenesis: therapeutic implications. N Engl J Med. 1971;285:1182–6.

[4] Folkman J, Shing Y. Angiogenesis. J Biol Chem. 1992;267:10931–4.

[5] Jain RK. Transport of molecules in the tumor interstitium: a review. Cancer Res. 1987;47:3039–51.

[6] Koo H, Huh MS, Sun I-C, Yuk SH, Choi K, Kim K, Kwon IC. In vivo targeted delivery of nanoparticles for theranosis. Acc Chem Res. 2011;44:1018–28.

[7] Maeda H. The enhanced permeability and retention (EPR) effect in tumor vasculature: the key role of tumor-selective macromolecular drug targeting. Adv Enzym Regul. 2001;41:189–207.

[8] Trédan O, Galmarini CM, Patel K, Tannock IF. Drug resistance and the solid tumor microenvironment. J Natl Cancer Inst. 2007;99:1441–54.

[9] Niederhuber JE. Developmental biology, selfrenewal, and cancer. Lancet Oncol. 2007;8:456–7.

[10] Wang X, Yang L, Chen ZG, Shin DM. Application of nanotechnology in cancer therapy and imaging. CA Cancer J Clin. 2008;58:97–110.

[11] Ferrari M. Cancer nanotechnology: opportunities and challenges. Nat Rev Cancer. 2005;5:161–71.

[12] Li KCP, Pandit SD, Guccione S, Bednarski MD. Molecular imaging applications in nanomedicine. Biomed Microdevices. 2004;6(6):113.

[13] Narayana A. Applications of nanotechnology in cancer: a literature review of imaging and treatment. J Nucl Med Radiat Ther. 2014;5:1–9.

[14] Thakor AS, Gambhir SS. Nanooncology: the future of cancer diagnosis and therapy. CA Cancer J Clin. 2013;63:395–418.

[15] Palazzolo S, Bayda S, Hadla M, Caligiuri I, Corona G, Toffoli G, Rizzolio F. The clinical translation of organic nanomaterials for cancer therapy: a focus on polymeric nanoparticles, micelles, liposomes and exosomes. Curr Med Chem. 2017;24:1.

[16] Gmeiner WH, Ghosh S. Nanotechnology for cancer treatment. Nanotechnol Rev. 2015;3:111–22.

[17] Ajani JA, Bentrem DJ, Besh S, D'Amico TA, Das P, Denlinger C, Fakih MG, Fuchs CS, Gerdes H, Glasgow RE, Hayman JA, Hofstetter WL, Ilson DH, Keswani RN, Kleinberg LR, Korn WM, Lockhart AC, Meredith K, Mulcahy MF, Orringer MB, Posey JA, Sasson AR, Scott WJ, Strong VE, Varghese TK, Warren G, Washington MK, Willett C, Wright CD, McMillian NR, Sundar H, National Comprehensive Cancer Network. Gastric cancer, version 2.2013: featured updates to the NCCN Guidelines. J Natl Compr Cancer Netw. 2013;11:531–46.

[18] Yuan M, Yang Y, Lv W, Song Z, Zhong H. Paclitaxel combined with capecitabine as first-line chemother-apy for advanced or recurrent gastric cancer. Oncol Lett. 2014;8:351–4.

[19] Schöffski P. New drugs for treatment of gastric cancer. Ann Oncol Off J Eur Soc Med Oncol. 2002;13(Suppl 4):13–22.

[20] Li Q, Boyer C, Lee JY, Shepard HM. A novel approach to thymidylate synthase as a target for cancer chemotherapy. Mol Pharmacol. 2001;59:446–52.

[21] Meriggi F, Di Biasi B, Caliolo C, Zaniboni A. The potential role of pemetrexed in gastrointestinal cancer. Chemotherapy. 2008;54:1–8.

[22] Orditura M, Galizia G, Sforza V, Gambardella V, Fabozzi A, Laterza MM, Andreozzi F, Ventriglia J, Savastano B, Mabilia A, Lieto E, Ciardiello F, De Vita F. Treatment of gastric cancer. World J Gastroenterol. 2014;20:1635–49.

[23] Caponigro F, Facchini G, Nasti G, Iaffaioli RV. Gastric cancer. Treatment of advanced disease and new drugs. Front Biosci. 2005;10:3122–6.

[24] Johnstone TC, Park GY, Lippard SJ. Understanding and improving platinum anticancer drugs–phenanthriplatin. Anticancer Res. 2014;34:471–6.

[25] Minotti G, Menna P, Salvatorelli E, Cairo G, Gianni L. Anthracyclines: molecular advances and pharmacologic developments in antitumor activity and cardiotoxicity. Pharmacol Rev. 2004;56:185–229.

[26] Palacio S, Loaiza-Bonilla A, Kittaneh M, Kyriakopoulos C, Ochoa RE, Escobar M, Arango B, Restrepo MH, Merchan JR, Rocha Lima CMSR, Hosein PJ. Successful use of Trastuzumab with anthracycline-based chemotherapy followed by trastuzumab maintenance in patients with advanced HER2-positive gastric cancer. Anticancer Res. 2014;34:301–6.

[27] Park S, Woo Y, Kim H, Lee YC, Choi S, Hyung WJ, Noh SH. In vitro adenosine triphosphate based chemotherapy response assay in gastric cancer. J Gastric Cancer. 2010;10:155–61.

[28] Pommier Y. Drugging topoisomerases: lessons and challenges. ACS Chem Biol. 2013;8:82–95.

[29] Kang BW, Kim JG, Kwon O-K, Chung HY, Yu W. Non-platinum-based chemotherapy for treatment of advanced gastric cancer: 5-fluorouracil, taxanes, and irinotecan. World J Gastroenterol. 2014;20:5396–402.

[30] Kang Y-K, Chang H-M, Yook JH, Ryu M-H, Park I, Min YJ, Zang DY, Kim GY, Yang DH, Jang SJ, Park YS, Lee J-L, Kim TW, Oh ST, Park BK, Jung H-Y, Kim BS. Adjuvant chemotherapy for gastric cancer: a randomised phase 3 trial of mitomycin-C plus either short-term doxifluridine or long-term doxifluridine plus cisplatin after curative D2 gastrectomy (AMC0201). Br J Cancer. 2013;108:1245–51.

[31] Tsuburaya A, Yoshida K, Kobayashi M, Yoshino S, Takahashi M, Takiguchi N, Tanabe K, Takahashi N, Imamura H, Tatsumoto N, Hara A, Nishikawa K, Fukushima R, Nozaki I, Kojima H, Miyashita Y, Oba K, Buyse M, Morita S, Sakamoto J. Sequential paclitaxel followed by tegafur and uracil (UFT) or S-1 versus UFT or S-1 monotherapy as adjuvant chemotherapy for T4a/b gastric cancer (SAMIT): a phase 3 factorial randomised controlled trial. Lancet Oncol. 2014;15:886–93.

[32] Van Cutsem E. The treatment of advanced gastric cancer: new findings on the activity of the taxanes. Oncologist. 2004;9(Suppl 2):9–15.

[33] Schulte N, Ebert MP, Härtel N. Gastric cancer: new drugs – new strategies. Gastrointest Tumors. 2014;1:180–94.

[34] Carr C, Ng J, Wigmore T. The side effects of chemotherapeutic agents. Curr Anaesth Crit Care. 2008;19:70–9.

[35] Kehrer DF, Soepenberg O, Loos WJ, Verweij J, Sparreboom A. Modulation of camptothecin analogs in the treatment of cancer: a review. Anti-Cancer Drugs. 2001;12:89–105.

[36] Muggia FM, Burris HA. Clinical development of topoisomerase-interactive drugs. Adv Pharmacol. 1994;29B:1–31.

[37] Slichenmyer WJ, Rowinsky EK, Donehower RC, Kaufmann SH. The current status of camptothecin analogues as antitumor agents. J Natl Cancer Inst. 1993;85:271–91.

[38] Gaur S, Chen L, Yen T, Wang Y, Zhou B, Davis M, Yen Y. Preclinical study of the cyclodextrinpolymer conjugate of camptothecin CRLX101 for the treatment of gastric cancer. Nanomedicine. 2012;8:721–30.

[39] Nabell L, Spencer S. Docetaxel with concurrent radiotherapy in head and neck cancer. Semin Oncol. 2003;30:89–93.

[40] Wang S-C, Chen F-L, Lin W-L, Wang P-H, Han C-P. Cytokeratin 8/18 monoclonal antibody was dissimilar to anti-cytokeratin CAM 5.2. Comment on: A randomized phase III study of adjuvant platinum/docetaxel chemotherapy with or without radiation therapy in patients with gastric cancer. Cancer Chemother Pharmacol. 2011;67:243–4; author reply 245.

[41] Sen F, Saglam EK, Toker A, Dilege S, Kizir A, Oral EN, Saip P, Sakallioglu B, Topuz E, Aydiner A. Weekly docetaxel and cisplatin with concomitant radiotherapy in addition to surgery and/or consolidation chemotherapy in stage III non-small cell lung cancer. Cancer Chemother Pharmacol. 2011;68:1497–505.

[42] Markman M. Managing taxane toxicities. Support Care Cancer. 2003;11:144–7.

[43] Cui F-B, Li R-T, Liu Q, Wu P-Y, Hu W-J, Yue G-F, Ding H, Yu L-X, Qian X-P, Liu B-R. Enhancement of radiotherapy efficacy by docetaxel-loaded gelatinase-stimuli PEG-Pep-PCL nanoparticles in gastric cancer. Cancer Lett. 2014;346:53–62.

[44] Fuse N, Kuboki Y, Kuwata T, Nishina T, Kadowaki S, Shinozaki E, Machida N, Yuki S, Ooki A, Kajiura S, Kimura T, Yamanaka T, Shitara K, Nagatsuma AK, Yoshino T, Ochiai A, Ohtsu A. Prognostic impact of HER2, EGFR, and c-MET status on overall survival of advanced gastric cancer patients. Gastric Cancer. 2016;19:183–91.

[45] Sakai K, Mori S, Kawamoto T, Taniguchi S, Kobori O, Morioka Y, Kuroki T, Kano K. Expression of epidermal growth factor receptors on normal human gastric epithelia and gastric carcinomas. J Natl Cancer Inst. 1986;77:1047–52.

[46] Takehana T, Kunitomo K, Suzuki S, Kono K, Fujii H, Matsumoto Y, Ooi A. Expression of epidermal growth factor receptor in gastric carcinomas. Clin Gastroenterol Hepatol. 2003;1:438–45.

[47] Pinto C, Di Fabio F, Siena S, Cascinu S, Rojas Llimpe FL, Ceccarelli C, Mutri V, Giannetta L, Giaquinta S, Funaioli C, Berardi R, Longobardi C, Piana E, Martoni AA. Phase II study of cetuximab in combination with FOLFIRI in patients with untreated advanced gastric or gastroesophageal junction adenocarcinoma (FOLCETUX study). Ann Oncol Off J Eur Soc Med Oncol. 2007;18:510–7.

[48] Sreeranganathan M, Uthaman S, Sarmento B, Mohan CG, Park I-K, Jayakumar R. In vivo evaluation of cetuximab-conjugated poly(γ-glutamic acid)- docetaxel nanomedicines in EGFR-overexpressing gastric cancer xenografts. Int J Nanomedicine. 2017;12:7165–82.

[49] Gao Z, Li Z, Yan J, Wang P. Irinotecan and 5-fluorouracil-co-loaded, hyaluronic acid-modified layer-by-layer nanoparticles for targeted gastric carcinoma therapy. Drug Des Devel Ther. 2017;11:2595–604.

[50] van Rees BP, Saukkonen K, Ristimäki A, Polkowski W, Tytgat GNJ, Drillenburg P, Offerhaus GJA. Cyclooxygenase-2 expression during carcinogenesis in the human stomach. J Pathol. 2002;196:171–9.

[51] Shanmugam MK, Ong TH, Kumar AP, Lun CK, Ho PC, Wong PTH, Hui KM, Sethi G. Ursolic acid inhibits the initiation, progression of prostate cancer and prolongs the survival of TRAMP mice by modulating pro-inflammatory pathways. ed G C Jagetia. PLoS One. 2012;7:e32476.

[52] Limami Y, Pinon A, Leger DY, Mousseau Y, Cook-Moreau J, Beneytout J-L, Delage C, Liagre B, Simon A. HT-29 colorectal cancer cells undergoing apoptosis overexpress COX-2 to delay ursolic acidinduced cell death. Biochimie. 2011;93:749–57.

[53] Zhang H, Li X, Ding J, Xu H, Dai X, Hou Z, Zhang K, Sun K, Sun W. Delivery of ursolic acid (UA) in polymeric nanoparticles effectively promotes the apoptosis of gastric cancer cells through enhanced inhibition of cyclooxygenase 2 (COX-2). Int J Pharm. 2013;441:261–8.

[54] Salaun B, Coste I, Rissoan M-C, Lebecque SJ, Renno T. TLR3 can directly trigger apoptosis in human can cercells. J Immunol. 2006;176:4894–901.

[55] Paone A, Starace D, Galli R, Padula F, De Cesaris P, Filippini A, Ziparo E, Riccioli A. Toll-like receptor 3 triggers apoptosis of human prostate cancer cells through a PKC-alpha-dependent mechanism. Carcinogenesis. 2008;29:1334–42.

[56] Chiron D, Pellat-Deceunynck C, Amiot M, Bataille R, Jego G. TLR3 ligand induces NF-{kappa}B activation and various fates of multiple myeloma cells depending on IFN-{alpha} production. J Immunol. 2009;182:4471–8.

[57] Yoneda K, Sugimoto K, Shiraki K, Tanaka J, Beppu T, Fuke H, Yamamoto N, Masuya M, Horie R, Uchida K, Takei Y. Dual topology of functional Tolllike receptor 3 expression in human hepatocellular carcinoma: differential signaling mechanisms of TLR3-induced NF-kappaB activation and apoptosis. Int J Oncol. 2008;33:929–36.

[58] Besch R, Poeck H, Hohenauer T, Senft D, Häcker G, Berking C, Hornung V, Endres S, Ruzicka T, Rothenfusser S, Hartmann G. Proapoptotic signaling induced by RIG-I and MDA-5 results in type I interferon-independent apoptosis in human melanoma cells. J Clin Invest. 2009;119:2399–411.

[59] Qu J, Hou Z, Han Q, Zhang C, Tian Z, Zhang J. Poly(I:C) exhibits an anti-cancer effect in human gastric adenocarcinoma cells which is dependent on RLRs. Int Immunopharmacol. 2013;17:814–20.

[60] Nagini S. Carcinoma of the stomach: A review of epidemiology, pathogenesis, molecular genetics and chemoprevention. World J Gastrointest Oncol. 2012;4:156–69.

[61] Wong H, Yau T. Targeted therapy in the management of advanced gastric cancer: are we making progress in the era of personalized medicine? Oncologist. 2012;17:346–58.

[62] Che X, Hokita S, Natsugoe S, Tanabe G, Baba M, Takao S, Aikou T. Tumor angiogenesis related to growth pattern and lymph node metastasis in early gastric cancer. Chin Med J. 1998;111:1090–3.

[63] Martin-Richard M, Gallego R, Pericay C, Garcia Foncillas J, Queralt B, Casado E, Barriuso J, Iranzo V, Juez I, Visa L, Saigi E, Barnadas A, Garcia-Albeniz X, Maurel J. Multicenter phase II study of oxaliplatin and sorafenib in advanced gastric adenocarcinoma after failure of cisplatin and fluoropyrimidine treatment. A GEMCAD study. Investig New Drugs. 2013;31:1573–9.

[64] Mochalin VN, Shenderova O, Ho D, Gogotsi Y. The properties and applications of nanodiamonds. Nat Nanotechnol. 2011;7:11–23.

[65] Zhang Z, Niu B, Chen J, He X, Bao X, Zhu J, Yu H, Li Y. The use of lipid-coated nanodiamond to improve bioavailability and efficacy of sorafenib in resisting metastasis of gastric cancer. Biomaterials. 2014;35:4565–72.

[66] Ji J-L, Huang X-F, Zhu H-L. Curcumin and its formulations: potential anti-cancer agents. Anti Cancer Agents Med Chem. 2012;12:210–8.

[67] Shishodia S, Chaturvedi MM, Aggarwal BB. Role of curcumin in cancer therapy. Curr Probl Cancer. 2007;31:243–305.

[68] Hahn Y-B, Ahmad R, Tripathy N. Chemical and biological sensors based on metal oxide nanostructures. Chem Commun (Camb). 2012;48:10369–85.

[69] Dhivya R, Ranjani J, Rajendhran J, Mayandi J, Annaraj J. Enhancing the anti-gastric cancer activity of curcumin with biocompatible and pH sensitive PMMA-AA/ZnO nanoparticles. Mater Sci Eng C Mater Biol Appl. 2018;82:182–9.

[70] Xiao Y-F, Li J-M, Wang S-M, Yong X, Tang B, Jie M-M, Dong H, Yang X-C, Yang S-M. Cerium oxide nanoparticles inhibit the migration and proliferation of gastric cancer by increasing DHX15 expression. Int J Nanomedicine. 2016;11:3023–34.

[71] Mi F-L, Tan Y-C, Liang H-F, Sung H-W. In vivo biocompatibility and degradability of a novel injectable-chitosan-based implant. Biomaterials. 2002;23:181–91.

[72] Qi L-F, Xu Z-R, Li Y, Jiang X, Han X-Y. In vitro effects of chitosan nanoparticles on proliferation of human gastric carcinoma cell line MGC803 cells. World J Gastroenterol. 2005;11:5136–41.

[73] Dean M, Fojo T, Bates S. Tumour stem cells and drug resistance. Nat Rev Cancer. 2005;5:275–84.

[74] Sun M, Zhou W, Zhang Y-Y, Wang D-L, Wu X-L. CD44+gastric cancer cells with stemness properties are chemoradioresistant and highly invasive. Oncol Lett. 2013;5:1793–8.

[75] Takaishi S, Okumura T, Tu S, Wang SSW, Shibata W, Vigneshwaran R, Gordon SAK, Shimada Y, Wang TC.

Identification of gastric cancer stem cells using the cell surface marker CD44. Stem Cells. 2009;27:1006–20.

[76] Zhang C, Li C, He F, Cai Y, Yang H. Identification of CD44+CD24+ gastric cancer stem cells. J Cancer Res Clin Oncol. 2011;137:1679–86.

[77] Chen T, Yang K, Yu J, Meng W, Yuan D, Bi F, Liu F, Liu J, Dai B, Chen X, Wang F, Zeng F, Xu H, Hu J, Mo X. Identification and expansion of cancer stem cells in tumor tissues and peripheral blood derived from gastric adenocarcinoma patients. Cell Res. 2012;22:248–58.

[78] Platt VM, Szoka FC. Anticancer therapeutics: targeting macromolecules and nanocarriers to hyaluronan or CD44, a hyaluronan receptor. Mol Pharm. 2008;5:474–86.

[79] Fuchs D, Daniel V, Sadeghi M, Opelz G, Naujokat C. Salinomycin overcomes ABC transportermediated multidrug and apoptosis resistance in human leukemia stem cell-like KG-1a cells. Biochem Biophys Res Commun. 2010;394:1098–104.

[80] Kusunoki S, Kato K, Tabu K, Inagaki T, Okabe H, Kaneda H, Suga S, Terao Y, Taga T, Takeda S. The inhibitory effect of salinomycin on the proliferation, migration and invasion of human endometrial cancer stem-like cells. Gynecol Oncol. 2013;129:598–605.

[81] Wang Y. Effects of salinomycin on cancer stem cell in human lung adenocarcinoma A549 cells. Med Chem. 2011;7:106–11.

[82] Dong T-T, Zhou H-M, Wang L-L, Feng B, Lv B, Zheng M-H. Salinomycin selectively targets "CD133+" cell subpopulations and decreases malignant traits in colorectal cancer lines. Ann Surg Oncol. 2011;18:1797–804.

[83] Gupta PB, Onder TT, Jiang G, Tao K, Kuperwasser C, Weinberg RA, Lander ES. Identification of selective inhibitors of cancer stem cells by highthroughput screening. Cell. 2009;138:645–59.

[84] Yao H-J, Zhang Y-G, Sun L, Liu Y. The effect of hyaluronic acid functionalized carbon nanotubes loaded with salinomycin on gastric cancer stem cells. Biomaterials. 2014;35:9208–23.

[85] Shapira A, Davidson I, Avni N, Assaraf YG, Livney YD. β-Casein nanoparticle-based oral drug delivery system for potential treatment of gastric carcinoma: stability, target-activated release and cytotoxicity. Eur J Pharm Biopharm. 2012;80:298–305.

[86] Davis ME, Chen ZG, Shin DM. Nanoparticle therapeutics: an emerging treatment modality for cancer. Nat Rev Drug Discov. 2008;7:771–82.

[87] Fang J, Nakamura H, Maeda H. The EPR effect: Unique features of tumor blood vessels for drug delivery, factors involved, and limitations and augmentation of the effect. Adv Drug Deliv Rev. 2011;63:136–51.

[88] Farokhzad OC. Using ligands to target cancer cells. Clin Adv Hematol Oncol. 2012;10:543–4.

[89] Yoo J-W, Irvine DJ, Discher DE, Mitragotri S. Bioinspired, bioengineered and biomimetic drug delivery carriers. Nat Rev Drug Discov. 2011;10:521–35.

[90] Langer R, Tirrell DA. Designing materials for biology and medicine. Nature. 2004;428:487–92.

[91] Irvine DJ, Swartz MA, Szeto GL. Engineering synthetic vaccines using cues from natural immunity. Nat Mater. 2013;12:978–90.

[92] Wegst UGK, Bai H, Saiz E, Tomsia AP, Ritchie RO. Bioinspired structural materials. Nat Mater. 2015;14:23–36.

[93] Zhang L, Li R, Chen H, Wei J, Qian H, Su S, Shao J, Wang L, Qian X, Liu B. Human cytotoxic T-lymphocyte membrane-camouflaged nanoparticles combined with low-dose irradiation: a new approach to enhance drug targeting in gastric cancer. Int J Nanomedicine. 2017;12:2129–42.

[94] Draghiciu O, Walczak M, Hoogeboom BN, Franken KLMC, Melief KJM, Nijman HW, Daemen T. Therapeutic immunization and local low-dose tumor irradiation, a reinforcing combination. Int J Cancer. 2014;134:859–72.

[95] Lugade AA, Sorensen EW, Gerber SA, Moran JP, Frelinger JG, Lord EM. Radiation-induced IFN-gamma production within the tumor microenvironment influences antitumor immunity. J Immunol. 2008;180:3132–9.

[96] Whitehead KA, Langer R, Anderson DG. Knocking down barriers: advances in siRNA delivery. Nat Rev Drug Discov. 2009;8:129–38.

[97] Soutschek J, Akinc A, Bramlage B, Charisse K, Constien R, Donoghue M, Elbashir S, Geick A, Hadwiger P, Harborth J, John M, Kesavan V, Lavine G, Pandey RK, Racie T, Rajeev KG, Röhl I, Toudjarska I, Wang G, Wuschko S, Bumcrot D, Koteliansky V, Limmer S, Manoharan M, Vornlocher H-P. Therapeutic silencing of an endogenous gene by systemic administration of modified siRNAs. Nature. 2004;432:173–8.

[98] Jagani H, Rao JV, Palanimuthu VR, Hariharapura RC, Gang S. A nanoformulation of siRNA and its role in cancer therapy: in vitro and in vivo evaluation. Cell Mol Biol Lett. 2013;18:120–36.

[99] de Fougerolles A, Vornlocher H-P, Maraganore J, Lieberman J. Interfering with disease: a progress report on siRNA-based therapeutics. Nat Rev Drug Discov. 2007;6:443–53.

[100] Ye Q-F, Zhang Y-C, Peng X-Q, Long Z, Ming Y-Z, He L-Y. Silencing Notch-1 induces apoptosis and increases the chemosensitivity of prostate cancer cells to docetaxel through Bcl-2 and Bax. Oncol Lett. 2012;3:879–84.

[101] BAI Z, ZHANG Z, QU X, HAN W, MA X. Sensitization of breast cancer cells to taxol by inhibition of taxol resistance gene 1. Oncol Lett. 2012;3:135–40.

[102] Miele E, Spinelli GP, Miele E, Di Fabrizio E, Ferretti E, Tomao S, Gulino A. Nanoparticle-based delivery of small interfering RNA: challenges for cancer therapy. Int J Nanomedicine. 2012;7:3637–57.

[103] Gravalos C, Jimeno A. HER2 in gastric cancer: a new prognostic factor and a novel therapeutic target. Ann Oncol Off J Eur Soc Med Oncol. 2008;19:1523–9.

[104] Hofmann M, Stoss O, Shi D, Büttner R, van de Vijver M, Kim W, Ochiai A, Rüschoff J, Henkel T. Assessment of a HER2 scoring system for gastric cancer: results from a validation study. Histopathology. 2008;52:797–805.

[105] Tanner M, Hollmén M, Junttila TT, Kapanen AI, Tommola S, Soini Y, Helin H, Salo J, Joensuu H,

Sihvo E, Elenius K, Isola J. Amplification of HER-2 in gastric carcinoma: association with Topoisomerase IIalpha gene amplification, intestinal type, poor prognosis and sensitivity to trastuzumab. Ann Oncol Off J Eur Soc Med Oncol. 2005;16:273–8.

[106] Bang Y-J, Van Cutsem E, Feyereislova A, Chung HC, Shen L, Sawaki A, Lordick F, Ohtsu A, Omuro Y, Satoh T, Aprile G, Kulikov E, Hill J, Lehle M, Rüschoff J, Kang Y-K, ToGA Trial Investigators. Trastuzumab in combination with chemotherapy versus chemotherapy alone for treatment of HER2-positive advanced gastric or gastro-oesophageal junction cancer (ToGA): a phase 3, open-label, randomised controlled trial. Lancet (Lond Engl). 2010;376:687–97.

[107] Wu F-L, Zhang J, Li W, Bian B-X, Hong Y-D, Song Z-Y, Wang H-Y, Cui F-B, Li R-T, Liu Q, Jiang X-D, Li X-M, Zheng J-N. Enhanced antiproliferative activity of antibody-functionalized polymeric nanoparticles for targeted delivery of anti-miR-21 to HER2 positive gastric cancer. Oncotarget. 2017;8:67189–202.

[108] Takahashi T, Saikawa Y, Kitagawa Y. Gastric cancer: current status of diagnosis and treatment. Cancers (Basel). 2013;5:48–63.

[109] Dicken BJ, Bigam DL, Cass C, Mackey JR, Joy AA, Hamilton SM. Gastric adenocarcinoma: review and considerations for future directions. Ann Surg. 2005;241:27–39.

[110] Kuo C-Y, Chao Y, Li C-P. Update on treatment of gastric cancer. J Chin Med Assoc. 2014;77:345–53.

[111] Proserpio I, Rausei S, Barzaghi S, Frattini F, Galli F, Iovino D, Rovera F, Boni L, Dionigi G, Pinotti G. Multimodal treatment of gastric cancer. World J Gastrointest Surg. 2014;6:55–8.

[112] Kilic L, Ordu C, Yildiz I, Sen F, Keskin S, Ciftci R, Pilanci KN. Current adjuvant treatment modalities for gastric cancer: from history to the future. World J Gastrointest Oncol. 2016;8:439–49.

[113] Cui D, Jin G, Gao T, Sun T, Tian F, Estrada GG, Gao H, Sarai A. Characterization of BRCAA1 and its novel antigen epitope identification. Cancer Epidemiol Biomark Prev. 2004;13:1136–45.

[114] Wang K, Ruan J, Qian Q, Song H, Bao C, Zhang X, Kong Y, Zhang C, Hu G, Ni J, Cui D. BRCAA1 monoclonal antibody conjugated fluorescent magnetic nanoparticles for in vivo targeted magnetofluorescent imaging of gastric cancer. J Nanobiotechnol. 2011;9:23.

[115] Cui D, Zhang C, Liu B, Shu Y, Du T, Shu D, Wang K, Dai F, Liu Y, Li C, Pan F, Yang Y, Ni J, Li H, Brand-Saberi B, Guo P. Regression of gastric cancer by systemic injection of RNA nanoparticles carrying both ligand and siRNA. Sci Rep. 2015;5:10726.

[116] Wu Y, Wang W, Chen Y, Huang K, Shuai X, Chen Q, Li X, Lian G. The investigation of polymer-siRNA nanoparticle for gene therapy of gastric cancer in vitro. Int J Nanomedicine. 2010;5:129–36.

[117] Czupryna J, Tsourkas A. Suicide gene delivery by calcium phosphate nanoparticles: a novel method of targeted therapy for gastric cancer. Cancer Biol Ther. 2006;5:1691–2.

[118] Wang JB, Liu LX. Use of photodynamic therapy in malignant lesions of stomach, bile duct, pancreas, colon and rectum. Hepato-Gastroenterology. 2007;54:718–24.

[119] Chatterjee DK, Fong LS, Zhang Y. Nanoparticles in photodynamic therapy: an emerging paradigm. Adv Drug Deliv Rev. 2008;60:1627–37.

[120] Foote CS. Definition of type I and type II photosensitized oxidation. Photochem Photobiol. 1991;54:659.

[121] Hatz S, Lambert JDC, Ogilby PR. Measuring the lifetime of singlet oxygen in a single cell: addressing the issue of cell viability. Photochem Photobiol Sci. 2007;6:1106–16.

[122] Babu A, Periasamy J, Gunasekaran A, Kumaresan G, Naicker S, Gunasekaran P, Murugesan R. Polyethylene glycol-modified gelatin/polylactic acid nanoparticles for enhanced photodynamic efficacy of a hypocrellin derivative in vitro. J Biomed Nanotechnol. 2013;9:177–92.

[123] Huang P, Wang S, Wang X, Shen G, Lin J, Wang Z, Guo S, Cui D, Yang M, Chen X. Surface functionalization of chemically reduced graphene oxide for targeted photodynamic therapy. J Biomed Nanotechnol. 2015;11:117–25.

[124] Lee H-I, Kim Y-J. Enhanced cellular uptake of protoporphyrine IX/linolenic acid-conjugated spherical nanohybrids for photodynamic therapy. Colloids Surf B Biointerfaces. 2016;142:182–91.

[125] Shimoyama A, Watase H, Liu Y, Ogura S, Hagiya Y, Takahashi K, Inoue K, Tanaka T, Murayama Y, Otsuji E, Ohkubo A, Yuasa H. Access to a novel near-infrared photodynamic therapy through the combined use of 5-aminolevulinic acid and lanthanide nanoparticles. Photodiagn Photodyn Ther. 2013;10:607–14.

[126] Sawamura T, Tanaka T, Ishige H, Iizuka M, Murayama Y, Otsuji E, Ohkubo A, Ogura S-I, Yuasa H. The effect of coatings on the affinity of lanthanide nanoparticles to MKN45 and HeLa cancer cells and improvement in photodynamic therapy efficiency. Int J Mol Sci. 2015;16:22415–24.

[127] Li S, Chang K, Sun K, Tang Y, Cui N, Wang Y, Qin W, Xu H, Wu C. Amplified singlet oxygen generation in semiconductor polymer dots for photodynamic cancer therapy. ACS Appl Mater Interfaces. 2016;8:3624–34.

[128] Glazer ES, Curley SA. The ongoing history of thermal therapy for cancer. Surg Oncol Clin N Am. 2011;20:229–35, vii.

[129] Jain PK, Huang X, El-Sayed IH, El-Sayed MA. Noble metals on the nanoscale: optical and photothermal properties and some applications in imaging, sensing, biology, and medicine. Acc Chem Res. 2008;41:1578–86.

[130] Yang M, Liu Y, Hou W, Zhi X, Zhang C, Jiang X, Pan F, Yang Y, Ni J, Cui D. Mitomycin C-treated human-induced pluripotent stem cells as a safe delivery system of gold nanorods for targeted photothermal therapy of gastric cancer. Nanoscale. 2017;9:334–40.

[131] Singh M, Harris-Birtill DCC, Zhou Y, Gallina ME, Cass AEG, Hanna GB, Elson DS. Application of gold nanorods for photothermal therapy in ex vivo human oesophagogastric adenocarcinoma. J Biomed Nanotechnol. 2016;12:481–90.

[132] Wang K, Chen G, Hu Q, Zhen Y, Li H, Chen J, Di

B, Hu Y, Sun M, Oupický D. Self-assembled hemoglobin nanoparticles for improved oral photosensitizer delivery and oral photothermal therapy in vivo. Nanomedicine (Lond). 2017;12:1043–55.

[133] Li J-L, Hou X-L, Bao H-C, Sun L, Tang B, Wang J-F, Wang X-G, Gu M. Graphene oxide nanoparticles for enhanced photothermal cancer cell therapy under the irradiation of a femtosecond laser beam. J Biomed Mater Res A. 2014;102:2181–8.

[134] Imano M, Yasuda A, Itoh T, Satou T, Peng Y-F, Kato H, Shinkai M, Tsubaki M, Chiba Y, Yasuda T, Imamoto H, Nishida S, Takeyama Y, Okuno K, Furukawa H, Shiozaki H. Phase II study of single intraperitoneal chemotherapy followed by systemic chemotherapy for gastric cancer with peritoneal metastasis. J Gastrointest Surg. 2012;16:2190–6.

[135] Ishigami H, Kitayama J, Kaisaki S, Hidemura A, Kato M, Otani K, Kamei T, Soma D, Miyato H, Yamashita H, Nagawa H. Phase II study of weekly intravenous and intraperitoneal paclitaxel combined with S-1 for advanced gastric cancer with peritoneal metastasis. Ann Oncol Off J Eur Soc Med Oncol. 2010;21:67–70.

[136] Ishigami H, Kitayama J, Kaisaki S, Yamaguchi H, Yamashita H, Emoto S, Nagawa H. Phase I study of biweekly intravenous paclitaxel plus intraperitoneal cisplatin and paclitaxel for gastric cancer with peritoneal metastasis. Oncology. 2010;79:269–72.

[137] Zhang L, Zhao D. Applications of nanoparticles for brain cancer imaging and therapy. J Biomed Nanotechnol. 2014;10:1713–31.

[138] Baetke SC, Lammers T, Kiessling F. Applications of nanoparticles for diagnosis and therapy of cancer. Br J Radiol. 2015;88:20150207.

[139] Ho D. Nanodiamond-based chemotherapy and imaging. Cancer Treat Res. 2015;166:85–102.

[140] Ryu JH, Koo H, Sun I-C, Yuk SH, Choi K, Kim K, Kwon IC. Tumor-targeting multi-functional nanoparticles for theragnosis: new paradigm for cancer therapy. Adv Drug Deliv Rev. 2012;64:1447–58.

[141] Chen F, Ehlerding EB, Cai W. Theranostic nanoparticles. J Nucl Med. 2014;55:1919–22.

[142] Li R, Wu W, Liu Q, Wu P, Xie L, Zhu Z, Yang M, Qian X, Ding Y, Yu L, Jiang X, Guan W, Liu B. Intelligently targeted drug delivery and enhanced antitumor effect by gelatinase-responsive nanoparticles. ed R A de Mello. PLoS One. 2013;8:e69643.

[143] Li R, Xie L, Zhu Z, Liu Q, Hu Y, Jiang X, Yu L, Qian X, Guo W, Ding Y, Liu B. Reversion of pH-induced physiological drug resistance: a novel function of copolymeric nanoparticles. ed V Bansal. PLoS One. 2011;6:e24172.

[144] Li R, Li X, Xie L, Ding D, Hu Y, Qian X, Yu L, Ding Y, Jiang X, Liu B. Preparation and evaluation of PEG-PCL nanoparticles for local tetradrine delivery. Int J Pharm. 2009;379:158–66.

[145] Bakhtiary Z, Saei AA, Hajipour MJ, Raoufi M, Vermesh O, Mahmoudi M. Targeted superparamagnetic iron oxide nanoparticles for early detection of cancer: Possibilities and challenges. Nanomedicine. 2016;12:287–307.

[146] Liu W-F, Ji S-R, Sun J-J, Zhang Y, Liu Z-Y, Liang

A-B, Zeng H-Z. CD146 expression correlates with epithelial-mesenchymal transition markers and a poor prognosis in gastric cancer. Int J Mol Sci. 2012;13:6399–406.

[147] Barzi A, Lenz H-J. Angiogenesis-related agents in esophageal cancer. Expert Opin Biol Ther. 2012;12:1335–45.

[148] Wang P, Qu Y, Li C, Yin L, Shen C, Chen W, Yang S, Bian X, Fang D. Bio-functionalized dense-silica nanoparticles for MR/NIRF imaging of CD146 in gastric cancer. Int J Nanomedicine. 2015;10:749–63.

[149] Kulhari H, Pooja D, Rompicharla SVK, Sistla R, Adams DJ. Biomedical applications of trastuzumab: as a therapeutic agent and a targeting ligand. Med Res Rev. 2015;35:849–76.

[150] Kataoka H, Mori Y, Shimura T, Nishie H, Natsume M, Mochizuki H, Hirata Y, Sobue S, Mizushima T, Sano H, Mizuno Y, Nakamura M, Hirano A, Tsuchida K, Adachi K, Seno K, Kitagawa M, Kawai T, Joh T. A phase II prospective study of the trastuzumab combined with 5-weekly S-1 and CDDP therapy for HER2-positive advanced gastric cancer. Cancer Chemother Pharmacol. 2016;77:957–62.

[151] Fornaro L, Lucchesi M, Caparello C, Vasile E, Caponi S, Ginocchi L, Masi G, Falcone A. Anti-HER agents in gastric cancer: from bench to bedside. Nat Rev Gastroenterol Hepatol. 2011;8:369–83.

[152] Chen T-J, Cheng T-H, Chen C-Y, Hsu SCN, Cheng T-L, Liu G-C, Wang Y-M. Targeted Herceptindextran iron oxide nanoparticles for noninvasive imaging of HER2/neu receptors using MRI. J Biol Inorg Chem. 2009;14:253–60.

[153] Jang M, Yoon YI, Kwon YS, Yoon T-J, Lee HJ, Hwang SI, Yun BL, Kim SM. Trastuzumabconjugated liposome-coated fluorescent magnetic nanoparticles to target breast cancer. Korean J Radiol. 2014;15:411–22.

[154] Rajagopal I, Niveditha SR, Sahadev R, Nagappa PK, Rajendra SG. HER 2 expression in gastric and gastroesophageal junction (GEJ) adenocarcinomas. J Clin Diagn Res. 2015;9:EC06–10.

[155] De Carli DM, da Rocha MP, Antunes LCM, Fagundes RB. Immunohistochemical expression of HER2 in adenocarcinoma of the stomach. Arq Gastroenterol. 2015;52:152–5.

[156] Zhou Z, Zhang C, Qian Q, Ma J, Huang P, Zhang X, Pan L, Gao G, Fu H, Fu S, Song H, Zhi X, Ni J, Cui D. Folic acid-conjugated silica capped gold nanoclusters for targeted fluorescence/X-ray computed tomography imaging. J Nanobiotechnol. 2013;11:17.

[157] Cheng C-C, Huang C-F, Ho A-S, Peng C-L, Chang C-C, Mai F-D, Chen L-Y, Luo T-Y, Chang J. Novel targeted nuclear imaging agent for gastric cancer diagnosis: glucose-regulated protein 78 binding peptide-guided 111In-labeled polymeric micelles. Int J Nanomedicine. 2013;8:1385–91.

[158] Jian-Hui C, Shi-Rong C, Hui W, Si-le C, Jian-Bo X, Er-Tao Z, Chuang-Qi C, Yu-Long H. Prognostic value of three different lymph node staging systems in the survival of patients with gastric cancer following D2 lymphadenectomy. Tumour Biol. 2016;37:11105–13.

[159] Kang W-M, Meng Q-B, Yu J-C, Ma Z-Q, Li Z-T.

Factors associated with early recurrence after curative surgery for gastric cancer. World J Gastroenterol. 2015;21:5934–40.

[160] Qiao R, Liu CC, Liu M, Hu H, Liu CC, Hou Y, Wu K, Lin Y, Liang J, Gao M. Ultrasensitive in vivo detection of primary gastric tumor and lymphatic metastasis using upconversion nanoparticles. ACS Nano. 2015;9:2120–9.

[161] Tatsumi Y, Tanigawa N, Nishimura H, Nomura E, Mabuchi H, Matsuki M, Narabayashi I. Preoperative diagnosis of lymph node metastases in gastric cancer by magnetic resonance imaging with ferumoxtran- 10. Gastric Cancer. 2006;9:120–8.

[162] Wang M, Abbineni G, Clevenger A, Mao C, Xu S. Upconversion nanoparticles: synthesis, surface modification and biological applications. Nanomedicine. 2011;7:710–29.

[163] Tummers QRJG, Boogerd LSF, de Steur WO, Verbeek FPR, Boonstra MC, Handgraaf HJM, Frangioni JV, van de Velde CJH, Hartgrink HH, Vahrmeijer AL. Near-infrared fluorescence sentinel lymph node detection in gastric cancer: a pilot study. World J Gastroenterol. 2016;22:3644–51.

[164] Hoshino I, Maruyama T, Fujito H, Tamura Y, Suganami A, Hayashi H, Toyota T, Akutsu Y, Murakami K, Isozaki Y, Akanuma N, Takeshita N, Toyozumi T, Komatsu A, Matsubara H. Detection of peritoneal dissemination with near-infrared fluorescence laparoscopic imaging using a liposomal formulation of a synthesized indocyanine green liposomal derivative. Anticancer Res. 2015;35:1353–9.

[165] Lozano N, Al-Ahmady ZS, Beziere NS, Ntziachristos V, Kostarelos K. Monoclonal antibody-targeted PEGylated liposome-ICG encapsulating doxorubicin as a potential theranostic agent. Int J Pharm. 2015;482:2–10.

[166] Hill TK, Mohs AM. Image-guided tumor surgery: will there be a role for fluorescent nanoparticles? Wiley Interdiscip Rev Nanomed Nanobiotechnol. 2016;8:498–511.

[167] Yaseen MA, Yu J, Jung B, Wong MS, Anvari B. Biodistribution of encapsulated indocyanine green in healthy mice. Mol Pharm. 2009;6:1321–32.

[168] Hill TK, Abdulahad A, Kelkar SS, Marini FC, Long TE, Provenzale JM, Mohs AM. Indocyanine green-loaded nanoparticles for image-guided tumor surgery. Bioconjug Chem. 2015;26:294–303.

[169] Ma Y, Tong S, Bao G, Gao C, Dai Z. Indocyanine green loaded SPIO nanoparticles with phospholipid-PEG coating for dual-modal imaging and photothermal therapy. Biomaterials. 2013;34:7706–14.

[170] Tsujimoto H, Morimoto Y, Takahata R, Nomura S, Yoshida K, Horiguchi H, Hiraki S, Ono S, Miyazaki H, Saito D, Hara I, Ozeki E, Yamamoto J, Hase K. Photodynamic therapy using nanoparticle loaded with indocyanine green for experimental peritoneal dissemination of gastric cancer. Cancer Sci. 2014;105:1626–30.

[171] Hara E, Makino A, Kurihara K, Sugai M, Shimizu A, Hara I, Ozeki E, Kimura S. Evasion from accelerated blood clearance of nanocarrier named as 'Lactosome' induced by excessive administration of Lactosome. Biochim Biophys Acta. 2013;1830:4046–52.

[172] Fan X, Wang L, Guo Y, Tong H, Li L, Ding J, Huang H. Experimental investigation of the penetration of ultrasound nanobubbles in a gastric cancer xenograft. Nanotechnology. 2013;24:325102.

[173] Zavaleta CL, Garai E, Liu JTC, Sensarn S, Mandella MJ, Van de Sompel D, Friedland S, Van Dam J, Contag CH, Gambhir SS. A Raman-based endoscopic strategy for multiplexed molecular imaging. Proc Natl Acad Sci U S A. 2013;110:E2288–97.

[174] Aroca RF. Surface-enhanced infrared spectroscopy surface-enhanced vibrational spectroscopy. Chichester: Wiley; 2007. p. 185–222.

[175] Daniel M-C, Astruc D. Gold nanoparticles: assembly, supramolecular chemistry, quantumsize-related properties, and applications toward biology, catalysis, and nanotechnology. Chem Rev. 2004;104:293–346.

[176] Aroca RF. Plasmon enhanced spectroscopy. Phys Chem Chem Phys. 2013;15:5355–63.

[177] Mody VV, Siwale R, Singh A, Mody HR. Introduction to metallic nanoparticles. J Pharm Bioallied Sci. 2010;2:282–9.

[178] Pieczonka NPW, Aroca RF. Single molecule analysis by surfaced-enhanced Raman scattering. Chem Soc Rev. 2008;37:946–54.

[179] Wang Y, Irudayaraj J. Surface-enhanced Raman spectroscopy at single-molecule scale and its implications in biology. Philos Trans R Soc Lond Ser B Biol Sci. 2013;368:20120026.

[180] Liu H, Zhang L, Lang X, Yamaguchi Y, Iwasaki H, Inouye Y, Xue Q, Chen M. Single molecule detection from a large-scale SERS-active Au79Ag21 substrate. Sci Rep. 2011;1:112.

[181] Chen Y, Chen G, Zheng X, He C, Feng S, Chen Y, Lin X, Chen R, Zeng H. Discrimination of gastric cancer from normal by serum RNA based on surface-enhanced Raman spectroscopy (SERS) and multivariate analysis. Med Phys. 2012;39:5664–8.

[182] Feng S, Chen R, Lin J, Pan J, Wu Y, Li Y, Chen J, Zeng H. Gastric cancer detection based on blood plasma surface-enhanced Raman spectroscopy excited by polarized laser light. Biosens Bioelectron. 2011;26:3167–74.

[183] Feng S, Pan J, Wu Y, Lin D, Chen Y, Xi G, Lin J, Chen R. Study on gastric cancer blood plasma based on surface-enhanced Raman spectroscopy combined with multivariate analysis. Sci China Life Sci. 2011;54:828–34.

[184] Qian X, Peng X-H, Ansari DO, Yin-Goen Q, Chen GZ, Shin DM, Yang L, Young AN, Wang MD, Nie S. In vivo tumor targeting and spectroscopic detection with surface-enhanced Raman nanoparticle tags. Nat Biotechnol. 2008;26:83–90.

[185] Nguyen AH, Sim SJ. Nanoplasmonic biosensor: detection and amplification of dual bio-signatures of circulating tumor DNA. Biosens Bioelectron. 2015;67:443–9.

[186] Wang YW, Kang S, Khan A, Bao PQ, Liu JTC. In vivo multiplexed molecular imaging of esophageal cancer via spectral endoscopy of topically applied SERS nanoparticles. Biomed Opt Express. 2015;6:3714–23.

[187] Wang YW, Khan A, Leigh SY, Wang D, Chen Y, Meza D, Liu JTC. Comprehensive spectral endoscopy of topically applied SERS nanoparticles in the rat esophagus. Biomed Opt Express. 2014;5:2883–95.

[188] Perfézou M, Turner A, Merkoçi A. Cancer detection using nanoparticle-based sensors. Chem Soc Rev. 2012;41:2606–22.

[189] Vilela D, González MC, Escarpa A. Sensing colorimetric approaches based on gold and silver nanoparticles aggregation: Chemical creativity behind the assay. A review. Anal Chim Acta. 2012;751:24–43.

[190] Baker GA, Moore DS. Progress in plasmonic engineering of surface-enhanced Raman-scattering substrates toward ultra-trace analysis. Anal Bioanal Chem. 2005;382:1751–70.

[191] Salvati E, Stellacci F, Krol S. Nanosensors for early cancer detection and for therapeutic drug monitoring. Nanomedicine. 2015;10:3495–512.

[192] Tothill IE. Biosensors for cancer markers diagnosis. Semin Cell Dev Biol. 2009;20:55–62.

[193] Hayat A, Catanante G, Marty J. Current trends in nanomaterial-based amperometric biosensors. Sensors. 2014;14:23439–61.

[194] Swierczewska M, Liu G, Lee S, Chen X. High-sensitivity nanosensors for biomarker detection. Chem Soc Rev. 2012;41:2641–55.

[195] Shiddiky MJA, Rauf S, Kithva PH, Trau M. Graphene/quantum dot bionanoconjugates as signal amplifiers in stripping voltammetric detection of EpCAM biomarkers. Biosens Bioelectron. 2012;35:251–7.

[196] Huang S, Zhu F, Qiu H, Xiao Q, Zhou Q, Su W, Hu B. A sensitive quantum dots-based "OFF-ON" fluorescent sensor for ruthenium anticancer drugs and ctDNA. Colloids Surf B Biointerfaces. 2014;117:240–7.

[197] Wittrup A, Zhang S-H, Svensson KJ, Kucharzewska P, Johansson MC, Morgelin M, Belting M. Magnetic nanoparticle-based isolation of endocytic vesicles reveals a role of the heat shock protein GRP75 in macromolecular delivery. Proc Natl Acad Sci. 2010;107:13342–7.

[198] Shao H, Chung J, Lee K, Balaj L, Min C, Carter BS, Hochberg FH, Breakefield XO, Lee H, Weissleder R. Chip-based analysis of exosomal mRNA mediating drug resistance in glioblastoma. Nat Commun. 2015;6:6999.

[199] Muluneh M, Issadore D. Microchip-based detection of magnetically labeled cancer biomarkers. Adv Drug Deliv Rev. 2014;66:101–9.

[200] Ravalli A, Marrazza G. Gold and magnetic nanoparticles-based electrochemical biosensors for cancer biomarker determination. J Nanosci Nanotechnol. 2015;15:3307–19.

[201] Nie L, Liu F, Ma P, Xiao X. Applications of gold nanoparticles in optical biosensors. J Biomed Nanotechnol. 2014;10:2700–21.

[202] Jena BK, Ghosh S, Bera R, Dey RS, Das AK, Raj CR. Bioanalytical applications of au nanoparticles. Recent Pat Nanotechnol. 2010;4:41–52.

[203] Viswambari Devi R, Doble M, Verma RS. Nanomaterials for early detection of cancer biomarker with special emphasis on gold nanoparticles

[204] Chan WCW, Maxwell DJ, Gao X, Bailey RE, Han M, Nie S. Luminescent quantum dots for multiplexed biological detection and imaging. Curr Opin Biotechnol. 2002;13:40–6.

[205] Kim S, Bawendi MG. Oligomeric ligands for luminescent and stable nanocrystal quantum dots. J Am Chem Soc. 2003;125:14652–3.

[206] Zhang Y, Zhou D. Magnetic particle-based ultrasensitive biosensors for diagnostics. Expert Rev Mol Diagn. 2012;12:565–71.

[207] Zhong Z, Wu W, Wang D, Wang D, Shan J, Qing Y, Zhang Z. Nanogold-enwrapped graphene nanocomposites as trace labels for sensitivity enhancement of electrochemical immunosensors in clinical immunoassays: carcinoembryonic antigen as a model. Biosens Bioelectron. 2010;25:2379–83.

[208] Hou L, Wu X, Chen G, Yang H, Lu M, Tang D. HCR-stimulated formation of DNAzyme concatamers on gold nanoparticle for ultrasensitive impedimetric immunoassay. Biosens Bioelectron. 2015;68:487–93.

[209] Chen H, Tang D, Zhang B, Liu B, Cui Y, Chen G. Electrochemical immunosensor for carcinoembryonic antigen based on nanosilver-coated magnetic beads and gold-graphene nanolabels. Talanta. 2012;91:95–102.

[210] Ling S, Yuan R, Chai Y, Zhang T. Study on immunosensor based on gold nanoparticles/chitosan and MnO2 nanoparticles composite membrane/Prussian blue modified gold electrode. Bioprocess Biosyst Eng. 2009;32:407–14.

[211] Das J, Kelley SO. Protein detection using arrayed microsensor chips: tuning sensor footprint to achieve ultrasensitive readout of CA-125 in serum and whole blood. Anal Chem. 2011;83:1167–72.

[212] Tang D, Su B, Tang J, Ren J, Chen G. Nanoparticle-based sandwich electrochemical immunoassay for carbohydrate antigen 125 with signal enhancement using enzyme-coated nanometer-sized enzymedoped silica beads. Anal Chem. 2010;82:1527–34.

[213] Wu D, Guo Z, Liu Y, Guo A, Lou W, Fan D, Wei Q. Sandwich-type electrochemical immunosensor using dumbbell-like nanoparticles for the determination of gastric cancer biomarker CA72-4. Talanta. 2015;134:305–9.

[214] Chun L, Kim S-E, Cho M, Choe W, Nam J, Lee DW, Lee Y. Electrochemical detection of HER2 using single stranded DNA aptamer modified gold nanoparticles electrode. Sensors Actuators B Chem. 2013;186:446–50.

[215] Căinap C, Nagy V, Gherman A, Cetean S, Laszlo I, Constantin A-M, Căinap S. Classic tumor markers in gastric cancer. Current standards and limitations. Clujul Med. 2015;88:111.

[216] Jokerst JV, Raamanathan A, Christodoulides N, Floriano PN, Pollard AA, Simmons GW, Wong J, Gage C, Furmaga WB, Redding SW, McDevitt JT. Nano-bio-chips for high performance multiplexed protein detection: determinations of cancer biomarkers in serum and saliva using quantum dot bioconjugate labels. Biosens Bioelectron. 2009;24:3622–9.

[204] ... in immunoassays/sensors. Biosens Bioelectron. 2015;68:688–98.

[217] Khazanov E, Yavin E, Pascal A, Nissan A, Kohl Y, Reimann-Zawadzki M, Rubinstein A. Detecting a secreted gastric cancer biomarker molecule by targeted nanoparticles for real-time diagnostics. Pharm Res. 2012;29:983–93.

[218] Daneshpour M, Omidfar K, Ghanbarian H. A novel electrochemical nanobiosensor for the ultrasensitive and specific detection of femtomolar-level gastric cancer biomarker miRNA-106a. Beilstein J Nanotechnol. 2016;7:2023–36.

[219] Lin M, Chen J-F, Lu Y-T, Zhang Y, Song J, Hou S, Ke Z, Tseng H-R. Nanostructure embedded microchips for detection, isolation, and characterization of circulating tumor cells. Acc Chem Res. 2014;47:2941–50.

[220] Myung JH, Tam KA, Park S, Cha A, Hong S. Recent advances in nanotechnology-based detection and separation of circulating tumor cells. Wiley Interdiscip Rev Nanomed Nanobiotechnol. 2016;8:223–39.

[221] Wang H-Y, Wei J, Zou Z-Y, Qian X-P, Liu B-R. Circulating tumour cells predict survival in gastric cancer patients: a meta-analysis. Współczesna Onkol. 2015;6:451–7.

[222] Yoon HJ, Kozminsky M, Nagrath S. Emerging role of nanomaterials in circulating tumor cell isolation and analysis. ACS Nano. 2014;8:1995–2017.

[223] Bhana S, Wang Y, Huang X. Nanotechnology for enrichment and detection of circulating tumor cells. Nanomedicine. 2015;10:1973–90.

[224] Chen Z, Hong G, Wang H, Welsher K, Tabakman SM, Sherlock SP, Robinson JT, Liang Y, Dai-H. Graphite-coated magnetic nanoparticle microarray for few-cells enrichment and detection. ACS Nano. 2012;6:1094–101.

[225] Hou S, Zhao L, Shen Q, Yu J, Ng C, Kong X, Wu D, Song M, Shi X, Xu X, OuYang W-H, He R, Zhao X-Z, Lee T, Brunicardi FC, Garcia MA, Ribas A, Lo RS, Tseng H-R. Polymer nanofiber-embedded microchips for detection, isolation, and molecular analysis of single circulating melanoma cells. Angew Chem Int Ed. 2013;52:3379–83.

[226] Lee HJ, Cho H-Y, Oh JH, Namkoong K, Lee JG, Park J-M, Lee SS, Huh N, Choi J-W. Simultaneous capture and in situ analysis of circulating tumor cells using multiple hybrid nanoparticles. Biosens Bioelectron. 2013;47:508–14.

[227] Galanzha EI, Shashkov EV, Kelly T, Kim J-W, Yang L, Zharov VP. In vivo magnetic enrichment and multiplex photoacoustic detection of circulating tumour cells. Nat Nanotechnol. 2009;4:855–60.

[228] Xu H, Aguilar ZP, Yang L, Kuang M, Duan H, Xiong Y, Wei H, Wang A. Antibody conjugated magnetic iron oxide nanoparticles for cancer cell separation in fresh whole blood. Biomaterials. 2011;32:9758–65.

[229] Song E-Q, Hu J, Wen C-Y, Tian Z-Q, Yu X, Zhang Z-L, Shi Y-B, Pang D-W. Fluorescent-magneticbiotargeting multifunctional nanobioprobes for detecting and isolating multiple types of tumor cells. ACS Nano. 2011;5:761–70.

[230] He R, Zhao L, Liu Y, Zhang N, Cheng B, He Z, Cai B, Li S, Liu W, Guo S, Chen Y, Xiong B, Zhao X-Z. Biocompatible TiO2 nanoparticle-based cell immunoassay for circulating tumor cells capture

[231] Chou C-P, Chen Y-W, Liou G-G, Pan H-B, Tseng H-H, Hung Y-T. Specific detection of CD133- positive tumor cells with iron oxide nanoparticles labeling using noninvasive molecular magnetic resonance imaging. Int J Nanomed. 2015;10:6997.

[232] Chen Y, Lian G, Liao C, Wang W, Zeng L, Qian C, Huang K, Shuai X. Characterization of polyethylene glycolgrafted polyethylenimine and superparamagnetic iron oxide nanoparticles (PEG-g-PEI-SPION) as an MRI-visible vector for siRNA delivery in gastric cancer in vitro and in vivo. J Gastroenterol. 2013;48:809–21.

[233] Sumer B, Gao J. Theranostic nanomedicine for cancer. Nanomedicine. 2008;3:137–40.

[234] Janib SM, Moses AS, MacKay JA. Imaging and drug delivery using theranostic nanoparticles. Adv Drug Deliv Rev. 2010;62:1052–63.

[235] Muthu MS, Feng S-S. Theranostic liposomes for cancer diagnosis and treatment: current development and pre-clinical success. Expert Opin Drug Deliv. 2013;10:151–5.

[236] Muthu MS, Singh S. Targeted nanomedicines: effective treatment modalities for cancer, AIDS and brain disorders. Nanomedicine. 2009;4:105–18.

[237] Muthu MS, Rajesh CV, Mishra A, Singh S. Stimulus-responsive targeted nanomicelles for effective cancer therapy. Nanomedicine. 2009;4:657–67.

[238] Muthu MS, Leong DT, Mei L, Feng S-S. Nanotheranostics – application and further development of nanomedicine strategies for advanced theranostics. Theranostics. 2014;4:660–77.

[239] Mei L, Zhang Z, Zhao L, Huang L, Yang X-L, Tang J, Feng S-S. Pharmaceutical nanotechnology for oral delivery of anticancer drugs. Adv Drug Deliv Rev. 2013;65:880–90.

[240] Xie J, Lee S, Chen X. Nanoparticle-based theranostic agents. Adv Drug Deliv Rev. 2010;62:1064–79.

[241] Ye Y, Chen X. Integrin targeting for tumor optical imaging. Theranostics. 2011;1:102–26.

[242] Xu C, Zhao W. Nanoparticle-based monitoring of stem cell therapy. Theranostics. 2013;3:616–7.

[243] Anbarasu M, Anandan M, Chinnasamy E, Gopinath V, Balamurugan K. Synthesis and characterization of polyethylene glycol (PEG) coated Fe3O4 nanoparticles by chemical co-precipitation method for biomedical applications. Spectrochim Acta A Mol Biomol Spectrosc. 2015;135:536–9.

[244] Zhao J, Mi Y, Feng S-S. siRNA-based nanomedicine. Nanomedicine. 2013;8:859–62.

[245] Huang K, Yinting Chen W, wei-wei Wang G, Guoda Lian C, Chenchen Qian L, Lingyun Wang L, Linjuan Zeng C, Chengde Liao B, Biling Liang B, Bing Huang K, Shuai X-T. Development of an MRI-visible nonviral vector for siRNA delivery targeting gastric cancer. Int J Nanomedicine. 2012;7:359.

[246] Luo X, Peng X, Hou J, Wu S, Shen J, Wang L. Folic acid-functionalized polyethylenimine superparamagnetic iron oxide nanoparticles as theranostic agents for magnetic resonance imaging and PD-L1 siRNA delivery for gastric cancer. Int J Nanomedicine.

2017;12:5331–43.

[247] Sun Z, Song X, Li X, Su T, Qi S, Qiao R, Wang F, Huan Y, Yang W, Wang J, Nie Y, Wu K, Gao M, Cao F. In vivo multimodality imaging of miRNA-16 iron nanoparticle reversing drug resistance to chemotherapy in a mouse gastric cancer model. Nanoscale. 2014;6:14343–53.

[248] Wang F-Q, Li P, Zhang J-P, Wang A-Q, Wei Q. A novel pH-sensitive magnetic alginate–chitosan beads for albendazole delivery. Drug Dev Ind Pharm. 2010;36:867–77.

[249] Ma H, Liu Y, Shi M, Shao X, Zhong W, Liao W, Xing MMQ. Theranostic, pH-responsive, doxorubicin-loaded nanoparticles inducing active targeting and apoptosis for advanced gastric cancer. Biomacromolecules. 2015;16:4022–31.

[250] Wu J, Shen Y, Jiang W, Jiang W, Shen Y. Magnetic targeted drug delivery carriers encapsulated with pH-sensitive polymer: synthesis, characterization and in vitro doxorubicin release studies. J Biomater Sci Polym Ed. 2016;27:1303–16.

[251] Huang P, Lin J, Wang X, Wang Z, Zhang C, He M, Wang K, Chen F, Li Z, Shen G, Cui D, Chen X. Light-triggered theranostics based on photosensitizer-conjugated carbon dots for simultaneous enhanced-fluorescence imaging and photodynamic therapy. Adv Mater. 2012;24:5104–10.

[252] Huang P, Li Z, Lin J, Yang D, Gao G, Xu C, Bao L, Zhang C, Wang K, Song H, Hu H, Cui D. Photosensitizer-conjugated magnetic nanoparticles for in vivo simultaneous magnetofluorescent imaging and targeting therapy. Biomaterials. 2011;32:3447–58.

[253] Tsujimoto H, Morimoto Y, Takahata R, Nomura S, Yoshida K, Hiraki S, Horiguchi H, Miyazaki H, Ono S, Saito D, Hara I, Ozeki E, Yamamoto J, Hase K. Theranostic photosensitive nanoparticles for lymph node metastasis of gastric cancer. Ann Surg Oncol. 2015;22:923–8.

[254] Lotfi-Attari J, Pilehvar-Soltanahmadi Y, Dadashpour M, Alipour S, Farajzadeh R, Javidfar S, Zarghami N. Co-delivery of curcumin and chrysin by polymeric nanoparticles inhibit synergistically growth and hTERT gene expression in human colorectal cancer cells. Nutr Cancer. 2017;69:1290–9.

[255] Mariano RN, Alberti D, Cutrin JC, Geninatti Crich S, Aime S. Design of PLGA based nanoparticles for imaging guided applications. Mol Pharm. 2014;11:4100–6.

[256] Chang Y-N, Zhang M, Xia L, Zhang J, Xing G. The toxic effects and mechanisms of CuO and ZnO nanoparticles. Materials (Basel). 2012;5:2850–71.

[257] Sharma A, Madhunapantula SV, Robertson GP. Toxicological considerations when creating nanoparticle-based drugs and drug delivery systems. Expert Opin Drug Metab Toxicol. 2012;8:47–69.

[258] Bergin IL, Witzmann FA. Nanoparticle toxicity by the gastrointestinal route: evidence and knowledge gaps. Int J Biomed Nanosci Nanotechnol. 2013;3:163.

[259] Liu L, Ye Q, Lu M, Lo Y-C, Hsu Y-H, Wei M-C, Chen Y-H, Lo S-C, Wang S-J, Bain DJ, Ho C. A new approach to reduce toxicities and to improve bioavailabilities of platinum-containing anti-cancer nanodrugs. Sci Rep. 2015;5:10881.

[260] Chapman S, Dobrovolskaia M, Farahani K, Goodwin A, Joshi A, Lee H, Meade T, Pomper M, Ptak K, Rao J, Singh R, Sridhar S, Stern S, Wang A, Weaver JB, Woloschak G, Yang L. Nanoparticles for cancer imaging: the good, the bad, and the promise. Nano Today. 2013;8:454–60.

[261] Blanco E, Shen H, Ferrari M. Principles of nanoparticle design for overcoming biological barriers to drug delivery. Nat Biotechnol. 2015;33:941–51.